普通高等医学院校五年制临床医学专业第二轮教材

U0202886

# 医学微生物学

## （第2版）

（供临床医学、口腔医学、预防医学等专业用）

主　编　王桂琴　陈云霞
副主编　赵英会　尹素改　王艳红　桂　芳
编　者　（以姓氏笔画为序）
　　　　王艳红（山西医科大学）
　　　　王桂琴（山西医科大学）
　　　　尹素改（河南中医药大学）
　　　　包丽丽（内蒙古医科大学）
　　　　陈云霞（长治医学院）
　　　　陈宜涛（浙江中医药大学）
　　　　周永芹（三峡大学基础医学院）
　　　　赵英会（山东第一医科大学）
　　　　桂　芳（湖南医药学院）
　　　　钱　钧（哈尔滨医科大学）
　　　　高　强（湖南中医药大学）
　　　　唐小云（牡丹江医学院）
　　　　崔　佳（长治医学院）

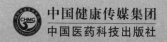

中国健康传媒集团
中国医药科技出版社

# 内 容 提 要

本教材为"普通高等医学院校五年制临床医学专业第二轮教材"之一,系根据本套教材的编写总体原则、要求和医学微生物学课程教学大纲的基本要求及课程特点编写而成。本教材内容与国家执业医师资格考试和职称考试相对接,与住院医师规范化培训相衔接,注重培养学生临床思维能力。教材内容涵盖医学微生物学的相关基础理论知识以及与医学有关的常见病原性细菌、病毒、真菌,分为绪言、细菌学(1~14章)、病毒学(15~24章)和真菌学(25~26章)。内容精练、实用性强、满足培养应用型临床医学人才的需要。本教材为书网融合教材。即纸质教材有机融合电子教材、教学配套资源(PPT、微课、视频、图片等)、题库系统、数字化教学服务(在线教学、在线作业、在线考试)。

本教材可供全国普通高等医学院校临床医学、口腔医学、预防医学等专业师生教学使用,也可作为临床医生及科研人员的参考用书。

**图书在版编目(CIP)数据**

医学微生物学/王桂琴,陈云霞主编. —2 版. —北京:中国医药科技出版社,2023.1
普通高等医学院校五年制临床医学专业第二轮教材
ISBN 978 - 7 - 5214 - 3670 - 9

Ⅰ.①医… Ⅱ.①王… ②陈… Ⅲ.①医学微生物学 - 医学院校 - 教材 Ⅳ.①R37

中国版本图书馆 CIP 数据核字(2022)第 230510 号

美术编辑 陈君杞
版式设计 友全图文

出版　**中国健康传媒集团** | 中国医药科技出版社
地址　北京市海淀区文慧园北路甲 22 号
邮编　100082
电话　发行:010 - 62227427　邮购:010 - 62236938
网址　www.cmstp.com
规格　889 × 1194mm $^1/_{16}$
印张　19
字数　550 千字
初版　2016 年 9 月第 1 版
版次　2023 年 1 月第 2 版
印次　2023 年 1 月第 1 次印刷
印刷　三河市万龙印装有限公司
经销　全国各地新华书店
书号　ISBN 978 - 7 - 5214 - 3670 - 9
定价　**69.00 元**

获取新书信息、投稿、为图书纠错,请扫码联系我们。

为了贯彻《中共中央、国务院中国教育现代化2035》"加强创新型、应用型、技能型人才培养规模"的战略任务要求，落实《国务院办公厅关于加快医学教育创新发展的指导意见》，紧密对接新医科建设对医学教育改革的新要求，满足新时代医疗卫生事业对人才培养的新需求，中国医药科技出版社在教育部、国家药品监督管理局的领导下，通过走访主要院校对2016年出版的"全国普通高等医学院校五年制临床医学专业'十三五'规划教材"进行了广泛征求意见，有针对性的制定了第二版教材的出版方案，旨在赋予再版教材以下特点。

**1.立德树人，融入课程思政**

把立德树人贯穿、落实到教材建设全过程的各方面、各环节。课程思政建设应体现在知识技能传授中厚植爱国主义情怀，加强品德修养、增长知识见识、培养奋斗精神灌输，不断提高学生思想水平、政治觉悟、道德品质、文化素养等。医学教材着重体现加强救死扶伤的道术、心中有爱的仁术、知识扎实的学术、本领过硬的技术、方法科学的艺术的教育，培养医德高尚、医术精湛的人民健康守护者。

**2.精准定位，培养应用人才**

坚持体现《中共中央、国务院中国教育现代化2035》"加强创新型、应用型、技能型人才培养规模"的战略任务，落实《国务院办公厅关于加快医学教育创新发展的指导意见》中"立足基本国情，以服务需求为导向，以新医科建设为抓手，着力创新体制机制，分类培养研究型、复合型和应用型人才"的医学教育目标，结合医学教育发展"大国计、大民生、大学科、大专业"的新定位，注重人才培养应从疾病诊疗提升拓展为预防预防、诊疗和康养，以健康促进为中心，服务生命全周期、健康全过程的转变，精准定位教材内容和体系。教材编写应体现以医疗卫生事业需求为导向，以岗位胜任力为核心，以培养医工、医理、医文学科交叉融合的高素质、强能力、精专业、重实践的本科医学人才培养目标。

**3.适应发展，优化教材内容**

必须符合行业发展要求。构建教材内容结构，要体现医疗机构对医学人才在临床实践能力、沟通交流能力、服务意识和敬业精神等方面的要求；体现临床程序贯穿于教学的全过程，培养学生的整体临床意识；体现国家相关执业资格考试的有关新精神、新动向和新要求；注重吸收行业发展的新知识、新技术、新方法，体现学科发展前沿，并适当拓展知识面，为学生后续发展奠定必要的基础；满足以学生为中心而开展的各种教学方法的需要，充分发挥学生的主观能动性。

### 4.遵循规律，注重"三基""五性"

遵循教材规律。针对普通高等医学院校本科医学类专业教学需要，教材内容应注重"三基"（基本知识、基础理论、基本技能）、"五性"（思想性、科学性、先进性、启发性、适用性）；内容成熟、术语规范、文字精炼、逻辑清晰、图文并茂、易教易学；注意"适用性"，即以普通高等学校医学教育实际和学生接受能力为基准编写教材，满足多数院校的教学需要。

### 5.创新模式，提升学生能力

加强"三基"训练，着力提高学生分析问题和解决问题的能力。在不影响教材主体内容的基础上要保留"案例引导""学习目标""知识链接""目标检测"模块，去掉知识拓展模块。进一步优化各模块的内容，培养学生理论联系实践的实际操作能力、创新思维能力和综合分析能力；增强教材的可读性和实用性，培养学生学习的自觉性和主动性。

### 6.丰富资源，优化增值服务内容

搭建与教材配套的中国医药科技出版社在线学习平台"医药大学堂"（数字教材、教学课件、图片、视频、动画及练习题等），实现教学信息发布、师生答疑交流、学生在线测试、教学资源拓展等功能，促进学生自主学习。

本套教材凝聚了省属院校高等教育工作者的集体智慧，体现了凝心聚力、精益求精的工作作风，谨此向有关单位和个人致以衷心的感谢！

尽管所有参与者尽心竭力、字斟句酌，教材仍然有进一步提升的空间，敬请广大师生提出宝贵意见，以便不断修订完善！

普通高等医学院校五年制临床医学专业第二轮教材

# 建设指导委员会名单

李建华（青海大学医学院）　　　李春辉（中南大学湘雅医学院）

杨　征（四川大学华西口腔医　　杨少华（桂林医学院）

　　　　学院）　　　　　　　　杨军平（江西中医学大学）

邱丽颖（江南大学无锡医学院）　何志巍（广东医科大学）

邹义洲（中南大学湘雅医学院）　张　闻（昆明医科大学）

张　敏（河北医科大学）　　　　张　燕（广西医科大学）

张秀花（江南大学无锡医学院）　张晓霞（长治医学院）

张喜红（长治医学院）　　　　　陈万金（福建医科大学附属第一医院）

陈云霞（长治医学院）　　　　　陈礼刚（西南医科大学）

武俊芳（新乡医学院）　　　　　林友文（福建医科大学）

林贤浩（福建医科大学）　　　　明海霞（甘肃中医药大学）

罗　兰（昆明医科大学）　　　　周新文（华中科技大学基础医学院）

郑　多（深圳大学医学院）　　　单伟超（承德医学院）

赵幸福（南京医科大学附属　　　郝少峰（长治医学院）

　　　　无锡精神卫生中心）　　郝岗平（山东第一医科大学）

胡　东（安徽理工大学医学院）　姚应水（皖南医学院）

夏　寅（首都医科大学附属北京　夏超明（苏州大学苏州医学院）

　　　　天坛医院）　　　　　　高凤敏（牡丹江医学院）

郭子健（江南大学无锡医学院）　郭崇政（长治医学院）

郭嘉泰（长治医学院）　　　　　黄利华（江南大学附属无锡五院）

曹玉萍（中南大学湘雅二医院）　曹颖平（福建医科大学）

彭鸿娟（南方医科大学）　　　　韩光亮（新乡医学院）

韩晶岩（北京大学医学部）　　　游言文（河南中医药大学）

# 数字化教材编委会

　　本次教材修订工作依据国家对临床医学教育改革和医疗卫生健康改革的要求，以服务临床医学等专业教学需求和医药卫生事业需求为导向，以培养复合型、应用型人才培养医德高尚、医术精湛的人民健康守护者为目标。

　　根据第二轮教材建设工作会议精神及多所高校使用《医学微生物学》第一版教材的体会和建议，我们认真讨论并重新修订优化了教材内容，删除了陈旧的内容，补充了新的知识，如寨卡病毒、新型冠状病毒等。更新和调整了部分模块，如"学习目标"模块除原有的知识要求外还增加了技能要求，体现以岗位胜任力为核心，以培养高素质、强能力、精专业、重实践的本科医学人才。在注重"三基五性"的同时，通过"案例引导"模块，以临床案例和讨论为引导，注重创新模式，提升学生自主学习和分析解决问题的能力。"知识链接"模块更新了最前沿的学术研究进展，拓宽学生知识面，增强其学习兴趣。同时紧密对接执业医师资格考试，将每章的"目标检测"模块修订为选择题和简答题题型。

　　本教材为书网融合教材。即纸质教材有机融合电子教材、教学配套资源（PPT、微课、视频、图片等）、题库系统、数字化教学服务（在线教学、在线作业、在线考试）。本教材配套数字资源放于"医药大学堂"在线学习平台上，读者可通过封底获取图书免费增值服务的步骤说明登录平台，激活教材并进行学习。

　　本教材可供全国普通高等医学院校临床医学、口腔医学、预防医学等专业师生教学使用，也可作为临床医生及科研人员的参考用书。

　　本版教材修订工作的顺利完成依靠多所高等医药院校同仁的通力合作，是大家集体智慧与辛勤付出的结晶，在此致以衷心的感谢。鉴于微生物学的飞速发展和编者水平所限，书中难免存在疏漏之处，恳请广大师生与读者提出宝贵意见和建议，以便修订时完善。

编 者
2022 年 10 月

# 目　录 CONTENTS

# 第二篇　病毒学

# 第三篇 真菌学

# 绪　言

📖 学习目标

1. **掌握**　微生物的特点、分类。
2. **熟悉**　微生物与病原微生物的概念。
3. **了解**　医学微生物学的发展史及确定一种新病原菌的标准。
4. 学会微生物的有关概念及特点等基础知识，具备预防病原微生物感染的基本能力。

⇒ 案例引导

　　**案例**　患者，女，55 岁，家中饲养鸟类。因发热（体温最高达 39.8℃）、咳嗽、咳痰、气促，胸痛 4 天入院。曾进行抗感染治疗（具体药物不详），无明显好转。无高血压、糖尿病等病史。入院查体：体温 36.2℃，脉搏 66 次/分，呼吸 20 次/分，血压 133/79mmHg。神志清楚，双肺可闻及大量湿啰音。心率 66 次/分，律齐，无杂音。辅助检查：白细胞总数 $14.62 \times 10^9$/L，淋巴细胞计数 $0.67 \times 10^9$/L，中性粒细胞计数 $13.3 \times 10^9$/L，谷丙转氨酶 19.8U/L，谷草转氨酶 53.40μL，肌酐 89.8μmol/L，肌红蛋白 176.3μg/L，肌酸激酶 697.7U/L，胸部 CT 显示左下肺感染。入院诊断为"肺炎衣原体肺炎"。

　　**讨论**　1. 衣原体属于哪一类微生物？

　　　　　　2. 在生活中如何减少病原微生物的感染？

## 第一节　微生物学概论

### 一、微生物的概念及特点

#### （一）微生物与病原微生物的概念

　　微生物（microorganism）是存在于自然界的一大群肉眼不能直接看见，必须借助光学显微镜或电子显微镜放大几百倍、几千倍，甚至几万倍才能观察到的微小生物。能引起人类、动物和植物病害的微生物，称为病原微生物或病原体（pathogenic microorganism）。

#### （二）微生物的特点

　　**1. 形体微小**　微生物个体微小，多数在微米（micrometer，μm）级，需要光学显微镜放大数百倍或数千倍才能看到，如细菌和真菌。病毒的大小为纳米（nanometer，nm）级，需用电子显微镜放大数万倍才能观察其形态结构。

　　**2. 形态各异，结构简单**　各种微生物具有特定的结构，形态多样。多数微生物细胞结构简单，是单细胞生物；少数以多细胞群体存在，病毒为非细胞结构。

　　**3. 代谢旺盛，繁殖迅速**　微生物体积小，相对体表面积大，新陈代谢旺盛，生长繁殖速度极快。

多数细菌每 20~30 分钟即可繁殖一代。

**4. 种类繁多**　微生物的种类很多，目前已知的微生物达数十万种以上。每一类微生物又包含许多种型。

**5. 分布广泛**　微生物广泛分布于空气、土壤、水、人体和动物体，可谓无处不在，无时不有。其中绝大多数微生物对人类和动物、植物的生存是有益的，少数是有害的。

**6. 容易变异**　微生物多以独立的单细胞存在，容易受到外界环境因素的影响而发生基因改变，变异的个体如能适应环境条件，则可以生存。微生物代谢旺盛，繁殖迅速，在短时间内可产生大量的变异后代，失去原来亲代细胞的典型性状或产生抗药性，给临床诊断、治疗造成困难。另外，利用微生物易变异的特点，对微生物进行改造，可获得优良菌种，用于药物研发、基因工程等。

## 二、微生物的分类

自然界微生物的种类繁多，根据微生物的细胞结构、分化程度及组成分为三大类。

**1. 非细胞型微生物**　这类微生物无细胞结构，甚至无产生能量的酶系统，仅由一种核酸（RNA 或 DNA）和蛋白质衣壳组成，不能独立进行增殖，严格细胞内寄生。病毒（virus）属于此类微生物。

**2. 原核细胞型微生物（prokaryote）**　为单细胞生物，细胞核分化程度低，仅有 DNA 盘绕形成的拟核（nucleoid），同时有 RNA，无核仁和核膜。细胞质内除核糖体外无其他细胞器。主要以二分裂方式繁殖。这类微生物中与医学有关的包括细菌、放线菌、衣原体、支原体、立克次体及螺旋体。依据 16S rRNA 序列分析，广义的细菌分为真细菌和古细菌。上述原核细胞型微生物属于真细菌，古细菌细胞结构更简单、原始，具有独特的新陈代谢方式，可在极端环境条件下生存。

**3. 真核细胞型微生物（eukaryote）**　细胞核分化程度较高，有核膜、核仁和染色体，胞质内有完整的细胞器，以多种方式繁殖。与医学有关的真菌属于此类微生物。

## 三、微生物与人类的关系

微生物是生态圈中不可缺少的重要成员。绝大多数微生物对人类和动物、植物是有益的，有些甚至是必需的。自然界中氮、碳、硫等元素的循环通过微生物代谢而实现，例如土壤中的微生物将动、植物的有机蛋白质转化为无机氮化合物，供植物生长需要，空气中的氮气依靠固氮菌的作用才能被植物利用，而植物又是人类和动物重要的食物来源。可见，微生物在自然界物质循环、食物链形成及生物繁殖发育中发挥重要作用。因此，如果没有微生物的存在，物质就不能循环，植物就无法进行代谢，人类和动物将难以生存。

微生物已被广泛应用于人类生活的各个领域。在农业方面，利用微生物可制备微生物肥料、饲料、食品、农药、环保制剂及植物生长激素等；在工业方面，微生物广泛应用于食品发酵酿造、石油化工、制革纺织、垃圾处理及创新能源等方面；尤其在医药工业方面，许多临床应用的抗生素、维生素、氨基酸、多种酶以及酶抑制剂等药物都是微生物代谢产物或是利用微生物制备的产品；在环境保护方面，利用微生物能够降解塑料、甲苯等有机物而用于污水废气的处理，利用微生物代谢使有机磷、汞等有毒物质转化为无毒物质。近年来，微生物被更多地作为研究材料或工具应用于生命科学的多个领域。如在基因工程技术中，以噬菌体和细菌质粒作为基因转移的重要载体系统，限制性核酸内切酶、DNA 聚合酶等多种工具酶来自微生物代谢产物，而大肠埃希菌及酵母菌等常作为表达基因产物的工程菌，为人类制造多种必需品提供了条件。

正常情况下，在人类和动物体表以及与外界相通的腔道黏膜表面寄居着不同种类和数量的微生物，对机体有益无害，称为正常菌群（normal flora）。在某些特定条件下，这类微生物可致病，被称作机会致病性微生物（opportunistic pathogenic microbe）或条件致病性微生物（conditioned pathogenic microbe）。

自然界有少数微生物具有致病性，可引起人类和动、植物疾病，如引起人类的伤寒、结核、破伤风、肝炎、艾滋病等，动物的禽流感、猪链球菌病、鸡霍乱等，农作物的小麦赤霉病、水稻白叶枯病等。

# 第二节 微生物学与医学微生物学

## 一、微生物学

微生物学（microbiology）是研究微生物的形态结构、生长代谢、遗传变异等基本生命活动规律以及与人类、动物、植物、自然界相互关系的一门学科。随着微生物研究领域的深入和扩大，微生物学形成许多分支学科，如普通微生物学、微生物分类学、微生物生理学、微生物遗传学、微生物生态学及分子微生物学等。依据研究对象，将微生物学分为细菌学、病毒学、真菌学。依据研究和应用领域，又可将微生物学分为工业微生物学、农业微生物学、海洋微生物学、环境微生物学、医学微生物学、兽医微生物学、卫生微生物学、食品微生物学、药学微生物学等。微生物学还与诸多学科交叉融合，形成了许多交叉学科，如细胞微生物学、分子微生物学等。此外，微生物生产也已成为一个重要的支柱性产业。

## 二、医学微生物学

医学微生物学（medical microbiology）是一门主要研究与人类疾病有关的病原微生物的生物学特性、致病机制、机体的抗感染免疫、微生物学诊断及其防治原则的学科，属于微生物学的分支学科，也是基础医学的一门重要课程，与临床医学有着密切的联系。通过学习和掌握医学微生物学的基础理论、基本知识和基本技能，为后期临床医学的学习奠定基础。

# 第三节 医学微生物学发展简史

医学微生物学是人类在与感染性疾病长期斗争的过程中，通过对传染病病因、流行规律、致病机制及防治措施的不断认识、总结和探索，逐渐建立和发展起来的一门学科，历史悠久。医学微生物学的发展过程大致分为三个时期。

## 一、微生物学的经验时期

古人凭借自己的实践经验，将微生物学知识应用于工农业生产和疾病防治中。远在夏禹时代，已有仪狄酿酒的记载。北魏（公元386—534年）《齐民要术》中记载了制醋的方法。那时也有了用豆类发酵制酱的方法。民间常用的盐腌、糖渍、烟熏、风干等保存食物的方法，实际上正是通过抑制微生物的生长繁殖而防止食物腐烂变质。

黄帝内经《素问》中记载："五疫之至，皆相染易，无问大小，症状相似。"11世纪初，我国北宋末年刘真人提出肺痨由"小虫"引起。明朝李时珍《本草纲目》指出，对患者的衣服熏蒸过再穿就不会感染疾病，说明当时已有消毒的记载。16世纪明隆庆年间（1567—1572年）我国已广泛采用人痘接种预防天花，并先后传至俄罗斯、朝鲜、日本、土耳其和英国等国家。16世纪中期，意大利学者 Fracastoro 提出传染病的传播有直接、间接及通过空气等多种途径，传染是由肉眼看不见的微小生物引起的。奥地利医生 Plenciz 认为传染病的病因是活的物体，每种传染病由独特的活物体引起。18 世纪清乾隆年间，我国师道南在《天愚集》中记载："东死鼠，西死鼠，人见死鼠如见虎，鼠死不几日，人死如圻堵。昼死人，莫问数，日色惨淡愁云护。三人行，未十步，忽死两人横截路……"真实描述了当时鼠疫猖獗流行的凄惨景况，正确指出了鼠、鼠疫和人之间有密切关系。上述事实说明，在人类认识微生物之前，已推测出自然界存在有微小生物与疾病发生相关。

## 二、微生物学的实验时期

1676 年，荷兰人 Leeuwenhoek 利用自制的能放大 270 倍的显微镜首次从雨水、牙垢等标本中观察并描述了各种形态的微生物，证实了微生物在自然界的客观存在，为微生物学的发展奠定了基础。

1857 年，被誉为"微生物学之父"的法国科学家 Louis Pasteur 在研究葡萄酒变质原因中，通过著名的"S 形曲颈瓶实验"证明了有机物发酵是酵母菌的作用，而酒类变质是污染了其他杂菌的结果，并随之创立了巴氏消毒法。他提出不同形态的微生物在生理特性上也各不相同，开启了微生物学研究的生理学时代。为医学微生物学形成一门独立的学科做出了突出的贡献。

英国医师 Joseph Lister 受 Louis Pasteur 研究的启发，认识到伤口感染是由微生物造成的，他不仅在术前认真洗手，而且采取了向手术室喷洒苯酚（石炭酸）、煮沸法处理手术器械等措施，创立了外科无菌手术方法，为消毒和无菌操作奠定了基础。

微生物学的另一位奠基人是德国学者 Robert Koch。他在确认病原微生物方面做出了杰出贡献。他创用了琼脂固体培养基、细菌染色法和实验性动物感染方法，为从环境或患者排泄物等标本中分离培养鉴定病原菌提供了实验手段。Koch 分离到了炭疽芽孢杆菌（1876 年）、结核分枝杆菌（1882 年）及霍乱弧菌（1883 年）。他提出了著名的郭霍法则（Koch postulates，1884 年），即确定一种新病原菌的标准：①该特定病原菌应存在于同一疾病的不同个体中，在健康人中不存在；②该病原菌能从患病机体中被分离并获得纯培养；③用该特定菌的纯培养物接种易感动物能产生相同病症；④能从所感染动物中，重新分离该特定菌并获得纯培养。在他的带动下，各国细菌学家在较短时间内先后发现并分离培养成功伤寒沙门菌、白喉棒状杆菌、葡萄球菌、脑膜炎奈瑟菌、鼠疫耶尔森菌、肉毒梭菌、痢疾志贺菌等多种病原菌。医学微生物学的发展进入了黄金时代。

被誉为"病毒之父"的俄罗斯学者 Iwanovski 发现烟草花叶病株的叶汁通过滤菌器后仍具有感染性。1898 年，荷兰科学家 Beijerinck 重复了 Iwanovski 的实验，指出该叶汁中确实存在一种比细菌更小的传染性病原体。同时 Loeffler 和 Frosch 发现通过滤菌器的口蹄疫病动物的淋巴液仍具感染性，进一步证实了自然界存在比细菌更小的致病性病原体，命名为超滤过性病毒（ultrafiltrable virus）。1901 年，美国学者 Walte Reed 分离出第一株人类病毒——黄热病病毒。1915 年，英国学者 Twort 又发现了细菌病毒——噬菌体。随后，许多感染人、动物、植物和细菌的病毒被相继分离出来。随着电子显微镜及其他新技术的应用，病毒研究成果不断积累，病毒学作为一门独立的学科诞生了。

18 世纪末，英国医生 Edward Jenner 应用牛痘苗预防天花，开创了人类抗感染免疫的新时代。此后，巴斯德研制成功鸡霍乱、炭疽病和狂犬病疫苗，1891 年，德国科学家 Behring 应用白喉抗毒素成功治愈了白喉患儿，为预防医学和抗感染免疫的发展奠定了基础。

在研制抗病原菌的药物方面，我国早有用植物黄连、大蒜等治疗传染病的记载。首先合成化学治疗剂的是德国化学家 Ehrlich，他于 1910 年合成了治疗梅毒的砷凡纳明，后又合成了新砷凡纳明，开辟了传染病化学治疗的新途径。此后，一系列磺胺类药物相继合成并得到临床应用。1929 年，英国细菌学家 Alexander Fleming 意外发现污染在葡萄球菌培养平板上的青霉菌具有抑制葡萄球菌生长的现象，他称这种抗菌物质为青霉素。1940 年，Florey 和 Chain 纯化了青霉素并将其用于临床，开创了人类对抗生素研究、生产和应用之先河。此后，链霉素、氯霉素、四环素、红霉素等一系列抗生素相继获得，使多种传染病得到有效控制。

## 三、现代微生物学时期

20 世纪中期以来，遗传学、生物化学、细胞生物学和分子生物学等学科的发展，以及电子显微镜、免疫学技术、分子生物学技术及气相和液相色谱等多种高新科技相继应用，极大地促进了医学微生物学的飞速发展。

**1. 新现病原微生物**　自 20 世纪 70 年代以来，新现传染病和再现传染病不断发生，病原微生物再次向人类提出新的挑战，成为威胁人类健康的重大公共卫生问题。目前新发现的病原微生物及相关传染病已多达 40 余种，其中重要的病原体有军团菌、幽门螺杆菌、伯氏螺旋体、人类免疫缺陷病毒（HIV）、新型肝炎病毒、SARS 冠状病毒、埃博拉病毒、西尼罗病毒等（绪表 -1）。

绪表 -1　1973 年以来新发现的重要病原微生物

| 发现年代 | 病原微生物 | 所致疾病 |
| --- | --- | --- |
| 1973 | 轮状病毒（rotavirus） | 婴幼儿腹泻 |
| 1975 | 人类细小病毒 B19（Parvovirus B19） | 儿童传染性红斑、慢性溶血性贫血等 |
| 1976 | 埃博拉病毒（Ebola virus） | 埃博拉出血热 |
| 1977 | 嗜肺军团菌（L. pneumophila） | 军团菌病 |
| 1977 | 汉坦病毒（hantavirus） | 肾综合征出血热 |
| 1977 | 空肠弯曲菌（C. jejuni） | 肠炎 |
| 1978 | 丁型肝炎病毒（hepatitis D virus, HDV） | 丁型肝炎 |
| 1980 | 人类嗜 T 细胞病毒 I 型（HTLV-I） | 人类 T 细胞白血病 |
| 1981 | 产毒金黄色葡萄球菌（TSST-1） | 中毒休克综合征 |
| 1982 | 肠出血型大肠埃希菌 O157（E. coli O157：H7） | 溶血尿毒症综合征 |
| 1982 | 人类嗜 T 细胞病毒 II（HTLV-II） | 毛细胞白血病 |
| 1982 | 伯氏螺旋体（B. burgdorferi） | 莱姆病 |
| 1982 | 朊粒（prion） | 疯牛病、变异型克-雅病 |
| 1983 | 肺炎衣原体（chlamydiae pneumoniae） | 衣原体肺炎 |
| 1983 | 幽门螺杆菌（H. pylori） | 慢性胃炎、消化性溃疡 |
| 1983 | 人类免疫缺陷病毒（human immunodeficiency virus, HIV） | 艾滋病（AIDS） |
| 1986 | 人疱疹病毒-6 型（HHV-6） | 幼儿急疹 |
| 1988 | 戊型肝炎病毒（hepatitis E virus, HEV） | 戊型肝炎 |
| 1989 | 丙型肝炎病毒（hepatitis C virus, HCV） | 丙型肝炎 |
| 1990 | 人疱疹病毒-7 型（HHV-7） | 幼儿急疹、中枢神经系统感染 |
| 1991 | Gunarito 病毒 | 委内瑞拉出血热 |
| 1992 | 巴通体（Bartonella henselae） | 猫抓病 |
| 1992 | 霍乱弧菌 O139 | 霍乱 |
| 1993 | 辛诺柏病毒（Sin Nombre virus） | 汉坦病毒肺综合征 |

续表

| 发现年代 | 病原微生物 | 所致疾病 |
| --- | --- | --- |
| 1994 | Sibia 病毒 | 巴西出血热 |
| 1994 | 人疱疹病毒-8 型（HHV-8） | 艾滋病相关卡波西肉瘤 |
| 1995 | 庚型肝炎病毒（hepatitis G virus，HGV） | 庚型肝炎 |
| 1997 | 输血后肝炎病毒（TTV） | 输血后肝炎 |
| 1998 | 西尼罗病毒（West Nile virus，WNV） | 尼罗河热 |
| 1999 | 尼帕病毒（Nipah virus） | 脑炎 |
| 2003 | SARS 冠状病毒（SARS coronavirus） | 严重急性呼吸综合征 |
| 2004 | 高致病性禽流感病毒（H5N1） | 人感染高致病性禽流感 |
| 2006 | 变异猪链球菌 | 猪链球菌病 |
| 2009 | 新甲型 H1N1 流感病毒 | 甲型 H1N1 流感 |
|  | 发热伴血小板减少综合征布尼亚病毒 | 发热伴血小板减少综合征 |
| 2012 | 中东呼吸综合征冠状病毒（MERS coronavirus） | 中东呼吸综合征 |
| 2013 | H7N9 禽流感病毒 | H7N9 禽流感 |
| 2020 | SARS-CoV-2 | 新型冠状病毒感染 |

2. 微生物学研究不断取得新成就　在医学微生物学及其相关学科的发展中，全球有近 60 位杰出的科学家获得诺贝尔生理学或医学奖。我国微生物学研究者黄祯祥首创了病毒的体外细胞培养新技术；第一代病毒学家汤飞凡在 1955 年首次分离出沙眼衣原体（当时称作"汤氏病毒"），之后在出血热病毒、肝炎病毒等研究领域也取得重大成就。

近年来，在病原微生物基因组学和蛋白组学方面开展了大量研究，人类对病原微生物的基因组研究取得重大突破，完成了 200 多种病原微生物全基因组测序工作，开展了大量病原微生物相关致病基因产物表达调控等工作。这些成果有利于深入研究病原微生物的致病机制与抗感染的免疫机制，为疫苗和抗感染新药开发奠定了基础。

3. 微生物学诊断技术不断提高　近年来，越来越多的快速、敏感、特异的微生物学诊断方法已逐步建立，如单克隆抗体技术、酶联免疫吸附试验（ELISA）、荧光或化学发光技术、定量 PCR 技术、高通量测序和大数据应用技术、16S rRNA 核苷酸序列分析及基因芯片技术等。临床微生物学检验中，成套诊断试剂盒及自动化检测分析仪代替了传统的细菌生化反应鉴别方法，使微生物学诊断技术向着更加特异、敏感、快速的方向发展。

4. 有关病原体疫苗研究不断进步　近几十年来，新型疫苗不断研发成功。疫苗已从原来的灭活疫苗、减毒活疫苗走向高效、低毒或无毒的亚单位疫苗、基因工程疫苗、核酸疫苗、植物疫苗、多联疫苗、缓释疫苗等，疫苗的功能由原来的单纯预防拓展到预防加治疗。疫苗接种途径不断完善，包括注射、口服、喷雾吸入和表皮透释等多样化接种途径。此外，新型疫苗佐剂也不断被开发成功。

人类在医学微生物学和传染病防控领域已取得巨大成就，但是病原微生物作为自然界的重要成员将永远伴随人类而存在，由病原微生物所致的感染性疾病仍是人类健康的最大威胁，新的传染病还会出现，旧的病原体也会因变异、耐药等问题重新流行。人类与病原微生物的斗争仍在继续，任务依然艰巨。

⊕ 知识链接

**中国抗疫先驱——伍连德**

伍连德（1879—1960 年）是我国国家防疫制度的创建者，中国第一位诺贝尔生理学或医学奖候选人。

伍连德在东北先后两次彻底扑灭鼠疫大流行，为科学消灭鼠疫提供了宝贵经验。他首先证明了鼠疫是人传人，提出封城以禁止人员流动、焚烧患者尸体以彻底灭菌、征用火车当方舱医院、要求戴口罩、分区诊疗等一系列方法，为消灭鼠疫制订了大胆而周密、精准而科学的措施。在鼠疫二次卷土重来时亲自上街耐心为民众答疑解惑，传播医学知识。伍连德创造了最快彻底扑灭鼠疫大流行的世界传奇，也因此被誉为"鼠疫斗士"。这些防控措施至今仍然非常有效。他还写下了《肺鼠疫论述》《鼠疫概论》《霍乱概论》和《中国医史》等著作。这种勇于为科学献身，用自己所学报效祖国、大胆创新、锲而不舍的钻研精神值得我们永远学习和传承。

# 目标检测

**一、选择题**

1. 微生物的特点包括（  ）
   A. 大多是微米或纳米级　　B. 多数是单细胞结构　　C. 生长繁殖迅速
   D. 种类繁多　　E. 容易变异

2. 以下属于原核细胞型微生物的是（  ）
   A. 细菌　　B. 衣原体　　C. 螺旋体
   D. 立克次体　　E. 真菌

3. 以下属于非细胞型微生物的是（  ）
   A. 细菌　　B. 衣原体　　C. 螺旋体
   D. 病毒　　E. 真菌

**二、简答题**

1. 什么是微生物？有何特点？
2. 根据结构及其分化程度，微生物分为几类？各包括哪些成员？
3. 在医学微生物学发展过程中做出杰出贡献的科学家有哪些？请列举其主要成就。

（王桂琴）

# 第一篇 细菌学

## 第一章 细菌的形态与结构

📖 学习目标

**1. 掌握** 细菌的基本形态；细菌细胞壁的组成和功能；革兰阳性菌和革兰阴性菌细胞壁的区别；细菌 L 型的概念及细菌特殊结构（荚膜、鞭毛、菌毛和芽孢）的概念及意义。

**2. 熟悉** 细菌的大小与测量单位；细菌细胞质主要结构的组成及功能；细胞膜与核质的组成与功能；革兰染色法。

**3. 了解** 革兰阴性菌的周浆间隙；细菌 L 型的特点和意义；细菌形态与结构检查法。

4. 学会油浸镜的使用方法和革兰染色方法，具备在光学显微镜下识别细菌基本形态和特殊结构的能力。

细菌（bacterium）是一种原核细胞型单细胞微生物。广义的细菌涵盖了所有的原核细胞型微生物，包括细菌、支原体、衣原体、立克次体、螺旋体、放线菌等。本章具体描述原核细胞型微生物中数量最大、种类最多、具有典型代表性的一类微生物，即狭义的细菌。

⇒ **案例引导**

**案例** 患者，男，45 岁，因"吞咽困难 1 天，全身抽搐 2 次"入院。患者 1 周前在建筑工地干活，不慎被一生锈铁钉刺入右脚，随后自行拔掉，未进行任何医疗处理。5 天后患者感觉颈部不适，活动受限。临床初步诊断为"破伤风"。

**讨论** 1. 引起该疾病的病原体以何种形式存在于环境中？有何特征？

2. 该病原体进入机体后如何致病？

## 第一节 细菌的大小与形态

### 一、细菌的大小

细菌是肉眼无法观察到的微小生物，一般以微米（μm）作为细菌大小的测量单位，小的细菌不足 1μm，大的细菌可达 10μm。光学显微镜是最常用于观察细菌的仪器，可观察细菌的形态、染色和排列方式。电子显微镜可观察细菌的超微结构。

## 二、细菌的形态

细菌有球菌（coccus）、杆菌（bacillus）和螺形菌（spiral bacterium）3 种基本形态（图 1-1）。

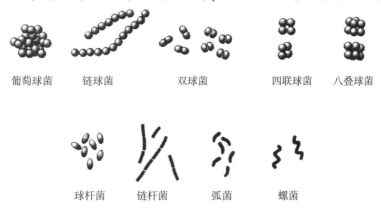

葡萄球菌　　链球菌　　双球菌　　四联球菌　　八叠球菌

球杆菌　　链杆菌　　弧菌　　螺菌

图 1-1　细菌的形态

**1. 球菌**　外形呈球形或近似球形，直径 1μm 左右，不同的球菌由于繁殖时分裂平面和分裂后菌体之间的黏附程度不同，可形成不同的排列方式，常用于对细菌的鉴别。球菌常见的排列方式有以下几种。

（1）双球菌（diplococcus）　在一个平面上分裂后的两个子代细菌成双排列，如脑膜炎奈瑟菌。

（2）链球菌（streptococcus）　在同一个平面上分裂后的多个细菌相互黏附呈链状排列，如乙型溶血性链球菌。

（3）葡萄球菌（staphylococcus）　在多个不同平面上分裂后的子代细菌相互黏附呈葡萄串状，如金黄色葡萄球菌。

（4）四联球菌（tetracoccus）　在两个互相垂直的平面上分裂后的四个子代细菌相互黏附呈正方形，如四联加夫基菌。

（5）八叠球菌（sarcina）　在三个互相垂直的平面上分裂后的八个子代细菌相互黏附呈包裹状立方体，如藤黄八叠球菌。

球菌除以上典型的排列方式外，还有呈分散单个的存在方式。

**2. 杆菌**　外形呈杆状，不同杆菌其长短、粗细不一致，小杆菌长 0.6~1.5μm，如布鲁菌；中等大小杆菌长 2~3μm，如大肠埃希菌；大杆菌长 4~10μm，如炭疽芽孢杆菌。

大多数杆菌两端钝圆，有的杆菌两端平齐（如炭疽芽孢杆菌）或两端尖细（如梭杆菌）；有的末端膨大呈棒状（如白喉棒状杆菌）；有的菌体很短近似椭圆形，称作球杆菌；有的呈分枝生长趋势，称作分枝杆菌；有的末端呈分叉状，称作双歧杆菌。

大多数杆菌是无规则分散排列，有的杆菌呈链状排列，称链杆菌（如炭疽芽孢杆菌）；有的呈栅栏状或 V、Y、L 等字形排列（如白喉棒状杆菌）。

**3. 螺形菌**　菌体弯曲，其中只有一个弯曲，呈弧形或逗点状的称弧菌（vibrio），如霍乱弧菌；有数个螺旋状弯曲的称螺菌（spirillum），如鼠咬热螺菌；菌体细长并有一到两个弯曲的称螺杆菌（helicobacterium），如幽门螺杆菌。

细菌的形态可受温度、pH、培养基成分和培养时间等环境因素的影响而变化。一般情况下，细菌在适宜生长条件下培养 8~18 小时（对数生长期）形态比较典型。受不利环境因素或培养时间过长等因素影响，菌体呈梨形、气球状或丝状等不规则的多形性，称为衰退型（involution form）。因此，观察细菌的大小和形态，应选择适宜生长条件下对数生长期为宜。临床标本中分离到的细菌也要考虑到机体环境因素对细菌形态的影响。

<h1 style="text-align:center">第二节　细菌的结构</h1>

细菌是一类典型的原核细胞型微生物，结构比较简单。细胞壁、细胞膜、细胞质和核质是所有细菌都具有的结构，称为细菌的基本结构；荚膜、鞭毛、菌毛和芽孢是某些细菌在一定条件下形成的，称为细菌的特殊结构（图1-2）。

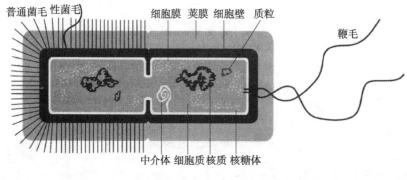

图1-2　细菌的结构模式图

## 一、细菌的基本结构

### （一）细胞壁

细胞壁（cell wall）是位于细菌细胞最外层、包绕细胞膜的膜状结构。细胞壁坚韧有弹性，平均厚度12~20nm，占菌体干重的10%~25%。

**1. 细胞壁的组成**　细胞壁化学成分复杂，随不同细菌而异，是造成细菌革兰染色差异的主要原因。肽聚糖是革兰阳性菌（G$^+$）和革兰阴性菌（G$^-$）细胞壁共有的化学成分，磷壁酸是革兰阳性菌特有成分，外膜是革兰阴性菌特有成分。

（1）肽聚糖（peptidoglycan）　也称胞壁质（murein）、黏肽（mucopeptide）或糖肽（glycopeptide），是细菌细胞壁的主要成分，也是原核细胞型微生物特有的成分。革兰阳性菌的肽聚糖有15~50层，由聚糖骨架、四肽侧链和五肽交联桥组成，革兰阴性菌的肽聚糖仅有1~3层，由聚糖骨架和四肽侧链组成，没有五肽交联桥。

革兰阳性菌和革兰阴性菌的聚糖骨架结构相同，由N-乙酰葡糖胺（N-acetylglucosamine）和N-乙酰胞壁酸（N-acetylmuramic acid）交替排列，经β-1，4-糖苷键连接。

不同细菌四肽侧链和五肽交联桥的组成和连接不同。革兰阳性菌如葡萄球菌，其细胞壁肽聚糖的四肽侧链与N-乙酰胞壁酸相连接，依次为L-丙氨酸、D-谷氨酸、L-赖氨酸和D-丙氨酸。由5个甘氨酸组成的五肽交联桥一端与四肽侧链第3位L-赖氨酸相连，另一端与相邻聚糖骨架四肽侧链第4位D-丙氨酸相连，从而能形成十分坚韧的三维立体结构（图1-3）。

革兰阴性菌如大肠埃希菌，其细胞壁肽聚糖四肽侧链第3位氨基酸由二氨基庚二酸（diaminopimelic acid，DAP）取代，并由DAP与相邻四肽侧链的末位氨基酸D-丙氨酸直接连接，因而构成疏松的二维平面结构（图1-4）。

能破坏肽聚糖或抑制肽聚糖合成的物质能损伤细菌的细胞壁而使细菌形态改变或被裂解。溶菌酶能破坏N-乙酰葡糖胺和N-乙酰胞壁酸之间的β-1，4糖苷键，引起细菌裂解；青霉素能干扰五肽交联桥和四肽侧链末位氨基酸D-丙氨酸的连接，导致细菌死亡。

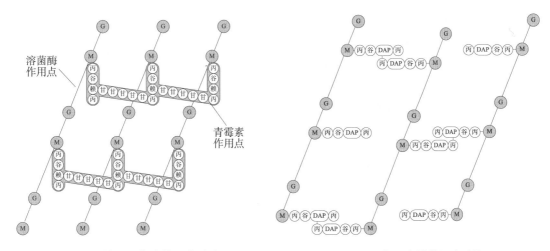

图 1-3 金黄色葡萄球菌细胞壁的
肽聚糖结构模式图

图 1-4 大肠埃希菌细胞壁的
肽聚糖结构模式图

（2）革兰阳性菌细胞壁特有成分　革兰阳性菌细胞壁较厚，除含有 15～50 层肽聚糖外，还含有大量磷壁酸（teichoic acid），少数是磷壁醛酸（teichuronic acid），约占细胞壁干重的 50%。

磷壁酸是由核糖醇或甘油残基经磷酸二酯键互相连接组成的多聚物，其结构中少数基团被氨基酸或糖所替代。磷壁酸一端与菌体连接，穿插于肽聚糖层中，另一端伸出细胞壁呈游离状态。根据与菌体连接部位不同，可分为壁磷壁酸（wall teichoic acid）和膜磷壁酸（membrane teichoic acid）。壁磷壁酸通过磷脂与细胞壁肽聚糖的 N-乙酰胞壁酸共价结合。膜磷壁酸或称脂磷壁酸（lipoteichoic acid，LTA），与细胞膜外层的糖脂共价结合。磷壁醛酸与磷壁酸相似，只是其结构中的磷酸被糖醛酸所取代。

壁磷壁酸和膜磷壁酸共同组成了带负电荷的网状多聚物，具有黏附性和免疫原性，和细菌的致病性有关。

此外，某些革兰阳性菌细胞壁表面还有一些与细菌致病性有关的特殊蛋白质，如金黄色葡萄球菌 A 蛋白、乙型溶血性链球菌 M 蛋白等。革兰阳性菌细胞壁结构见图 1-5。

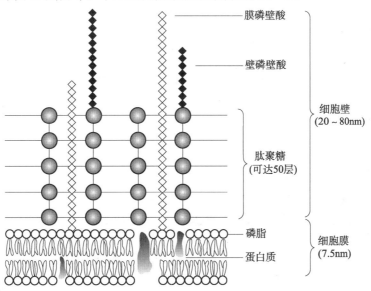

图 1-5 革兰阳性菌细胞壁结构模式图

（3）革兰阴性菌细胞壁特有成分　革兰阴性菌细胞壁除含有 1～3 层肽聚糖外，还有外膜（由脂质双层、脂蛋白和脂多糖 3 部分组成），约占细胞壁干重的 80%。

1）脂蛋白（lipoprotein）　位于肽聚糖和外膜之间，有脂质和蛋白质两种成分。其蛋白质成分与肽聚糖四肽侧链的 DAP 相连，脂质成分与外膜的脂质双层非共价连接。

2）脂质双层　是类似细胞膜的结构，镶嵌着多种蛋白质，称外膜蛋白。脂质双层上的孔蛋白允许分子量 <600Dal 的水溶性分子通过，也是抗生素等药物进入某些细菌的通道；有的外膜蛋白为诱导性或去阻遏蛋白质，参与特殊物质的扩散过程；还有的为噬菌体、性菌毛或细菌素的受体。

3）脂多糖（lipopolysaccharide, LPS）　由外膜向细胞外伸出。脂多糖即革兰阴性菌的内毒素（endotoxin），由脂质 A（lipid A）、核心多糖（core polysaccharide）和特异多糖（specific polysaccharide）组成。①脂质 A：糖磷脂，由 $\beta$-1, 6-糖苷键相连的 D-氨基葡萄糖双糖组成基本骨架，双糖骨架的游离羟基和氨基可携带多种长链脂肪酸和磷酸基团。脂质 A 是决定内毒素的毒性和生物学活性的主要成分，不同种属细菌的脂质 A 的双糖骨架基本一致，主要差别是游离羟基和氨基携带的脂肪酸的种类和磷酸基团的取代不同，因此脂质 A 无种属特异性，不同细菌的内毒素毒性作用相似。②核心多糖：由葡萄糖、半乳糖、庚糖、2-酮基-3-脱氧辛酸（2-keto-3-deoxyoctonic acid, KDO）、磷酸乙醇胺等组成，通过 KDO 与脂质 A 共价连接。核心多糖有属特异性，不同属细菌的核心多糖免疫原性不同。③特异多糖：革兰阴性菌的菌体抗原（O 抗原），位于脂多糖的最外侧，由数个至数十个寡聚糖（3~5 个单糖）重复单位构成多糖链，不同种细菌单糖的种类和排列不同，因此特异多糖有种特异性。细菌的特异多糖丢失，其菌落会从光滑（smooth，S）型变为粗糙（rough，R）型。

某些革兰阴性菌如脑膜炎奈瑟菌和淋病奈瑟菌的 LPS 结构不典型，其外膜糖脂含有短链分枝状聚糖成分，称为脂寡糖（lipooligosaccharide，LOS）。LOS 与哺乳动物细胞膜的鞘糖脂成分非常相似，从而使这些细菌可逃避宿主免疫系统的识别。

在革兰阴性菌的细胞膜和外膜之间有一空隙，占菌体体积的 20%~40%，称作周浆间隙（periplasmic space）。该间隙中含有多种酶类，与细菌摄取营养物质、分解有害物质有关。革兰阴性菌细胞壁结构见图 1-6。

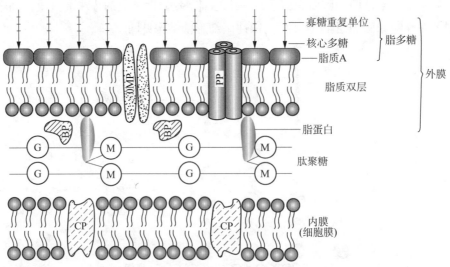

图 1-6　革兰阴性菌细胞壁结构模式图

革兰阳性菌和革兰阴性菌的细胞壁结构不同，使这两类细菌在染色性、免疫原性、致病性和对药物的敏感性等方面均有差异。革兰阳性菌和革兰阴性菌细胞壁结构比较见表 1-1。

表1-1　革兰阳性菌和革兰阴性菌细胞壁结构和组成的比较

| 细胞壁 | 革兰阳性菌 | 革兰阴性菌 |
|---|---|---|
| 肽聚糖 | 由聚糖骨架、四肽侧链和五肽交联桥组成，多达15~50层 | 由聚糖骨架、四肽侧链组成，仅有1~3层 |
| 特有成分 | 磷壁酸 | 外膜 |
| 化学组成特点 | 糖类丰富，约占45%<br>脂类少，占1%~4% | 糖类少，占15%~20%<br>脂类多，占11%~22% |
| 厚度 | 厚，20~80nm | 薄，10~15nm |
| 强度 | 坚韧 | 疏松 |

**2. 细胞壁的功能和意义**　主要有以下几点：①维持细菌的固有形态；②抵抗低渗环境、保护菌体；③细胞壁上有许多小孔及特殊的转运蛋白，参与菌体内外物质的交换；④与细菌的致病性有关，如革兰阴性菌的LPS、乙型溶血性链球菌的M蛋白等均是重要的致病物质；⑤带有多种抗原表位，诱导机体发生免疫应答，如革兰阳性菌的磷壁酸是重要的表面抗原；⑥细胞壁某些结构是抗生素的作用靶点，与细菌的耐药性有关，如肽聚糖缺失时细菌对青霉素耐药。

**3. 细胞壁缺陷型**　细菌细胞壁的肽聚糖结构受到理化或生物因素破坏或合成被抑制，形成细胞壁缺失或缺陷的细菌称为细胞壁缺陷型，因其首先在Lister研究院发现，也称细菌L型。细菌L型可自发或经人工诱导形成，诱发因素包括溶菌酶、青霉素、抗体、补体等。革兰阳性菌L型的原生质仅被一层细胞膜包裹，称为原生质体（protoplast），对低渗的抵抗力差。革兰阴性菌L型除细胞膜外，还有厚厚的外膜包裹，称为原生质球（spheroplast），对低渗环境有一定的抵抗力。

细菌L型因细胞壁缺失而呈高度多形性，如球状、杆状和丝状等，着色不均匀，不管原来是革兰阳性菌，还是革兰阴性菌，形成L型后大多呈革兰染色阴性。细菌L型在低渗环境中很容易胀裂死亡，需在高渗低琼脂含血清的培养基中培养，生长缓慢，一般培养2~7天后可形成中间厚四周薄的"油煎蛋"样细小菌落。

有些细菌L型仍有致病力，在临床上可引起尿路感染、骨髓炎、心内膜炎等疾病，常发生于使用作用于细胞壁的抗菌药物过程中。因此，临床上遇有症状明显而标本常规细菌培养阴性时，应考虑细菌L型感染的可能性。

**（二）细胞膜**

细胞膜（cell membrane）也称胞质膜（cytoplasmic membrane），是位于细胞壁内侧、包裹细胞质的半透性薄膜，厚约7.5nm，占细胞干重的10%~30%。细菌细胞膜结构与真核细胞基本相同，由磷脂和多种蛋白质组成，但不含胆固醇。

部分细菌（主要是革兰阳性菌）细胞膜向细胞质内陷、折叠、卷曲形成囊状物，称为中介体（mesosome）。中介体的形成有效扩大了细胞膜面积，相应增加了呼吸酶的含量和能量的产生，其功能类似真核细胞的线粒体，故亦称拟线粒体（图1-7）。

细菌细胞膜的主要功能如下。

**1. 参与菌体内外物质交换**　允许水和小分子物质自由通过、特异性营养物质的选择性进入，以及废物的排出。

**2. 呼吸作用**　细胞膜上含有细胞色素和氧化还原酶类，可进行电子转运及氧化磷酸化作用，与能量的产生、

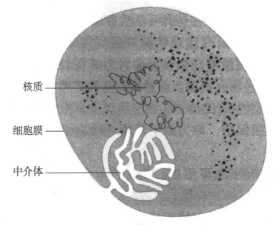

核质

细胞膜

中介体

图1-7　细菌中介体的模式图

储存和利用有关。

**3. 生物合成作用** 细胞膜上含有合成多种物质的酶类，如肽聚糖、磷脂、脂多糖等菌体成分均在细胞膜上合成。

**4. 参与细菌的分裂** 中介体常位于菌体侧面或靠近中部，一端连在细胞膜上，另一端与核质相连，菌细胞分裂时中介体亦一分为二，各携带一套核质进入子代细胞，类似真核细胞纺锤丝的作用。

### （三）细胞质

细胞质（cytoplasm）也称原生质（protoplasm），是由细胞膜包裹的溶胶状物质。主要成分有水（约80%）、蛋白质、核酸及少量糖类和无机盐。细胞质含有丰富的酶类，是细菌合成代谢和分解代谢的主要场所。细胞质中有以下重要的结构。

**1. 核糖体（ribosome）** 游离存在于细胞质中，是细菌合成蛋白质的场所，每个菌细胞内可有数万个，其化学组成主要为 RNA 和蛋白质。细菌的核糖体与真核生物核糖体不同，细菌核糖体沉降系数为 70S，由 50S 的大亚基和 30S 的小亚基组成。真核生物核糖体沉降系数为 80S，由 60S 的大亚基和 40S 的小亚基组成。链霉素能与细菌核糖体 30S 小亚基结合，红霉素能与其 50S 大亚基结合，干扰细菌蛋白质合成，进而杀死细菌，而不能与真核细胞核糖体结合，故对真核细胞没有影响。

**2. 质粒（plasmid）** 是细菌染色体外的遗传物质，存在于细胞质中，为双股环状闭合的 DNA，控制细菌的某些遗传性状。质粒能自行复制，随细菌的分裂而分配到子代菌体中。质粒不是细菌生长所必需的，失去质粒的细菌仍能存活。质粒还能通过接合或转导等方式在细菌间进行遗传物质的转移和重组。

**3. 胞质颗粒** 除了核糖体和质粒外，细菌细胞质中还含有多种颗粒，主要为细菌所储存的营养物质，包括糖原、淀粉、脂类、磷酸盐等。胞质颗粒不是细菌的恒定结构，不同细菌、不同生长阶段或不同环境下的同一细菌其胞质颗粒不同。营养充足时，胞质颗粒丰富，营养匮乏时，胞质颗粒减少或消失。胞质颗粒中有一种主要成分为 RNA 和多偏磷酸盐的颗粒，嗜碱性强，用亚甲蓝染色时呈紫色，不同于菌体其他部分，称为异染颗粒（metachromatic granule）。白喉棒状杆菌多存在异染颗粒，有助于其鉴定。

### （四）核质

细菌的核质（nuclear material）是双股环状闭合的单体 DNA 分子反复回旋卷曲盘绕形成球形、棒状或哑铃形等多种形态的松散网状结构，集中存在于细胞质的某一区域，没有核膜包裹，也称作拟核（nucleoid），是细菌的主要遗传物质。核质的主要成分除 DNA 外，还含有少量的 RNA 和蛋白质。

## 二、细菌的特殊结构

### （一）荚膜

某些细菌在一定条件下细胞壁外可形成一层黏液性物质，如果该黏液性物质牢固地与细胞壁结合，边界明显，厚度≥0.2μm，称为荚膜（capsule）或大荚膜（macrocapsule）；如果厚度<0.2μm，称为微荚膜（microcapsule）。如果该黏液性物质疏松附着于菌细胞表面，边界不明显且易被洗脱，称为黏液层（slime layer）。荚膜对一般碱性染料亲和力低，不易着色，普通染色只能看到菌体周围未着色的透明圈。常用墨汁做负染色，菌体和背景呈黑色，荚膜不着色。用特殊染色法可将荚膜染成与菌体不同的颜色。

**1. 形成条件** 荚膜的形成受遗传控制和环境条件影响。荚膜一般在动物体内和营养丰富的培养基中形成，在普通培养基上或连续传代后则可消失。失去荚膜后，细菌仍可生长，但其菌落特征可发生改变。有荚膜的细菌在固体培养基上形成黏液（M）型或光滑（S）型菌落，失去荚膜后其菌落变为粗糙

（R）型菌落。

**2. 化学组成**　大多数细菌的荚膜成分是多糖，其多糖分子组成和构型的多样化是细菌分型的依据，如肺炎链球菌根据其荚膜多糖抗原构造不同可分为 80 多个血清型；少数荚膜成分为多肽，如炭疽芽孢杆菌和鼠疫耶尔森菌等。

**3. 功能和意义**

（1）保护菌体　荚膜多糖含水量≥95%，使菌体抵抗干燥能力增强；荚膜多糖亲水且带有负电荷，与吞噬细胞有静电斥力，因此，能抵抗吞噬细胞的吞噬作用；荚膜处于菌细胞最外层，可保护菌体免受溶菌酶、补体、抗体和抗菌药物等有害物质的损伤。

（2）黏附作用　荚膜多糖可使细菌彼此粘连，也可黏附于组织细胞，形成细菌生物被膜（bacterial biofilm），抵抗宿主防御能力增强，有利于细菌的致病。如大量的变异链球菌依靠荚膜固定于牙齿表面形成生物被膜，发酵口腔中的蔗糖产生乳酸，导致牙釉质脱钙，发生龋齿。

（3）具有免疫原性　荚膜抗原可刺激机体产生保护性免疫反应，也可用作细菌的鉴定和分型。

（二）鞭毛

鞭毛（flagellum）是菌体外的细长、呈波状弯曲的丝状物，是细菌的运动器官。所有的弧菌和螺菌及半数杆菌和个别球菌有鞭毛。鞭毛的直径为 10 ~ 20nm，长度是菌体的 4 ~ 6 倍，为 15 ~ 20μm。细菌鞭毛的数量不等，少则 1 ~ 2 根，多则可达几百根。鞭毛需要用电子显微镜进行观察，或用特殊染色法使其增粗后可在光学显微镜下观察。

**1. 组成和结构**　鞭毛自细胞膜长出，游离于菌体外，由基础小体、钩状体和丝状体三部分组成。鞭毛的化学成分是一种弹性纤维蛋白，其氨基酸组成与骨骼肌的肌动蛋白相似。

⊕ **知识链接**

**鞭毛的结构**

细菌的鞭毛自细胞膜长出，由基础小体、钩状体和丝状体组成。基础小体嵌在细胞壁和细胞膜中。基础小体的底部位于细胞膜内侧的细胞质内，有发动器和开关装置。发动器为鞭毛运动提供能量，开关决定鞭毛转动的方向。钩状体位于鞭毛伸出菌体处，呈 90° 弯曲。由钩状体向外伸出菌体的部分为丝状体。丝状体是一种弹力纤维——鞭毛蛋白紧密排列形成中空的管状结构。丝状体的作用类似于飞机的螺旋桨。正如鞭毛的强大运动功能离不开基础小体和钩状体，每个人的成功也需要不断夯实基础，厚积薄发。

**2. 种类**　根据鞭毛的数量和部位可将细菌分为 4 类（图 1-8）。

（1）单毛菌（mono-trichate）　仅在菌体的一端有一根鞭毛，如霍乱弧菌。

（2）双毛菌（amphitrichate）　在菌体的两端各有一根鞭毛，如空肠弯曲菌。

（3）丛毛菌（lophotrichate）　菌体的一端或两端有一丛鞭毛，如铜绿假单胞菌。

（4）周毛菌（peritrichate）　菌体周身遍布鞭毛，如伤寒沙门菌。

**3. 功能和意义**

（1）是细菌的运动器官　有鞭毛的细菌能在液体环境中自由游动，单毛菌游动速度快，周毛菌较慢。细菌的运动有化学趋向性，常向营养物质处前进，而逃离有害物质。根据细菌有无运动性或鞭毛的数量和部位不同，可对细菌进行鉴别。

（2）与细菌的致病性有关　如霍乱弧菌、空肠弯曲菌等通过活泼的鞭毛运动穿过黏膜表面的黏液层，有利于细菌黏附于小肠上皮细胞、定植致病。

（3）具有免疫原性　不同细菌的鞭毛蛋白结构不同，具有不同的免疫原性，称作 H 抗原，也用于细菌的分型。

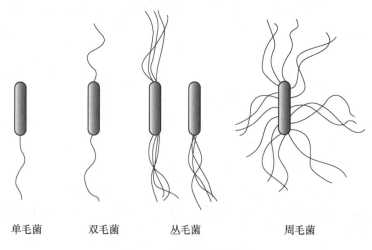

| 单毛菌 | 双毛菌 | 丛毛菌 | 周毛菌 |

图 1-8　细菌鞭毛的种类

### （三）菌毛

在许多革兰阴性菌和少数革兰阳性菌的菌体表面存在着一种比鞭毛更细、更短而直的丝状物，称作菌毛（pilus 或 filmbriae）。菌毛在光学显微镜下看不见，必须借助于电子显微镜进行观察。

**1. 组成和结构**　菌毛由菌毛蛋白组成，呈螺旋状排列成圆柱体。新形成的菌毛蛋白分子插入菌毛的基底部。

**2. 种类和功能**

（1）普通菌毛（ordinary pilus）　直径 3~8nm，长 0.2~2.0μm，存在于许多革兰阴性菌和少数革兰阳性菌表面，遍布菌体周身，可达数百根。有些普通菌毛由染色体基因控制，如霍乱弧菌、肠致病性大肠埃希菌和淋病奈瑟菌的菌毛；有些由质粒基因控制，如肠产毒性大肠埃希菌的定植因子。

普通菌毛具有黏附作用，能与宿主细胞表面的糖蛋白或糖脂类特异性受体结合，与细菌的致病性密切相关。宿主细胞菌毛特异性受体的存在决定了细菌的入侵途径和靶器官。

（2）性菌毛（sex pilus）　仅见于少数革兰阴性菌，数量少，一般只有 1~4 根，中空管状结构，比普通菌毛长而粗，长 6~13.5μm，直径可达 20nm。性菌毛由质粒基因控制，该质粒被称作致育因子（fertility factor，F factor）或 F 因子，性菌毛也称作 F 菌毛。带有性菌毛的细菌为 F$^+$ 菌（雄性菌），无性菌毛者为 F$^-$ 菌（雌性菌）。

F$^+$ 菌可通过性菌毛与 F$^-$ 菌体表面的性菌毛受体结合，可使其遗传物质包括质粒和染色体 DNA 进入 F$^-$ 菌体中，这种基因转移方式称为接合（conjugation）。细菌的致育性、耐药性、毒性等都可通过性菌毛在细菌间传递。此外，性菌毛也是一些噬菌体吸附的受体。

### （四）芽孢

某些革兰阳性菌在一定的环境条件下，胞质脱水浓缩，在菌体内部形成一个多层厚膜包裹的圆形或椭圆形小体，称为芽孢（spore）。芽孢的折光性强，不易着色，必须经酶染、加热等处理才可着色。

**1. 结构**　芽孢具有多层膜结构，由内向外依次为核心、内膜、芽孢壁、皮质、外膜、芽孢壳和芽孢外衣。芽孢核心保存了细菌全部生命必需物质，含有完整的核质、酶系统和合成菌体组分的结构。核心外是保护层，其中芽孢皮质层非常厚，占芽孢体积的 36%~60%，其成分主要为纤维束状排列的芽孢肽聚糖。芽孢的核心和皮质层含有吡啶二羧酸钙盐（calcium picolinate，DPA-Ca），故对热的抵抗力强。

另外，芽孢含水量极低（10% ~25%），酶活性差，代谢处于停滞状态。细菌芽孢的结构见图 1 –9。

**2. 形成和发芽**　芽孢的形成受遗传因素和环境因素的影响。一般只在动物体外形成，当细菌生长环境中营养物质匮乏，有害代谢产物堆积时，芽孢形成基因被激活，菌体开始形成芽孢。芽孢形成后可从菌体脱落游离出来。

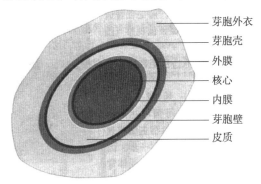

芽孢没有繁殖能力，只是细菌的休眠形式。当环境条件适宜，营养供应充足，芽孢的皮质肽聚糖被自溶酶溶解，水分进入，芽孢发芽，形成一个新的菌体。一个细菌只能形成一个芽孢，一个芽孢发芽后只形成一个细菌，细菌的数量没有增加，因此，芽孢形成不是细菌的繁殖方式，与此相对，未形成芽孢的细菌能进行二分裂繁殖，称为细菌的繁殖体（vegetative form）。

图 1 –9　细菌芽孢的结构模式图

芽孢不直接引起疾病，但当芽孢进入机体发芽成为繁殖体后就可致病，如破伤风梭菌芽孢进入伤口发芽成繁殖体，产生毒素，引起破伤风。

**3. 功能和意义**

（1）鉴别细菌　不同菌种形成的芽孢的大小、形状、位置不同，可用于鉴别细菌，如破伤风梭菌芽孢为正圆形，比菌体大，位于菌体顶端，形似鼓槌，而肉毒梭菌的芽孢比菌体大，位于菌体次极端，形似网球拍状。

（2）抵抗力强　芽孢对热、干燥、射线、化学消毒剂等理化因素均有极强的抵抗力。细菌的繁殖体一般在80℃迅速死亡，而一些细菌芽孢可耐煮沸几小时。被炭疽芽孢杆菌芽孢污染的牧场可保持传染性20 ~30 年。芽孢的抵抗力强是因为其有多层厚膜包裹、含水量少、含有耐热的吡啶二羧酸钙盐。杀死芽孢最可靠的方法是高压蒸汽灭菌法。芽孢是否被杀死是判断消毒灭菌是否彻底的指标。

## 目标检测

**一、选择题**

1. 以下关于脂多糖的描述，不正确的是（　　）

　　A. 是革兰阳性菌细胞壁特有成分

　　B. 核心多糖是毒素活性中心

　　C. 脂质 A 具有种属特异性

　　D. 特异多糖丢失，菌落可由光滑型变为粗糙型

　　E. 脂多糖不耐热

2. 以下不属于细菌基本结构的是（　　）

　　A. 质粒　　　　　B. 芽孢　　　　　C. 核质　　　　　D. 中介体　　　　　E. 性菌毛

3. 以下关于鞭毛的描述，正确的是（　　）

　　A. 是细菌的运动器官　　　　　　B. 特殊染色增粗后可用光学显微镜观察

　　C. 具有免疫原性　　　　　　　　D. 与致病性无关

　　E. 数量越多运动越快

## 二、简答题

1. 细菌的基本结构和特殊结构各有哪些？

2. 简述革兰阳性菌和革兰阴性菌细胞壁的区别。

3. 细菌芽孢为何具有强大抵抗力？杀死细菌芽孢的可靠方法是什么？

（唐小云）

# 第二章　细菌的生理

细菌的生理主要包括细菌的生长与繁殖、细菌的培养及细菌的新陈代谢三方面。维持细菌生命活动的代谢过程分为分解代谢和合成代谢，细菌的代谢产物还与人类的生产和生活密切相关。细菌的生长繁殖与环境条件关系密切，在条件适宜时细菌生长繁殖迅速，当外界条件改变时细菌则可能会发生变异甚至死亡。了解细菌的生理活动，对研究细菌的致病性与免疫性，进行细菌鉴别和细菌性感染诊断及防治均有重要意义。

➡ 案例引导

**案例**　通常我们在实验室培养细菌时，需要制备培养基，根据培养的细菌不同，选择不同种类的培养基。例如培养营养要求高的细菌需要制备含血清的培养基，即在基础培养基中加入血清。

**讨论**　1. 在制备培养基的过程中应注意什么？
2. 在制备含血清的培养基时，对基础培养基和血清如何进行消毒灭菌？
3. 细菌在培养基中的生长情况如何？

## 第一节　细菌的理化性状

### 一、细菌的化学组成

细菌的化学组成和其他生物细胞相似，包括水、无机盐、蛋白质、糖类、脂类与核酸等。水是细菌维持正常生命活动的最重要成分，占细胞重量的75%～90%，细菌的代谢活动是在水中完成的。蛋白质占细菌固体成分的50%～80%，糖类占细菌固体成分的10%～30%。构成细菌的各种化学元素主要包括碳、氢、氧、氮、磷和硫等。细菌的无机盐主要有钠、钾、镁、钙、铁等，此外还包括氯、锌、锰、钼、铜、硒、镍、硼等微量元素；这些元素在构成细菌成分、维持菌体渗透压和调节代谢等方面发挥重要作用。细菌还含有原核细胞型微生物特有的化学组分，如肽聚糖、胞壁酸、磷壁酸、D 型氨基酸、二氨基庚二酸、吡啶二羧酸等。这些物质在真核生物中尚未发现。

## 二、细菌的物理性状

**1. 光学性质** 单细胞细菌为半透明物体，当光线照射至菌液，部分被吸收，部分被折射，因此细菌悬液呈混浊状态，菌数越多浊度越大。使用比浊法或分光光度计可以粗略估计细菌的数量。细菌不染色时，在普通光学显微镜下不能直接观测到细菌的形态与结构，但用相差显微镜可以。

**2. 表面积** 细菌体积微小，相对表面积大，有利于菌体内外的物质交换。例如葡萄球菌的直径约为 $1\mu m$，那么 $1cm^3$ 体积球菌的表面积可达 $60000cm^2$，而直径 $1cm$ 的生物体，每 $1cm^3$ 体积的表面积仅为 $6cm^2$，两者相差 1 万倍。因此细菌代谢旺盛，繁殖迅速。

**3. 带电现象** 细菌固体成分的 50% ~ 80% 为蛋白质，蛋白质由兼性离子氨基酸组成，故细菌有带电现象。革兰阳性菌的等电点（pI）为 2 ~ 3，革兰阴性菌的 pI 为 4 ~ 5，在中性或弱碱性环境中细菌均带负电，且革兰阳性菌比革兰阴性菌带的负电荷更多。细菌的带电现象与细菌的染色反应、凝集反应、抑菌和杀菌作用等都有密切关系。

**4. 半透性** 细菌的细胞壁和细胞膜都具有半透性，允许水和部分小分子物质自由通过，有利于营养物质的吸收和代谢产物的排出。

**5. 渗透压** 细菌体内因含高浓度营养物质和无机盐而具有较高渗透压，一般革兰阳性菌的渗透压为 20 ~ 25 个大气压，革兰阴性菌为 5 ~ 6 个大气压。细菌生长环境常为低渗，但因有坚韧细胞壁的保护而不致崩裂。若有菌体处于相对高渗环境，则菌体内水分逸出，胞质浓缩，细菌不能生长繁殖。

# 第二节 细菌的营养与生长繁殖

## 一、细菌的营养类型

不同细菌的酶系统和代谢方式各异，故对营养物质的需要不同。根据细菌所利用的碳源和能量不同，可将细菌分为自养菌和异养菌两类。

**1. 自养菌（autotroph）** 该类细菌以简单的无机物为原料，如利用 $CO_2$ 或 $CO_3^{2-}$ 作为碳源，利用 $N_2$、$NH_3$、$NO_2^-$、$NO_3^-$ 等作为氮源，合成菌体成分。其中，通过无机物的氧化获得能量的细菌称为化能自养菌（chemotroph），而通过光合作用获得能量的细菌称为光能自养菌（phototroph）。

**2. 异养菌（heterotroph）** 该类细菌以多种有机物（如蛋白质、糖类等）为原料，合成菌体成分并获得能量。根据所利用的有机物性质不同，可分为腐生菌（saprophyte）和寄生菌（parasite）。腐生菌以无生命的有机物（如动植物尸体及腐败食物）为营养来源；寄生菌必须寄生于活体内，以吸取宿主有机物为营养来源。目前已知所有的病原菌都是异养菌，且大部分属于寄生菌。

## 二、细菌的营养物质

细菌生长所需的营养物质包括水、碳源、氮源、无机盐和生长因子等（表 2 - 1）。

表 2 - 1　细菌生长所需的营养物质

| 营养物质 | 营养成分 | 功能 |
| --- | --- | --- |
| 水 | 营养物质必须先溶于水 | 营养物质的吸收及代谢 |
| 碳源 | 糖类 | 合成菌体成分，细菌能量的主要来源 |
| 氮源 | 氨基酸、蛋白质 | 合成菌体成分 |

续表

| 营养物质 | 营养成分 | 功能 |
| --- | --- | --- |
| 无机盐 | 磷、硫、钾、钠、镁、钙、铁、氯、锌、锰等 | 构成菌体成分；维持酶的活性；参与能量的储存和转化；调节菌体内外的渗透压；某些元素与细菌的致病性有关 |
| 生长因子 | 维生素、某些氨基酸、嘌呤、嘧啶、高铁血红素（X因子）、辅酶（V因子） | 补充细菌自身不能合成的营养物质，供给特殊需要的呼吸辅酶 |

## 三、影响细菌生长繁殖的因素

### （一）营养物质

充足的营养物质可为细菌的新陈代谢及生长繁殖提供必要的原料和能量，使细菌生长繁殖旺盛，人工培养细菌时需提供充足的营养物质。

### （二）酸碱度（pH）

细菌体内的大多数生化反应是酶促反应，而酶的活性在一定的 pH 范围才能发挥。因此，每种细菌都有一个可生长的 pH 范围，以及最适生长的 pH。大多数细菌生长的 pH 范围是 6.0 ~ 8.0，嗜酸性细菌最适生长 pH 可低至 3.0，嗜碱性细菌最适生长 pH 可高达 10.5。多数病原菌最适 pH 为 7.2 ~ 7.6，适应于宿主体内生存环境；个别细菌如霍乱弧菌在 pH 8.4 ~ 9.2 生长最好，结核分枝杆菌生长的最适 pH 为 6.5 ~ 6.8。

### （三）温度

各类细菌对温度的要求不同，据此可分为以下 3 类。

**1. 嗜冷菌（psychrophile）**　可以在 −5 ~ 30℃ 生长，最适生长温度为 10 ~ 20℃。

**2. 嗜温菌（mesophile）**　可以在 10 ~ 45℃ 生长，最适生长温度为 20 ~ 40℃。病原菌在长期进化过程中适应人体环境，均为嗜温菌，最适生长温度为 37℃。有些嗜温菌低温下也可生长繁殖，如金黄色葡萄球菌在 5℃ 冰箱内可缓慢生长并释放毒素，食用过夜冰箱冷存食物，可致食物中毒。

**3. 嗜热菌（thermophile）**　可以在 25 ~ 95℃ 生长，最适生长温度为 50 ~ 60℃。

### （四）气体

多数细菌生长繁殖需要氧气与二氧化碳。氧气用以氧化营养物质产生能量，供细菌生长繁殖之用。大部分细菌在代谢过程中产生的二氧化碳即可满足自身需要。根据细菌代谢时对分子氧的需要程度，可将细菌分为 4 类。

**1. 专性需氧菌（obligate aerobe）**　具有完善的呼吸酶系统，以分子氧作为受氢体完成需氧呼吸，只能在有氧环境下生长。如结核分枝杆菌、霍乱弧菌。

**2. 微需氧菌（microaerophilic bacterium）**　在低氧压（5% ~ 6%）的环境中生长最好，氧压大于 10% 对其有抑制作用。如空肠弯曲菌、幽门螺杆菌。

**3. 兼性厌氧菌（facultative anaerobe）**　兼有需氧呼吸和无氧发酵两种功能，在有氧或无氧环境中都能生长，但以有氧时生长较好。大多数病原菌属于此类。

**4. 专性厌氧菌（obligate anaerobe）**　缺乏完善的呼吸酶系统，利用氧以外的其他物质作为受氢体，只能在无氧环境或低氧分压中进行发酵。有游离氧存在时，不但不能利用分子氧，还会受其毒害，甚至导致细菌死亡。如破伤风梭菌、脆弱类杆菌。这是因为细菌在有氧环境中进行新陈代谢时会产生具有强烈杀菌作用的超氧阴离子（$O_2^-$）和过氧化氢（$H_2O_2$）等，厌氧菌由于缺乏超氧化物歧化酶（SOD）、过氧化氢酶（触酶）、过氧化物酶和氧化还原电势（Eh）高的呼吸酶类，在有氧时受到有毒氧基团的影响，从而不能生长繁殖。

## 四、细菌的生长繁殖

### （一）细菌个体的生长繁殖

细菌通常以二分裂方式（binary fission）进行无性繁殖，繁殖速度很快。细菌分裂数量倍增所需的时间称为代时（generation time）。多数细菌的代时为 20 ~ 30 分钟，个别细菌繁殖较慢，如结核分枝杆菌的代时为 18 ~ 20 小时。细菌分裂时菌细胞从周围环境（培养基）中吸收营养物质，经过生物合成作用，形成新的 DNA、RNA、酶及细胞壁原料等细胞成分。随后细胞质内的各种成分以及染色体移向菌体两侧，形成一新的隔膜与细胞壁，最终分裂成为 2 个菌细胞。新生的 2 个菌细胞经过相同的时间后又继续繁殖分裂，故细菌的数量以几何级数之比例持续增加。

### （二）细菌群体的生长繁殖

细菌生长速度很快，一般细菌约 20 分钟分裂一次。按此速度计算，在适宜的条件下，一个细菌在 24 小时后繁殖的数量将庞大到难以计数的程度。但实际上由于细菌繁殖中营养物质的逐渐耗竭，毒性产物的积聚及环境 pH 的改变，细菌不会按照理想代时无限繁殖。经过一段时间，细菌繁殖速度减慢，死菌数增多，活菌增长率随之下降并趋于停滞。

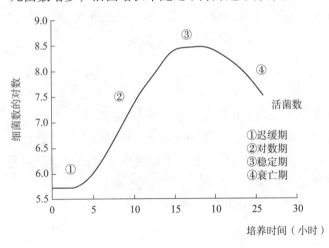

图 2 - 1　细菌的生长曲线示意图

将一定数量的细菌接种于液体培养基，连续定时取样检查活菌数，以培养时间为横坐标，培养物中活菌数的对数为纵坐标，可绘制出一条生长曲线（growth curve）。生长曲线反映细菌群体生长过程的规律性，可分为 4 期（图 2 - 1）。

**1. 迟缓期（lag phase）**　细菌接种至培养基后，对新环境有一个短暂适应过程。此期曲线平坦稳定，细菌分裂迟缓，繁殖极少。该期细菌体积增大、代谢活跃，为细菌的分裂繁殖合成并积累充足的酶、辅酶和中间代谢产物。迟缓期长短不一，随菌种、菌龄、接种量及营养物等不同而异，一般为 1 ~ 4 小时。

**2. 对数期（logarithmic phase）**　又称指数期（exponential phase）。该期生长曲线呈直线上升，细菌生长迅速，活菌数以稳定的几何级数极快增长。此期细菌的形态、染色性、生理特性等都较典型，对外界环境因素的作用敏感，研究细菌生物学性状以此期细菌最为好。一般细菌对数期在培养后的 8 ~ 18 小时。

**3. 稳定期（stationary phase）**　该期的生长细菌总数处于平坦阶段。由于培养基中营养物质消耗，有害代谢产物积累，培养环境 pH 改变，细菌繁殖速度降低，死亡数逐渐增加，细菌增殖数与死亡数渐趋平衡。此期细菌形态、染色性和生理性状常有改变。一些细菌的芽孢、外毒素和抗生素等代谢产物大多在稳定期产生。

**4. 衰亡期（decline phase）**　随着营养物质逐步耗尽，有毒代谢产物大量积累，细菌繁殖越来越慢，死亡菌数明显增多，并超过活菌数。此期细菌形态显著改变，出现衰退型或菌体自溶，难以辨认，生理代谢活动也趋于停滞。一般不能用衰亡期细菌做鉴定或研究。

细菌生长曲线只有在体外人工培养的条件下才能观察到。动植物体内及自然界细菌的生长繁殖受机体免疫和环境等多方面因素的影响，并不会出现典型的生长曲线。掌握细菌生长规律，有利于控制调整细菌的生长，在研究工作和生产实践中都有指导意义。

# 第三节 细菌的新陈代谢

细菌的新陈代谢包括分解代谢（catabolism）和合成代谢（anabolism）。分解代谢是将复杂的营养物质降解为小分子物质并转化为能量的过程。合成代谢是将简单的小分子物质合成复杂的菌体成分，同时消耗能量的过程。两种代谢过程均可产生多种中间代谢产物，其中有些代谢产物在医学上具有重要意义。

## 一、细菌的能量代谢

细菌的能量代谢是指物质在生物体内经过一系列连续的氧化还原反应，逐步分解并释放能量的过程，又称为生物氧化。在此过程中主要涉及 ATP 形式的化学能，细菌的有机物分解或无机物氧化过程中释放的能量通过底物磷酸化或氧化磷酸化合成 ATP。根据氧化还原反应中电子受体的不同，可将菌体内的生物氧化反应分成发酵和呼吸两种类型：以有机物为受氢体的称为发酵；以无机物为受氢体的称为呼吸，其中以分子氧为受氢体的是需氧呼吸，以其他无机物（硝酸盐、硫酸盐等）为受氢体的是厌氧呼吸。现以葡萄糖为例，简述细菌的能量代谢。

### （一）发酵

发酵（fermentation）是指细菌将分解有机物氧化释放的电子直接交给某些未完全氧化的中间产物，同时释放能量并产生各种不同的代谢产物的过程。细菌体内葡萄糖被降解成丙酮酸的过程称为糖酵解，包括以下 2 种途径。

**1. 糖酵解** 又称 EMP（Embden–Meyerhof–Parnas pathway），这是大多数细菌共有的基本代谢途径，专性厌氧菌产能的唯一途径。反应最终的受氢体为未彻底氧化的中间代谢产物，产生能量远比需氧呼吸少。1 分子葡萄糖可生成 2 分子丙酮酸，产生 2 分子 ATP 和 2 分子 $NADH + H^+$。关于丙酮酸以后的代谢依据细菌的种类不同而异。

**2. 戊糖磷酸途径** 又称 HMP（hoxose monophasphate pathway），是由己糖生成戊糖的循环途径。其主要功能是为生物合成提供前体和还原能，反应获得的 12 分子 $NADPH + H^+$ 可供进一步利用，其产能效率仅是 EMP 的一半，因此不是产能的主要途径。大多数需氧和兼性厌氧菌中都有 HMP。

### （二）需氧呼吸

以分子氧作为最终电子受体的称为需氧呼吸。1 分子葡萄糖在有氧条件下彻底氧化，生成 $CO_2$ 和 $H_2O$，并产生 38 分子 ATP。需氧菌和兼性厌氧菌进行需氧呼吸。

### （三）厌氧呼吸

以氧化型化合物作为最终电子受体的称为厌氧呼吸。1 分子葡萄糖经厌氧糖酵解只能产生 2 分子 ATP，最终以外源的无机氧化物（$CO_2$、$SO_4^{2-}$、$NO_3^-$）作为受氢体，是一类产能效率低的特殊呼吸，其产生的能量不如需氧呼吸产能多。某些厌氧菌和兼性厌氧菌在无氧条件下进行厌氧呼吸。

## 二、细菌的代谢产物

### （一）分解代谢产物及生化反应

由于细菌所具有的酶不同，对营养物质的分解能力也不同，故而其代谢产物有别。利用生物化学方法通过检测细菌的代谢产物从而鉴别细菌的方法称为细菌的生化反应（biochemical reaction）。常见的生化反应如下。

**1. 糖发酵试验** 该实验测定细菌分解糖类的能力及其代谢产物，根据发酵后的产酸或产气（$CO_2$和$H_2$）来判断细菌是否分解相应糖类。不同细菌分解糖类的能力和代谢产物不同，例如大肠埃希菌能发酵葡萄糖和乳糖；而伤寒沙门菌只发酵葡萄糖，不发酵乳糖。

**2. VP（Voges–Proskauer）试验** 某些细菌如产气肠杆菌含丙酮酸脱羧酶，故该菌能使丙酮酸脱羧生成中性的乙酰甲基甲醇，后者在碱性溶液中被氧化生成二乙酰，二乙酰再与含胍基的化合物反应生成红色化合物，为VP试验阳性。例如大肠埃希菌和产气肠杆菌均能发酵葡萄糖产酸产气，两者不能区别，但产气肠杆菌VP试验阳性，而大肠埃希菌VP试验阴性。

**3. 甲基红（methyl red）试验** 细菌分解葡萄糖产生丙酮酸后，丙酮酸的分解代谢产物随菌种不同而异，如产气肠杆菌能将丙酮酸脱羧生成中性乙酰甲基甲醇，培养液 pH > 5.4，使加入的甲基红指示剂呈橘黄色，为甲基红试验阴性；而大肠埃希菌不能将丙酮酸转为乙酰甲基甲醇，培养液 pH ≤ 4.5，甲基红指示剂呈红色，为甲基红试验阳性。

**4. 枸橼酸盐利用（citrate utilization）试验** 有些细菌如产气肠杆菌能利用铵盐作为唯一氮源，并且以枸橼酸盐为唯一碳源，故可在含枸橼酸盐的培养基上生长繁殖，分解枸橼酸盐生成碳酸盐，并分解铵盐生成氨，使培养基变为碱性，为枸橼酸盐利用试验阳性；大肠埃希菌不能利用枸橼酸盐为唯一碳源，故在含枸橼酸盐的培养基上不能生长，为枸橼酸盐试验阴性。

**5. 吲哚（indol）试验** 大肠埃希菌、霍乱弧菌等含有色氨酸酶，能分解培养基中的色氨酸生成吲哚（靛基质），吲哚与对二甲基氨基苯甲醛作用后，生成玫瑰吲哚而使培养基呈红色，为吲哚试验阳性；奇异变形杆菌、产气肠杆菌等细菌吲哚试验阴性。

**6. 硫化氢（hydrogen sulphide）试验** 某些细菌如沙门菌、变形杆菌能分解胱氨酸、甲硫氨酸等含硫氨基酸生成硫化氢，硫化氢遇铅或亚铁离子生成黑色的硫化物，为硫化氢试验阳性。

**7. 尿素酶试验** 有些细菌如变形杆菌具有尿素酶，能分解培养基中的尿素产生氨，使培养基变碱，酚红指示剂变为红色，为尿素酶试验阳性。

细菌的生化反应主要用于鉴别细菌，尤其对形态、染色反应和培养特性相同或相似的细菌更为重要。其中吲哚（I）、甲基红（M）、VP（V）、枸橼酸盐利用（C）4种试验常用于鉴定肠道杆菌，合称为IMViC试验。例如大肠埃希菌这4种试验的结果是"＋＋－－"，产气肠杆菌则为"－－＋＋"。现代临床细菌学已普遍采用微量、快速的生化鉴定方法，更为先进的全自动细菌鉴定仪使生化鉴定实现了自动化。此外，应用气相、液相色谱法鉴定细菌分解代谢产物能快速确定细菌的种类。

### （二）合成代谢产物及其在医学上的意义

细菌利用分解代谢中的产物和能量，除合成菌体自身成分外，同时还合成一些在医学上有重要意义的代谢产物。

**1. 热原（pyrogen）** 也称致热原，是细菌合成的一种注入人体或动物体内能引起发热反应的物质。热原主要由革兰阴性菌产生，本质是细菌细胞壁的脂多糖。热原耐高温，高压蒸汽灭菌（121℃，20分钟）不被破坏。需用吸附剂、石棉滤板或250℃高温干烤才能去除或破坏热原，蒸馏法效果最好。在制备各种注射用药品过程中应严格遵守无菌操作，防止热原污染制剂。

**2. 毒素与侵袭性酶** 细菌可产生外毒素（exotoxin）和内毒素（endotoxin），这两种毒素在细菌致病作用中有重要意义。某些细菌可产生具有侵袭性的酶类，能损伤机体组织，促使细菌侵袭和扩散，是细菌重要的致病物质。如产气荚膜梭菌的卵磷脂酶、链球菌的透明质酸酶等。

**3. 色素** 有些细菌能产生不同颜色的色素，有助于鉴别细菌。细菌产生的色素有两类。

（1）水溶性色素　不仅使菌落显色，还能弥散到培养基或周围组织中，如铜绿假单胞菌产生的绿色色素。

（2）脂溶性色素　不溶于水，只能使菌落显色而培养基颜色不变，如金黄色葡萄球菌产生的金黄色色素。细菌色素产生需要一定条件，如营养丰富、温度适宜、氧气充足等。

**4. 抗生素**　某些微生物在代谢过程中产生的能抑制或杀死其他微生物或肿瘤细胞的物质称为抗生素。抗生素大多由放线菌和真菌产生，细菌产生的较少。

**5. 细菌素**　某些细菌产生的一类具有抗菌作用的蛋白质称为细菌素（bactericin）。细菌素的抗菌谱狭窄，仅对与产生菌有亲缘关系的细菌有杀伤作用。故一般不用于临床治疗疾病，多用于细菌分型和流行病学调查。例如大肠埃希菌产生的细菌素称大肠菌素（colicin）。

**6. 维生素**　细菌能合成某些维生素，除供自身需要外，还能分泌至周围环境中。例如人体肠道内的大肠埃希菌能合成维生素 B 和维生素 K，可被人体吸收利用。医药工业上也可利用细菌生产维生素。

⊕ **知识链接**

### 酵母菌引起醉酒

据报道，一些日本人因酵母菌感染而导致酒精中毒。这些人其实根本没饮用任何含乙醇饮料，却常呈醉酒状态。检查结果表明，生长在这些人肠道内的酵母菌能进行乙醇发酵，所制造出来的乙醇足以让人大醉。经过抗生素治疗，这些人很快恢复了健康。值得注意的是，研究人员发现高脂高糖饮食会促进此类酵母菌的增殖。因此，健康的饮食习惯同样可以避免"酵母菌醉酒"。

# 第四节　细菌的人工培养

掌握了细菌生长繁殖的条件与规律，就可在体外用人工方法培养细菌，以研究细菌的生物学特性，用于对细菌感染性疾病的诊断、治疗和预防，以及其他不同的需求。

## 一、培养基

培养基（culture medium）是人工配制的供细菌生长繁殖使用的混合营养物制品。培养基的 pH 一般为 7.2~7.6，培养基制成后必须经灭菌处理。培养基种类很多，根据其营养组成和用途可分为以下几种。

**1. 基础培养基（basic medium）**　是含有细菌生长繁殖所需基本营养成分的培养基。营养肉汤、蛋白胨水是最常用的基础培养基，也是配制特殊培养基的基础成分。

**2. 营养培养基（enrichment medium）**　是在基础培养基中加入一些特殊营养物质（血液、血清、酵母浸膏、动植物组织液等）配制而成的一种营养丰富的培养基。有利于营养要求比较高的细菌生长。例如链球菌、脑膜炎奈瑟球菌需在含有血液或血清的培养基中生长。

**3. 选择培养基（selective medium）**　是指可以将某种微生物从混杂的微生物群体中分离出来的培养基，即在培养基中加入某种化学物质，使之抑制某些细菌生长，而有利于另一些细菌生长，从而将后者从混杂的标本中分离出来。例如在培养基中加入染料结晶紫，可以抑制革兰阳性菌的生长，从而达到分离革兰阴性菌的目的。而在培养基中加入亚硫酸铋，可以抑制大多数细菌的生长，但伤寒沙门菌可以在这种培养基中生长。若在培养基中加入抗生素，也可起到选择作用。

**4. 鉴别培养基（differential medium）**　是用于鉴别或区分不同类型微生物的培养基。根据各种细菌对糖类和蛋白质的分解能力及其代谢产物的不同，在培养基中加入特定的作用底物和指示剂，观察细菌在其中生长后对底物的分解情况从而鉴别细菌。如各种用于生化反应的糖发酵管、双糖铁培养基、伊红-亚甲蓝琼脂培养基等。

**5. 厌氧培养基（anaerobic medium）** 是指用来分离、培养和鉴别厌氧菌的培养基。这种培养基营养丰富，含有特殊生长因子，氧化还原电势低，并加入亚甲蓝作为氧化还原指示剂。如硫乙醇酸盐和半胱氨酸是较强的还原剂；心脑浸液、肝组织块和肉渣等含有不饱和脂肪酸，能吸收培养基中的氧，达到厌氧培养的目的。常用的有疱肉培养基（cooked meat medium）、硫乙醇酸盐肉汤等，还可在液体培养基表面加入凡士林或液体石蜡以隔绝空气，造成厌氧环境。

根据物理性状可将培养基分为液体、半固体和固体三大类。在液体培养基中加入0.3%～0.5%的琼脂粉为半固体培养基；若在液体培养基中加入1.5%～2.5%的琼脂粉为固体培养基，一般制成平板和斜面两种形式。琼脂在培养基中作为赋形剂，无营养作用。其中液体培养基主要用于大量繁殖纯种细菌，半固体培养基用于观察细菌的动力和短期保存细菌，固体培养基常用于细菌的分离和纯化。

## 二、细菌在培养基中的生长现象

### （一）在液体培养基中的生长现象

大多数细菌在液体培养基中繁殖后呈均匀混浊现象，如葡萄球菌；少数细菌呈沉淀生长，试管底有菌体沉淀物，培养基清亮或轻度混浊，如乙型溶血性链球菌；某些专性需氧菌呈表面生长，培养基液面形成菌膜，如枯草芽孢杆菌、结核分枝杆菌等。

### （二）在固体培养基中的生长现象

将细菌划线接种于固体培养基的表面，在适宜的条件下，一个细菌经过18～24小时培养后可形成肉眼可见的细菌集团，称为菌落（colony）。通常挑取一个菌落接种到另一固体斜面培养基中，生长出大量纯种细菌，称为纯培养（pure culture）。各种细菌在固体培养基上形成的菌落具有不同的特征，主要包括菌落的大小、形状、颜色、光泽、透明度、湿润程度、硬度、边缘整齐度等，菌落特征是鉴定细菌的重要依据。此外，取适量的液体标本或培养液均匀接种于琼脂平板上，可通过计数菌落，推算标本中的活菌数。这种菌落计数法常用于检测自来水、饮料、污水和临床标本的活菌量。

细菌的菌落一般分为3型。

**1. 光滑型菌落（smooth colony，S型菌落）** 菌落表面光滑、湿润、边缘整齐。多数新分离的细菌为光滑型菌落。

**2. 粗糙型菌落（rough colony，R型菌落）** 菌落表面粗糙、干燥、呈皱纹或颗粒状，边缘大多不整齐。R型细菌多由S型细菌变异失去菌体表面多糖或蛋白质而形成。此时细菌抗原不完整，毒力和抗吞噬能力均会下降。但也有少数细菌新分离的毒力株就是R型菌落，如炭疽芽孢杆菌、结核分枝杆菌等。

**3. 黏液型菌落（mucoid colony，M型菌落）** 菌落黏稠、有光泽，似水珠样。多见于有厚荚膜或丰富黏液层的细菌，如肺炎克雷伯菌等。

### （三）在半固体培养基中的生长现象

半固体培养基琼脂含量少、黏度低，有鞭毛的细菌在其中仍可自由运动，故可沿穿刺线呈羽毛状或云雾状混浊生长。无鞭毛细菌只能沿穿刺线呈线状生长。此实验为细菌的动力实验，可鉴别细菌有无鞭毛。

### 三、人工培养细菌的意义

#### （一）在医学中的应用

细菌培养对疾病的诊断、预防、治疗和科学研究都具有重要的意义。

**1. 感染性疾病的病原学诊断和治疗**  临床上确定感染性疾病的病原菌，需要采集患者有关标本进行细菌分离培养、鉴定，并进行药物敏感试验以指导临床用药。这些均需要细菌的人工培养。

**2. 细菌学的研究**  在研究关于细菌生理、遗传变异、致病性和耐药性等方面也需要细菌的培养和菌种保存等。

**3. 生物制品的制备**  供防治用的疫苗、类毒素、抗毒素及供诊断用的菌液、抗血清等，均来自培养的细菌或其代谢产物。

#### （二）在工农业生产中的应用

在工农业方面，细菌培养物可广泛应用于化工、石油等矿物勘探、制革纺织、垃圾和污水无害化处理、制造菌肥和农药等领域。利用细菌的培养和发酵，还可提纯制备抗生素、维生素、氨基酸、有机溶剂、酒、酱油、味精等产品。

#### （三）在基因工程中的应用

细菌遗传背景简单、容易培养、繁殖快、基因表达产物易于提取纯化，将目的基因克隆到受体菌可生产很多基因工程药物，如胰岛素、干扰素、白细胞介素、肿瘤坏死因子、乙型肝炎疫苗等。此外，利用基因工程技术能获得一些高产菌株，可以提高细菌生产药物的能力。

## 第五节  抑制或杀灭微生物的理化因素

### 一、消毒灭菌的常用术语

细菌是单细胞微生物，极易受外界环境中各种因素的影响。构成细菌的各种有机物（糖类、脂类、蛋白质和核酸）在物理、化学因素作用下容易变性和破坏，导致菌体死亡。利用物理、化学或生物学方法对微生物进行消毒灭菌，达到抑制或杀灭病原微生物的目的，进而控制微生物污染与传播。微生物学实验室和外科手术室等为防止微生物的污染或医院感染，也需要杀灭物品或器械上的微生物。常用以下术语表示物理或化学方法对微生物的杀灭程度。

**1. 消毒（disinfection）**  指杀灭物体或环境中病原微生物的方法，并不一定能杀死细菌的芽孢或非病原微生物。用于消毒的化学试剂称为消毒剂（disinfectants）。一般消毒剂在常用浓度下，只对细菌繁殖体有效，对细菌芽孢无效。

**2. 灭菌（sterilization）**  指杀灭物体上所有微生物的方法，包括杀灭细菌芽孢在内的全部病原微生物和非病原微生物。灭菌比消毒的要求高，经过灭菌的物品称"无菌物品"。如手术器械、注射用具、一切置入体腔的引流管等，均需采用灭菌方法达到无菌的要求。

**3. 防腐（antisepsis）**  指防止或抑制微生物生长繁殖的方法，细菌一般不死亡。用于防腐的化学药物称为防腐剂（preservative），某些消毒剂在高浓度时有消毒作用，低浓度时则是防腐剂。

**4. 清洁（cleaning）**  指用物理方法清除物体表面的污垢、尘埃和有机物，可以去除和减少微生物数量，而不能杀灭微生物。清洁是物品消毒、灭菌前必须经过的处理过程，有利于提高消毒、灭菌的效果；也广泛应用于医院环境。

**5. 无菌（asepsis）** 是不存在活菌的意思，多为灭菌的结果。无菌操作是防止微生物进入人体或其他物品的操作技术。例如，进行外科手术或微生物学实验时，必须注意无菌操作。空气过滤、紫外线照射和器械灭菌等可达到无菌的目的。

## 二、物理消毒灭菌法

物理消毒灭菌法主要包括热力法、辐射法和滤过法，此外，超声波、干燥和低温也能杀菌抑菌。

### （一）热力灭菌法

高温能使细菌的蛋白质或核酸变性、破坏细胞膜杀死细菌，从而达到消毒与灭菌的目的。热力灭菌法可分为干热法与湿热法两大类，相同温度下，后者比前者效力大。

**1. 干热灭菌法** 一般细菌繁殖体在干热 80～100℃ 中经 1 小时可被杀死，芽孢需 160～170℃ 经 2 小时才可被杀死。干热灭菌的方法如下。

（1）焚烧（incineration） 是一种彻底的灭菌方法，破坏性大。适用于病理学废弃物品或动物尸体等。

（2）烧灼（flame） 将器械置于火焰上烧灼 1～2 分钟；也可倒入少量 95% 乙醇，慢慢转动容器，使乙醇分布均匀，点火燃烧至熄灭 1～2 分钟。适用于实验室里一些耐高温的器械（接种环、试管口等）。

（3）干烤（hot air sterilizer） 将消毒物品置于烤箱内，灭菌参数：121℃ 16 小时；160℃ 2 小时；170℃ 1 小时。可杀死包括芽孢在内的所有微生物。灭菌后待箱内温度降至 50～40℃ 以下才能开启柜门，以防炸裂。适用于耐高温的玻璃器皿、瓷器及金属等。

（4）红外线（ultra-red ray） 是一种波长为 0.77～1000μm 的电磁波，其中以 1～10μm 波长的热效应最强。但红外线的热效应只能在照射表面产生，故不能使物体均匀受热。适用于医疗器械和食具的消毒与灭菌。

（5）微波（microwave） 是一种高频电磁波，波长为 1～1000mm，可穿透陶瓷、玻璃和薄塑料等物品，但不能穿透金属。微波依靠热效应而发挥作用，水分子在高频电磁场的作用下剧烈升温，使细菌死亡。消毒常用的微波为 2450MHz 和 915MHz 两种，广泛应用于非金属器械、食品、药杯等的消毒，所消毒的物品需浸入水中或用湿布包裹。

**2. 湿热灭菌法** 以煮沸或水蒸气的热量进行消毒与灭菌。在相同温度下，湿热法较干热法效果好，其原因如下：①湿热中蛋白质更容易发生变性凝固，且含水量越多，越易凝固；②湿热穿透力强，传导快；③蒸汽具有潜热，潜热是指当 1g 100℃ 的水蒸气变成水时能释放出 2213J（529cal）热能，可迅速提高被灭菌物品的温度。湿热灭菌法包括以下 5 种。

（1）巴氏消毒法（pasteurization） 是利用较低的温度杀灭液体中的病原菌或特定微生物，而又保持物品中不耐热成分不被破坏。这种灭菌法为法国微生物学家巴斯德所建立，方法有 2 种：①加热至 61.1～62.8℃ 灭菌 30 分钟；②72℃ 加热 15 秒。适用于不耐高温的液体，如牛奶和酒类等。

（2）煮沸法（boiling water） 在一个大气压下将水煮沸至 100℃，细菌繁殖体 5～10 分钟可被杀灭，芽孢则需要 1～2 小时。常用的方法是将待消毒物品完全浸没入水中，加热沸腾后维持 15 分钟以上。若在水中加入 2% 的碳酸氢钠，沸点可达 105℃，能促进杀灭细菌芽孢，还可去污防锈。在高原地区气压低、沸点低的情况下，要延长消毒时间（海拔每增高 300m，需延长消毒时间 2 分钟）。适用于不怕潮湿耐高温的食具、金属、玻璃制品等物品。

（3）流通蒸汽消毒法（free-flowing steam） 在一个大气压下利用 100℃ 的水蒸气进行消毒，又称常压蒸汽消毒法。器械是 Arnold 消毒器或普通蒸笼，作用 15～30 分钟可杀灭细菌繁殖体，但不能够彻底杀灭芽孢。消毒物品的包装不宜过大、过紧，应利于蒸汽穿透。适用于医疗器械、器具和物品手工清洗后的初步消毒。

（4）间歇蒸汽灭菌法（fractional sterilization）　指通过反复多次的流通蒸汽加热以达到灭菌的目的。一般用流通蒸汽灭菌器，100℃加热 15～30 分钟，可杀死其中的繁殖体，但芽孢尚有残存。取出后放 37℃孵箱过夜，使芽孢发育成繁殖体，次日再蒸一次，如此连续 3 次以上，可达到灭菌效果。若有些物质不耐100℃，可将温度降至 75～80℃，加热时间延长为 30～60 分钟，次数增加至 3 次以上。适用于不耐高温的含糖、牛奶等培养基的灭菌。

（5）高压蒸汽灭菌法（pressure steam sterilization）　是一种最有效的灭菌方法，可杀灭包括芽孢在内的所有微生物。方法是将待灭菌的物品置于高压蒸汽灭菌器内，高压锅是一密闭容器，输入蒸汽不外逸，温度随蒸汽压力增高而升高，在压力增至 103.4kPa（1.05kg/cm²）时，温度达到 121.3℃，维持 15～20 分钟可达到杀灭包括细菌芽孢在内的所有微生物。适用于细菌培养基、生理盐水、敷料、手术器械、玻璃容器等耐高温高压且不怕潮湿的物品，但不能用于油类和粉剂的灭菌。

## （二）辐射灭菌法

**1. 紫外线（ultraviolet radiation，UV）**　波长为 240～300nm 的紫外线（包括日光中的紫外线）具有杀菌作用，其中以 265～266nm 杀菌力最强，这与 DNA 的吸收光谱范围一致。紫外线可导致一条 DNA 链上两个相邻的胸腺嘧啶形成二聚体，干扰 DNA 的复制与转录，导致细菌死亡或变异。但紫外线穿透性差，不能透过玻璃、尘埃、纸张和固体物质，故只适用于手术室、病房、实验室等空气的消毒或物体表面消毒。杀菌波长的紫外线对人的眼睛、皮肤有损伤作用，使用时需注意防护。

**2. 电离辐射（ionizing radiation）**　使用 γ 射线、X 射线或高速电子束进行灭菌。电离射线有较高的能量和穿透力，在足够剂量时对各种细菌均有致死作用。其机制是产生自由基，破坏 DNA 分子。此法适用于忌热物品的常温灭菌方法，又称"冷灭菌"。常用于大量的一次性医用塑料制品的消毒灭菌，亦可用于食品、药品和生物制品的消毒，而不破坏其营养价值。

## （三）滤过除菌法

滤过（filtration）除菌是利用物理阻留的方法除去液体或空气中的细菌和真菌，以达到无菌的目的，但此法不能除去病毒、支原体和 L 型细菌。所用器具称为滤菌器，滤菌器有微细小孔，只允许液体或气体通过，大于孔径的细菌等颗粒则不能通过。目前常用的是由硝酸纤维素膜制成的薄膜滤菌器，滤膜孔径在 0.45μm 以下，最小为 0.1μm。此外，还有石棉滤菌器、素陶瓷滤菌器和玻璃滤菌器等。该法适用于不耐高温的血清、毒素、抗生素等的过滤除菌，也可用于超净工作台与层流室的空气除菌。

## （四）超声波消毒法

超声波（ultrasonic wave）是一种人耳无法听到的特殊声波，其声波频率超过了正常人听觉的最高限额 20000Hz 以上。超声波的消毒作用主要源于它通过水时的空化作用，在液体中形成压力改变，应力薄弱区形成许多小空腔，逐渐增大使菌体破裂，达到消毒目的。超声波可裂解多数细菌，尤其是革兰阴性细菌，但往往有残存活菌。此法主要用于粉碎细胞，提取细胞组分或制备抗原，也可用于注射器等的清洁和初步的消毒处理。

## （五）干燥与低温抑菌法

干燥使菌体脱水、代谢缓慢甚至死亡，如某些细菌（脑膜炎奈瑟菌、淋病奈瑟菌等）在干燥条件下很快死亡。但是有些细菌（结核杆菌）和芽孢抗干燥能力很强，在干燥情况下可存活数月甚至数十年。干燥虽然不能杀死这些细菌及芽孢，但可抑制细菌繁殖。浓盐和糖渍食品可导致细菌水分渗出，造成生理性干燥，抑制细菌繁殖，常用于保存食物。

低温可使细菌的新陈代谢减慢，常用于保存细菌菌种，当温度回升后又能恢复生长繁殖。为避免解冻对细菌的损伤，可在低温时真空抽去水分，称为冷冻真空干燥法（lyophilization）。该法可保存菌种数年至数十年，是目前保存菌种的最好方法。

## 三、化学消毒灭菌法

指使用化学消毒剂杀灭微生物的方法。大多数消毒剂在常用浓度下仅能杀灭细菌繁殖体，对于芽孢则需要提高消毒剂浓度并延长作用时间。消毒剂的杀菌机制：①促进菌体蛋白质变性或凝固，例如重金属盐类、酚类、醇类、酸碱类等；②干扰细菌的酶系统影响代谢，例如氧化剂、重金属盐类等；③损伤细菌细胞膜，例如酚类、表面活性剂等。化学消毒剂的目的在于减少微生物的数目，以达到一定的无菌状态。消毒剂对病原微生物和人体组织无选择性，吸收后对人体有害，通常为外用或用于环境的消毒。

### （一）化学消毒剂的种类

按照对微生物的杀灭效果，化学消毒剂可分为高效消毒剂、中效消毒剂和低效消毒剂。

**1. 高效消毒剂** 可杀灭包括芽孢在内的所有微生物。这类消毒剂有含氯消毒剂、醛类消毒剂、环氧乙烷、过氧化物消毒剂等。适用于要进入人体内部的不耐热物品的消毒，例如内镜、塑料外科器材等。

**2. 中效消毒剂** 可杀灭除细菌芽孢以外的微生物，如细菌繁殖体（包括结核分枝杆菌）、真菌和大多数病毒。如含碘消毒剂、醇类消毒剂等。适用于纤维内镜、喉镜、阴道窥器、麻醉器材等的消毒。

**3. 低效消毒剂** 可杀灭多数细菌繁殖体和亲脂性病毒，但不能杀灭细菌芽孢、结核分枝杆菌、某些抵抗力较强的真菌和病毒。此类消毒剂有季铵盐类消毒剂（苯扎溴铵）、氯己定、高锰酸钾等。适用于皮肤黏膜、物品表面、地面等的消毒。

### （二）常用消毒剂及其用途

常用消毒剂的种类和用途简述见表2-2。

表2-2 常用消毒剂的种类、作用机制和用途

| 种类 | 作用机制 | 常用消毒剂 | 用途及注意事项 |
|---|---|---|---|
| 重金属盐类 | 氧化作用、蛋白质变性与沉淀、灭活酶类 | 0.05%~0.1%升汞 | 非金属器皿消毒。不能与碘酊同时使用 |
| | | 2%红汞 | 皮肤、黏膜小创伤消毒。不能与碘酊同时使用 |
| | | 0.1%硫柳汞 | 皮肤、手术部位消毒 |
| | | 1%硝酸银 | 新生儿滴眼、预防淋病奈瑟菌感染。有腐蚀性 |
| | | 1%~5%蛋白银 | 新生儿滴眼、预防淋病奈瑟菌感染。有腐蚀性 |
| 氧化剂 | 氧化作用、蛋白质沉淀 | 0.1%高锰酸钾 | 皮肤、尿道、蔬菜、水果消毒。需新鲜配制 |
| | | 3%过氧化氢 | 皮肤、黏膜、创口消毒 |
| | | 0.2%~0.5%过氧乙酸 | 塑料、玻璃器材消毒。原液有腐蚀性 |
| | | 0.2~0.5mg/L氯 | 饮水及游泳池消毒。对金属有腐蚀性 |
| | | 10%~20%漂白粉 | 地面、厕所及排泄物消毒 |
| | | 2.5%碘酊 | 皮肤消毒。不能与红汞同用，刺激性大 |
| | | 1%碘伏 | 皮肤、黏膜消毒 |
| 烷化剂 | 菌体蛋白质及核酸烷基化 | 10%甲醛 | 物品表面及空气消毒。挥发慢，刺激性强 |
| | | 50mg/L环氧乙烷 | 手术器械、敷料等消毒 |
| | | 2%戊二醛 | 精密仪器、内镜等消毒 |
| 酚类 | 蛋白质变性，损伤细胞膜，灭活酶类 | 3%~5%苯酚（石炭酸） | 地面、器具表面、皮肤消毒 |
| | | 2%来苏水 | 地面、器具表面、皮肤消毒 |
| | | 0.02%~0.05%氯己定（洗必泰） | 术前洗手、腹腔/膀胱/阴道冲洗。忌与升汞同用 |

续表

| 种类 | 作用机制 | 常用消毒剂 | 用途及注意事项 |
|------|----------|------------|----------------|
| 醇类 | 蛋白质变性与凝固，干扰代谢 | 70%～75%乙醇<br>50%～70%异丙醇 | 皮肤、体温计消毒。易挥发，有刺激性，不宜用于黏膜及创伤部位 |
| 表面活性剂 | 损伤细胞膜，灭活氧化酶，蛋白质变性， | 0.05%～0.1%苯扎溴胺（新洁尔灭）<br>0.05%～0.1%度米芬 | 术前洗手、皮肤黏膜消毒、浸泡手术器械。遇肥皂或其他合成洗涤剂时作用减弱<br>皮肤创伤冲洗，金属器械、塑料、橡皮类消毒。遇肥皂或其他合成洗涤剂时作用减弱 |
| 染料 | 抑制细菌繁殖，干扰氧化过程 | 2%～4%甲紫（龙胆紫） | 浅表创伤消毒，对葡萄球菌作用强 |
| 酸碱类 | 破坏细胞膜和细胞壁，蛋白质凝固 | 5～10ml/m³乙酸加等量水蒸发<br>生石灰（1∶8～1∶4比例加水配成糊状） | 空气消毒<br>地面、排泄物消毒。新鲜配制，有强腐蚀性 |

## 四、消毒灭菌的应用

### （一）医疗器械物品的消毒灭菌

**1. 高危器械物品**　指使用时需进入无菌组织的物品，如注射器、针头、手术器械、注射液体、敷料、静脉导管和尿道插管等。所有物品都必须灭菌，最好使用高压蒸汽灭菌法处理。对于不耐热的物品，需使用高效消毒剂，如戊二醛、环氧乙烷等。

**2. 中危器械物品**　指使用时不进入无菌组织，但需要接触黏膜的器械，如呼吸机、麻醉机、支气管镜、胃镜、阴道窥器、口腔器械和体温计等。这些物品采用消毒即可，包括煮沸、流通蒸汽，也可选用中效或高效消毒剂处理。如果器械性能允许首选高压蒸汽灭菌法或⁶⁰Co电离辐射消毒。如需使用消毒剂浸泡，消毒前必须彻底清洗，以免发生超敏反应等副作用。

**3. 低危器械物品**　指仅接触未损伤的皮肤，不进入无菌组织及不接触黏膜的物品，如治疗盘、治疗车、食具和便盆等。这些物品做一般的清洁处理或消毒即可，仅在特殊情况下才做特殊的消毒要求。

**4. 快速周转的医疗器械**　对于医疗工作中快速周转的关键性器材，如纤维内镜、牙科手术器械、牙钻等的消毒灭菌既要求时间短，又不能损伤器材。常用的方法有：瞬时灭菌、微波灭菌、高效消毒剂快速处理、中效或低效消毒剂与低热（60℃）协同等方法。

### （二）室内空气消毒灭菌

**1. 物理消毒法**　最常用的方法是紫外线照射（1.5W/m³，1小时），但必须在无人状态时采用。当紫外线消毒有死角，不彻底，所产生的臭氧不仅气味难闻，且浓度大时还会引起头痛、胸闷、肺水肿甚至窒息等严重副作用；此外，还有滤过除菌法，即将空气通过孔径小于0.2μm的高效过滤装置以除去细菌和带菌尘埃。

**2. 化学消毒法**　即使用化学消毒剂喷雾和熏蒸。常用消毒方法如下。

（1）过氧乙酸喷雾　选用0.5%水溶液，剂量为30ml/m³，1小时；熏蒸按0.75～1g/m³，维持2小时。

（2）过氧化氢　使用3%溶液喷雾，30ml/m³，1小时。

（3）二氧化氯溶液　剂量达4mg/m³时可杀死99.99%的细菌、病毒和真菌。

（4）中草药　如用艾叶（1g/m³）点燃烟熏可有效抑制金黄色葡萄球菌、溶血性链球菌、肺炎链球菌等。

### （三）手和皮肤的消毒灭菌

用肥皂和流动水正确洗手是预防许多病原微生物感染的有效方法。常用的消毒剂有 75% 乙醇、0.05% 氯己定溶液、0.2% 过氧乙酸水溶液、0.05 ~ 0.1% 次氯酸钠水溶液、含有效碘 10g/L 的碘伏配制液及各种新型混合制剂。

### （四）黏膜的消毒灭菌

口腔黏膜消毒可用 3% 过氧化氢；冲洗尿道、阴道、膀胱等可用 0.05% 氯己定或 1g/L 高锰酸钾。

### （五）患者排泄物与分泌物的消毒灭菌

患者的粪便、尿液、脓液和痰液等，通常使用含 50g/L 有效氯的次氯酸钠、漂白粉等消毒液作用 1 小时；也可用等量的 200g/L 漂白粉搅拌均匀，作用 2 小时后再处理。

### （六）患者污染物品的消毒灭菌

日常生活用具可煮沸 15 ~ 30 分钟或流通蒸汽消毒 30 分钟。也可用 0.5% 过氧乙酸 1g/m³ 浸泡 30 分钟；家具用 0.2% ~ 0.5% 过氧乙酸擦洗或喷洒；污染的食物禁止食用，可用 200g/L 漂白粉乳剂处理 2 小时或煮沸 30 分钟或焚烧；衣服和被褥用流通蒸汽消毒 30 分钟或用含 5% 有效氯的消毒液作用 30 分钟或 15% 过氧乙酸 1g/m³ 熏蒸 1 小时；运输工具用 0.5% 过氧乙酸擦洗、喷洒表面或 2% 过氧乙酸 8ml/m³ 熏蒸 1 小时。

### （七）饮水的消毒灭菌

自来水用氯气，少量的饮用水可用漂白粉进行消毒。

### （八）环境的消毒灭菌

污染的房间、地面、墙壁和门窗可用 0.2% ~ 0.5% 过氧乙酸 200ml/m² 30 ~ 60 分钟或 1g/L 含氯消毒液 30 ~ 60 分钟，进行喷洒消毒时注意药物的腐蚀性。厕所、阴沟可用生石灰（有效成分为氢氧化钙）。垃圾可焚烧或用 10g/L 有效氯的消毒液喷洒。污水可用有效氯消毒液（总余氯量大于 65mg/L）处理。

## 五、影响消毒灭菌效果的因素

不论是物理消毒法或是化学消毒法，其消毒杀菌效果都受到环境、微生物种类及消毒剂本身等多种因素的影响。

**1. 微生物的种类、数量与生理状态**

（1）微生物的种类  微生物对消毒灭菌的敏感性由高至低排序大致为真菌、细菌繁殖体、包膜病毒、裸露病毒、分枝杆菌、细菌芽孢。通常不同类型的病原微生物内在的抗性相差很大，因此进行消毒灭菌时必须区别对待：一般革兰阳性菌比革兰阴性菌对消毒剂更敏感；细菌芽孢、结核分枝杆菌和真菌孢子对消毒剂有较强抵抗力；裸露病毒的抵抗力较包膜病毒强；而真菌对干燥、日光、紫外线以及多数化学药物耐力较强，但不耐热（60℃ 1 小时杀灭）。

（2）微生物的数量  污染的微生物数量越多，需要消毒的时间就越长，剂量越大。在消毒的实际工作中，规定的剂量一般都能使物品达到消毒要求，并还留有一定的安全系数。对于污染严重的对象，消毒处理的剂量要相应加大。

（3）微生物的生理状态  消毒灭菌前微生物的生长情况显著影响它们的抵抗力。在营养缺陷条件下生长的微生物抵抗力更强。细菌繁殖体的抵抗力从开始生长直到对数期的后期通常较强，自稳定期后开始不规则下降。

**2. 消毒剂的性质、浓度与作用时间** 消毒剂的杀菌力与其化学性质有关。例如戊二醛对细菌繁殖体、病毒和真菌均有较强的杀灭作用，也可杀死细菌芽孢，是广谱的消毒剂。而表面活性剂仅对细菌繁殖体有效，不能杀死细菌芽孢和真菌。

通常消毒剂浓度越高，作用时间越长，杀菌效果越好。许多消毒剂在高浓度时有杀菌作用，低浓度时只有抑菌作用。如含氯消毒剂浓度增加 1 倍，杀菌时间缩短 30% 。但醇类例外，75% 乙醇的消毒效果强于 100% 的乙醇，原因是高浓度乙醇迅速凝固蛋白质，使乙醇无法渗入微生物内部从而降低灭菌效果。

**3. 温度** 一般情况下消毒剂的杀菌作用随着温度的升高而增强。如甲醛、戊二醛、环氧乙烷的温度升高 1 倍时，杀菌效果可增加 10 倍。而酚类和乙醇受温度影响小。例如 2% 戊二醛杀灭 $10^4/ml$ 炭疽杆菌芽孢，20℃时需 15 分钟，40℃时为 2 分钟，56℃时仅需 1 分钟。

**4. 酸碱度** 消毒剂的杀菌作用也受酸碱度影响。微生物生长的适宜 pH 范围一般是 6~8，pH 过高或过低对微生物的生长均有影响。例如，季铵盐类化合物在碱性溶液中作用较强；酚类、含氯消毒剂等在酸性溶液中效果较好。戊二醛在酸性条件下稳定，而在碱性条件下杀菌作用强，2% 戊二醛水溶液在 pH 7.8 时 15 分钟内即可杀灭细菌芽孢。

**5. 有机物** 血液、脓液、痰液、食物残渣、粪便等有机物的存在可以干扰消毒剂杀灭微生物的作用。原因是有机物在微生物的表面形成保护层妨碍消毒剂与微生物的接触；有机物和消毒剂相互作用，消耗药品，因而减弱消毒效果。受有机物影响明显的消毒剂有季铵盐类、表面活性剂、乙醇、次氯酸盐、升汞等，但酚类、碘类消毒剂等则受有机物影响较小。在消毒过程中，为减少或避免有机物对消毒效果的影响，应将污染物品清洗后进行消毒灭菌，适当加大消毒处理剂量或延长作用时间。

# 第六节　生物安全

生物安全（biosafety）是指避免危险生物因子（天然的动物、植物和微生物、基因改造和转基因生物等）对实验室人员造成伤害，或避免危险生物因子污染环境、危害公众的综合措施。实验室生物安全（laboratory biosafety）是指保护工作人员避免接触实验室工作中的生物因子的原则和技术路线，避免实验生物因子伤害风险的原则和措施。

## 一、病原微生物危害程度分类

根据原中华人民共和国卫生部《人间传染的病原微生物名录》（2006 年版），按照病原微生物的传染性、感染后对个体或者群体的危害程度，我国将病原微生物分为四类。其中第一类病原微生物致病性最强，第四类最弱。第一类、第二类病原微生物称为高致病性病原微生物。

**1. 第一类病原微生物** 指能够引起人类或者动物非常严重疾病的微生物，以及我国尚未发现或者已经宣布消灭的微生物。如天花病毒、埃博拉病毒、猴痘病毒、亨德拉病毒等。

**2. 第二类病原微生物** 指能够引起人类或者动物严重疾病，比较容易直接或间接在人与人、动物与人、动物与动物间传播的微生物。如汉坦病毒、高致病性禽流感病毒、艾滋病病毒（Ⅰ型和Ⅱ型）、流行性乙型脑炎病毒、脊髓灰质炎病毒、狂犬病病毒、SARS 冠状病毒、新型冠状病毒、炭疽芽孢杆菌、布鲁菌属、结核分枝杆菌、霍乱弧菌、鼠疫耶尔森菌等。

**3. 第三类病原微生物** 指能够引起人类或者动物疾病，但一般情况下对人、动物或者环境不构成严重危害，传播风险有限，实验室感染后很少引起严重疾病，并且具备有效治疗和预防措施的微生物。如腺病毒、肠道病毒、登革病毒、各型肝炎病毒、风疹病毒、疱疹病毒、流行性感冒病毒、破伤风梭菌、致病性大肠埃希菌、伤寒沙门菌、志贺菌、脑膜炎奈瑟菌、沙眼衣原体、白假丝酵母菌等。

**4. 第四类病原微生物** 指通常情况下不会引起人类或者动物疾病的微生物，危险性小、实验室感染机会少。如减毒活疫苗以及不属于第一、二、三类的各种低毒力的病原微生物。

## 二、生物安全实验室的分级

20世纪80年代，部分国家正式规范生物安全，建立了生物安全实验室（biosafety laboratory，BSL）分级制度。我国于2004年开始将生物安全实验室分为BSL-1、BSL-2、BSL-3、BSL-4四个等级。不同生物安全级别的实验室，所要求的实验室管理体系、设施设备、人员要求及个人防护不同（表2-3）。我国法律法规明确规定BSL-1和BSL-2实验室不得从事高致病性病原微生物实验活动，BSL-3和BSL-4实验室必须获得上级主管部门批准后方可建设和从事相应的高致病性病原微生物实验活动。确定某一病原微生物的具体实验操作所需的实验条件，可以查阅我国公布的《人间传染的病原微生物名录》。

表2-3 病原微生物实验室分级

| 实验室生物安全级别 | 操作对象 | 实验室操作 | 实验室主要的安全设施和设备 |
|---|---|---|---|
| 一级 BSL-1 | 适用于操作在通常情况下不会引起人类或者动物疾病的微生物 | 微生物学操作技术规范 | 开放实验台 |
| 二级 BSL-2 | 适用于操作能够引起人类或者动物疾病，但一般情况下对人、动物或者环境不构成严重危害，传播风险有限，实验室感染后很少引起严重疾病，并且具备有效治疗和预防措施的微生物 | 微生物学操作技术规范、个人防护服、生物危害标识、人员进入制度、健康监测、污染废弃物的处置 | 生物安全柜 高压蒸汽灭菌器 |
| 三级 BSL-3 | 适用于操作能够引起人类或者动物严重疾病，比较容易直接或者间接在人与人、动物与人、动物与动物间传播的微生物 | 在二级生物安全防护水平上增加特殊防护服、人员进入制度、上岗前体检、健康监测、污染废弃物的处置 | 负压、空气通过高效过滤器排出、生物安全柜或（及）其他所有生物安全实验室工作所需要的基本设施、双扉压力蒸汽灭菌器 |
| 四级 BSL-4 | 适用于操作能够引起人类或者动物非常严重疾病的微生物，以及我国尚未发现或者已经宣布消灭或没有预防治疗措施的微生物 | 在三级生物安全防护水平上加气锁入口、出口淋浴、污染品的特殊处理 | Ⅲ级BSC（biological safety cabinet，生物安全柜）并穿着正压服、双扉压力蒸汽灭菌器负压、空气通过高效过滤器排出、污水灭菌系统排出 |

生物安全实验室的防护措施主要包括以下3个方面。①实验室应具备符合要求的个人防护用品：包括防护服、口罩（必要时佩戴呼吸器）、手套、防护目镜、面部防护罩、鞋套、帽子等。根据不同等级的BSL，配备相应的生物安全柜。②建立实验室安全管理体系：应成立生物安全委员会并制定科学、严格的管理制度。明确实验室生物安全负责人及其职责，强化日常管理和菌毒种的管理；定期对实验室设施设备、材料等进行检查、维护和更新，合理处置废弃物，防止污染环境。③安全工作行为：实验室工作人员应掌握实验室技术规范、操作规程、生物安全防护知识和实际操作技能；实验室应对工作人员进行生物安全培训和考核；应建立健康档案；进行预防接种等。

# 第七节 细菌的分类

## 一、细菌的分类原则与层次

### （一）分类原则

细菌的分类原则上可分为传统分类和种系分类（phylogenetic classification）两种。

**1. 传统分类** 主要以细菌较稳定的生物学性状作为依据，如细菌的形态与结构、染色性、培养特性、生化反应、抗原特性等作为分类的标记。由于对分类性状的选择有一定的主观性，所以传统分类也称为人为分类。传统分类是建立在表型基础上的，故也称为表型分类。20世纪60年代开始借助计算机建立了数值分类法，该方法将细菌的各种生物学性状分别赋予数字，再进行数学统计和聚类分析，然后按照相似程度进行归类（一般种的水平相似度＞80%），以此划分种和属。

近年来，人们应用电泳、色谱、质谱等方法，对菌体组分、代谢产物等进行分析，如细胞壁脂肪酸分析、全细胞脂类和蛋白质的分析、多点酶电泳分析等，从而建立了分析分类法。这种分类方法本质上仍属于传统分类，为揭示细菌表型差异提供了有力的手段。

**2. 种系分类** 反映物种之间在遗传与进化上的相互关系，主要依据细菌组分（核酸、蛋白质等）的同源程度进行分类。这种以细菌发育关系为基础的细菌分类称为系统分类或种系分类，又称为自然分类。分子生物学分类法，如细菌基因组 DNA（G＋C）mol% 含量分析、DNA-DNA 杂交、DNA-RNA 杂交、16S rRNA 同源性分析、rDNA 转录间区分析等为种系分类提供了技术手段。近年来又出现了"基于序列的分类（sequence-based classification）"，随着微生物基因组测序的发展，测序成本极大降低，使得基于序列的分类方法日渐成熟，成为分类学的发展方向。

国际上最具权威性的细菌分类专著《伯杰系统细菌学手册》（初版，1984年）和《伯杰鉴定细菌学手册》（第9版，1994年）都反映了细菌种系分类的研究进展。《伯杰系统细菌学手册》（第2版，2004年）又收集了4000余种模式菌株的16S rRNA，将原核生物分为2个域，即古生菌域（Archaea）和细菌域（Bacteria），前者分为2个门，后者分为24个门。

**（二）细菌的分类层次**

细菌的分类层次与其他生物相同，依次是界、门、纲、目、科、属、种。种（species）是细菌分类的基本单位。生物学性状基本相同的细菌群构成一个菌种；性状相近、关系密切的若干菌种组成一个菌属（genus）。同一菌种的各个细菌，虽性状基本相同，但在某些方面仍有一定差异，差异较明显者称为亚种（subspecies，subsp.）或变种（variety，var.），差异微小者则为型（type）。分型的方法有生物分型（biotyping）、血清学分型（serotyping）、抗微生物药物敏感性试验分型（antimicrobial susceptibility test typing）、噬菌体分型（bacteriophage typing）和细菌素分型（bacteriocin typing）。将不同来源的同种细菌称为菌株（strain）。具有某种细菌典型特征的菌株称为该菌的标准菌株（standard strain）或模式菌株（type strain）。

## 二、细菌的命名法

目前国际通用的细菌命名采用拉丁文双名法，每个菌名由两个拉丁文字组成。前一字为属名，用名词，第一个字母大写；后一字为种名，用形容词，小写。全名用斜体字印刷。中文的命名次序恰与拉丁文相反，是种名在前，属名在后。一般属名表示细菌的形态或发现者或有贡献者，种名表示细菌的性状特征、寄居部位或所致疾病等。例如 *Neisseria meningitidis*，脑膜炎奈瑟菌；*Staphylococcus aureus*，金黄色葡萄球菌；*Escherichia coli*，大肠埃希菌。属名亦可不写全名，只用第一个字母代表，如 *M. tuberculosis*，结核分枝杆菌。有些常见菌也可用通俗名称，如 tubercle bacillus，结核杆菌；typhoid bacillus，伤寒杆菌。有时泛指某一属细菌，不特指其中某个菌种，则可在属名后加 sp.（单数）或 spp.（复数），如 *Salmonella* sp. 表示沙门菌属中的细菌。

## 目标检测

### 一、选择题

1. 细菌生长繁殖的方式是（　　）

　　A. 出芽　　　　　　B. 自我复制　　　C. 裂殖　　　　　D. 二分裂　　　　E. 孢子生殖

2. 观察细菌形态、研究细菌性状适宜选用（　　）细菌

　　A. 迟缓期　　　　　B. 对数期　　　　C. 适应期　　　　D. 稳定期　　　　E. 衰亡期

3. 关于热原的说法，下列错误的是（　　）

　　A. 主要由革兰阴性菌产生

　　B. 耐高温

　　C. 高压蒸汽灭菌能够破坏

　　D. 蒸馏法去除效果最好

　　E. 在制备各种注射药品过程中应严格遵守无菌操作，防止热原污染

### 二、简答题

1. 细菌生长繁殖需要的条件有哪些？

2. 简述细菌生长曲线的概念及意义。

3. 培养基的概念及分类如何？人工培养细菌有何实际意义？

4. 细菌的合成代谢产物在医学上有何重要意义？

5. 细菌的分解代谢产物有何实际意义？请举例说明。

（崔　佳）

# 第三章 细菌的遗传与变异

## 学习目标

1. **掌握** 细菌遗传变异的物质基础；细菌基因转移和重组的机制。
2. **熟悉** 温和噬菌体和毒性噬菌体的概念、与宿主菌的关系及意义；细菌的变异现象。
3. **了解** 噬菌体的应用；细菌变异的实际意义。
4. 学会细菌遗传变异的规律，具备能够在医疗实践中利用细菌变异规律的能力。

细菌遵循生物遗传与变异的基本特征。遗传（heredity）是指生物亲代的性状向子代传递的现象，变异（variation）是指亲代与子代之间或同一种群不同个体间的差异现象，包括基因型和表型的差异。基因型（genotype）是某一生物个体全部基因的总和。表现型（phenotype）简称表型，指具有特定基因型的个体，在一定环境条件下所表现出来的性状特征的总和。细菌的变异有遗传型变异和表型变异。前者是细菌的基因结构改变引起的变异，可以稳定遗传给后代。后者基因结构未改变，而是由于外界环境因素使某些基因表达改变而导致的表型变化，这种变异不能遗传。细菌的遗传维持了种系特征相对的稳定性，变异使细菌适应环境不断进化并展现出多样性。

## 案例引导

**案例** 某城市钢铁厂工人因事故不幸大面积烧伤，造成细菌性感染，实验室检查为铜绿假单胞菌感染，常规抗生素治疗效果不佳。经某医学院分离出该菌，并找到与此相对应的噬菌体，采用相应噬菌体治疗后取得明显疗效。

**讨论** 1. 噬菌体治疗后取得明显疗效的相关机制是什么？

2. 该案例给我们何种启示？

# 第一节 细菌的遗传物质

与细菌遗传变异有关的物质包括细菌染色体、质粒，噬菌体基因组及转座元件（transposable element）。

## 一、细菌染色体

细菌染色体（bacterial chromosome）多数为一条环状 dsDNA，少数呈线状 DNA。细菌通常只有一条染色体，为单倍体生物，少数有两条 DNA，如霍乱弧菌，但二者不是同源染色体，仍然是单倍体生物。细菌基因组具有一些共同特征：①细菌基因组不同于真核细胞，其非编码序列很少；②细菌基因往往是连续的，一般没有内含子；③大多数细菌结构基因是单拷贝，而 rRNA 的基因多数是多拷贝；④致病菌株基因组中存在毒力岛或致病岛（pathogenic island，PAI），是编码与细菌毒力或致病性相关物质（如黏附因子、毒素等）的外源 DNA 片段，其两侧常含有重复序列或插入序列，G + C 含量与细菌染色体其他基因序列有明显差异。可以丢失或经转化、转导等方式在细菌间传播。细菌基因组中可含多个致病岛。

不同细菌染色体的 G + C 含量不同，是分析细菌种属关系或基因来源的重要依据。随着测序技术的推广应用，细菌全基因组序列逐步被诠释，揭示了在细菌种内和种间有广泛的遗传物质交换，如耐药性基因和致病岛的获得。

## 二、质粒

质粒（plasmid）是存在于细菌胞质中染色体外的遗传物质，为环状闭合或线性 dsDNA。质粒的主要特点：①自我复制能力，一个质粒即一个复制子（replicon）。与染色体同步复制的质粒称为严紧型质粒（stringent plasmid），拷贝数低，仅为一个至数个。与染色体复制无相关性，可自行控制复制数的质粒称为松弛型质粒（relaxed plasmid），拷贝数高。另外，有些质粒能够在多种细菌中复制（broad-host range plasmids），而有些质粒仅能在某些宿主菌中复制。②质粒控制细菌某些特定性状，如致育性、耐药性、致病性等，但不是细菌生命活动所必需的。③质粒可丢失或通过人工消除，如高温、吖啶橙、溴化乙啶等处理。质粒一旦丢失与消除，宿主菌的某些生物学性状亦随之消失。④质粒可通过细菌接合、转化等方式在细菌间转移，根据质粒是否通过细菌接合而转移将质粒分为接合性质粒（conjugative plasmid）和非接合性质粒（nonconjugative plasmid）。⑤结构相似并密切相关的质粒不能稳定共存于一个宿主菌内，称为不相容性质粒，反之则为相容性质粒。

医学上重要的质粒主要根据其编码的生物学性状不同，分为编码性菌毛的致育质粒或 F 质粒（fertility plasmid），与耐药性有关的 R 质粒（resistance plasmid），编码细菌毒力因子的 Vi 质粒（virulence plasmid），编码大肠菌素的 Col 质粒（colicinogenic plasmid），编码与代谢相关酶类的代谢质粒等。

## 三、转座元件

转座元件（transposable element）是不依赖同源重组即可在细菌或其他生物的基因组（质粒、染色体、噬菌体基因组）之间改变自身存在位置的特殊 DNA 序列，又称为跳跃基因（jumping gene）。转座元件广泛存在于各种原核细胞、真核细胞和病毒中，可在同源或非同源基因组之间转移遗传物质而造成相应宿主菌遗传性状发生改变。原核生物的转座元件包括插入序列、转座子、整合子和转座噬菌体等。

**1. 插入序列（insertion sequence, IS）** 细菌最简单的转座元件，仅含编码转座酶的基因，长 300 ~ 2200bp，不含任何与转位功能无关的基因。两端有反向重复序列，3 ~ 10bp，为转座酶的识别位点，催化转座元件自基因组中解离。IS 可双向插入，以正、反向整合到基因组，是细菌染色体、质粒和某些噬菌体基因组的常见元件。IS 可独立存在，也可是转座子的一部分（图 3 - 1A）。细菌染色体和质粒中含有多种 IS，每种 IS 有多个拷贝，此为基因重组奠定基础。F 质粒与大肠埃希菌染色体有相同的插入序列，如 IS2、IS3 等，可通过同源重组插入细菌的染色体上，使细菌转变为高频重组株（high frequency recombinant, Hfr）。

**2. 转座子（transposon, Tn）** 其两端有反向重复序列，除含转座酶基因外，还携带耐药性基因、抗重金属基因、糖发酵基因、毒力基因等，长 2000 ~ 25000bp（图 3 - 1B）。转座子携带的基因可随 Tn 的转移而发生转移重组，可导致插入突变、基因重排或插入点附近基因表达的改变，这对促进生物变异及进化有重要意义。

目前已知转座子有复合型、Tn3 系和接合性转座子。①复合型转座子，中间为抗生素抗性基因，两端各有 1 个相同的 IS，IS 两端带有反向重复序列。复合型转座子易将携带的抗性基因在细菌染色体、质粒和噬菌体基因组之间转移，从而导致自然界细菌产生耐药性。②Tn3 转座子，两末端无 IS，但含有 20 ~ 40bp 末端正向或反向的重复序列，中间部分为与 Tn 功能相关基因和抗生素相关基因。③接合性转座子，是在革兰阳性球菌（肠球菌）染色体上发现的一类可在细菌间通过接合方式进行转移的转座子，如 Tn916。

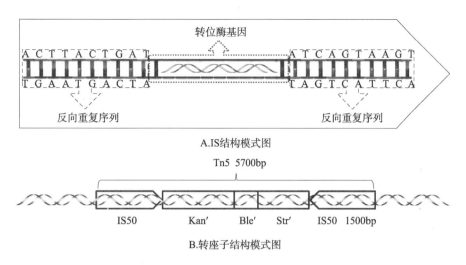

图 3 - 1 细菌插入序列和转座子结构模式图

**3. 整合子**（integron，In） 是一种可捕获和整合外源性基因的独特 DNA 序列。存在于许多细菌基因组中。整合子的基本结构由两端的保守末端和中间的可变区构成。整合子含 3 个功能元件：整合酶基因、重组位点和启动子，均位于整合子 5′保守末端。可通过转座子或接合性质粒，使多种耐药基因在细菌中进行水平传播。可变区含有一个或多个基因盒，是整合子的非必需组成部分。基因盒含有一个结构基因，多为耐药基因。

**4. 转座噬菌体**（transposable phage） 是具有转座功能的温和噬菌体，是一种 DNA 噬菌体，线状 DNA 长约 38kb，如 Mu、D108 等。无一定的整合位置，可插入宿主菌 DNA 的任何位置而导致宿主菌变异，故又称为突变噬菌体或诱变噬菌体（mutation phage）。

# 第二节 噬菌体

噬菌体（bacteriophage）是感染细菌、真菌、放线菌或螺旋体等微生物的病毒，是一种专性胞内寄生的微生物，只能在活的微生物细胞内复制增殖，具有严格的宿主特异性。利用噬菌体的宿主特异性可进行细菌鉴定与分型，以追溯感染源。

## 一、噬菌体的生物学性状

**1. 形态与结构** 噬菌体的体积微小，结构简单，需借助电子显微镜观察。其基本形态为蝌蚪形、微球形和细杆形。大多数噬菌体呈蝌蚪形，由头部和尾部两部分组成（图 3 - 2）。头部呈二十面体立体对称，由蛋白质衣壳包绕核酸组成；尾部是一管状结构，内为尾髓，外有尾鞘包裹，尾鞘具有收缩功能，可将头部的核酸注入宿主菌细胞内。尾部末端有尾板、尾刺和尾丝，尾板内含有裂解宿主菌细胞壁的溶菌酶；尾丝为噬菌体的吸附器官，能识别宿主菌体表面的特异性受体。头部和尾部连接处有尾领、尾颈结构，尾领与头部装配有关，某些噬菌体尾部很短或缺失。

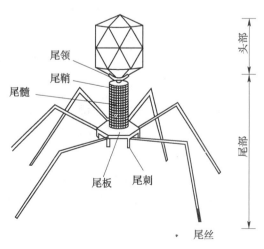

图 3 - 2 噬菌体的形态结构

**2. 化学组成**　噬菌体主要由核酸和蛋白质组成。核酸位于噬菌体核心，其基因组为 2 ~ 200kb。蛋白质构成噬菌体的外壳，起着保护核酸的作用，并决定噬菌体外形和表面特征。

依据核酸类型可将噬菌体分为 DNA 噬菌体和 RNA 噬菌体两大类。大多数 DNA 噬菌体的 DNA 为线状双链，某些微小 DNA 噬菌体的 DNA 为环状单链。多数 RNA 噬菌体的 RNA 为线状单链，少数为分节段的线状双链。有尾噬菌体的核酸均为线状双链 DNA，无尾噬菌体的核酸为环状单链 DNA 或线状单链 RNA。

**3. 免疫原性**　噬菌体具有免疫原性，能刺激机体产生特异性抗体。该抗体能抑制相应噬菌体侵袭宿主菌，但对已吸附或进入宿主菌的噬菌体不能发挥作用。

**4. 抵抗力**　噬菌体对理化因素的抵抗力比一般细菌繁殖体强，能耐受 70℃ 30 分钟，也能耐受低温。大多数噬菌体能抵抗乙醚、三氯甲烷和乙醇；在 5g/L 升汞和 5g/L 苯酚中 3 ~ 7 天后仍有活性；在过饱和氯化钙溶液中，能保持数年不失活。但对紫外线和 X 射线敏感，一般经紫外线照射 10 ~ 15 分钟即失去活性。

## 二、噬菌体与宿主细菌的相互关系

根据噬菌体与宿主菌的相互关系，可将其分为毒性噬菌体和温和噬菌体。

### （一）毒性噬菌体

毒性噬菌体（virulent phage）是指感染宿主菌后在菌细胞内复制繁殖，产生许多子代噬菌体，裂解宿主菌的噬菌体，又称为裂解性噬菌体（lytic phage）。毒性噬菌体只有溶菌周期，对宿主菌的杀伤性大，在细菌感染的治疗中有潜在的应用价值。

噬菌体以复制方式繁殖。其过程包括吸附、穿入、生物合成、成熟与释放 4 个阶段，称为溶菌性周期（bacteriolysis cycle）或复制周期，需时 15 ~ 25 分钟。

**1. 吸附**　是噬菌体表面蛋白与其宿主菌表面受体发生特异性结合的过程，其特异性取决于两者分子结构的互补性。不同噬菌体的吸附方式不同，细杆形噬菌体以其末端吸附，蝌蚪形噬菌体以尾丝、尾刺吸附；某些细杆形噬菌体及微球形噬菌体可吸附于细菌的菌毛。

**2. 穿入**　有尾噬菌体吸附于宿主菌后，借助尾部末端的溶菌酶在宿主菌细胞壁上溶解出一微孔，然后尾鞘收缩，将头部的核酸注入菌体内，而蛋白质衣壳留在菌体外。无尾噬菌体与细杆形噬菌体可通过脱壳的方式使核酸进入宿主菌内。噬菌体核酸不能进入已死亡的宿主菌内。

**3. 生物合成**　噬菌体核酸进入宿主菌后，一方面通过转录生成 mRNA，再由此翻译成噬菌体所需的与其生物合成有关的酶、调节蛋白和结构蛋白；另一方面以噬菌体核酸为模板，在核酸多聚酶的催化下，大量复制子代噬菌体的核酸。

**4. 成熟与释放**　合成的蛋白质与核酸，在宿主菌细胞质中按一定程序组装成完整的噬菌体。当子代噬菌体达到一定数目时，裂解宿主菌释放出子代噬菌体。后者又可重新感染新的敏感宿主菌。某些丝状噬菌体是以出芽方式逐个释放子代噬菌体。

在液体培养基中，噬菌体裂解宿主菌可使混浊菌液变澄清；而在固体培养基上，将适量的噬菌体和宿主菌液混合接种培养后，培养基表面可出现透亮的溶菌空斑，称为噬斑（plaque），系由一个噬菌体复制增殖并裂解宿主菌后形成。不同噬菌体噬斑的形态与大小不尽相同，通过噬斑计数，可测知一定体积内的噬斑形成单位（plaque forming unit，PFU）数目，确定噬菌体的数量。

### （二）温和噬菌体

温和噬菌体（temperate phage）或溶原性噬菌体（lysogenic phage），指噬菌体感染宿主菌后，其基因组整合于宿主菌染色体中，随细菌基因组的复制而复制，并随细菌的分裂而分配至子代细菌基因组中，不引起细菌裂解。这一过程称为溶原性周期（lysogenic cycle）。整合在细菌染色体上的噬菌体基因称为前噬菌体（prophage）。带有前噬菌体的细菌称为溶原性细菌（lysogenic bacterium）。前噬菌体可自发地或在某些理化和生物因素（如紫外线、X射线、突变剂等）诱导下，脱离宿主菌染色体而进入溶菌性周期，产生成熟的子代噬菌体，导致细菌裂解（图3-3）。

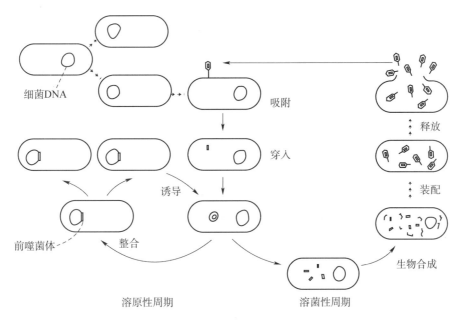

图 3-3　细菌溶原性周期和溶菌性周期

溶原性细菌具有抵抗同种或有亲缘关系噬菌体重复感染的能力，使宿主菌处在一种噬菌体免疫状态。噬菌体感染细菌后，宿主菌染色体中获得噬菌体的 DNA 片段，导致宿主菌基因型和生物学性状发生改变，称为溶原性转换（lysogenic conversion）。如白喉棒状杆菌能产生白喉毒素，是因 β-棒状杆菌噬菌体感染白喉棒状杆菌后，噬菌体 DNA 携带编码白喉毒素的基因，使无毒的白喉棒状杆菌获得产生白喉毒素的能力。

## 三、噬菌体的应用

**1. 细菌的鉴定和分型**　噬菌体裂解细菌有严格的宿主特异性，利用该特点可进行细菌鉴定，如用已知的噬菌体鉴定未知的霍乱弧菌、鼠疫耶尔森菌等。噬菌体裂解细菌又有型特异性，用噬菌体对某种细菌进行分型，即该菌的噬菌体型，如利用伤寒沙门菌 Vi 噬菌体将含 Vi 抗原的伤寒沙门菌分为 96 个噬菌体型。

**2. 检测标本中的待测菌**　利用噬菌体在活菌内增殖的特性，将检测标本与一定数量已知噬菌体混合后共同培养，只要噬菌体明显增加，即提示该标本中有相应的细菌存在。

**3. 基因工程载体**　噬菌体是基因工程中重要的外源性基因载体，常用的有 E. coli K12λ 噬菌体和 E. coli 噬菌体 M13。前者可与外源基因重组后再转入 E. coli 中，能在菌细胞内扩增外源基因或表达外源基因产物，因其可与较大的 DNA 片段（20kb）重组，用来建立真核细胞染色体的基因库。后者是一种丝状的噬菌体，含单链环状 DNA，进入宿主细菌后，先变成双链复制中间型（replicative intermediate, RI），然后进行复制。子代噬菌体释放并不使细菌裂解。此 RI 如与外源 DNA 重组转入受体菌，外源 DNA 则在受体菌内扩散并以单链形式分泌到菌体外，可作 DNA 序列分析的模板。此外，噬菌体展示技术已广泛应用于肽文库、抗体文库和蛋白质文库的构建。

**4. 细菌性感染的治疗**　噬菌体对细菌的感染具有种的特异性，且细菌对噬菌体产生耐受的可能性较小，是新型的候选抗菌物质，尤其针对金黄色葡萄球菌、铜绿假单胞菌等易产生耐药性的细菌，具有良好的应用前景。

⊕ **知识链接**

噬菌体展示技术

　　噬菌体展示技术是指将外源蛋白或多肽的 DNA 序列插入外壳蛋白结构基因的适当位置，在阅读框正确且不影响其他外壳蛋白正常功能的情况下，使外源多肽或蛋白与外壳蛋白融合表达，融合蛋白随子代噬菌体的重新组装而展示在噬菌体表面。被展示的多肽或蛋白可以保持相对独立的空间结构和生物活性，以利于靶分子的识别和结合。噬菌体展示技术从 1985 年初建立到现在，已经开发出单链丝状噬菌体展示系统、T4 噬菌体展示系统、κ 噬菌体展示系统等多种展示系统，所插入的外源基因片段已包括了天然的和人工合成的肽段、蛋白片段以及人工合成抗体片段等，目前可广泛用于单克隆抗体的筛选、多肽筛选、疫苗研制、肿瘤相关抗原筛选和抗原表位研究、药物设计、肿瘤诊断及基因治疗等方面。美国科学家乔治·史密斯（George Smith）和英国生物化学家格雷戈里·温特（Gregory Winter）因对噬菌体展示技术的开发获得 2018 年诺贝尔化学奖。格雷戈里·温特利用噬菌体展示技术开发了第一个完全人源化抗体——阿达木单抗（TNF-α 单抗），于 2002 年获批上市，主要用于治疗类风湿关节炎、银屑病和炎症性肠病等。

# 第三节　细菌基因突变

　　突变（mutation）是变异的一种机制，指组成生物 DNA 分子中核苷酸的种类、数目或排列顺序发生改变而导致生物性状改变的现象。广义的突变包括染色体畸变（chromosomal aberration）和基因突变（gene mutation），前者是发生在染色体水平的突变，后者是发生在分子水平的突变，是狭义的突变。基因突变涉及单个碱基改变的称为点突变，涉及多个碱基的突变包括缺失、重复、插入等。点突变又称为碱基替换突变，包括转换（嘌呤和嘌呤碱基、嘧啶和嘧啶碱基之间的替换）和颠换（嘌呤和嘧啶碱基之间的替换）。

## 一、基因突变规律

　　**1. 自发突变与诱发突变**　突变可以自然发生，即自发突变（spontaneous mutation），是在自然条件下，未经人工处理而发生的突变。细菌生长繁殖过程中可发生自发突变，突变率为每一世代 $10^{-10}$ ~ $10^{-6}$，即细菌每分裂 $10^6$ ~ $10^{10}$ 次可产生一次突变。自发突变是非定向的、随机的、低概率事件。1943 年，Luria 与 Delbruck 利用彷徨试验（fluctuation test）首次证实细菌存在自发突变（图 3-4）。突变也可经人工处理而发生，称为诱发突变（induced mutation）。常通过物理（紫外线、电离辐射）、化学（亚硝酸盐、烷化剂等）或生物因素诱导发生，诱发突变可显著提高突变发生率。

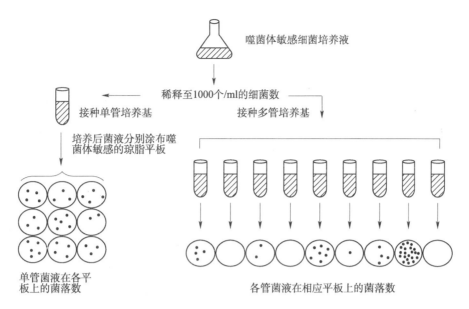

图 3-4 细菌彷徨试验示意图

**2. 突变与选择** 细菌突变一般见于个别细菌，要找出该突变菌，必须将菌群置于一种有利突变菌而不利于其他菌生长的环境。1952 年，Lederberg 等用影印培养试验（replica plating）成功筛选出耐药突变菌。基本过程是先将抗生素敏感细菌接种在不含抗生素的琼脂平板，待长出单个菌落后，取一块包有无菌丝绒的压模，在琼脂平板表面轻轻按印，使压模丝绒表面黏附细菌菌落印迹，再将此菌落印迹平行按压到另一含抗生素的琼脂平板（图 3-5）。经培养后，敏感菌被抑制，仅耐药菌生长并形成菌落。然后在原无抗生素平板上找出耐药菌相对应的菌落，将此菌落移种到含抗生素的肉汤中培养，仍可见细菌生长。在整个试验过程中，该细菌未接触过抗生素，但已具有对抗生素的抗性。此试验证明突变是自发、随机的，突变发生在细菌接触抗生素之前，抗生素仅对抗性突变株起筛选作用。

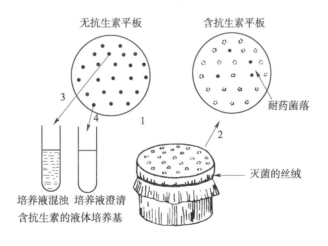

图 3-5 影印培养试验示意图

**3. 回复突变与抑制突变** 从自然界分离的未发生突变的菌株称为野生株（wild type strain），发生突变的菌株称为突变株（mutant strain）。细菌由野生型转变为突变型称为正向突变；有时突变株经过再次突变恢复野生型的性状，称为回复突变（reverse mutation）。回复突变概率很低，因此往往是表型回复突变，即第二次突变没有改变正向突变的 DNA 序列，只是在第二个位点发生突变，抑制第一次突变效应，称之为抑制突变（suppressor mutation），从而使突变株重现野生型的表型。抑制突变若发生在同一基因内的不同部位，称为基因内抑制（intragenic suppression）；若发生在不同的基因，则称为基因间抑制（extragenic suppression）。回复突变可以是自发性的，其频率约为正向突变的10%，用诱变剂处理可增加突变频率。

## 二、突变型细菌

当细菌基因组突变致其生长所必需的且又不能被代偿的表达产物缺陷时，细菌死亡，称为致死性突变。若突变影响的基因表达产物仅在特定培养条件是必需的，这种突变株在一定条件下可以存活。自然发生或诱导发生的突变型细菌，可以通过检测表型的改变来加以鉴定。

**1. 抗性突变型**　临床主要见于耐药性突变。即指对某种药物敏感的细菌发生突变而转变为对该药具有耐受性的菌株。随着抗生素的广泛应用，临床分离的耐药菌株日益增多，涉及的抗生素种类也越来越多，如青霉素、链霉素、利福平、四环素、红霉素等。近年来还出现多重耐药菌株及几乎对所有抗生素都耐受的"超级细菌"。

**2. 营养缺陷突变型**　是指突变株丢失了编码其生存所必需的某种营养物质的基因，必须依赖环境中获取这类营养物质才能生长。如组氨酸缺陷型细菌（his⁻），在培养时需提供组氨酸才能生长。Ames试验就是一种利用细菌营养缺陷型菌株检测致癌物诱导其发生突变的具体应用实例。

**3. 条件致死性突变型**　突变的细菌在某种特定条件下不能存活，但在其他适宜条件下仍可正常或近似正常生长。常见的有温度敏感突变株（temperature sensitive mutant，ts），通过提高或降低温度，可抑制或激活某基因表达产物的活性。如大肠埃希菌 ts 株在30℃环境下能存活，42℃不能生存，其原因是错义突变产生的蛋白质只在较低温度下才具有活性。

**4. 发酵阴性突变型**　细菌突变后造成某种酶的缺陷，失去发酵某种糖的能力，如乳糖发酵阴性突变型细菌，可根据乳糖发酵时的 pH 改变，判断和筛选乳糖发酵阴性突变株。

# 第四节　细菌基因的转移和重组

细菌间基因的转移与重组是发生遗传型变异的重要原因。能提供 DNA 的细菌称为供体菌，接受 DNA 并进行基因重组的细菌称为受体菌。根据 DNA 片段的来源及交换方式等不同，将基因转移和重组分为转导、接合、转化和溶原性转换等方式。

## 一、转导

转导（transduction）是以噬菌体为载体，将供体菌的 DNA 片段转入受体菌，使受体菌获得新的生物学性状的过程。根据转导 DNA 片段的范围，可分为普遍性转导和局限性转导。

**1. 普遍性转导（general transduction）**　在噬菌体成熟装配过程中，由于装配错误，误将供体菌 DNA 片段装入噬菌体衣壳内，产生一个转导噬菌体（transducing phage）。当其感染其他细菌时，便将供体菌 DNA 转入受体菌内。因包装是随机的，任何供体菌 DNA 片段都有可能被误装入噬菌体内，故称为普遍性转导。供体菌 DNA 片段通过同源重组整合至受体菌染色体并表达，称为完全转导。供体菌的 DNA 如不能与受体菌基因重组，游离在细胞质中，不能自身复制和传代，称为流产转导（abortive transduction）。毒性噬菌体和温和噬菌体均可介导普遍性转导。

**2. 局限性转导（restricted transduction）**　前噬菌体从宿主菌染色体上脱离时发生偏差，将整合位点两侧附近的宿主染色体基因转移到受体菌，使受体菌获得新的遗传性状。如 λ 噬菌体能整合到大肠埃希菌染色体的半乳糖苷酶基因（gal）与生物素基因（bio）之间，在脱离时带走其两侧的 gal 或 bio 基因，并转入受体菌。由于被转导的基因只限于前噬菌体两侧的供体菌基因，如 *gal* 或 *bio*，故称局限性转导。局限性转导由温和噬菌体介导，仅发生在同种细菌之间。

## 二、接合

接合（conjugation）是细菌以性菌毛相互连接沟通，将遗传物质从供体菌转给受体菌的过程。

**1. F 质粒（fertility plasmid）**　亦称致育因子（fertility factor），编码性菌毛。含有 F 质粒的细菌称为雄性菌（$F^+$），接合时作为供体菌；无 F 质粒的细菌称为雌性菌（$F^-$），接合时作为受体菌。在适宜条件下，将 $F^+$ 菌和 $F^-$ 菌混合培养，$F^+$ 菌性菌毛与 $F^-$ 菌表面受体接合，使两菌之间形成通道，$F^+$ 的质粒 DNA 中的一条链断开，通过性菌毛接合桥进入 $F^-$ 菌内，两菌内的单链 DNA 以滚环式方式进行复制，各自形成完整的双链 F 质粒。受体菌获得 F 质粒后长出性菌毛，即成为 $F^+$ 菌（图 3 - 6）。

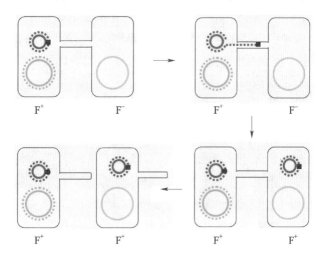

图 3 - 6　细菌 F 质粒接合

F 质粒可游离于胞质中，亦可整合到细菌的染色体，引起宿主菌染色体发生高频转移至 $F^-$ 菌，称为高频重组菌株（high frequency recombinant，Hfr）。Hfr 有性菌毛，当与 $F^-$ 菌接合时，Hfr 的染色体起始转移位点双链断成单链，引导染色体经性菌毛接合桥进入 $F^-$ 菌，F 质粒的部分最后进入受体菌。由于细菌间接合桥不稳定，接合过程随时会被中断，故在 Hfr 菌接合转移中，可出现不同长度供体菌的染色体片段进入受体菌进行重组。位于起始转移位点附近的基因呈高频转移，而位于起始转移位点远端的基因转移频率逐渐降低。由于 F 质粒位于染色体的末端，往往最后进入受体菌，因此受体菌获得 Hfr 菌的完整 F 质粒 DNA 的概率很低。通过间断交配实验（interrupted mating），根据 Hfr 转移过程中各基因进入受体菌（$F^-$）的时间，可绘制供体菌染色体的基因排序图。F 质粒在 Hfr 菌中的整合作用是可逆的，F 质粒有时会从 Hfr 菌的染色体上脱离，终止 Hfr 状态。从染色体上脱离的 F 质粒还会携带相邻的染色体 DNA 片段，称为 F' 质粒。如 F' Lac 质粒，可通过接合方式转移到不发酵乳糖的菌株中，使该菌获得发酵乳糖的能力。

**2. R 质粒（resistant plasmid）**　由耐药传递因子（resistance transfer factor，RTF）和耐药决定因子（resistance determinant，r-det）组成。RTF 的功能与 F 质粒相似，编码性菌毛，决定质粒的复制、接合及转移；r-det 则决定菌株的耐药性。RTF 和 r-det 可整合在一起，也可单独存在，但单独存在时无接合传递耐药基因的功能。r-det 可带有多个不同耐药基因的转座子，如 Tn9、Tn4 和 Tn5 组成的 r-det，携带氯霉素、氨苄西林、链霉素、磺胺类、卡那霉素、博来霉素和链霉素等耐药基因，从而使细菌出现多重耐药性。

## 三、转化

转化（transformation）是受体菌直接摄取供体菌游离的 DNA 片段而获得新的遗传性状的过程。在天然转化体系中，受体菌只有进入感受态（competence）时才能摄取外源性 DNA。感受态一般出现在对数生长期的后期，仅能维持几分钟至几小时。细菌的感受态可通过人工诱导产生，如用低渗的 $CaCl_2$ 处理、温度休克和电穿孔的方法可促进细菌对外源性 DNA 的吸收。转化的 DNA 可以是细菌基因组 DNA 片段，也可以是质粒 DNA。

细菌转化现象是 Griffith 于 1928 年在研究肺炎链球菌时首先发现。有荚膜的Ⅲ型光滑型肺炎链球菌（ⅢS 型），注射于小鼠可致其死亡；无荚膜的Ⅱ型粗糙型肺炎链球菌（ⅡR 型），对小鼠无致死作用。将加热灭活的ⅢS 型菌注射入小鼠，小鼠存活；若将灭活的ⅢS 型菌与活的ⅡR 型菌混合后注射入小鼠，则小鼠死亡，并可从死鼠的心血中分离获得ⅢS 型菌。说明ⅡR 型活菌可从ⅢS 型死菌获得编码荚膜的遗传物质，转化为ⅢS 型菌。1944 年，Avery 等用ⅢS 型菌 DNA 代替灭活的ⅢS 型菌重复上述试验，获得同样结果，并在死鼠心血中分离到ⅢS 型菌，这进一步证明引起转化的物质是 DNA（图 3-7）。

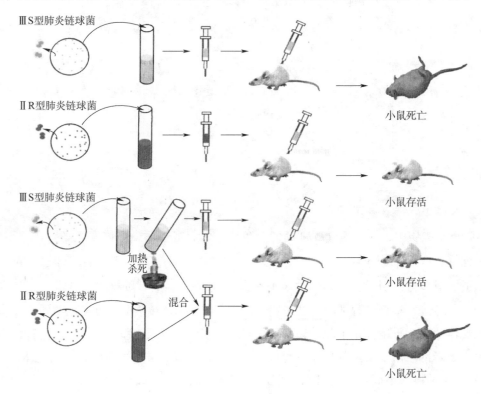

图 3-7 细菌转化试验

## 四、溶原性转换

溶原性转换（lysogenic conversion）指溶原性细菌染色体 DNA 中因整合有前噬菌体使宿主菌获得由噬菌体基因编码的某些性状。如前噬菌体脱落丢失，宿主菌新的遗传性状也随之消失。如 $\beta$-棒状杆菌噬菌体携带编码白喉毒素 tox 基因，此噬菌体感染无毒株白喉棒状杆菌后使其获得产白喉毒素的能力而成为产毒株。同样，A 群链球菌的红疹毒素、金黄色葡萄球菌的 α 溶血毒素和肠毒素 A 以及肉毒梭菌的 C、D 毒素等均通过溶原性转换而获得。

## 五、原生质体融合

原生质体融合（protoplast fusion）是将两种不同细菌经溶菌酶或干扰细胞壁合成药物（如青霉素）等处理，使之失去细胞壁，成原生质体状态，将两种不同的原生质体置于含聚乙二醇等融合剂的高渗环境，促使两者相互融合。融合后的二倍体细胞可以短期生存，在此期间，染色体之间可以发生基因的交换和重组，获得多种不同表型的重组菌。这种技术可用于细菌杂交和育种，以筛选所需的重组子。

# 第五节　细菌遗传变异在医学上的实际意义

## 一、细菌学诊断

细菌形态结构、毒力的变异，会使细菌失去典型特性，如菌落形态、鞭毛、抗原构造等变异。细菌在 $\beta$-内酰胺类抗生素、抗体、补体和溶菌酶等作用下，失去细胞壁变为 L 型细菌，常规分离培养呈阴性，必须在含血清的高渗培养基进行分离培养。随着分子生物学技术发展，选取细菌保守、具有种特异性的基因组片段，利用 PCR 和测序等对细菌进行快速诊断，可鉴定分离培养困难或生长缓慢的细菌。

## 二、细菌耐药监测与控制

目前，我国耐甲氧西林金黄色葡萄球菌（methicillin resistant staphylococcus aureus，MRSA）检出率逐年上升至 70% 以上。为防止耐药菌株的扩散，常用药物敏感试验选择敏感抗生素。监测耐药谱的变化可为临床合理选用抗菌药物提供实验依据，降低耐药性突变和防止耐药菌的扩散。

## 三、流行病学方面的应用

用于分子流行病学调查，可从基因水平追踪病原菌的转移和播散。如脉冲场凝胶电泳（pulsed field gel electrophoresis，PFGE）、质粒谱分析、限制性片段多态性分析（RFLP）、核酸序列分析等，可确定感染流行菌株或基因的来源，有助于确定医院内耐药质粒播散情况。

## 四、检测致癌物质

化学诱变剂可引起基因突变，凡能诱导细菌突变的物质也可能诱发人体细胞的突变，是潜在的致癌物质。因此，细菌可用于筛选可疑致癌物。在 Ames 试验中，鼠伤寒沙门菌的组氨酸营养缺陷型（his⁻）细菌不能在缺乏组氨酸的培养基上生长；若 his⁻ 菌在可疑诱变剂作用下回复突变为 his⁺ 菌，则能在无组氨酸的培养基上生长。比较两种平板上的菌落数，凡能提高突变率、使试验平板的诱导菌落数高出对照组 1 倍时，即可确定该物质有致癌可能。

## 五、基因工程方面的应用

基因工程（gene engineering）是一种将分离的 DNA，在体外进行剪切、连接、重组、转移和表达的技术。其基本过程是用人工方法将目的基因与质粒或噬菌体等载体重组，将目的基因转入受体细胞，使受体细胞表达出目的基因的性状。基因工程最大的特点是能根据人类的需要，选择不同的目的基因在细菌中表达，从而获取大量生物活性物质，如胰岛素、白介素、干扰素、生长激素、凝血因子等。此外，利用基因工程可生产高效价重组疫苗。

# 目标检测

## 一、选择题

1. 细菌突变的发生机制是（　　）
   - A. 溶原性转换
   - B. 质粒丢失
   - C. 基因交换
   - D. 基因重组
   - E. 核质基因发生突然而稳定的结构改变

2. 下列关于溶原性转换的描述，正确的是（　　）
   - A. 由温和噬菌体介导
   - B. 由毒性噬菌体介导
   - C. 由性菌毛介导
   - D. 由R质粒介导
   - E. 是受体菌直接摄取供体菌的DNA片段

3. 下列有关质粒的叙述，不正确的是（　　）
   - A. 质粒是细菌所必需的
   - B. R质粒为耐药性因子
   - C. Col质粒编码大肠菌素
   - D. Vi质粒编码细菌毒力
   - E. F质粒编码性菌毛

## 二、简答题

1. 简述质粒的种类和功能。
2. 细菌基因转移和重组的方式有哪些？
3. 简述细菌遗传变异的实际意义。
4. 比较毒性噬菌体与温和噬菌体的性质特点。

（王艳红）

# 第四章 细菌的耐药性

📖 学习目标

1. **掌握** 细菌的耐药类型和耐药机制。
2. **熟悉** 抗菌药物的种类及其作用机制。
3. **了解** 细菌耐药性的防治原则。
4. 学会预防耐药菌发生的方法，具备针对不同类型细菌感染选用合适的抗菌药的能力。

　　细菌耐药性（drug resistance）亦称细菌抗药性，指细菌对抗菌药物的耐受性，包括获得耐药性和天然耐药性。前者指细菌多次接触药物后，对其敏感性下降甚至消失，致使药物对细菌的疗效降低或无效；后者指由细菌基因所决定的对某些药物天然的不敏感性，亦称固有耐药性。近年来，由于抗菌药物的不合理使用，细菌耐药性不断升高，出现多重耐药性（multidrug-resistance，MDR），即对三类或三类以上抗菌药物同时耐药，甚至出现对现有所有药物耐药的"超级细菌"。阐明细菌耐药机制，将有利于抗菌药物的合理应用，控制细菌耐药性已成为临床面临的重要任务。

⇒ 案例引导

　　**案例** 患者，男，76 岁。无明显诱因上腹部疼痛，恶心、呕吐 1 次，为清水样物，量约 100ml，伴寒战、发热就诊。查体：体温 38.9℃。血常规检查：白细胞 $21.98 \times 10^9/L$，中性粒细胞 91%。生化检查：Toil 51.17μmol/L，Dbil 32.08μmol/L，Ibil 19.09μmol/L。腹部 B 超显示胆总管增宽，胆囊多发结石。以腹痛待查，重症胆管炎、胆石症入院治疗。抗生素使用前行血培养，报告为鲍曼不动杆菌，药敏试验显示对头孢哌酮－舒巴坦钠中度敏感，其余均耐药。给予头孢哌酮－舒巴坦钠治疗 3 天，患者体温、白细胞未见明显变化。立即启用头孢哌酮－舒巴坦钠加阿米卡星和美罗培南联合治疗 5 天后，患者体温降至 36.8℃，白细胞 $12.71 \times 10^9/L$，再次留取血培养为阴性。

　　**讨论** 1. 根据病情描述，该患者目前发生的感染类型是什么？可能的致病菌是什么？
　　　　　2. 如何解释"给予头孢哌酮－舒巴坦钠治疗 3 天，患者体温、白细胞计数未见明显变化"？

## 第一节 抗菌药物的种类及其作用机制

### 一、抗菌药物的种类

抗菌药物可依据药物的性质、结构、作用机制分类。

#### （一）根据抗菌药物化学结构和性质分类

**1. β-内酰胺类（β-lactam）** 种类多，化学结构中均含有 β-内酰胺环。因该分子侧链可呈多种改变，而形成抗菌谱不同、临床药理学特性各异的多种抗生素。

（1）青霉素（penicillin）类 如青霉素 G、苯氧青霉素、耐酶青霉素（甲氧西林、苯唑西林）和广谱青霉素（氨苄西林、阿莫西林、替卡西林）等。

（2）头孢菌素（cephalosporin）类 目前研制的头孢菌素有第一代如头孢唑林、头孢氨苄和头孢拉定等，主要作用于产青霉素酶的金黄色葡萄球菌和某些革兰阴性菌。第二代如头孢呋辛和头孢孟多等，作用较第一代强，主要作用于革兰阴性菌。第三代如头孢他啶、头孢曲松和头孢哌酮等，对多种 $\beta$-内酰胺酶稳定，对革兰阴性菌和铜绿假单胞菌均有明显的杀菌作用。第四代如头孢匹罗和头孢吡肟，比第三代抗菌谱更广，作用更强，对 $\beta$-内酰胺酶更稳定。

（3）头霉素类（cephamycins） 如头孢美唑和头孢西丁（亦称头霉甲氧噻吩），对革兰阴性菌作用强。

（4）单环 $\beta$-内酰胺类（monobactams） 如氨曲南、卡芦莫南，属窄谱抗生素，抗革兰阴性杆菌。

（5）碳青霉烯类（carbapenems） 如亚胺培南、亚胺培南西司他丁钠（泰能）、美罗培南等，对革兰阳性菌、阴性菌及厌氧菌均有强大的抗菌活性。

（6）$\beta$-内酰胺酶抑制剂（$\beta$-lactamase inhibitors） 如邻氯西林（青霉烷）、舒巴坦、克拉维酸（亦称棒酸）等，具有较弱的抗菌活性。

**2. 大环内酯类（macrolide）** 如红霉素、螺旋霉素、阿奇霉素、罗红霉素等，对革兰阳性菌及支原体有较好抑制效果。

**3. 氨基糖苷类（aminoglycoside）** 如链霉素、庆大霉素、卡那霉素、妥布霉素、阿米卡星等，通过抑制细菌蛋白质合成发挥抗菌活性。

**4. 四环素类（tetracycline）** 如四环素、多西环素等，属广谱抗生素。

**5. 氯霉素类（chloramphenic）** 如氯霉素、甲砜霉素等，具有广谱抗菌作用。

**6. 化学合成的抗菌药物**

（1）磺胺类 磺胺嘧啶（SD）、磺胺甲噁唑（SMZ）、甲氧苄啶（TMP）、复方磺胺甲噁唑（SMZ-TMP）等。

（2）诺酮类（quinolone） 如诺氟沙星、环丙沙星、氧氟沙星、依诺沙星、培氟沙星、洛美沙星等。

**7. 其他** 如抗结核药物，包括利福平、异烟肼、乙胺丁醇、吡嗪酰胺等。多肽类抗生素包括多黏菌素类、万古霉素、杆菌肽、林可霉素等。

**（二）根据药物来源分类**

**1. 细菌来源的抗生素** 如多黏菌素（polymyxin）、杆菌肽（bacitracin）等。

**2. 真菌来源的抗生素** 如青霉素及头孢菌素等。

**3. 放线菌来源的抗生素** 是目前生产抗生素的主要来源，如链霉素、卡那霉素、四环素、红霉素、两性霉素 B 等。

**4. 植物来源的抗生素** 如小檗碱片（黄连素）、穿心莲内酯、鱼腥草素等。

## 二、抗菌药物的作用机制

抗菌药物可通过干扰细菌细胞壁的合成，影响细胞膜的功能，抑制细菌蛋白质的合成及核酸合成等多种途径发挥抗菌活性。依据抗菌药物的作用靶位分为以下 4 类（表 4-1）。

表 4-1 抗菌药物作用机制及靶位

| 作用机制及靶位 | 代表性抗菌药物 |
| --- | --- |
| 破坏细胞壁 | $\beta$-内酰胺类、万古霉素、杆菌肽、环丝氨酸 |
| 增加细胞膜通透性 | 多黏菌素类、两性霉素 B、制霉菌素、酮康唑 |

续表

| 作用机制及靶位 | 代表性抗菌药物 |
|---|---|
| 干扰蛋白质合成 | 氯霉素、四环素类、红霉素、林可霉素类、氨基糖苷类 |
| 干扰核酸合成 | 磺胺类、利福平、喹诺酮类 |

**1. 干扰细菌细胞壁的合成**　细菌（支原体除外）具有细胞壁，革兰阳性和革兰阴性细菌细胞壁成分不同，但其主要组分均为肽聚糖。$\beta$-内酰胺类抗生素可与细胞膜上的青霉素结合蛋白（penicillin-binding protein，PBP）共价结合。该蛋白质是青霉素作用的主要靶位，当 PBP 与青霉素结合后，通过抑制转肽酶活性，阻断聚糖骨架与五肽桥交联形成肽聚糖的三维网状结构，使细菌无法形成坚韧的细胞壁。此外，还可以抑制转糖基酶等活性，进一步致细菌变形、裂解而死亡。

**2. 损伤细胞膜的功能**　如两性霉素 B、多黏菌素和制霉菌素等，其亲水端与细胞膜的蛋白质部分结合，亲脂端与细胞膜内磷脂相结合，导致细菌胞膜通透性增加，大分子和离子从细胞内向细胞外泄漏，细菌死亡。

**3. 抑制或干扰蛋白质的合成**　氨基糖苷类、四环素类、大环内酯类和氯霉素类等抗生素各自与细菌核糖体 70S 中的 30S 亚基或 50S 亚基结合，导致细菌蛋白质合成受阻，产生抑菌甚至杀菌作用。

**4. 干扰细菌核酸合成**　抗生素可通过影响细菌核酸合成发挥抗菌作用。如利福平与依赖 DNA 的 RNA 聚合酶结合，抑制 mRNA 的转录。喹诺酮类药物可作用于细菌 DNA 旋转酶而抑制细菌繁殖。磺胺类药物与对氨基苯甲酸（PABA）的化学结构相似，二者竞争二氢叶酸合成酶使二氢叶酸合成减少，影响核酸的合成，抑制细菌繁殖。甲氧苄啶（TMP）与二氢叶酸分子中的蝶啶结构相似，能竞争抑制二氢叶酸还原酶，抑制四氢叶酸的生成，两者合用，依次抑制二氢叶酸合成酶和还原酶，发挥协同作用，增强抗菌效果。

# 第二节　细菌的耐药机制

## 一、细菌耐药的遗传机制

### （一）固有耐药性

固有耐药性（intrinsic resistance）指细菌对某些抗菌药物的天然不敏感，由细菌本身染色体上的耐药基因决定，能世代相传，具有典型的种属特异性。如多数革兰阴性杆菌耐万古霉素和甲氧西林，肠球菌耐头孢菌素等。

### （二）获得耐药性

获得耐药性（acquired resistance）指细菌多次接触药物后，细菌 DNA 发生改变，如耐药性 DNA、质粒、转座子等，对药物敏感性下降甚至消失，致使药物对细菌的疗效降低或无效。获得耐药性可通过以下途径获取。

**1. 基因突变（gene mutation）**　所有菌群的基因均能发生随机突变，但频率很低，其中某些突变可赋予细菌耐药性。

**2. 可转移的耐药性（transferable antibiotic resistance）**　细菌的耐药性多是通过基因转移而获得的。耐药基因能在质粒、转座子和整合子等可移动遗传元件介导下，通过接合、转导、转化等方式在不同细菌之间进行转移并传播。这些方式获得耐药概率高，是引起耐药性传播的主要原因。

（1）R 质粒介导的耐药性　是最常见的方式，耐药质粒广泛存在于革兰阳性和革兰阴性细菌，并具有传递和遗传交换能力，随细菌分裂稳定地传递给子代，亦能通过细菌间接合、转化作用将耐药质粒转移到其他细菌。在体内，质粒能编码多种酶，对多数抗生素进行生化修饰而使之钝化。

（2）转座子介导的耐药性  转座子属于跳跃基因，可在不同属、种的细菌之间进行基因转移和重组，使相应耐药基因表达产物大量增加，失去对抗菌药物的敏感性。这是造成多重耐药性的重要原因。

（3）整合子介导的耐药性  整合子也是与耐药性传播有关的移动性 DNA 序列，可捕获和整合外源基因并使之转化为功能基因。在同一类整合子上可携带不同的耐药基因盒，组成多重耐药整合子；同一耐药基因又可出现在不同的整合子上。整合子在细菌耐药性的传播和扩散中起重要作用。

### （三）多重耐药性

多重耐药性（multiple drug resistance，MDR）指细菌同时对三类（如氨基糖苷类、红霉素、$\beta$-内酰胺类）或三类以上作用机制不同或结构完全各异的抗菌药物同时耐药。

交叉耐药性（cross resistance）是细菌对某一种抗菌药物产生耐药性后，对其他作用机制相似的抗菌药物也产生耐药性。

泛耐药菌（pan-drug resistant bacterium）指对除黏菌素外的所有临床上可获取的抗生素均耐药的非发酵菌，包括假单胞菌属、不动杆菌属、窄食单胞菌属等。泛耐药菌株表现为对常规药敏试验的药物均耐药，如鲍曼泛耐不动杆菌，对氨基糖苷、青霉素、头孢菌素、碳青霉烯、四环素类及磺胺类等耐药。

## 二、细菌耐药的生化机制

细菌耐药的生化机制涉及以下几个方面：产生钝化酶、改变药物作用靶位、抗菌药物的渗透障碍、主动外排机制和细菌自身代谢状态改变等。

### （一）产生钝化酶

钝化酶（modified enzyme）是由耐药菌株产生、具有破坏或灭活抗菌药物活性的一类酶，它通过水解或修饰作用破坏抗生素的结构使其失去活性，重要的钝化酶有以下几种。

**1. $\beta$-内酰胺酶（$\beta$-lactamase）**  对青霉素类和头孢菌素类耐药的菌株可产生 $\beta$-内酰胺酶，该酶由细菌染色体或质粒编码，能特异性地破坏药物分子结构中的 $\beta$-内酰胺环，使其完全失去抗菌活性，故又称灭活酶（inactivated enzyme）。

目前，有两种 $\beta$-内酰胺酶介导革兰阴性杆菌对 $\beta$-内酰胺抗生素的耐药性，即超广谱 $\beta$-内酰胺酶（extended spectrum $\beta$-lactamases，ESBL）和 AmpC 型 $\beta$-内酰胺酶。已发现 AmpC 型 $\beta$-内酰胺酶基因位于可传递的质粒上，可持续产酶，并与质粒上其他耐药基因整合，形成多重耐药菌株并导致耐药性传播。

**2. 氨基糖苷类钝化酶（aminoglycoside-modified enzymes）**  细菌可产生 30 多种氨基糖苷类钝化酶，均由质粒介导。这些酶类分别通过羟基磷酸化、氨基乙酰化或羧基腺苷酰化作用，使药物的分子结构发生改变，失去抗菌作用。因氨基糖苷类抗生素结构相似，故常出现交叉耐药现象。

**3. 氯霉素乙酰转移酶（chloramphenicol acetyl transferase，CAT）**  是一种原核酶类，由质粒编码产生，可使氯霉素乙酰化使之失去抗菌活性。

### （二）改变药物作用靶位

某些细菌能改变抗生素作用靶位蛋白质的结构和数量，使其与抗生素结合的有效部位发生改变，抑制药物的结合，使细菌对抗生素不再敏感。如青霉素结合蛋白的改变导致对 $\beta$-内酰胺类抗生素耐药。

### （三）抗菌药物的渗透障碍

抗生素必须进入菌体内到达作用靶位后，才能发挥抗菌作用。细菌的细胞壁和（或）外膜通透性的改变，对抗菌作用有重要影响。如细胞膜上微孔缺失时，亚胺培南不能进入胞内而失去抗菌作用。铜绿假单胞菌对抗生素的通透性要比其他革兰阴性细菌差，这是该菌对多种抗生素固有耐药的重要原因。

### （四）主动外排机制

药物的主动外排使菌体内的药物浓度降低，抗菌作用下降，并与细菌的多重耐药性有关。已知有数十种细菌的外膜上存在特殊的药物主动外排系统，如铜绿假单胞菌存在 naIB、nfxB 和 nfxC 三种不同类型的外排系统，对抗菌药物耐药性强。

### （五）细菌生物被膜作用及其他

细菌生物被膜（bacterial biofilm，BF）亦称细菌生物膜，是指细菌黏附于接触表面，分泌多糖基质、纤维蛋白、脂质蛋白等，将其自身包绕其中而形成的大量细菌聚集膜样物。细菌生物膜形成后，可保护细菌逃逸抗菌药物的杀伤，耐药性可增强许多倍。耐药机制：①抗生素难以清除 BF 中众多微菌落膜状物；②BF 具有多糖分子屏障和电荷屏障，阻止或延缓药物的渗透；③BF 内细菌多处于低代谢水平状态，对抗菌药物欠敏感；④BF 内部常存在一些较高浓度水解酶，使进入的抗生素失活。

此外，细菌可通过改变自身代谢状态逃避抗菌药物的作用，如呈休眠状态、营养缺陷的细菌均能对多种抗生素耐药。细菌还可通过分泌代谢拮抗剂抑制抗生素活性，从而产生耐药性，如耐药金黄色葡萄球菌通过增加对氨基苯甲酸的产量，从而能耐受磺胺类药物的作用。

# 第三节　细菌耐药性的防治原则

**1. 合理使用抗菌药物**　制定抗生素用药规则，指导医务工作者规范化用药。患者用药前应尽可能进行病原学检测和药敏试验，以合理选用抗菌药物。用药疗程应尽量缩短，一种抗菌药物能控制的感染不应联合用药。严格控制抗菌药物的局部应用、预防应用和联合用药，避免滥用。

**2. 严格执行消毒隔离制度**　患者出现耐药菌感染时应予隔离，预防耐药菌交叉感染；医务人员应定期检查带菌情况，避免医院内交叉感染。

**3. 加强药政管理**　①建立细菌耐药监测网，加强耐药菌检测，掌握本地区、本单位重要致病菌和抗菌药物的耐药性变迁资料，及时为临床提供依据；②严格规定抗菌药物凭处方供应；③农牧业应尽量避免使用供临床应用的抗菌药物作为动物生长促进剂或用于牲畜疾病的治疗，以避免对医用抗菌药物产生耐药性；④耐药菌一旦产生，停用有关药物。

**4. 研制新型抗菌药物**　根据细菌耐药机制及其与抗菌药物结构的关系，寻求和研制对耐药菌有效的新型抗菌药物；同时针对耐药菌产生的钝化酶，寻找更有效的酶抑制剂。

**5. 破坏耐药基因**　随着细菌基因组研究的进展，有学者发现通过破坏耐药基因可使细菌恢复对抗菌药物的敏感性。

⊕ **知识链接**

#### 超级耐药菌的特异性治疗——噬菌体疗法

噬菌体被应用于临床抗细菌感染治疗已有 100 多年的历史。在抗菌药物耐药问题日益严重、某些耐药菌无应对策略的情况下，噬菌体作为抗细菌感染治疗的优势为特异性强，仅针对目标宿主菌，对周围其他菌株无影响。自然界中噬菌体资源丰富，而且它们与细菌共同进化，可根据临床的需求分离到针对耐药性致病菌的噬菌体。由于抗菌机制不同于现有的抗菌药物，噬菌体治疗对于所谓的"超级细菌"同样有效,与抗生素联合应用有很好的协同作用。1958年,余㵥教授运用噬菌体成功救治因受伤而感染耐药性铜绿假单胞菌生命垂危的一线工人;2018年,朱同玉教授、郭晓奎教授、陈立光教授等通过噬菌体治疗多重耐药的肺炎克雷伯菌感染泌尿系统患者,使其免除病痛困扰。

## 目标检测

### 一、选择题

1. 青霉素的抗菌机制是(　　)
   A. 干扰细菌细胞壁合成　　　　　　　B. 损伤细胞膜功能
   C. 抑制蛋白质合成　　　　　　　　　D. 抑制 DNA 合成
   E. 干扰 RNA 合成

2. 红霉素的抗菌机制是(　　)
   A. 干扰细菌细胞壁合成　　　　　　　B. 损伤细胞膜功能
   C. 抑制蛋白质合成　　　　　　　　　D. 抑制 DNA 合成
   E. 干扰 RNA 合成

3. 为防止耐药菌株的产生,不恰当的治疗方法是(　　)
   A. 用药前做药物敏感试验　　　　　　B. 应给予适当剂量的药物
   C. 可交替使用抗菌药物　　　　　　　D. 应尽量使用广谱抗菌药物
   E. 必要时可联合用药

### 二、简答题

1. 简述抗菌药物的作用机制。
2. 简述细菌耐药性的生化机制。
3. 如何防止细菌耐药性?

(赵英会)

# 第五章 细菌的感染与免疫

📖 学习目标

1. **掌握** 细菌的侵袭力与毒素；细菌感染的类型。
2. **熟悉** 正常菌群与机会致病菌的概念及其医学意义；宿主的抗感染免疫机制、感染源与传播途径。
3. **了解** 细菌生物膜的概念、特点；医院感染的概念与特点。
4. 学会分析判断细菌感染的机制，具备预防病原性细菌感染与传播的能力。

细菌的感染（bacterial infection）是指致病菌侵入宿主体内生长繁殖并与宿主免疫系统相互作用，引起不同程度病理改变的过程。能使宿主感染的细菌称为致病菌（pathogenic bacterium）或病原菌（pathogen），不能造成宿主感染的为非致病菌（nonpathogenic bacterium）或非病原菌（nonpathogen）。抗感染免疫是指微生物侵入机体后激发宿主免疫系统针对入侵微生物的识别和排除的应答过程，即机体免疫防御功能。某些微生物可逃避宿主的免疫防御，持久地存在于机体内。因此，致病菌侵入宿主后，与机体免疫系统的相互作用，决定感染的发生、发展与结局。

⇒ 案例引导

**案例** 患儿，男，6岁。因发热、说话声音嘶哑、咳嗽、咽喉疼痛1周，急诊入院。查体：体温38℃，口唇发紫，面色苍白，咽后壁发现白色膜状物，心率140次/分，心律不齐。

**讨论** 1. 根据病情描述，该患儿目前发生的感染类型是什么？还可能出现哪些类型的感染？
      2. 可能的致病菌是什么？该菌如何传播？如何特异预防？

## 第一节 正常菌群与机会致病菌

### 一、正常菌群

正常菌群（normal flora）是指寄居于正常人体表及与外界相交通的腔道黏膜表面的不同种类和数量的微生物群。一般情况下对人体有益无害。人体各部位常见的正常菌群见表5-1。

表5-1 人体各部位常见正常菌群

| 部位 | 常见微生物种类 |
|---|---|
| 皮肤 | 表皮葡萄球菌、金黄色葡萄球菌、甲型和丙型链球菌、类白喉棒状杆菌、铜绿假单胞菌、丙酸杆菌、白假丝酵母菌、非致病性分枝杆菌 |
| 口腔 | 表皮葡萄球菌、甲型链球菌、乙型链球菌、丙型链球菌、肺炎链球菌、非致病性奈瑟菌、乳杆菌、类白喉棒状杆菌、放线菌、螺旋体、白假丝酵母菌、梭杆菌 |
| 鼻腔 | 表皮葡萄球菌、类白喉棒状杆菌、甲型和丙型链球菌 |

续表

| 部位 | 常见微生物种类 |
| --- | --- |
| 咽喉部 | 表皮葡萄球菌、甲型链球菌、乙型链球菌、丙型链球菌、肺炎链球菌、流感嗜血杆菌、非致病性奈瑟菌、肺炎支原体 |
| 外耳道 | 表皮葡萄球菌、类白喉棒状杆菌、铜绿假单胞菌、非致病性分枝杆菌 |
| 眼结膜 | 表皮葡萄球菌、干燥棒状杆菌、非致病性奈瑟菌 |
| 胃 | 乳杆菌、消化链球菌 |
| 肠道 | 大肠埃希菌、双歧杆菌、脆弱类杆菌、产气杆菌、变形杆菌、铜绿假单胞菌、葡萄球菌、肠球菌、类杆菌、产气荚膜梭菌、破伤风梭菌、艰难梭菌、真杆菌属、乳杆菌、白假丝酵母菌 |
| 尿道 | 表皮葡萄球菌、粪肠球菌、类白喉棒状杆菌、非致病性分枝杆菌、解脲脲原体、消化链球菌、甲型和丙型链球菌、耻垢分枝杆菌 |
| 阴道 | 嗜酸乳杆菌、消化链球菌、产黑色素普氏菌、阴道加德纳菌、脆弱类杆菌、类白喉棒状杆菌、解脲脲原体、白假丝酵母菌 |

正常菌群在生理状态下与宿主和平共处，既相互依存又相互制约，成为机体不可缺少的组成部分，对维持宿主内环境稳定发挥着重要作用。

**1. 生物屏障作用**　大量的正常菌群长期黏附定植在宿主皮肤黏膜表面，形成生物屏障，防御病原微生物的入侵。作用机制如下：①竞争黏附，正常菌群通过其配体与相应细胞表面受体结合而黏附，并形成细菌生物膜，使致病菌不能定植侵袭机体；②竞争营养，通过营养争夺，优先利用营养资源，大量繁殖而处于优势地位，不利于病原菌的生长繁殖；③产生对病原菌有害的代谢产物，如产酸降低环境pH或降低氧化还原电势，使不耐酸的细菌和需氧菌生长受抑制，产生 $H_2O_2$ 等杀伤其他细菌；某些细菌产生细菌素、抗生素抑制杀灭敏感菌。

**2. 营养作用**　某些肠道内正常菌群参与宿主物质代谢、营养物质的转化及合成，提供宿主自身不能合成的物质，如双歧杆菌、大肠埃希菌等合成维生素 B 和 K、烟酸、叶酸等供机体利用。

**3. 免疫作用**　正常菌群作为广谱抗原促进免疫器官发育成熟，刺激免疫效应物质产生。如双歧杆菌诱导 sIgA 和效应 T 细胞，能抑制杀灭有共同抗原的致病菌，并且阻止致病菌黏附、定植于黏膜。与常规饲养的小鼠相比，无菌小鼠的肠黏膜淋巴组织发育不良，且易发生致病菌感染。

**4. 抗衰老作用**　机体衰老与体内积累过多的氧自由基有关。正常菌群中双歧杆菌、乳杆菌和肠球菌产生超氧化物歧化酶（superoxide dismutase，SOD），催化自由基歧化反应以清除氧自由基的细胞毒性作用，保护细胞免受损伤。

**5. 抗肿瘤作用**　正常菌群通过产生多种酶使致癌物或前致癌物转化成非致癌物，如催化亚硝酸胺降解为仲胺和亚硝酸盐。另外，正常菌群也可激活巨噬细胞等免疫细胞使其抑制杀死肿瘤细胞。

## 二、机会致病菌

宿主各生态系统正常微生物群的种类、数量与宿主和环境之间在一定范围内处于生理性动态平衡，形成和谐的统一体，称为微生态平衡（microeubiosis），在维护人类健康中发挥着重要的生理意义。微生态平衡是在自然条件下自我形成的，在受到干扰时可以通过自我调节再度重建。在特定条件下，正常菌群之间、正常菌群与宿主之间的平衡被破坏，某些正常菌群的成员会引起宿主疾病，称之为机会致病菌，由此引起的感染称为机会性感染（opportunistic infection）。其主要原因如下。

**1. 宿主免疫功能降低**　宿主局部或全身、原发性（如患有肿瘤、糖尿病、AIDS 或结核病等慢性消耗性疾病）或继发性（如长期大剂量使用糖皮质激素或免疫抑制剂、肿瘤患者接受放射治疗或应用化疗药物，以及接受侵入性诊疗操作等）免疫功能降低，容易发生机会性感染。

**2. 正常菌群的寄居部位改变**　正常菌群在原本定居的部位不致病，当寄居部位改变后可能致病。

如大肠埃希菌在肠道通常不致病，当进入泌尿道、腹腔、血液等部位会引起尿路感染、腹膜炎或败血症。拔牙时正常寄居在口腔的甲型链球菌可侵入血液引起菌血症，甚至可能在心瓣膜黏附定植形成赘生物，导致亚急性细菌性心内膜炎。

**3. 菌群失调**　正常菌群中各微生物的种群及比例发生异常改变，使微生态失去平衡称为菌群失调。轻者可自行恢复，严重时导致疾病，称为菌群失调症（dysbacteriosis）或菌群交替症（microbial selection and subsitition），亦称为二重感染或重叠感染（superinfection），往往因长期大量应用抗生素抑制或杀灭正常菌群中大部分敏感菌，耐药菌或数量劣势的菌群大量繁殖导致感染发生。病原体以金黄色葡萄球菌、某些革兰阴性杆菌（大肠埃希菌、铜绿假单胞菌）和白假丝酵母菌为多见，临床常表现为伪膜性肠炎、鹅口疮、肺炎、泌尿系感染或败血症等。发生二重感染时应及时更换敏感抗生素，同时使用微生态制剂，以加快恢复微生态平衡。

维护微生态平衡，防止微生态失调和机会性感染发生的措施：①保护好宏观生态环境和微生态环境；②治疗时选用敏感抗生素并合理应用；③增强机体免疫力，防止出现免疫功能低下。

> ⊕ **知识链接**
>
> ### 微生态平衡——机体健康的基石
>
> 　　微生态平衡是指正常微生物群与其宿主生态环境在长期进化过程中形成生理性组合的动态过程。保持微生态平衡，是保证机体生理功能正常执行的基本前提。人体的微生态平衡主要是长期大量定居在人体的正常微生物群的各成员之间及与其所寄生的宿主之间的平衡。人体所携带的正常菌群包括原籍菌群和外籍菌群。原籍菌群在机体特定的部位定居和繁殖，成为机体必要的组成部分，保持稳定的微生物种类和数量，正常情况下对人体健康有益无害，具有免疫和营养等多种作用。外籍菌群来自环境或人体其他寄居部位，包括非致病菌和机会致病菌，若在体内定植、繁殖，可引起疾病。因此，提倡科学使用抗生素，防止人体微生态平衡被破坏，保护人体健康的家园是我们义不容辞的责任。

# 第二节　细菌的致病性

细菌引起机体感染致病的能力称为细菌的致病性（pathogenicity）。细菌的致病性相对特定宿主而言，有些只对人类致病，如淋病奈瑟菌；有些只对动物致病，如猪巴氏杆菌；有些是对人和动物都可致病的人畜共患病原菌，如布鲁菌等。致病菌侵入合适的宿主能否致病，就其自身而言，取决于细菌的毒力、侵入数量、侵入部位。

## 一、细菌的毒力

致病菌的致病性强弱程度称为毒力（virulence）。毒力常用半数致死量（median lethal dose，$LD_{50}$）或半数感染量（median infective dose，$ID_{50}$）表示。即在规定时间内，通过合适的接种途径，能使一定体重或年龄的健康易感动物半数死亡或感染所需要的最小细菌数量或毒素量。不同细菌毒力不同，即使同种细菌也常因菌型、菌株的不同而具有一定的差异。此外，细菌的毒力也随宿主不同而异。一种细菌在某种宿主体内是强致病性的，而在另一种宿主体内可能是弱致病性甚至是无致病性的。致病性是"质"的概念，而毒力是"量"的概念。

细菌毒力主要由侵袭力（invasiveness）和毒素（toxin）构成。细菌对宿主致病作用除毒力外，细菌结构及其代谢产物作为抗原或超抗原，可能激发宿主病理性免疫应答而引起疾病。

## （一）侵袭力

侵袭力（invasiveness）是指致病菌突破宿主的免疫防御机制，侵入宿主并在体内黏附（adhesion）、定植（colonization）、繁殖和扩散的能力。细菌侵袭力由其表面结构和侵袭性物质构成。

**1. 菌体表面结构** 致病菌致病的先决条件是黏附、定植于宿主细胞表面，以抵抗宿主呼吸道纤毛运动、肠蠕动、黏液分泌、尿液冲洗等清除作用，进而在局部生长繁殖并产生毒性物质，或继续侵入组织细胞或血液进一步扩散，形成感染。

能够与宿主细胞黏附结合的细菌结构成分统称为细菌的黏附素（adhesin）。细菌黏附素分为菌毛黏附素和非菌毛黏附素。前者主要是普通菌毛（是最重要的细菌结构性黏附素），以革兰阴性细菌多见；后者指除菌毛之外与黏附有关的结构，包括革兰阴性菌的外膜蛋白、革兰阳性菌表面的脂磷壁酸（LTA）以及各种致病菌的荚膜类物质，如荚膜、微荚膜、糖萼等。细菌的黏附素作为配体与宿主特定靶细胞上的相应受体特异性结合而黏附、定植。宿主的相应黏附素受体一般是靶细胞表面的糖蛋白或糖脂，有些是细胞外基质成分。

细菌可通过静电吸引、阳离子桥联、配体和受体结合等多种机制黏附于宿主细胞，但以细菌黏附素与宿主相应受体结合最为重要，其相互作用的高度特异性决定了致病菌感染的组织亲嗜性。如致泻性大肠埃希菌通过Ⅰ型菌毛与小肠黏膜上皮细胞的 D-甘露糖结合引起腹泻，而尿路致病性大肠埃希菌借助于 P 菌毛与泌尿生殖道黏膜上皮细胞的 P 血型抗原结合黏附，引起泌尿生殖道感染。某些细菌可表达多种黏附素，黏附多种不同细胞而致病，如大肠埃希菌表达多种黏附素可引起肠道、泌尿道、肺部等多部位的感染。

定植是细菌与宿主细胞紧密黏附后在局部繁殖形成微菌落的过程。致病菌黏附、定植后即定居于宿主体内，是其感染宿主的第一步。如从临床标本分离出的肠产毒素性大肠埃希菌菌株大多具有菌毛，通过菌毛黏附、定植于肠黏膜或泌尿道上皮细胞导致肠道和泌尿道感染，而志愿者口服肠产毒素性大肠埃希菌的无菌毛菌株则不引起腹泻。

细菌形成生物被膜（或称细菌生物膜 bacterial biofilm，BF）有利于细菌的黏附、定植。细菌生物被膜是指细菌借助特定信号分子，相互联络和协同作用，黏附于接触表面，分泌多糖蛋白复合物、纤维蛋白、脂质蛋白等，将其自身包绕其中而形成大量细菌聚集的膜样物。其既是高度组织化的细菌群体结构，又是有利于细菌生存的微环境，可由单一菌种或多菌种构成。细菌生物膜结构致密、通透性低、细菌代谢率低并具有屏障作用，可阻止大多数杀菌物质和免疫细胞以及抗生素药物的杀伤作用，易于生存而且容易发生耐药基因转移。在植入性医疗材料（如人工瓣膜、人工关节、人工支架、插管导管等）表面尤其容易形成细菌生物膜，引起相关感染性疾病。

细菌的荚膜参与细菌与宿主细胞的黏附结合，也参与细菌生物膜的形成。如变异链球菌借助荚膜黏附于牙釉质表面，代谢产酸和多糖，使变异链球菌、乳杆菌、黏液放线菌等在局部黏附生长形成细菌生物膜，即"牙菌斑"（dental plaque），进而导致龋齿。细菌鞭毛的活泼运动可帮助细菌迅速避开不利因素，有助于细菌在靶细胞黏附、定植，如幽门螺杆菌借助鞭毛活泼的运动迅速穿过胃黏膜表面的黏液层，避免胃酸的杀灭作用，到达胃黏膜上皮细胞致病。

**2. 侵袭性物质** 有些细菌能产生协助致病菌侵袭、扩散、抗吞噬的物质，使细菌侵入细胞或深层组织，导致浅表或深部感染；有些细菌穿过黏膜细胞侵入血液造成血行播散。

（1）侵袭素 有些细菌能产生促进细菌侵袭上皮细胞或向邻近细胞扩散的物质，称为侵袭素（invasin）。相应编码基因称为侵袭基因（invasive gene，*inv* 基因）。如肠侵袭性大肠埃希菌由质粒基因编码的侵袭素能使细菌侵入上皮细胞；福氏志贺菌产生的 Ipa、Ipb、Ipc 等侵袭性蛋白能使细菌向邻近细胞扩散。此外，常见的侵袭性致病菌还有鼠伤寒沙门菌、空肠弯曲菌、淋病奈瑟菌等。

（2）侵袭性酶类　许多致病菌能产生降解破坏宿主组织和细胞的侵袭性胞外酶，破坏组织，帮助细菌在体内蔓延扩散。如 A 群链球菌产生的透明质酸酶、链激酶和链道酶，能降解细胞外基质透明质酸、溶解纤维蛋白、液化脓液等，利于细菌在组织中扩散。淋病奈瑟菌、脑膜炎奈瑟菌等产生 sIgA 裂解酶，破坏黏膜特异性防御机制。幽门螺杆菌脲酶可分解尿素产氨，有助于细菌在强酸性胃幽门部的寄生。

（3）抗吞噬物质　致病性葡萄球菌产生的血浆凝固酶，能使血浆中的液态纤维蛋白原变成固态纤维蛋白包绕在菌体周围，抵抗吞噬细胞的吞噬作用。细菌的荚膜、微荚膜以及类似结构，如链球菌 M 蛋白、大肠埃希菌 K 抗原等，不仅参与细菌黏附，也是细菌重要的抗吞噬结构。

此外，目前认为，某些能引起机体炎症反应的细菌代谢产物也与细菌侵袭力有关。过强的炎症使黏膜细胞损伤而使其屏障和血管通透性增加，有利于病原菌侵入和播散。如幽门螺杆菌产生嗜中性粒细胞激活蛋白，诱导中性粒细胞、胃黏膜上皮细胞、血管内皮细胞等产生大量炎性细胞因子，从而引起局部黏膜炎症和损伤。

### （二）细菌毒素

细菌毒素是细菌在代谢过程中产生的对宿主具有毒性作用的成分。按其来源、性质和作用特点等不同，可分为外毒素（exotoxin）和内毒素（endotoxin）两种（表 5-2）。

表 5-2　外毒素与内毒素的主要区别

| 区别要点 | 外毒素 | 内毒素 |
| --- | --- | --- |
| 来源 | 革兰阳性菌与部分革兰阴性菌 | 革兰阴性菌 |
| 释放方式 | 多由活菌分泌，少数由细菌死亡裂解后释出 | 细胞壁组分，细菌死亡裂解后释出 |
| 化学成分 | 蛋白质 | 脂多糖 |
| 热稳定性 | 差，60~80℃ 30 分钟被破坏 | 好，160℃ 2~4 小时被破坏 |
| 毒性作用 | 强，对组织器官有选择性毒性效应，引起特殊临床症状 | 较弱，毒性效应大致相同：引起发热、白细胞增多、内毒素血症、休克、DIC 等 |
| 免疫原性 | 强，刺激机体产生抗毒素，甲醛脱毒处理可制成类毒素 | 弱，刺激机体产生抗体作用弱，不能脱毒处理制成类毒素 |
| 分子结构 | 结合亚单位和毒性亚单位两部分组成 | O 特异性多糖、非特异核心多糖和脂质 A 三部分组成，主要毒性组分是脂质 A |
| 编码基因 | 多由质粒、噬菌体等染色体外基因编码 | 由染色体基因编码 |

**1. 外毒素**　主要由革兰阳性菌和少数革兰阴性菌在生活过程中产生，并分泌到菌体外的毒性蛋白质或多肽类物质，少数是细菌死亡裂解后释放。

（1）主要特性　化学成分是蛋白质，对热、酸、碱、蛋白酶敏感，但葡萄球菌肠毒素能耐 100℃ 30 分钟。

多数外毒素的分子结构由 A 和 B 两种亚单位组成。A 亚单位是其活性亚单位，决定毒性效应。B 亚单位能与宿主靶细胞表面的特殊受体结合，介导 A 亚单位进入靶细胞，即结合亚单位。B 亚单位无毒，适合研制疫苗。任一亚单位都单独对宿主无致病作用，完整的结构是外毒素致病的必要条件。不同细菌产生的外毒素对机体组织器官具有高度选择性正是因为通过其 B 亚单位与靶细胞表面相应受体结合，引起各自特殊的病变和症状。

外毒素的毒性作用强。1mg 肉毒毒素纯品能杀死 2 亿只小鼠，比氰化钾毒性大 1 万倍，是目前已知的化学毒和生物毒中毒性最强的物质。

作为蛋白质，外毒素具有良好的免疫原性，激发机体产生特异性中和抗体，即抗毒素。外毒素经 0.3%~0.4% 甲醛处理一定时间可以脱去毒性，而保留免疫原性，成为人工预防相应外毒素性疾病的疫苗，即类毒素（toxoid）。类毒素注入机体后，可刺激机体产生具有中和外毒素作用的抗毒素。因此，类毒素和抗毒素在防治某些传染病中有实际意义，前者主要用于人工主动免疫，后者常用于治疗和紧急预防，属于人工被动免疫。

（2）外毒素的种类　根据对宿主细胞的选择性及作用机制的不同，外毒素可分为神经毒素（neurotoxin）、细胞毒素（cytotoxin）和肠毒素（enterotoxin）三大类（表5-3），其中神经毒素毒性强烈、致死率高，细胞毒素可破坏细胞膜或抑制细胞蛋白合成而损伤宿主细胞，肠毒素主要引起肠黏膜功能紊乱而导致腹泻；根据作用部位不同，可分为膜表面作用毒素、膜损伤毒素和细胞内酶活性毒素；根据肽链分子结构特点又可分为A-B型毒素和单肽链毒素。

表5-3　细菌外毒素的种类及其作用机制

| 外毒素 | 产生细菌 | 所致疾病 | 作用机制 | 症状和体征 |
|---|---|---|---|---|
| **神经毒素** | | | | |
| 痉挛毒素 | 破伤风梭菌 | 破伤风 | 阻断抑制性神经介质的释放 | 全身骨骼肌强直性痉挛 |
| 肉毒毒素 | 肉毒梭菌 | 肉毒中毒 | 抑制胆碱能运动神经释放乙酰胆碱 | 肌肉松弛性麻痹 |
| **细胞毒素** | | | | |
| 白喉毒素 | 白喉棒状杆菌 | 白喉 | 抑制细胞蛋白质合成 | 假膜形成、肾上腺出血、心肌损伤、外周神经麻痹 |
| 毒性休克综合征毒素-1 | 金黄色葡萄球菌 | 毒性休克综合征 | 增强对内毒素作用的敏感性 | 发热、皮疹、休克 |
| 表皮剥脱毒素 | 金黄色葡萄球菌 | 烫伤样皮肤综合征 | 表皮与真皮脱离 | 表皮剥脱性皮炎 |
| 致热外毒素 | A群链球菌 | 猩红热 | 破坏毛细血管内皮细胞 | 猩红热皮疹、发热 |
| 百日咳毒素 | 百日咳鲍特菌 | 百日咳 | 阻断G蛋白介导的信号转导，激活腺苷酸环化酶 | 阵发性痉挛性咳嗽、黏稠分泌物增多 |
| α-毒素 | 产气荚膜梭菌 | 气性坏疽 | 水解细胞膜上磷脂酰胆碱，溶解红细胞、白细胞、血管内皮细胞等 | 细胞坏死、血管通透性增加、水肿、气肿 |
| **肠毒素** | | | | |
| 霍乱毒素 | 霍乱弧菌 | 霍乱 | 激活腺苷环化酶，增高细胞内cAMP水平 | 严重腹泻、呕吐，米泔样粪便，水、电解质平衡失调 |
| 肠毒素 | 肠产毒性大肠埃希菌 | 腹泻 | 不耐热肠毒素同霍乱毒素，耐热肠毒素使细胞内cGMP增高 | 腹泻、呕吐 |
| 志贺毒素 | 肠出血性大肠埃希菌 痢疾志贺菌 | 出血性肠炎 细菌性痢疾 | 降解核糖体60S亚基28S rRNA，抑制靶细胞蛋白质合成 | 血性腹泻 黏液脓血便 |
| 肠毒素 | 产气荚膜梭菌 | 食物中毒 | 激活肠黏膜腺苷环化酶，增高细胞内cAMP水平 | 呕吐、腹泻 |
| 葡萄球菌肠毒素 | 金黄色葡萄球菌 | 食物中毒 | 作用于呕吐中枢 | 呕吐为主、腹泻 |

**2. 内毒素**　是革兰阴性细菌细胞壁的脂多糖（LPS）组分，细菌死亡裂解后释放出来，对机体表现毒性作用。螺旋体、衣原体、支原体、立克次体亦有类似的LPS，有内毒素活性。

内毒素性质稳定，加热至160℃ 2~4 小时，或用强碱、强酸或在加入强氧化剂的条件下再加热煮沸30 分钟才灭活。这一性质提示严格无菌操作的重要性，因为生物制品等一旦受革兰阴性细菌等微生物污染，即使随后杀灭微生物，其崩解释放的内毒素也很难除去。

内毒素毒性作用相对较弱，并且无组织选择性，各种细菌内毒素的致病作用相似。内毒素免疫原性弱，刺激机体产生抗体的作用弱，且抗体中和作用弱，不具有保护性，不能用甲醛脱毒形成类毒素。脂质 A 是内毒素的毒性中心，所有革兰阴性细菌脂质 A 结构类似，所以不同细菌产生的内毒素致病作用相似。

（1）发热反应　内毒素刺激单核巨噬细胞释放 IL-1、IL-6 和 TNF-α 等内源性致热原性细胞因子，这些细胞因子再作用于下丘脑体温调节中枢，引起人或动物发热反应。

（2）白细胞反应　大量内毒素促使中性粒细胞黏附至组织毛细血管壁，使血循环中的中性粒细胞数量骤减，1~2 小时后，LPS 诱生的中性粒细胞释放因子刺激骨髓释放出大量中性粒细胞补充入血。因此，内毒素引起的白细胞反应特点是开始短暂降低，而后迅速持续升高。

（3）内毒素血症与内毒素休克　当血液中或感染灶内革兰阴性菌释放大量内毒素入血或使用生物制品或输液药品中含有内毒素时，可导致内毒素血症（endotoxemia）。内毒素通过活化单核巨噬细胞、中性粒细胞、内皮细胞、血小板、激活补体等机制大量诱生 IL-1、IL-6、IL-8、组胺、5-羟色胺、前列腺素、激肽等多种生物活性介质，使小血管功能紊乱、微循环障碍、血压下降、组织器官血液灌注不足、缺氧、酸中毒。严重时发展为以高热、微循环衰竭和低血压为特征的内毒素休克（endotoxic shock）或脓毒性休克（septic shock），死亡率极高。尤以伤寒沙门菌、志贺菌、脑膜炎奈瑟菌和大肠埃希菌内毒素休克特别危险。

（4）弥漫性血管内凝血（DIC）　指继发于革兰阴性细菌内毒素血症的、以小血管内广泛微血栓形成和凝血功能障碍为主要表现的综合征。内毒素可激活凝血因子，并刺激血小板聚集、释放介质引起广泛性血管内凝血，大量凝血因子迅速消耗进而导致广泛性出血。

（5）免疫调节及致炎作用　内毒素具有多种免疫调节功能：①刺激巨噬细胞、NK 细胞等产生 IL-1、IL-6、TNF-α 及趋化因子；②佐剂作用，内毒素可促进机体对特异抗原的体液免疫应答；③直接激活补体替代途径；④作为 TI 抗原直接激活 B 细胞产生抗体。

### （三）超抗原及免疫病理反应

有些外毒素具有超抗原（superantigen）性质，可激发强烈的病理性免疫应答，参与疾病的发生。葡萄球菌肠毒素 A~E、毒性休克综合征毒素-1（TSST-1）、链球菌致热外毒素 A~C 等具有超抗原性质。这些外毒素激活大量 T 细胞，释放大量 IL-1、IL-2、TNF-α 和 IFN-γ 等细胞因子，诱发强烈炎症反应，参与食物中毒、毒性休克综合征、猩红热发病机制。某些细菌感染后，刺激机体引发超敏反应而导致疾病的发生。如链球菌感染可激发 II 型和（或）III 型超敏反应导致肾小球肾炎或风湿性心脏病。结核分枝杆菌激发 IV 型超敏反应导致结核病。

## 二、细菌侵入的数量

感染的发生，除与致病菌的毒力相关外，还需有足够的数量。一般细菌感染所需的数量与其毒力成反比，毒力愈强，引起感染所需的菌量愈小；反之则需菌量愈大。例如毒力强大的鼠疫耶尔森菌，数个菌侵入就可引发鼠疫；而毒力弱的某些沙门菌，常需摄入数亿个菌才引起急性胃肠炎。此外，在致病菌毒力相同的情况下，引起感染所需致病菌数量还和宿主免疫力有关，宿主免疫力较强，引起感染所需细菌数量较大，反之亦然。

## 三、细菌侵入的门户

致病菌只有通过特定的侵入门户、到达特定组织细胞才能引起感染，否则即使有一定的毒力和足够的数量，仍不能引起感染。例如痢疾志贺菌必须经口进入；脑膜炎奈瑟菌必须经呼吸道吸入；破伤风梭菌的芽孢必须进入深部创伤，在厌氧环境中发芽、生长繁殖产生痉挛毒素引起破伤风。也有一些致病菌有多种侵入门户，例如结核分枝杆菌可经呼吸道、消化道、皮肤创伤等多途径侵入而造成感染。

# 第三节　宿主的抗感染免疫

人体具有高度完善的免疫防御机制。在抗细菌感染过程中，各免疫器官、免疫细胞和免疫分子间相互协助，协同抵御细菌感染。致病菌或其产物侵入人体后，机体通过固有免疫（天然免疫）和适应性免疫（获得性免疫）机制识别和清除这些异物。

## 一、固有免疫

固有免疫是种系在长期发育和进化过程中，逐渐建立和完善起来的一系列天然防御机制，是机体识别和清除致病菌的第一道防线。构成固有免疫的物质基础主要包括机体的屏障结构、固有免疫细胞和固有免疫分子。

### （一）屏障结构

**1. 皮肤与黏膜屏障**

（1）物理屏障　正常人体健康完整的皮肤和黏膜结构具有机械性阻挡和排除作用。多层扁平细胞构成的完整皮肤层能阻挡致病菌的穿透，只有当皮肤破损时致病菌才能侵入。呼吸道黏膜上皮细胞的纤毛运动、口腔的吞咽运动和肠蠕动等，可将停留相应部位的致病菌排出体外。寒冷或有害气体等的刺激、黏膜屏障有缺损或功能障碍时，机体易患气管炎、支气管炎和肺炎等疾患。

（2）化学屏障　皮肤和黏膜细胞能分泌多种杀菌物质。例如皮肤汗腺可分泌乳酸，皮脂腺可分泌脂肪酸，黏膜细胞可分泌溶菌酶、胃酸、抗菌肽、乳铁蛋白、蛋白酶等多种杀菌物质，是局部抗感染的重要天然产物。

（3）生物屏障　皮肤黏膜部位寄居的正常菌群可通过竞争性黏附、争夺营养物质及产生抗菌物质等机制阻止某些致病菌的生长繁殖。例如口腔中唾液链球菌代谢产生过氧化氢，能杀死脑膜炎奈瑟菌和白喉棒状杆菌；咽喉部甲型溶血性链球菌能抑制肺炎链球菌的生长；肠道中大肠埃希菌能抑制志贺菌、金黄色葡萄球菌、白假丝酵母菌等。

**2. 血-脑屏障**　由软脑膜、脉络丛、脑毛细血管和星状胶质细胞等组成，具有阻挡微生物及其产物从血流进入脑组织或脑脊液，从而保护中枢神经系统的作用。婴幼儿的血-脑屏障发育尚未完善，故易发生脑膜炎、脑炎等中枢神经系统感染。

**3. 胎盘屏障**　由母体子宫内膜的基蜕膜和胎儿绒毛膜组成，能防止母体内的病原体及其毒性代谢产物进入胎儿体内。妊娠3个月内，胎盘屏障尚未发育完善，若母体感染，病原体有可能通过胎盘侵犯胎儿，造成胎儿畸形甚至死亡。因此，在妊娠早期应尽量防止感染。

### （二）固有免疫细胞

固有免疫细胞主要包括吞噬细胞、自然杀伤（NK）细胞、B1细胞、γδT细胞及NKT细胞等。

**1. 吞噬细胞**　主要包括外周血中性粒细胞和单核吞噬细胞系统。中性粒细胞表达多种趋化因子受体、模式识别受体和调理性受体，胞质中含有髓过氧化物酶（myeloperoxidase，MPO）杀菌系统；具有很强的趋化和吞噬能力，可迅速穿越血管内皮细胞到达感染部位，吞噬杀伤致病菌；也可通过调理作用、抗体依赖性细胞介导的细胞毒作用（antibody-dependent cell-mediated cytotoxicity，ADCC）发挥抗感染作用。单核吞噬细胞系统的细胞寿命较长，胞内富含溶酶体酶类物质，具有很强的吞噬杀伤和清除致病菌的能力。

当致病菌侵入皮肤或黏膜后，中性粒细胞首先从毛细血管逸出，聚集并吞噬消灭致病菌。少数致病菌到达附近的淋巴结，由淋巴结内的巨噬细胞吞噬杀灭。只有极少数毒力强的致病菌可经淋巴结侵入血流或其他器官，再由相应部位的吞噬细胞吞噬杀灭。

（1）吞噬和杀菌过程　一般分为 3 个阶段（图 5 - 1）。

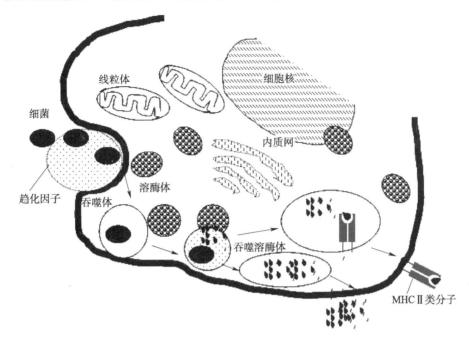

图 5 - 1　吞噬细胞吞噬消化致病菌过程示意图

1）定向趋化　致病菌侵入机体后，血流中的吞噬细胞以组成性或诱导性表达的黏附分子与血管内皮细胞相应黏附分子结合，穿越血管内皮细胞移行至感染部位。具有趋化作用的物质有 IL-8、MCP、TNF 等炎性细胞因子，致病菌的结构成分及代谢产物（如肺炎球菌、链球菌等的多糖），补体活化片段 C3a、C5a、C567 以及炎症组织细胞损伤所释放的物质。

2）识别黏附　在感染早期，吞噬细胞可通过其细胞表面的模式识别受体（PRR）直接识别致病菌表达的病原相关分子模式（PAMP），或通过其表面的补体受体（CR1）间接识别结合有补体 C3b、C4b 及 iC3b（经 MBL、替代途径活化产生）的致病菌。吞噬细胞也可通过其 FcγR 间接识别与致病菌特异结合的 IgG 抗体 Fc 段，从而捕获吞噬致病菌。

3）吞噬消化　经吞噬细胞识别并结合致病菌及其产物后，主要以内吞等方式摄入并在胞内形成吞噬体。吞噬体与溶酶体融合形成吞噬溶酶体，最终通过氧非依赖杀菌系统与氧依赖杀伤系统杀灭。抗体、细胞因子及 LPS 等可有效增强其吞噬杀伤效应。

吞噬细胞氧依赖杀菌系统包括反应性氧中间物和反应性氮中间物的杀伤作用，前者包括超氧阴离子（$O_2^-$）、游离羟基（$OH^-$）、过氧化氢（$H_2O_2$）和单态氧（$^1O_2$）杀菌作用系统；后者包括一氧化氮（NO）、亚硝酸盐（$NO_2^-$）等，这些物质具有高效杀菌作用，能直接杀伤致病菌。氧非依赖杀菌系统包括溶酶体内的溶菌酶及杀菌性蛋白如防御素、乳铁蛋白、蛋白水解酶、核酸酶、酯酶和磷酸酶等。此外，细胞内乳酸累积形成特有的酸性环境不仅具有抑菌杀菌作用，而且有利于各种水解酶对致病菌进一步发挥消化降解作用。

（2）吞噬作用的后果　致病菌被吞噬后，其结局随细菌种类、毒力和人体免疫力不同而异。

1）完全吞噬　致病菌在吞噬溶酶体中被全部杀灭并消化，称为完全吞噬。完全吞噬降解产物氨基酸、糖、脂和核苷酸等可进入胞质被细胞重新利用，或外排或随细胞死亡后释出。如大多数化脓性球菌被中性粒细胞吞噬后，在 5~15 分钟死亡，30~60 分钟被消化。

2）不完全吞噬 某些胞内寄生菌（如结核分枝杆菌、嗜肺军团菌）被吞噬后未能被杀灭，称为不完全吞噬。多见于免疫力低下或尚未建立适应性免疫的机体。致病菌可在吞噬细胞内生长繁殖，随吞噬细胞游走引起感染扩散。如婴幼儿感染结核分枝杆菌后，由于缺乏对该菌的免疫力，单核吞噬细胞虽可吞噬结核分枝杆菌，但不能将其杀死，易致全身粟粒性结核病。

3）组织损伤 吞噬细胞在吞噬消化过程中可释放多种具有蛋白水解作用的溶酶体酶，如组织蛋白酶、胶原酶、弹性蛋白酶、磷脂酶及核苷酸酶等，也能破坏邻近正常组织细胞，造成病理损伤。同时，吞噬细胞分泌 IL-1、IL-6、TNF-α 等多种炎性细胞因子，促进炎症发生。

4）抗原递呈 单核吞噬细胞将消化降解产物中的有效抗原决定簇，处理加工为抗原肽-MHC 分子复合物，表达于细胞表面递呈给 T 细胞，启动机体适应性免疫应答。

**2. NK 细胞** 主要杀伤有胞内寄生微生物（病毒、结核分枝杆菌等）感染的靶细胞，无须抗原致敏，不受 MHC 限制，在感染早期即可发挥作用。主要通过分泌细胞因子（TNF 等）、ADCC 作用和释放穿孔素、颗粒酶等机制发挥作用。

**3. 其他固有免疫细胞** 主要有 B1 细胞、γδT 细胞及 NKT 细胞等，参与宿主早期皮肤黏膜非特异防御作用。B1 细胞主要针对细菌荚膜多糖和脂多糖发挥防御作用，γδT 细胞主要针对分枝杆菌等胞内寄生菌的产物应答，NKT 细胞主要针对 CD1 分子递呈的脂类和糖脂类抗原应答。

### （三）固有免疫分子

**1. 补体** 是广泛存在于正常人和脊椎动物新鲜血清、组织液和细胞膜表面的一组经激活后具有酶活性的球蛋白。补体系统在感染早期由 MBL 途径和旁路途径激活发挥作用，在有抗体形成后，可由经典途径激活。主要作用：①对靶细菌或受感染细胞的溶解破坏作用（MAC）；②调理作用（C3b、C4b 及 iC3b）；③促炎作用（C5a 具有趋化功能，C3a 和 C5a 具有过敏毒素的作用，促进炎症反应，增强抗感染作用）。

**2. 溶菌酶（lysozyme）** 是主要来源于单核吞噬细胞的一种碱性蛋白，广泛分布于血清、唾液、泪液、乳汁等各种体液和吞噬细胞溶酶体中。通过裂解革兰阳性菌的肽聚糖，溶解细菌。革兰阴性菌的肽聚糖外有脂蛋白、脂多糖等外膜，对溶菌酶不敏感。但若除去外膜，溶菌酶也能破坏革兰阴性菌。

**3. 抗菌肽** 是一类富含碱性氨基酸的小分子多肽，种类很多。几乎各种组织细胞都能表达，具有广谱高效的抗菌活性，通过破坏细菌细胞膜、刺激致病菌产生自溶酶、干扰 DNA 和蛋白质合成等机制而杀灭细菌。最主要的是防御素，主要抵抗胞外菌感染。

**4. 细胞因子** 在致病菌及其代谢产物诱导下，固有免疫细胞合成分泌多种炎性细胞因子，发挥多种免疫效应，包括致热、促炎、趋化、启动适应性免疫等。如 IL-8 可趋化大量吞噬细胞；IL-1、IL-6、TNF-α 有致热作用；LPS 和 IL-6 等诱导产生大量急性期蛋白，包括 C 反应蛋白（CRP）、脂多糖结合蛋白（LBP）、甘露聚糖结合凝集素（MBL）和蛋白酶抑制剂等，快速大量激活补体，启动对致病菌的杀伤和加强炎症反应。

## 二、适应性免疫

适应性免疫是个体出生后，在生长发育过程中接触病原微生物及其代谢产物而建立起来的一系列防御机能，也可经接种疫苗人工免疫而获得。适应性免疫在固有免疫基础上建立，包括体液免疫和细胞免疫两大类。

### （一）体液免疫

体液免疫是由 B 细胞介导、以特异抗体为效应物质的免疫应答。当宿主 B 细胞受致病菌和（或）

其代谢产物刺激后，在 CD4$^+$ Th2 细胞辅助下，B 细胞活化、增殖、分化为浆细胞，由浆细胞合成和分泌抗体。体液免疫主要针对胞外菌及其毒素。

**1. 抑制致病菌黏附**　致病菌与易感细胞黏附是感染发生的第一步。宿主针对致病菌与黏附有关的结构（包括黏附素、PAMP 等）所产生的特异抗体与之结合，可阻断其黏附作用，从而避免感染的发生，其中黏膜表面的 sIgA 作用尤其重要。

**2. 调理作用**　抗体和补体是体内主要的调理素（opsonin）。吞噬细胞表面有 IgG 和 C3b 的受体（FcγR/CR1），当 IgG 抗体的 Fab 段与相应致病菌特异结合后，借助 Fc 段与吞噬细胞结合，使吞噬细胞容易捕捉致病菌而发生吞噬。补体活化产物 C3b 与致病菌结合后，也可借助其相应受体而发挥促吞噬作用。二者联合作用更强。

**3. 中和作用**　针对外毒素的抗体称为抗毒素（antitoxin），能特异阻断外毒素与靶细胞上相应受体的结合或封闭外毒素的毒性基团，从而发挥保护性作用。由于抗毒素只能中和游离的外毒素，对已经结合到细胞表面的外毒素无作用，所以早期足量使用抗毒素才能有效防治外毒素性疾病。针对白喉毒素和破伤风毒素的抗毒素已在临床广泛应用于紧急预防和相应疾病的治疗。

**4. 激活补体和 ADCC 效应**　IgG 和 IgM 抗体与相应致病菌或被致病菌感染的靶细胞结合后，通过经典途径活化补体，膜攻击复合物（MAC）将致病菌或受感染靶细胞溶解破坏。IgG Fc 段还可与 NK 细胞、巨噬细胞和中性粒细胞等表面的 FcγR 结合，介导 ADCC 而裂解杀伤受致病菌感染的靶细胞。

**（二）细胞免疫**

细胞免疫是以 T 细胞为主的免疫应答。T 细胞接触致病菌后，活化、增殖、分化为致敏 T 细胞。其中主要是 Th1 细胞和 CTL 细胞。细胞免疫主要针对胞内寄生菌的感染。

**1. Th1 细胞**　分泌 IL-2、IFN-γ 和 TNF-α 等多种细胞因子，趋化、活化单核细胞向炎症部位浸润，并增强其对致病菌的杀伤清除作用。细胞因子激活 CTL 细胞，促进 CTL 分化成熟。细胞因子招募 NK 细胞到达感染部位并增强 NK 细胞的杀伤作用。

**2. CTL 细胞**　直接发挥细胞毒作用杀伤致病菌或致病菌感染细胞。CTL 细胞与受感染靶细胞结合后通过释放穿孔素、TNF-β 等导致靶细胞溶解，或通过颗粒酶、FasL 诱导靶细胞凋亡。CTL 细胞也可以分泌 IFN-γ 和 TNF-α 等细胞因子发挥抗感染作用。

**（三）黏膜免疫系统**

机体的黏膜系统是致病菌入侵的主要门户。广泛分布在黏膜下固有层的淋巴组织以及某些器官化的淋巴组织，如扁桃体、小肠派氏小结和阑尾构成机体黏膜免疫系统（mucosal immune system，MIS），发挥重要的局部防御作用。位于黏膜上皮细胞中的 M 细胞是启动黏膜免疫应答的关键细胞。M 细胞可捕获抗原或转运抗原，将入侵的致病菌摄取并移交给黏膜下固有层中的专职抗原递呈细胞进行抗原加工递呈，然后活化 T 细胞、B 细胞，产生特异性抗体，其中主要是 sIgA 发挥作用。黏膜免疫系统还可通过吞噬细胞、T 细胞发挥免疫功能。也可诱导全身免疫应答。

## 三、抗细菌感染的免疫特点

### （一）抗胞外菌感染的免疫

胞外菌寄居在宿主细胞外的组织间隙和血液、淋巴液、组织液等体液中。大多数对人类致病的细菌属于胞外菌，如化脓性球菌、厌氧芽孢梭菌及多种革兰阴性杆菌。胞外菌主要通过产生内外毒素及多种毒性物质致病。针对胞外菌感染的免疫，固有免疫主要依靠吞噬细胞，适应性免疫主要依靠黏膜免疫和体液免疫的特异性保护机制。特异的 IgG、IgM 和 sIgA 抗体可中和细菌的感染性，并通过调理吞噬和激活补体作用，最终依赖吞噬细胞、补体等彻底清除致病菌。此外，CD4$^+$ Th2 细胞除辅助 B 细胞对 TD-

Ag 产生抗体外，尚能产生多种细胞因子，趋化和激活巨噬细胞、中性粒细胞的吞噬杀菌作用，并促进局部炎症反应，以阻止致病菌从感染部位扩散。有些胞外菌的结构成分所激发的抗体可能引发Ⅱ型或Ⅲ型超敏反应，造成组织损伤而致病，如乙型溶血性链球菌感染后肾小球肾炎的发病即因为链球菌与肾小球基底膜具有共同抗原的交叉反应，及免疫复合物在肾小球基底膜沉积后引发的免疫损伤所致。

### （二）抗胞内菌感染的免疫

胞内菌分为兼性和专性。兼性胞内菌如结核分枝杆菌、布鲁菌、伤寒沙门菌、军团菌等；专性胞内菌如立克次体、衣原体。胞内菌感染的特点是胞内寄生性、低毒性、潜伏期较长、发病和病程缓慢、主要通过病理性免疫损伤而致病，常引起组织肉芽肿形成。抗胞内菌感染主要依靠细胞免疫的特异性保护机制，即 CD4$^+$ Th1 细胞和 CD8$^+$ CTL 细胞的免疫应答。CD4$^+$ Th1 细胞产生的众多细胞因子可激活巨噬细胞，激发迟发型超敏反应以清除胞内菌。CD8$^+$ CTL 通过释放穿孔素和颗粒酶等机制破坏胞内菌寄生的细胞，使病菌释放，再由抗体等调理后被巨噬细胞吞噬杀灭，最终从体内清除。抗体可以在细菌进入细胞之前，封闭和阻断细菌侵入细胞内。另外，可以阻断细菌在细胞间的扩散。胞内菌感染常伴有迟发型超敏反应。

## 第四节 感染的发生与发展

感染的发生、发展和结局是致病菌的致病作用与机体的抗菌免疫相互作用、相互斗争的过程（图5-2），双方力量对比和斗争的结果可表现为隐性感染（inapparent infection）、显性感染（apparent infection）和带菌状态（carrier state）（图5-3）。这三种感染类型随着双方力量的消长，可出现移行、转化或交替的动态变化。

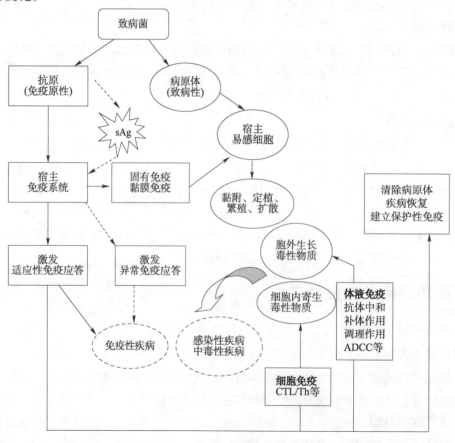

图5-2 致病菌与机体的相互关系

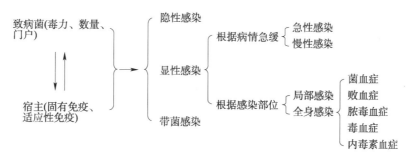

图 5-3 细菌感染类型

## 一、感染源

细菌性感染根据引起感染的细菌来源不同，分为外源性感染（exogenous infection）和内源性感染（endogenous infection）。根据感染发生的场所不同，分为社区获得性感染（community-acquired infection）和医院获得性感染（hospital-acquired infection），也称为社会感染和医院感染。

### （一）外源性感染

感染源来自宿主体外，多由毒力较强的致病菌引起。

**1. 患者** 是外源性感染的主要传染源。患者在感染后从潜伏期到疾病后期，都能向体外排菌，通过多种途径传播给易感人群。因此，对患者及早做出诊断并采取防治措施，是控制传染病的根本措施之一。

**2. 带菌者** 携带致病菌而无临床症状的健康人，以及传染病恢复后仍继续排菌者都是很重要的传染源，因其不出现临床症状，不易被人们察觉，故危害大于患者。脑膜炎奈瑟菌的感染常有健康带菌者，伤寒沙门菌、志贺菌等的感染常可有恢复期带菌者。

**3. 病畜和带菌动物** 人畜共患病的病畜或带菌动物可传播致病菌给人类。通过直接接触被感染动物，食用被污染的肉、奶、蛋制品或被昆虫叮咬等途径而传播。常见的人畜共患病的致病菌有炭疽杆菌、布鲁菌、牛分枝杆菌、鼠伤寒沙门菌以及鼠疫耶尔森菌等。

此外，环境中也存在许多致病菌和机会致病菌，如土壤中的破伤风梭菌、产气荚膜梭菌，医院供水或空调系统的嗜肺军团菌等。

### （二）内源性感染

病原体来源于宿主自身体内或体表的感染称为内源性感染。其病原体大多是体内的正常菌群，少数是曾经感染而潜伏存在于体内的致病菌，如结核分枝杆菌。

## 二、感染的传播途径

感染的传播途径主要指外源性感染的致病菌从传染源排出，侵入易感者的过程。

### （一）呼吸道感染

致病菌通过痰液、飞沫、尘埃等经呼吸道途径传播给他人。空调系统形成的气溶胶，雾化器、湿化器等吸入治疗装置内的液体被致病菌污染，也可引起感染。常见致病菌有链球菌、脑膜炎奈瑟菌、流感嗜血杆菌、结核分枝杆菌、白喉棒状杆菌、嗜肺军团菌等。

### （二）消化道感染

致病菌污染食物、水源、餐具等，经消化道途径感染人，构成"粪-口传播途径"。致病菌主要有沙门菌、志贺菌、埃希菌、霍乱弧菌等。幽门螺杆菌可通过唾液发生人-人传播。

## （三）皮肤黏膜损伤感染

皮肤、黏膜出现细小破损、烧伤、动物咬伤等，化脓性细菌如金黄色葡萄球菌、大肠埃希菌等侵入机体引起化脓性感染。在泥土中、人类和动物粪便中可能存在破伤风梭菌、产气荚膜梭菌等的芽孢，若进入皮肤深部伤口，微环境适宜时，产生外毒素而致病。

## （四）接触感染

某些致病菌可通过人–人或动物–人的直接接触或通过用具间接接触而感染机体。通过皮肤接触患病或带菌动物或受染皮毛等，可感染炭疽芽孢杆菌。接触病畜或被污染的畜产品，可感染布鲁菌。通过性接触或接触受染用品可感染淋病奈瑟菌等。

## （五）节肢动物叮咬感染

通过吸血昆虫叮咬传播致病菌。如鼠疫耶尔森菌通过鼠蚤叮咬而感染人，发生人鼠疫。

## （六）多途径感染

大部分致病菌通过一种途径传播，但有些致病菌可通过呼吸道、消化道、皮肤创伤等多途径传播造成感染，如结核分枝杆菌、炭疽芽孢杆菌等。

# 三、感染的类型

## （一）隐性感染

宿主免疫力较强，或侵入的致病菌数量较少、毒力较弱，机体不出现或出现轻微临床症状的感染，称为隐性感染，也称亚临床感染。每次传染病流行中，往往90%以上的感染人群为隐性感染。隐性感染后机体可获得特异免疫力，也可向体外排出致病菌而成为带菌者。

## （二）显性感染

宿主抗感染免疫力较弱，或侵入机体的致病菌数量较多、毒力较强，感染后机体组织细胞损伤严重，出现一系列临床症状和体征，称为显性感染。致病菌毒力及个体抵抗力不同，显性感染又有轻、重、缓、急等不同表现。

**1. 根据病情缓急不同分类** 分为急性感染和慢性感染。

（1）急性感染 发病急，病程较短，一般数日至数周，病愈后，致病菌从宿主体内消失。常见致病菌如霍乱弧菌、脑膜炎奈瑟菌、肠产毒性大肠埃希菌等。

（2）慢性感染 发病缓慢，病程长，常持续数月至数年，如结核分枝杆菌、麻风分枝杆菌等胞内菌。

**2. 根据感染部位不同分类** 分为局部感染和全身感染。

（1）局部感染 致病菌侵入宿主机体局限在一定部位生长繁殖，引起局部病变，如化脓性球菌所导致的疖、痈等。

（2）全身感染 感染发生后，致病菌或其毒素向全身扩散，引起全身症状。临床常表现为以下几种情况。

1）菌血症 致病菌由原发部位一时性或间断性侵入血流，但未在血中繁殖，经血流播散，到达适宜部位再行繁殖，称为菌血症（bacteremia）。例如伤寒早期的菌血症期。

2）毒血症 致病菌只在机体局部生长繁殖，不侵入血流，产生的外毒素经血液到达并损伤易感细胞，引起特殊的临床症状称为毒血症（toxemia）。例如白喉、破伤风等。

3）败血症 致病菌侵入血液并在其中大量生长繁殖，产生毒性产物，造成机体严重损伤，引起全身性中毒症状，称为败血症（septicemia）。主要症状有高热、皮肤和黏膜瘀斑、肝大、脾大、肾衰竭等。例如鼠疫耶尔森菌、炭疽芽孢杆菌等可引起败血症。

4）脓毒血症　化脓性致病菌侵入血液并在其中大量生长繁殖，经血流扩散至其他组织或器官，引起新的化脓性病灶称为脓毒血症（pyemia）。例如金黄色葡萄球菌的脓毒血症，常导致多发性肝脓肿、皮下脓肿和肾脓肿等。

5）内毒素血症　革兰阴性菌侵入血液，在其中大量繁殖，死亡崩解释放内毒素入血，也可由病灶内大量革兰阴性细菌死亡，释放的内毒素入血，引起发热、内毒素休克等症状称为内毒素血症（endo-toxemia）。在临床治疗革兰阴性菌引起的全身感染尤其是严重的败血症时，必须掌握抗生素用量，逐步分批杀灭细菌，否则短时间内大量革兰阴性细菌被杀死，其内毒素大量释放入血，极易使病情恶化甚至引起死亡。

### （三）带菌状态

机体在隐性或显性感染后，致病菌未及时消灭，在体内持续存在且不断向体外排出，称为带菌状态。处于带菌状态的宿主称为带菌者。带菌者包括健康带菌者和恢复期带菌者，是重要的传染源。及时发现并治疗带菌者，对控制和消灭传染病具有重要意义。

# 第五节　医院感染

医院感染是指患者或医护人员在医院环境内发生的感染。主要是指患者在医院接受诊断、治疗及其他医疗保健过程中发生的感染。目前医院感染已成为全球公共卫生问题，不仅影响医疗质量，而且增加个人，乃至社会的经济负担。因此，对医院感染监测、预防和控制有着非常重要的实际意义。

## 一、医院感染的常见病原体及其特征

### （一）医院感染的常见病原体

目前，医院感染可由细菌、真菌、衣原体、支原体等多种病原体引起，但主要是细菌，包括外源性或内源性的致病菌，其中以内源性的条件致病菌为主（表5-4）。

表5-4　医院感染的常见病原体

| 感染部位 | 常见病原体 |
| --- | --- |
| 呼吸道感染 | 铜绿假单胞菌、肺炎克雷伯菌、大肠埃希菌、阴沟肠杆菌、产气肠杆菌、黏质沙雷菌、金黄色葡萄球菌、嗜肺军团菌 |
| 泌尿道感染 | 大肠埃希菌、表皮葡萄球菌、变形杆菌、粪肠球菌、铜绿假单胞菌、肺炎克雷伯菌、白假丝酵母菌 |
| 消化道感染 | 霍乱弧菌、大肠埃希菌、金黄色葡萄球菌、志贺菌、沙门菌、空肠弯曲菌、艰难梭菌、白假丝酵母菌 |
| 伤口和皮肤感染 | 大肠埃希菌、金黄色葡萄球菌、凝固酶阴性葡萄球菌、甲型链球菌、产气肠杆菌、铜绿假单胞菌、肺炎克雷伯菌、脆弱类杆菌、真菌 |

### （二）医院感染常见病原体的特征

**1. 主要是机会致病菌**　多种病原体可引起医院感染，但主要是机会致病菌。其中绝大多数是细菌，尤以革兰阴性杆菌多见。此外，还有某些真菌、衣原体、支原体、病毒等。

**2. 多为耐药菌**　由于医院内接触抗生素的机会较多，从医院感染患者体内分离出的细菌，大多数具有耐药性，而且较医院外分离的同种菌的耐药性更强，耐药谱更广。

**3. 具有特殊的适应性**　某些细菌在获得耐药性质粒的同时，往往也获得毒力基因，因此毒力增强。

铜绿假单胞菌等易黏附于生物材料表面，形成细菌生物膜，从而造成难治性感染。

## 二、医院感染的类型

医院感染的类型可因分类方法不同而异，其中根据引起感染的病原体来源不同，分为内源性感染和外源性感染。

### （一）内源性医院感染

内源性医院感染也称自身感染，医院感染中以内源性医院感染为主。患者在医院内接受侵入性诊治，或因某些原因使机体免疫功能下降或破坏了机体的正常微生态平衡，使寄居在患者自身的正常菌群的某些成员成为机会致病菌，或潜伏的致病菌活化而导致感染。

### （二）外源性医院感染

外源性感染病原体来自患者体外，通过不同途径进入患者体内，进而发生感染。

**1. 交叉感染**　在住院期间，患者之间或患者与医护人员之间因密切接触（直接接触）或因使用物品等（间接接触）而发生的感染。

**2. 环境感染**　在医院环境内，因吸入污染的空气或接触受染的医院设施而发生的感染。医院中人口密集，人员流动性大，疾病种类多，因此，医院是一个极容易被污染的特殊环境，容易造成致病菌在人群中的播散。处于免疫力低下的各种患者，随时有遭受医院感染的危险。

## 三、医院感染的危险因素及防控原则

### （一）医院感染的危险因素

**1. 易感人群**　医院感染的对象主要是住院患者和医院工作人员，但住院患者往往存在多种免疫功能低下的因素，这一特殊人群更易感。

（1）年龄　老年人随着年龄增长，器官老化、功能衰退，免疫功能下降。婴幼儿因免疫器官发育尚不完善，免疫功能尚不健全。因此，老年人和婴幼儿更易发生医院感染。

（2）原有基础疾病　住院患者原有各种基础疾病，如肿瘤、糖尿病、尿毒症、肝硬化等，伴随基础疾病的发生，机体免疫功能下降，对病原体易感性增高而容易发生医院感染。

**2. 有创性诊疗技术的应用**　侵入性检查（如各种内镜、插管等）和侵入性治疗（如冠脉搭桥或人工支架、人工心脏瓣膜、人工机械辅助通气装置、血液透析和腹膜透析、器官移植）等现代医疗手段的应用，有可能破坏黏膜屏障作用，将正常菌群带入相应组织，或因器械灭菌不彻底或无菌操作不严格，也可能受外源性致病菌污染而造成感染。尤其容易形成细菌生物被膜，导致反复性、难治性感染。

**3. 对免疫功能有损害的因素**　某些对免疫功能有损伤的治疗措施，如放疗、化疗等，使患者免疫功能进一步受损。长期使用肾上腺皮质激素等免疫抑制剂，抑制机体免疫功能，都易发生医院感染。

**4. 不合理使用抗生素**　导致机体微生态平衡破坏，易发生菌群失调，出现二重感染。同时耐药菌株增加，致使病程延长，感染机会增多，易发生医院感染。

### （二）医院感染的预防控制原则

医院感染的有效预防控制既包括从宏观层面制定一系列政策及法规，又包括具体的管理措施和手段。尤其是要针对医院感染的危险因素切实做好对易感人群的保护，对医院环境及医用材料（一次性使用器具、侵入性诊疗材料）等的彻底消毒、灭菌等工作及其监管措施。接触传播是导致医院感染发生的重要因素，必须强化医院感染控制和无菌观念，严格实行无菌操作，阻断致病菌的传播途径。对基础疾病要合理制定治疗措施，尽量减少使用有损免疫功能的药物，合理使用抗生素，必要时适当选择免疫功能重建的治疗措施。

# 目标检测

## 一、选择题

1. 正常菌群成为机会致病菌引起感染的原因不包括　（　　）

　　A. 寄居部位改变　　　　　　　　　　　　B. 菌群各成员的比例失调

　　C. 菌群与宿主间的平衡被破坏　　　　　　D. 菌群发生了变异

　　E. 宿主免疫功能降低

2. 构成细菌毒力的是　（　　）

　　A. 细菌基本结构　　　　B. 侵袭力和毒素　　　　C. 细菌代谢产物

　　D. 细菌侵入机体的数量　　E. 细菌侵入机体的途径

3. 构成机体固有免疫的物质基础包括　（　　）

　　A. 健康完整的皮肤黏膜　　B. 吞噬细胞　　　　C. NK 细胞

　　D. 体液中的抗菌分子　　　E. 黏膜局部的 sIgA

## 二、简答题

1. 简述细菌外毒素与内毒素的特点。

2. 简述机体抗胞外菌的免疫机制。

3. 简述细菌全身感染的临床类型。

4. 简述医院感染常见病原体的特征。

（王桂琴）

# 第六章　细菌感染的检查方法与防治原则

📖 学习目标

1. **掌握** 细菌标本采集与送检原则；病原菌检测程序及常用项目。
2. **熟悉** 人工主动免疫制剂和人工被动免疫制剂。
3. **了解** 抗菌药物的应用原则。
4. 学会基本的细菌感染的检查方法，针对细菌感染性案例具备设计细菌学诊断程序、提出防治原则的能力。

　　病原菌可引起多种感染性疾病，其诊断除可根据临床症状、体征和一般检查外，还应采集合适的临床标本进行细菌学和血清学检查，以便确诊并指导临床用药。机体获得性免疫力的产生是预防细菌感染的主要措施。细菌感染的治疗主要依靠抗菌药物的应用。

⇒ 案例引导

　　**案例**　患者，男，21 岁。急性腹痛 1 天，黏液脓血便 10 次左右，有明显里急后重感，肠鸣音亢进，体温 38℃，血压 110/75mmHg，白细胞 $17 \times 10^9$/L，粪检未见阿米巴原虫，临床初步诊断为细菌性痢疾。

　　**讨论**　1. 应该如何采集样本？
　　　　　　2. 如何进行细菌学诊断？

## 第一节　细菌感染的检查方法

　　细菌感染的实验室诊断包括细菌学诊断（以检测病原菌及其抗原、代谢产物或核酸为目的）和血清学诊断（检测患者血清中特异性抗体），并进行药物敏感性试验以指导临床用药。

### 一、临床标本的采集与运送原则

　　标本采集是诊断细菌感染的第一步，直接关系到检验结果的可靠性，因此，标本的采集与送检过程必须遵循以下几项原则。

　　（1）严格无菌操作，尽量避免被杂菌污染，但采集局部不得使用消毒剂，必要时宜用无菌生理盐水冲洗，拭干后再取材。

　　（2）根据不同疾病以及同一疾病不同病程采集不同的标本，如流行性脑脊髓膜炎，采取瘀斑液、血液、脑脊液；细菌性痢疾取脓血或黏液性粪便；肠热症应在发病 1～2 周内取血液，2～3 周取粪便或尿液，疾病全程可取骨髓。

　　（3）尽可能在使用抗菌药物前采集标本，否则应加药物拮抗剂，如使用磺胺者必须加对氨基苯甲酸，使用青霉素者加青霉素酶等。

（4）标本必须新鲜，尽快送检。多数病原菌可冷藏速送；脑膜炎奈瑟菌对温度敏感，应尽可能床边接种，或保温送检。粪便标本常加入甘油缓冲盐水保存液。对烈性传染病标本，应严格按规定包装冷藏、专人递送。

（5）检测特异性抗体尽量采集双份血清，第一份尽可能在发病后立即采集，第二份在发病后 2 ~ 3 周采集。血清标本放置于 −20℃ 保存。

（6）标本需做好标记，并在化验单上详细填写检验目的、标本种类、临床诊断和其他常规项目。

## 二、细菌学诊断

### （一）细菌形态学检测

**1. 不染色标本检查法** 不染色标本主要用于检查细菌的动力，常采用压滴法和悬滴法，可用暗视野显微镜或相差显微镜观察。

**2. 染色标本检查法** 凡在形态、排列方式和染色性上具有特征的致病菌，标本直接涂片染色后显微镜下观察有助于初步诊断。如取患者脑脊液或瘀点、瘀斑涂片镜检，见到白细胞内有革兰阴性双球菌时即可诊断流行性脑脊髓膜炎；在痰中检出抗酸染色阳性有分枝状的细菌，可怀疑结核分枝杆菌感染，需进一步分离培养鉴定。革兰染色、抗酸染色法是应用最为广泛的细菌染色方法。

（1）革兰染色法（Gram stain） 是细菌学中最经典、应用最广泛的染色方法。

1）方法 将标本固定后先用结晶紫染色 1 分钟，再加碘液媒染 1 分钟，然后用 95% 乙醇脱色 30 秒，最后用稀释复红或沙黄复染 1 分钟后水洗、干燥镜检。被染成紫色的为革兰阳性菌，被染成红色的为革兰阴性菌。

2）原理 尚未完全明确，但与细菌细胞壁结构及其化学组成密切相关：①革兰阳性菌的细胞壁肽聚糖层数多，能形成三维致密结构，染料复合物不易从菌细胞内洗脱；而革兰阴性菌的细胞壁肽聚糖层数少，只能形成二维疏松的结构，且脂质含量高，易被乙醇溶解，使胞壁通透性增高，结合的染料复合物容易洗脱。②革兰阳性菌含有较多的核糖核酸镁盐，可与结晶紫、碘结合成大分子复合物不易脱色。③革兰阳性菌的等电点低于革兰阴性菌，在中性环境下，结合带正电荷的碱性染料多。此外，染色结果受菌龄、脱色时间、pH 等多种因素影响。因此，必须规范染色方法才能获得正确结果。

3）意义 ①鉴别细菌，革兰染色可将细菌分为革兰阳性菌和革兰阴性菌两大类；②与细菌致病性有关，大多数革兰阳性菌以外毒素为主要致病物质，而革兰阴性菌主要以内毒素致病；③有助于选择抗菌药物，大多数革兰阳性菌对青霉素、头孢霉素、甲紫等敏感，大多数革兰阴性菌对氨基糖苷类抗生素如链霉素、庆大霉素和氯霉素等敏感。

（2）抗酸染色法（acid–fast stain） 是检查结核和麻风分枝杆菌属细菌的重要方法。

1）方法 标本经涂片、干燥和固定后先用 5% 苯酚–复红初染，加热 3 ~ 5 分钟，细菌被染成红色，然后用含 3% 盐酸乙醇脱色，最后加碱性亚甲蓝复染。菌体被染成红色的为抗酸性细菌，被染成蓝色的为非抗酸性细菌。

2）原理 抗酸性细菌如结核杆菌等分枝杆菌属细菌的细胞壁富含脂类物质，一旦着色，能够抵抗含 3% 盐酸乙醇的脱色作用，而使菌体保持红色，故称为抗酸染色阳性。而一般的细菌容易脱色，再经亚甲蓝复染呈蓝色。

细菌染色法中尚有单染色法以及有一些可针对细菌特殊结构如鞭毛、荚膜和芽孢的特殊染色方法。

**3. 电子显微镜检查** 电子显微镜的放大倍数可达十几万倍，能分辨 1nm 的微粒，不仅能观察细菌的外形，内部超微结构也能一览无遗。电子显微镜的标本需在真空干燥的状态下观察，故不能观察活的微生物。

## （二）病原菌分离培养与鉴定

**1. 分离培养** 细菌培养时应选择适宜的培养基、pH、温度和培养时间等。通常由无菌部位采集的标本（如血液、脑脊液等）应接种至营养丰富的培养基，取自有菌部位的标本（如粪便、痰液等）应接种至选择培养基或选择鉴别培养基。分离培养后根据菌落的大小、形状、颜色、表面性状、透明度和溶血性等做出初步判断，同时取单个菌落进行染色镜检观察。此外，细菌的生长状态及其动力也是鉴别某些细菌的重要依据。但如遇到白喉等急性传染病时，可根据患者特殊临床症状和直接涂片镜检结果做出初步诊断并及时治疗，以免贻误病情。

**2. 生化试验** 不同的细菌具有不同的酶系统，分解营养物质可产生不同的代谢产物，以此来鉴别细菌的方法称作细菌的生化试验，是鉴别细菌的重要依据。例如，肠道感染细菌种类很多，一般为革兰阴性杆菌，镜下形态和菌落特征基本相同，但各自代谢能力不同。因此，常利用糖发酵试验、吲哚试验、硫化氢试验、尿素酶试验等生化反应对其进行鉴别。

**3. 血清学鉴定** 利用已知的特异性抗体鉴定分离培养出的未知细菌，可以进行种、群和型的鉴定。如用沙门菌属多价及单价血清鉴定菌种和确定菌型。

**4. 动物实验** 一般不作为临床标本的细菌学常规检查技术，但对测定细菌的毒力或致病性有重要意义，亦可用于分离病原菌。常用动物有小鼠、豚鼠和家兔等，接种途径有皮内、皮下、腹腔、静脉、脑内、鼻腔和灌胃等。检查细菌的毒素常用毒素抗毒素中和试验，如大肠埃希菌的耐热肠毒素、破伤风梭菌的神经毒素等。鲎试验（limulus tests）可用于细菌内毒素或热原的检测。

**5. 药物敏感性试验（antimicrobial susceptibility test）** 是测定抗菌药物在体外对病原菌有无抑菌或杀菌作用的方法，对指导临床用药及时控制感染有重要意义。常用方法有纸碟法、小杯法、凹孔法和试管法等，以纸碟法和试管稀释法常用。纸碟法是根据药敏纸片周围是否出现抑菌圈及其大小来判定试验菌对该药物的敏感性。试管法是以能抑制细菌生长的药物的最高稀释度作为该药物的最低抑菌浓度。

目前临床已逐步采用自动化微生物鉴定和药敏分析系统，能准确鉴定出常见的致病菌，尤其适用于难培养细菌的鉴定及药物敏感试验，实现了细菌检测的快速化、自动化和标准化。

## （三）病原菌的抗原检测

用已知特异性抗体检测标本中相应细菌抗原辅助诊断细菌感染。常用的免疫学检测技术有玻片凝集试验、胶乳凝集、协同凝集、酶免疫、荧光免疫和放射性核素标记等技术。免疫学检测技术的优点是特异、敏感、简便、快速，既可直接检测标本中的微量抗原，也可检测细菌分离培养物。在采集标本前患者如已使用抗生素，对细菌的培养不易成功，但细菌的抗原仍能被检测出来。如检测脑脊液中脑膜炎奈瑟菌的可溶性抗原可用于流行性脑脊髓膜炎的诊断。

## （四）病原菌的核酸检测

病原菌的核酸检测已用于诊断结核分枝杆菌、军团菌、幽门螺杆菌、空肠弯曲菌和致病性大肠埃希菌等致病菌。常用的方法主要有核酸杂交（nucleotide hybridization）和聚合酶链反应（polymerase chain reaction，PCR）等。

核酸分子杂交是根据 DNA 双螺旋分子的碱基互补原理设计的。PCR 技术是一种选择性 DNA 或 RNA 体外合成放大技术，具有快速、敏感、特异和简便的优点。

16S rRNA 是原核生物的一种保守的核糖体 RNA，对其进行基因序列的分析可用于分析、鉴定细菌，具有简便、快速、微量和准确等优点，已经成为当前研究微生物群落组成及分布的重要手段。宏基因组测序在 16S 测序分析的基础上还可以进行基因和功能层面的深入研究。

## 知识链接

### 16S rRNA 基因测序原理

16S rRNA 基因测序已经成为当前研究微生物群落组成及其分布的重要手段。16S 核糖体 RNA（16S ribosomal RNA），简称 16S rRNA，是原核生物的核糖体中 30S 亚基的组成部分，长度约为 1542nt。16S rRNA 基因是细菌染色体上编码 rRNA 相对应的 DNA 序列，存在于所有细菌的基因组中。物种间 16S rRNA 基因序列既有高变区（V 区，反映物种间的差异），也有保守区（物种之间高度相似，反映物种间的亲缘关系），二者呈交替排列。原核 16S rRNA 序列包含 9 个高变区和 10 个保守区，其中，V3、V4 和 V5 区的特异性好，数据库信息全，是细菌多样性分析注释的最佳选择。目前，几乎全部原核生物的 16S rRNA 基因序列已测序成功并保存在公共核酸库中。因此，16S rRNA 基因常用于微生物多样性分析，而且新命名的细菌要求必须测序其 16S rRNA 基因序列并提交到公共核酸库中。当前，基因检测技术的发展日新月异，我们也应该与时俱进，跟上时代的步伐，掌握细菌学检测的先进技术。

近年来，基因芯片技术也常用于细菌的鉴定和分析。基因芯片又称 DNA 芯片或 DNA 微阵列，其原理是将大量探针分子固定在固相支持物表面，将标记的样品与探针分子进行杂交，根据杂交信号的强弱及分布来分析受检样品的遗传信息。

### （五）其他检测法

胃活检组织块脲酶分解试验和 $^{13}$C 或 $^{14}$C 尿素呼气试验可检测幽门螺杆菌感染。噬菌体分型鉴定对追踪传染源及研究菌型与临床疾病种类的关系具有重要意义。

## 三、血清学诊断

用已知的细菌或其特异性抗原检测患者体液中有无相应特异性抗体及其效价（titer）的动态变化，可作为某些传染病的辅助诊断。一般采取患者的血清进行试验，故通常称为血清学诊断（serological diagnosis）。主要适用于免疫原性较强的致病菌和病程较长的感染性疾病。机体血清中出现某种抗体，除患与该抗体相应的疾病外，也可因隐性感染或预防接种所致。因此，其抗体效价需明显高于正常人的水平或随病程递增才有诊断意义。血清学诊断一般取患者急性期和恢复期双份血清标本，当恢复期的抗体效价比急性期升高≥4 倍且达到一定水平方有意义。若患者在疾病早期即用抗菌药物，病菌在体内繁殖不多，抗体增长可以不明显。所以，细菌学检查和血清学诊断是互为辅助的。

血清学诊断方法较多，有直接凝集试验、胶乳凝集试验、中和试验、ELISA 和免疫胶体金技术等。ELISA 技术具有特异性高、灵敏、快速的优点，且可自动化检测大量标本，因而已广泛应用于多种病原体特异性抗体的检测。免疫胶体金技术使用方便、快速、稳定性好、不需冷藏，可用于血液、尿液、粪便等各种标本检查，因此应用非常广泛。

# 第二节 细菌感染的防治原则

获得性免疫的建立是预防、控制细菌感染的主要方法，有主动免疫（active immunization）和被动免疫（passive immunization）两种类型，其中又分自然和人工两种方法（表 6-1）。

表 6 – 1　获得性免疫的类型和产生方式

| 类型 | 产生方式 |
|------|---------|
| 主动免疫 | 自然主动免疫：患病、隐性感染 |
| | 人工主动免疫：接种疫苗、类毒素等 |
| 被动免疫 | 自然被动免疫：通过胎盘、初乳 |
| | 人工被动免疫：注射抗毒素、免疫球蛋白、免疫细胞、细胞因子 |

人工主动免疫是采用人工的方法，将疫苗、类毒素等免疫原接种于人体激发获得性免疫力从而预防感染的措施。人工被动免疫是给人体注射含特异性抗体的免疫血清或细胞因子等制剂以治疗或紧急预防感染的措施。

## 一、细菌感染的预防

### （一）人工主动免疫

**1. 疫苗（vaccine）**　是用各种微生物制备的用于预防相应传染病的抗原性生物制品。疫苗接种（vaccination）可使未感染过某种病原体的机体产生特异性抗体和细胞免疫应答，使机体获得特异性免疫能力。

疫苗接种目前已经成为人们预防传染病的最重要、最有效的手段。由于疫苗的广泛使用，使曾经严重危害人类生命与健康的急性传染病，如天花、脊髓灰质炎、麻疹、白喉等疾病的流行得到了有效的控制，其中天花已被消灭。

用于人工主动免疫的疫苗，可分成传统疫苗和新型疫苗两类。传统疫苗包括减毒活疫苗、灭活疫苗和用天然微生物的某些成分制成的亚单位疫苗。新型疫苗主要是指利用基因工程技术生产的疫苗，包括基因工程疫苗、重组载体疫苗、核酸疫苗等。预防细菌感染常用的主要有减毒活疫苗、灭活疫苗和亚单位疫苗等。

（1）减毒活疫苗　亦称活疫苗，是通过人工培养使病原菌毒力发生变异或由自然界直接筛选出弱毒或无毒但仍保留免疫原性且遗传性稳定的活菌制成。如预防结核病的卡介苗（BCG），即将有毒的牛型结核分枝杆菌在人工培养基上培养 13 年、传代 230 次制备而成。活疫苗接种后，在机体内有一定的生长繁殖能力，机体可发生类似隐性感染或轻症感染的过程，使机体获得特异性免疫力。

（2）灭活疫苗　亦称死疫苗，是将病原菌经人工大量培养后，用理化方法将其杀死而制成。常用的有伤寒、百日咳、霍乱和流脑等灭活疫苗。如目前应用的伤寒沙门菌与甲、乙型副伤寒沙门菌混合的三联疫苗等。减毒活疫苗和灭活疫苗的区别要点见表 6 – 2。

表 6 – 2　减毒活疫苗和灭活疫苗区别要点

| 区别要点 | 减毒活疫苗 | 灭活疫苗 |
|---------|-----------|---------|
| 制剂特点 | 无毒或减毒的活菌株 | 死菌，但保留免疫原性 |
| 制备方法 | 人工诱变 | 理化方法杀死病原菌 |
| 接种途径 | 天然、注射 | 注射 |
| 接种量及次数 | 量较小，1 次 | 量较大，多次 |
| 免疫维持时间 | 3 ~ 5 年，甚至更长 | 半年 ~ 1 年 |
| 免疫应答类型 | 体液免疫和细胞免疫 | 体液免疫 |
| 接种反应 | 可在体内增殖，类似轻型或隐性感染 | 在体内不增殖，可出现发热、全身或局部肿痛等反应 |
| 毒力恢复 | 可能（但少见） | 无 |
| 保存 | 不易保存，4℃存活 2 周；真空干燥环境可长期保存 | 易保存，4℃可保存 1 年以上 |

（3）亚单位疫苗　是去除病原菌中与激发保护性免疫无关的甚至有害的成分，保留有效免疫原成分制成的疫苗。如脑膜炎奈瑟菌、肺炎链球菌等多糖亚单位疫苗。亚单位疫苗的免疫原性较差，有些甚至是半抗原，需要与蛋白质载体耦联后使用，如荚膜多糖亚单位疫苗可与破伤风类毒素、白喉类毒素等结合成偶联疫苗，其类毒素作为载体以增强多糖的免疫原性，同时可预防两种以上相应细菌的感染。

（4）基因工程疫苗　是利用 DNA 重组技术将编码保护性抗原的目的基因连接到载体 DNA 上，然后将重组体导入原核或真核表达系统制备的只含保护性抗原的纯化疫苗。基因工程疫苗安全、经济，但表达的保护性抗原的回收和纯化比较困难。

（5）重组载体疫苗　是将编码蛋白抗原的基因转入减毒的病毒或细菌内制成的疫苗。转入的目的基因可整合到基因组上或质粒上，如预防痢疾的重组活疫苗即由福氏志贺菌 2a 株与大肠埃希菌 MH 株经基因重组后获得的杂交株疫苗；又如带有可表达志贺菌表面抗原质粒的伤寒 Ty21a 株，既可预防志贺菌又可预防沙门菌的感染。

（6）核酸疫苗　也称 DNA 疫苗，是将编码病原体某种保护性抗原的基因克隆到真核表达载体，将重组基因直接注射到机体内，以表达目的免疫原，激发机体的保护性免疫应答的疫苗。核酸疫苗能诱导特异性体液免疫和细胞免疫，可有效预防病毒、细胞内寄生菌等引起的传染病。美国 FDA 已批准结核、流感、乙型肝炎等数种核酸疫苗做临床应用实验，其中结核核酸疫苗获准生产。我国也有 10 余种核酸疫苗进入了临床前研究。

**2. 类毒素**　细菌外毒素经 0.3% ~ 0.4% 甲醛处理，毒性消失而仍保留免疫原性的生物制品，即类毒素（toxoid）。加入适量的磷酸铝或氢氧化铝等吸附型佐剂，可延缓类毒素在体内的代谢时间，刺激机体产生足量抗毒素。类毒素也可与死疫苗混合制成联合疫苗，如由百日咳死疫苗、白喉类毒素和破伤风类毒素混合制备的白百破三联疫苗，可同时预防三种疾病，而且由于百日咳鲍特菌有佐剂作用，还能增强类毒素的免疫效果。

### （二）人工被动免疫

人工被动免疫是注射含有特异性抗体的免疫血清、纯化免疫球蛋白或细胞因子等制剂，使机体即刻获得免疫力的方法。可用于某些疾病的治疗或紧急预防。但由于输入的免疫物质不是机体自身产生的，故维持时间短。常用的人工被动免疫制剂主要有抗毒素、丙种球蛋白、胎盘球蛋白和细胞因子等。

**1. 抗毒素（antitoxin）**　将细菌类毒素给马进行免疫后，取其免疫血清提取免疫球蛋白并精制而成，主要用于外毒素所致疾病的治疗和紧急预防。常用的有破伤风抗毒素、白喉抗毒素等。因其来源于马，对人体而言是异种蛋白，可引起超敏反应，所以注射前需做皮试。

**2. 免疫球蛋白（immunoglobulin）**　主要有胎盘丙种球蛋白和人血清丙种球蛋白两种制剂。前者是从健康产妇胎盘和脐带血中提取、纯化制成，后者是从健康献血者血清中提取制备。正常人一般都经历过多种病原微生物的隐性或显性感染，血清中含有多种相应抗体，因此免疫球蛋白制剂对多种病原微生物的感染均有一定的预防作用。临床可用于某些烧伤或长期化疗患者，以防治各种常见细菌的感染，也可用于某些病毒性疾病，如麻疹、甲型肝炎、脊髓灰质炎等的紧急预防，还可用于丙种球蛋白缺乏症的治疗。这种制剂源自人血清球蛋白，对患者虽属同种异型抗原，但由于免疫原性较弱，一般不会发生超敏反应。

**3. 细胞免疫制剂**　参与细胞免疫的有关细胞和细胞因子较多，相互间的调控关系复杂。因此，细胞免疫制剂在抗菌感染免疫中的应用不多，而主要应用于一些病毒性疾病和肿瘤的治疗。例如，干扰素、IL-2、LAK 细胞等。

## 二、细菌感染的治疗原则

细菌感染主要依靠抗菌药物（antibacterial agent）治疗。抗菌药物是指具有杀菌或抑菌活性的药物，包括微生物产生的抗生素类药物及天然或人工合成的化学药物。合理使用抗生素是提高疗效、减少细菌耐药性的关键，因此，在临床治疗中要严格遵守抗菌药物应用原则：①选择敏感药物，以临床诊断、细菌学诊断和药敏试验为依据；②根据药物的抗菌作用特点、药动学特点等选择用药；③治疗方案要综合患者情况、病原菌特点及药物特点等制定，药物剂量和疗程要适当，治疗某些慢性细菌感染可交替使用或联合应用某些抗菌药物。

## 目标检测

一、选择题

1. 关于细菌的形态学检测，以下正确的说法是（　　）

    A. 不染色标本主要用于检测细菌的动力

    B. 最常用的染色方法是革兰染色

    C. 革兰染色的原理主要与细菌细胞壁的结构和化学组成有关

    D. 革兰染色有助于抗菌药物的选择

    E. 结核分枝杆菌可用抗酸染色进行鉴定

2. 关于细菌的分离培养与鉴定，以下正确的说法是（　　）

    A. 污染部位的标本应接种于选择培养基

    B. 无菌部位的标本应接种于营养培养基

    C. 动物实验是常规检查技术

    D. 血清学鉴定是用已知的抗原鉴定血清特异性抗体

    E. 肠道感染细菌常用生化试验进行初步鉴定

3. 关于获得性免疫，以下正确的说法是（　　）

    A. 患病是自然被动免疫　　　　　　　　　B. 隐性感染是自然被动免疫

    C. 通过胎盘获得抗体是自然被动免疫　　　D. 注射免疫球蛋白是人工主动免疫

    E. 注射类毒素是人工被动免疫

二、简答题

1. 简述细菌感染的临床标本的采集与送检原则。

2. 简述灭活疫苗和减毒活疫苗的区别。

3. 人工主动免疫和人工被动免疫制剂各有哪些？

（唐小云　刘　洋）

# 第七章　球　菌

📖 学习目标

　　**1. 掌握**　葡萄球菌属、链球菌属、奈瑟菌属的分类、生物学性状、致病物质及所致疾病。

　　**2. 熟悉**　球菌的微生物学检查；链球菌溶血素的临床意义；凝固酶阴性葡萄球菌（CNS）引起的疾病。

　　**3. 了解**　病原性球菌的抵抗力、防治原则。

　　4. 学会病原性球菌的典型生物学性状及所致疾病相关知识，具备根据临床症状及微生物学检查结果判定病原体并进行针对性治疗的能力。

　　球菌（coccus）可分为革兰阳性菌和革兰阴性菌两类。前者如葡萄球菌、链球菌、肺炎球菌；后者有脑膜炎奈瑟菌、淋病奈瑟菌等。对人类有致病性的病原性球菌（pathogenic coccus）主要引起化脓性炎症，又称为化脓性球菌（pyogenic coccus）。

⇒ 案例引导

　　**案例**　2022 年某日下午，一刚出生 10 天女婴离世。3 日前，女婴本计划出院，但因出现发热等症状而继续留院治疗。3 日后婴儿死亡，颈部、背部及小腿出现大量疑似烫伤的状况，背部皮肤更是大面积破损，几乎完全脱落。患儿家属认为，院方处理不当或保温箱存在质量问题，导致孩子被烫伤致死。市质检部门对婴儿生前使用的保温箱进行检测，排除患儿由保温箱烫伤致死的可能。医疗记录显示，患儿血白细胞 $21 \times 10^9$/L，中性粒细胞占 93%，反映患儿细菌感染的 C 反应蛋白和降钙素原水平均高于正常水平，医院认为孩子的死亡原因为感染。

　　**讨论**　1. 为什么患者家属怀疑女婴是被烫伤致死？

　　　　　2. 该案例的可能病原菌是什么？如何明确病原学诊断？

　　　　　3. 针对该情况应怎样进行防治？

## 第一节　葡萄球菌属

　　葡萄球菌属（*Staphylococcus*）是一群呈葡萄串状排列的革兰阳性球菌，广泛分布于空气、水、土壤、人和动物的体表以及与外界相通的腔道，大部分是正常菌群或不致病的腐物寄生菌，仅少数对人致病。

　　依据传统分类，目前葡萄球菌属细菌有 32 种，在人体寄生的有 16 种。常见的有金黄色葡萄球菌（*S. aureus*）、表皮葡萄球菌（*S. epidermidis*）和腐生葡萄球菌（*S. saprohyticus*）（表 7-1）。根据是否产生凝固酶，可将葡萄球菌分为凝固酶阳性葡萄球菌和凝固酶阴性葡萄球菌两大类。凝固酶阳性葡萄球菌还可用噬菌体进一步分型，目前可分为 5 个噬菌体群、26 个噬菌体型。

表7-1  常见三种葡萄球菌的主要性状

| 性状 | 金黄色葡萄球菌 | 表皮葡萄球菌 | 腐生葡萄球菌 |
|---|---|---|---|
| 菌落色素 | 金黄色 | 白色 | 白色或柠檬色 |
| 凝固酶 | + | - | - |
| 分解葡萄糖 | + | + | - |
| 分解甘露醇 | + | - | - |
| 溶血素 | + | - | - |
| 耐热核酸酶 | + | - | - |
| A 蛋白 | + | - | - |
| 致病性 | 强 | 弱 | 无 |
| 新生霉素 | 敏感 | 敏感 | 耐药 |

## 一、金黄色葡萄球菌

金黄色葡萄球菌在鼻咽部带菌率为 20% ~ 50%，医务人员的带菌率可高达 70% 以上，是医院内交叉感染的重要传染源。

### (一) 生物学性状

**1. 形态与染色**  革兰染色阳性，衰老、死亡、被中性粒细胞吞噬或受青霉素等药物影响，可染成革兰阴性。球形或略呈椭圆形，直径 0.5 ~ 1.5μm。在固体培养基上生长的细菌常呈典型葡萄串状排列，在脓汁或液体培养基中生长者，常为双球或短链状。葡萄球菌无鞭毛，无芽孢，体外培养时一般不形成荚膜。

**2. 培养特性**  营养要求不高，兼性厌氧或需氧，最适生长温度为 37℃，最适 pH 为 7.4。在基础培养基上生长良好，在肉汤培养基中呈均匀混浊生长，管底稍有沉淀。在普通琼脂平板上孵育 24 ~ 48 小时后，形成直径约 2mm 圆形、隆起、表面光滑、湿润、边缘整齐、不透明的金黄色菌落（表皮葡萄球菌和腐生葡萄球菌可出现白色、柠檬色等色素）。在血琼脂平板上，可形成透明的溶血环（β 溶血），溶血菌株大多有致病性。

**3. 生化反应**  触酶阳性。多数菌株能分解葡萄糖、麦芽糖和蔗糖，产酸不产气。致病菌株能分解甘露醇。

**4. 抗原构造**  金黄色葡萄球菌抗原构造复杂多样，重要的有以下几种。

(1) 葡萄球菌 A 蛋白 (staphylococcal protein A, SPA)  是存在于细菌细胞壁的一种表面蛋白，具有属特异性，90% 以上的金黄色葡萄球菌有此抗原。SPA 是一种单链多肽，与胞壁肽聚糖呈共价结合。该蛋白可与人类 IgG1、IgG2 和 IgG4 的 Fc 段非特异性结合，具有抗吞噬作用。SPA 与 IgG 结合后的复合物还具有促细胞分裂、引起超敏反应、损伤血小板等多种生物学活性。与 SPA 结合的 IgG 分子 Fab 段仍能同相应抗原特异性结合。协同凝集试验 (coagglutination) 即采用含 SPA 的葡萄球菌作为载体，结合特异性抗体，可简易、快速检测多种微生物抗原。

(2) 荚膜多糖  宿主体内的大多数金黄色葡萄球菌表面存在着荚膜多糖，有利于细菌抗吞噬，促进细菌对细胞或生物合成材料表面（如生物性瓣膜、导管、人工关节等）的黏附。

(3) 磷壁酸  具有群特异性，金黄色葡萄球菌的磷壁酸是 A 多糖（N-乙酰葡糖胺核糖醇型磷壁酸）；表皮葡萄球菌的磷壁酸是 B 多糖（N-乙酰葡糖胺甘油型磷壁酸）。磷壁酸能与细胞表面的纤连蛋白结合，介导葡萄球菌对黏膜表面的黏附。

**5. 抵抗力**  葡萄球菌对外界因素的抵抗力强于其他无芽孢菌。在干燥脓汁、痰液中能存活 2 ~ 3 个月；加热 60℃ 1 小时或 80℃ 30 分钟才被杀死；2% 苯酚中 15 分钟或 1% 升汞水溶液中 10 分钟死亡；耐盐性强，在含 10% ~15% NaCl 的培养基中仍能生长。对碱性染料如甲紫敏感。近年来，该菌的耐药菌株迅速增多，尤其是耐甲氧西林金黄色葡萄球菌（methicillin-resistant *S. aureus*，MRSA），已成为医院内感染的常见致病菌。

（二）致病性与免疫性

**1. 致病物质**　在葡萄球菌中金黄色葡萄球菌毒力最强。毒力因子包括菌体表面结构、多种酶类及毒素等。

（1）凝固酶（coagulase）　是指能使含有抗凝剂的人或家兔血浆发生凝固的酶类物质。凝固酶有两种。

1）游离凝固酶　作用类似凝血酶原物质，被人或家兔血浆中协同因子活化为凝血酶样物质后，使液态的纤维蛋白原变成固态的纤维蛋白，使血浆凝固。

2）结合凝固酶　是该菌表面的纤维蛋白原受体，能与纤维蛋白原结合，引起细菌凝聚呈颗粒状，可用玻片法检测。血浆凝固酶使纤维蛋白凝聚于菌体表面，能阻止体内吞噬细胞的吞噬或胞内消化作用，也能保护细菌不受血清中杀菌物质的破坏，与其致病性关系密切。病灶周围因有纤维蛋白的凝固和沉积，使细菌不易向外扩散，故葡萄球菌感染易局限化和形成血栓。

（2）葡萄球菌溶素（staphylolysin）　为膜损伤毒素，按免疫原性不同，可分为 α、β、γ、δ 4 种，对人类有致病作用的主要是 α 溶素，除对多种哺乳动物红细胞有溶血作用外，还对白细胞、血小板、肝细胞、成纤维细胞、血管平滑肌细胞等有损伤作用。α 溶素是一种外毒素，免疫原性强，经甲醛处理可制成类毒素。

（3）杀白细胞素（leukocidin）　又称为 Panton-Valentine（PV）杀白细胞素，只攻击中性粒细胞和巨噬细胞，有 F（电泳移动快成分）和 S（电泳移动慢成分）两个组分，两者必须协同才有作用。能使细胞膜中三磷酸肌醇发生构型变化，胞膜通透性增高，胞内颗粒排出，细胞死亡，死亡的细胞可形成脓栓。杀白细胞素在抵抗宿主吞噬细胞，增强病菌侵袭力方面有意义。

（4）肠毒素（enterotoxin）　30% ~50% 临床分离株可产生肠毒素。分 A、B、$C_1$、$C_2$、$C_3$、D、E、G 和 H 9 个血清型，以 A、D 型最常见。葡萄球菌肠毒素是热稳定的蛋白质，100℃ 30 分钟仍保存部分活性，能抵抗胃肠液中蛋白酶的水解作用。葡萄球菌肠毒素是超抗原，能非特异性激活 T 细胞，释放过量的细胞因子如 TNF、IL-1 和 IFN-γ 等。食物如果被产毒株污染，在 20~22℃ 经 8~10 小时，可产生大量的肠毒素。食用被肠毒素污染的食品后，毒素与肠道神经细胞受体结合，刺激呕吐中枢，引起以呕吐为主要症状的急性胃肠炎，以 A 型最多见。

（5）表皮剥脱毒素（exfoliative toxin, exfoliatin）　也称表皮溶解毒素（epidermolytic toxin），有 2 个血清型，A 型耐热，由前噬菌体编码；B 型不耐热，由 RW002 质粒编码。表皮剥脱毒素能与皮肤存在的 GM4 样糖脂结合，发挥丝氨酸蛋白酶功能，裂解细胞间桥小体，使表皮和真皮脱离，引起葡萄球菌烫伤样皮肤综合征（staphylococcal scalded skin symdrome, SSSS），又称剥脱性皮炎。多见于新生儿、幼儿和免疫功能低下的成人。

（6）毒性休克综合征毒素-1（toxic shock syndrome toxin 1, TSST-1）　为外毒素，曾称肠毒素 F 和致热性外毒素 C，由细菌染色体编码。它也是一种超抗原，可激活大量的 T 细胞，诱导单核细胞产生 IL-1、TNF 等，引起机体发热，使毛细血管通透性增加，组织损伤，引起器官功能紊乱或毒性休克综合征（TSS）。

（7）其他

1）纤维蛋白溶酶（fibrinolysin）　亦称葡激酶（staphylokinase）。可激活血浆中的纤维蛋白酶原，使之成为纤维蛋白酶，导致血浆纤维蛋白的溶解，利于病菌的扩散。

2）耐热核酸酶（heat-stable nuclease） 致病性葡萄球菌能产生该酶。耐热，经100℃ 15分钟或60℃ 2小时不被破坏，能降解DNA和RNA。目前临床上已将耐热核酸酶作为测定葡萄球菌有无致病性的重要指标之一。

3）透明质酸酶（hyaluronidase） 亦称扩散因子（spreading factor），能溶解细胞间质中的透明质酸，利于细菌的扩散。90%以上的金黄色葡萄球菌能产生该酶。

4）脂酶（lipase） 绝大多数凝固酶阳性葡萄球菌和约30%凝固酶阴性株能产生多种脂酶，它们分解血浆和机体各部位表面的脂肪和油脂，细菌借此获得必需营养，从而可定植于分泌脂质的部位，故脂酶有利于细菌入侵皮肤和皮下组织。

**2. 所致疾病** 有侵袭性疾病和毒素性疾病两种类型。

（1）**侵袭性疾病** 主要引起化脓性炎症。葡萄球菌可通过多种途径侵入机体，导致皮肤或器官的感染，甚至败血症。

1）皮肤及软组织感染 如毛囊炎、疖、痈、蜂窝组织炎、伤口化脓等，其脓汁黄而黏稠，化脓灶多局限，与周围组织界限明显。

2）内脏器官感染 如肺炎、胸膜炎、中耳炎、脑膜炎、心包炎、心内膜炎等。

3）全身性感染 如败血症、脓毒血症等。

（2）**毒素性疾病** 由葡萄球菌产生的相关外毒素引起。

1）食物中毒 进食含葡萄球菌肠毒素食物后1~6小时出现症状，表现为恶心、呕吐、上腹痛、腹泻等急性胃肠炎症状，呕吐最为突出。大多数患者于1~2天内恢复。

2）烫伤样皮肤综合征 由表皮剥脱毒素引起。开始皮肤有红斑呈弥漫性，1~2天表皮起皱，继而出现大疱，造成表皮大片脱落，受损部位的炎症反应轻微。

3）毒性休克综合征 主要由TSST-1引起。主要表现为急性高热、低血压、猩红热样皮疹伴脱屑，严重时出现休克，有些患者还出现呕吐、腹泻、肌痛等症状。

此外，肠道内菌群失调时，优势菌如脆弱类杆菌、大肠埃希菌等受抗菌药物作用而被抑制或杀灭，耐药的艰难梭菌、金黄色葡萄球菌等乘机繁殖并产生肠毒素，引起以腹泻为主要症状的假膜性肠炎，病理特点是肠黏膜覆盖一层由炎性渗出物、肠黏膜坏死组织和细菌组成的假膜。现认为假膜性肠炎主要由艰难梭菌引起，葡萄球菌仅为伴随细菌。

**3. 免疫性** 人类对葡萄球菌有一定的天然免疫力。只有当皮肤黏膜受损后，或患有慢性消耗性疾病如结核、糖尿病、肿瘤等以及其他病原感染导致宿主免疫力降低时，才易引起葡萄球菌感染。患病恢复后获得的免疫力不强，难以防止再次感染。

**（三）微生物学检查**

**1. 标本** 化脓性病灶采取脓汁、渗出液，疑为败血症采取血液，脑膜炎采取脑脊液，食物中毒则分别采集剩余食物、患者呕吐物和粪便等。

**2. 直接涂片镜检** 取标本涂片，革兰染色后镜检。一般根据细菌形态、排列和染色性可做出初步诊断。

**3. 分离培养与鉴定** 将标本接种至血琼脂平板，37℃孵育18~24小时后挑选可疑菌落涂片染色镜检。血液标本需先经肉汤培养基增菌后再接种血琼脂平板。

致病性葡萄球菌的鉴定主要根据溶血性、金黄色色素以及是否产生凝固酶和耐热核酸酶，发酵甘露醇可为参考指标。凝固酶阴性株虽亦能致病，但凝固酶仍是判断致病性菌株的重要指标。

**4. 葡萄球菌肠毒素检查** 采用ELISA法从标本中检测葡萄球菌肠毒素，方法简便、敏感、快速。

也可用特异的 DNA 基因探针杂交技术检测葡萄球菌是否为产肠毒素的菌株。

### (四) 防治原则

注意个人卫生，加强对食品或饮食服务业的卫生监督管理，做好消毒隔离，尤其是手部的消毒处理，防止医源性感染。目前耐药菌株日益增多，要根据药物敏感性试验结果，选用最佳抗菌药物。慢性反复发作疖病的患者，可采用自身菌苗疗法。自身疫苗系从患者自体分离出的葡萄球菌，培养于琼脂斜面上，用无菌生理盐水洗涤，置于 60℃ 水浴中加热 1 小时杀死细菌。然后将菌液稀释至 5 亿～10 亿/ml，加防腐剂即成。治疗时，第一次皮下注射 0.1ml，每隔 5～7 天注射 1 次，剂量递增，直至 1ml。

⊕ **知识链接**

#### 耐药性金黄色葡菌球菌

20 世纪 40 年代青霉素问世后，金黄色葡萄球菌的感染得到了较好控制，青霉素投入使用不久，就出现了青霉素酶耐药菌株，能水解 β-内酰胺环，表现为对青霉素耐药。1959 年，一种能耐青霉素酶的半合成青霉素——甲氧西林 (methicillin) 应用于临床，有效控制了产酶株的感染。1961 年，英国 Jevons 报道了耐甲氧西林金黄色葡萄球菌 (MRSA)。目前 MRSA 感染遍及全球，检出率极高，占临床分离株的 50%～60%，一些地区可高达 80%。万古霉素是临床治疗 MRSA 的首选药物，曾被称为临床抗感染的"最后底线"。但从 1996 年开始，万古霉素耐药性金黄色葡萄球菌 (vancomycin resistant staphylococcus aureus, VRSA) 已在许多国家分离出，给临床治疗带来严峻挑战。所以，在临床工作和日常生活中要慎用抗生素，在抗生素使用过程中一定要提醒患者按疗程、按剂量使用，减少耐药菌株的产生。

## 二、凝固酶阴性葡萄球菌

过去认为凝固酶阴性葡萄球菌 (coagulase negative staphylococcus，CNS) 不致病，近年来临床和实验室检测结果表明，CNS 已成为医院感染的常见病原菌，且耐药菌株日益增多。

凝固酶阴性葡萄球菌是人体皮肤、黏膜的正常菌群，包括表皮葡萄球菌、腐生葡萄球菌、人葡萄球菌、溶血葡萄球菌、头葡萄球菌、木糖葡萄球菌、猿类葡萄球菌等 30 余种，感染标本中分离最多的是表皮葡萄球菌、腐生葡萄球菌。

与金黄色葡萄球菌相比，CNS 不产生凝固酶和 α 溶血素，其致病物质主要为细菌胞壁外的黏液物质、β 溶血素和 δ 溶血素，它们在细菌黏附、抗吞噬和抵抗宿主的免疫防御机制中起重要的作用。CNS 主要引起以下几种感染。

**1. 泌尿系统感染** 为年轻妇女急性膀胱炎的主要致病菌，尿道感染仅次于大肠埃希菌。以表皮葡萄球菌、人葡萄球菌和溶血葡萄球菌多见。腐生葡萄球菌是青年人原发性泌尿道感染的常见病原。

**2. 心内膜炎** 常因心瓣膜修复术而发生感染，主要为表皮葡萄球菌。

**3. 败血症** 特别是新生儿败血症，凝固酶阴性葡萄球菌引起的败血症仅次于大肠埃希菌和金黄色葡萄球菌，常见的是溶血葡萄球菌、人葡萄球菌及表皮葡萄球菌。

**4. 侵入性诊疗手段引起的感染** 导管、动脉插管、心脏起搏器、人工关节等植入性医疗器械特别适合 CNS 的黏附和生长，常导致各种术后感染。目前耐甲氧西林表皮葡萄球菌感染已成为外科手术后的严重问题。此外，器官移植、长期腹膜透析等也可造成凝固酶阴性葡萄球菌的感染。

# 第二节　链球菌属

链球菌属（*Streptococcus*）是化脓性球菌的另一类常见细菌，革兰染色阳性，成对或链状排列，广泛存在于自然界、人及动物粪便和健康人的鼻咽部，大多为正常菌群。病原性链球菌可引起人类各种化脓性炎症、猩红热、产褥热、肺炎、新生儿败血症、细菌性心内膜炎以及风湿热、肾小球肾炎等疾病。链球菌属中对人类致病的主要是 A 群链球菌和肺炎链球菌。

链球菌常用的分类方法有 3 种。

**1. 根据溶血现象分类**

（1）甲型溶血性链球菌（α-hemolytic streptococcus）　红细胞不完全溶解，菌落周围有 1～2mm 宽的半透明、草绿色溶血环，称甲型溶血或 α 溶血，绿色物质可能是细菌产生的过氧化氢使血红蛋白氧化成高铁血红蛋白所致。甲型溶血性链球菌亦称为草绿色溶血性链球菌（*Streptococcus viridans*），多为条件致病菌，可致亚急性细菌性心内膜炎。

（2）乙型溶血性链球菌（β-hemolytic streptococcus）　红细胞完全溶解，菌落周围形成 2～4mm 宽、界限分明、完全透明的溶血环，称乙型或 β 溶血。乙型溶血性链球菌致病力强，常引起人和动物多种疾病。

（3）丙型链球菌（γ-streptococcus）　不产生溶血素，菌落周围无溶血环，故亦称为非溶血性链球菌（*Streptococcus non-hemolyticus*），一般情况下不致病。

**2. 根据抗原构造分类**　根据细胞壁中 C 多糖抗原构造不同，可分成 A～H 、K～V 20 个群。对人体致病的链球菌 90% 左右属于 A 群。A 群链球菌（group A streptococcus）常引起化脓性感染，又称为化脓性链球菌（*S. pyogenes*）。同群链球菌间，因表面蛋白质抗原不同又分成若干型，如 A 群链球菌根据 M 抗原不同可分为约 150 个型；B 群分为 4 个型；C 群分为 13 个型。

链球菌群别与溶血性之间并无平行关系，但 A 群链球菌大多表现为 β-溶血。

**3. 根据生化反应等特性分类**　一些链球菌可根据生化反应、致病性、药物敏感性、对氧需求等特性进行分类。如根据对氧的需要分为需氧性、兼性厌氧性和厌氧性链球菌 3 类。对人类致病的主要为前两类，厌氧性链球菌是口腔、消化道、泌尿生殖道的正常菌群，在特定条件下可致病。

## 一、A 群链球菌

### （一）生物学性状

**1. 形态与染色**　球形或椭圆形，直径 0.6～1μm。链状排列，在液体培养基形成的链较固体培养基的长，临床标本可见成对和短链排列，易与葡萄球菌混淆。无芽孢、无鞭毛。幼龄菌（2～3 小时培养物）可形成透明质酸荚膜，随培养时间延长，细菌产生的透明质酸酶使荚膜消失。细胞壁外有菌毛样结构，含有型特异性 M 蛋白。革兰染色阳性，在陈旧培养基或脓液标本或被吞噬细胞吞噬后常呈革兰阴性。

**2. 培养特性**　需氧或兼性厌氧。营养要求较高，普通培养基中需加血液、血清、葡萄糖或腹水等营养物质才能生长。在血清肉汤培养基中生长时易形成长链状，管底呈絮状沉淀。在血琼脂平板上形成圆形隆起、表面光滑、灰白色、半透明或不透明的细小菌落，多数菌株菌落周围有 β 溶血现象。

**3. 生化反应**　能发酵简单的糖类，产酸不产气。一般不分解菊糖，不被胆汁溶解，以此两特性与肺炎链球菌鉴别。链球菌与葡萄球菌不同，不产生触酶。

**4. 抗原构造**　链球菌抗原构造较复杂。主要有以下 3 种。

（1）多糖抗原　也称 C 抗原，存在于多数链球菌的细胞壁中，是链球菌分群的依据。对人致病的链球菌约 90% 属于 A 群，其次为 B 群，其他群少见。

（2）蛋白质抗原　也称表面抗原，是链球菌细胞壁的蛋白质，位于 C 抗原外层，A 群链球菌有 M、T、R 和 S 4 种抗原组分，与致病性有关的是 M 抗原。表面抗原具有型特异性，如 A 群链球菌可根据 M 抗原不同分成约 150 个型。

（3）核蛋白抗原　也称 P 抗原，无特异性，各种链球菌均相同，且与葡萄球菌有交叉。

**5. 抵抗力**　多数链球菌 60℃ 30 分钟可被杀死，对一般消毒剂敏感。在干燥的尘埃中可生存数月。乙型溶血性链球菌对青霉素、红霉素、杆菌肽、四环素和磺胺药都很敏感。

（二）致病性与免疫性

**1. 致病物质**　A 群链球菌有较强的侵袭力，可产生多种侵袭性酶和外毒素。

（1）菌体细胞壁成分

1）脂磷壁酸（lipoteichoic acid，LTA）　人类多种细胞膜上均有 LTA 结合位点，A 群链球菌通过 LTA 与宿主细胞黏附。LTA 与 M 蛋白共同构成 A 群链球菌的菌毛结构。

2）F 蛋白（F protein）　为纤维粘连蛋白（fibronectin，FBP）的受体，可与 IgG、IgA、纤维蛋白原结合，有利于细菌黏附宿主细胞。

3）M 蛋白（M protein）　具有抗吞噬作用。M 蛋白与心肌、肾小球基底膜成分有共同抗原，与风湿热、肾小球肾炎等超敏反应性疾病有关。

4）肽聚糖　A 群链球菌细胞壁中的肽聚糖具有致热、溶解血小板、致局部 Shwartzman 反应的作用，还可提高血管通透性和诱发实验性关节炎等。

（2）致热外毒素（streptococcal pyrogenic exotoxin，SPE）　亦称为红疹毒素（erythrogenic toxin）或猩红热毒素（scarlet fever toxin）。是人类猩红热的主要致病物质，由携带溶原性噬菌体的菌株产生，具有损害细胞或组织，使患者产生红疹，并具有内毒素样致热作用。化学组成为蛋白质，有 A、B、C 3 个血清型。SPE 具有超抗原作用。

（3）溶血素（hemolysins）　A 群链球菌可产生 2 种溶血素。

1）链球菌溶血素 O（streptolysin O，SLO）　为含—SH 基的蛋白质，对氧敏感，遇氧时—SH 基即被氧化为—S—S—基，失去溶血能力。加入亚硫酸钠和半胱氨酸等还原剂，溶血作用可以逆转。SLO 对中性粒细胞、血小板及心肌组织有毒性作用。85% 以上患者在感染后 2～3 周产生抗溶血素 O 抗体（antistreptolysin O，ASO），病愈后可持续数月甚至数年。风湿热患者血清中 ASO 效价明显升高，活动性风湿热患者 ASO 水平更高，效价一般超过 1：400。因此，测定 ASO 效价可作为新近链球菌感染，或风湿热及其活动性的辅助诊断。

2）链球菌溶血素 S（streptolysin S，SLS）　乙型溶血性链球菌在血琼脂平板上的溶血环由 SLS 所致。SLS 对氧稳定，无抗原性，对白细胞和组织细胞等具有破坏作用。

（4）侵袭性酶

1）透明质酸酶（hyaluronidase）　能分解细胞间质的透明质酸，有利于细菌在组织中的扩散，又称为扩散因子（spreading factor）。

2）链激酶（streptokinase，SK）　亦称为链球菌纤维蛋白溶酶（fibrinolysin）。可使血浆中的纤维蛋白酶原转化为纤维蛋白酶，溶解血凝块或阻止血浆凝固，有利于细菌在组织中扩散。临床已将链激酶用于治疗早期肺栓塞、冠状动脉及静脉的血栓形成。

3）链道酶（streptodornase，SD）　亦称链球菌 DNA 酶（streptococcal deoxyribonuclease）。主要由 A、C、G 群链球菌产生，可降解黏稠的 DNA，使脓液稀薄，有利于细菌的扩散。链激酶与链道酶可联合用于化脓性伤口的清创，通过液化脓性分泌物，有利于脓液及坏死物的清除以及抗菌药物进入感染组织。

由于 SD 和 SK 能致敏 T 细胞，故常用来进行皮肤试验，通过迟发型超敏反应原理测定受试者的细胞免疫功能，这项试验称为 SK-SD 皮试。

**2. 所致疾病**　人类约 90% 的链球菌感染是由 A 群链球菌引起的。常见的传播途径有呼吸道及皮肤伤口感染传播，所致疾病大致分为 3 种类型。

（1）化脓性感染

1）局部皮肤及皮下组织感染　丹毒、淋巴管炎、蜂窝织炎、痈、脓疱疮等。其病灶特点为界限不明显，脓性分泌物稀薄，细菌易于扩散。

2）其他系统感染　化脓性扁桃体炎、咽炎、鼻窦炎、中耳炎及产褥热等。

（2）毒素性疾病

1）猩红热　多发于 10 岁以下儿童，潜伏期为 2～3 天，临床特征为发热、全身弥漫性鲜红色皮疹、皮疹退后明显脱屑。此病常继发于严重的咽炎或皮肤软组织感染，致热外毒素是致病物质。

2）链球菌毒性休克综合征　由产生致热外毒素的 A 群链球菌引起的以休克为主要症状的感染。可继发于皮肤伤口的感染，常伴有呼吸系统及其他多个脏器功能的衰竭。

（3）超敏反应性疾病

1）风湿热　由 A 群链球菌的多种型别引起，常继发于 A 群链球菌感染的咽炎。临床表现以关节炎、心肌炎为主。其发病机制是链球菌细胞壁中的多糖抗原、M 抗原与心瓣膜、心肌组织及关节组织存在共同抗原，或免疫复合物沉积于心瓣膜和关节滑膜等，导致机体的免疫病理损伤。

2）急性肾小球肾炎　A 群链球菌引起的上呼吸道及皮肤感染均可继发急性肾小球肾炎。多见于儿童和少年。临床表现为蛋白尿、水肿和高血压。大部分人可康复，少数病例可转变为慢性肾小球肾炎、肾衰竭。致病机制：链球菌某些成分与肾小球基底膜有共同抗原，以及免疫复合物沉积于肾小球基底膜，导致肾小球基底膜发生 II 型及 III 型免疫病理损伤。

**3. 免疫性**　感染 A 群链球菌后，机体可获得对同型链球菌的免疫力。由于链球菌型别多，各型间无交叉免疫力，故可反复感染。猩红热患者可产生抗同型致热外毒素的抗体，对同型细菌有较牢固的免疫力。

（三）微生物学检查

**1. 标本**　根据不同疾病采取不同的标本。如伤口的脓液、咽喉、鼻腔等病灶的棉拭，败血症时取血液，检测抗体时取血清。

**2. 直接涂片镜检**　脓液标本可直接涂片，革兰染色后镜检，发现有典型的链状排列球菌时，可做出初步诊断。

**3. 分离培养与鉴定**　脓汁或棉拭子直接接种血琼脂平板，血液标本应先增菌后再行划线接种。37℃ 孵育 24 小时后，如有 β 溶血菌落，应与葡萄球菌鉴别；如有 α 溶血菌落，要和肺炎链球菌鉴别。因甲型溶血性链球菌生长缓慢，怀疑草绿色链球菌所致的细菌性心内膜炎，孵育时间应延长至 3 周。

**4. PYR 试验**　用于特异性检测 A 群链球菌氨基肽酶，PYR（L-吡咯酮 $\beta$-萘酰胺）被分解后释放萘胺，加入 $N,N$-二甲基肉桂醇试剂，1 分钟内产生桃红色。A 群链球菌为阳性，其他溶血性链球菌为阴性。

**5. 血清学试验**　抗链球菌溶血素 O 试验（antistreptolysin O test，ASO test）简称抗 O 试验，常用于风湿热的辅助诊断。风湿热患者血清中抗 O 抗体比正常人显著增高，大多在 250 单位左右；活动性风湿热患者一般超过 400 单位。

### （四）防治原则

链球菌感染主要通过飞沫传播，患者及带菌者应及时治疗，以减少传播机会。注意空气、器械、辅料等的消毒。猩红热患者在治疗时应注意隔离，急性咽喉炎和扁桃体炎患者，特别是儿童，要及时彻底治疗，以防止并发急性肾小球肾炎和风湿热等超敏反应性疾病。治疗 A 群链球菌感染时，青霉素 G 为首选药物。

## 二、肺炎链球菌

肺炎链球菌（*S. pneumoniae*）俗称肺炎球菌（pneumococcus），广泛存在于自然界，常寄居在正常人鼻咽腔，仅少数有致病力，可引起大叶性肺炎、脑膜炎、支气管炎等疾病。

### （一）生物学性状

**1. 形态与染色**　革兰染色阳性球菌，直径约 1μm，常成双排列，菌体成矛头状，宽端相对，尖端向外。在痰、脓液标本中可呈单个或短链状。在机体内或含血清的培养基中能形成荚膜，荚膜需特殊染色才可见。普通染色时荚膜不着色，表现为菌体周围透明环。无鞭毛，不形成芽孢。菌体衰老时或由于产生自溶酶（autolysin），革兰染色可为阴性。

**2. 培养特性**　需氧或兼性厌氧。在血琼脂平板上形成圆形、隆起、表面光滑、湿润的菌落，菌落周围形成与甲型溶血性链球菌相似的草绿色溶血环。随着培养时间延长，细菌产生的自溶酶裂解细菌，使菌落中央凹陷成"脐窝状"。在血清肉汤中，初期呈混浊生长，随后细菌的自溶酶使细菌自溶，培养液渐变澄清。

**3. 生化反应**　可分解葡萄糖、麦芽糖、乳糖、蔗糖等，产酸不产气。对菊糖发酵反应不一，大多数新分离株为阳性。胆汁溶菌试验阳性。

**4. 抗原构造与分型**

（1）荚膜多糖抗原　存在于肺炎链球菌荚膜中。根据荚膜多糖抗原构造的不同，将肺炎链球菌分为 90 多个血清型。

（2）菌体抗原

1）C 多糖　存在于肺炎链球菌细胞壁中，具有种特异性，为各型菌株所共有。C 多糖可被血清中 C 反应蛋白（C reactive protein，CRP）沉淀。正常人血清中 CRP 含量极微。当急性炎症时含量剧增，故可用 C 多糖来检测 CRP，对活动性风湿病及急性炎症性疾病的诊断有一定意义。

2）M 蛋白　具有型特异性，与毒力无关。M 蛋白刺激机体产生的相应抗体无保护作用。

**5. 抵抗力**　较弱，56℃ 15～30 分钟即被杀死；对一般消毒剂敏感；有荚膜株抗干燥力较强；对青霉素、红霉素、林可霉素等敏感。

### （二）致病性与免疫性

**1. 致病物质**

（1）荚膜（capsule）　是肺炎链球菌的主要致病因素。有荚膜的肺炎球菌可抵抗吞噬，有利于在宿主体内定居并繁殖。

（2）肺炎链球菌溶血素（pneumolysin）　可与细胞膜上胆固醇结合，导致红细胞裂解；还能活化补体经典途径，引起发热、炎症及组织损伤。

（3）神经氨酸酶　新分离株能分解细胞膜糖蛋白和糖脂的 *N*-乙酰神经氨酸，有利于肺炎链球菌在鼻咽部和支气管黏膜上定植、繁殖和扩散。

（4）其他　脂磷壁酸有利于细菌的黏附，IgA 蛋白酶可降解呼吸道黏膜表面分泌性 IgA。

**2. 所致疾病**　该菌常寄居在正常人口腔及鼻咽部，一般不致病，只形成带菌状态，当机体免疫力下降时可致病。病毒感染、心力衰竭、营养不良等都可以是诱因，主要引起人类大叶性肺炎，其次为支气管炎。肺炎后可继发胸膜炎和脓胸，也可侵入机体其他部位，引起中耳炎、乳突炎、心内膜炎及化脓性脑膜炎等，尤其是呼吸道病毒感染者或婴幼儿、老年体弱者。成人肺炎以 1、2、3 型最多见，其中 3型肺炎链球菌因产生大量荚膜，毒力强，病死率高。儿童大叶性肺炎以 14 型最常见。

**3. 免疫性**　肺炎链球菌感染后，机体可建立较牢固的型特异性免疫，患者发病后 5～6 天，体内可形成荚膜多糖型特异性抗体，有利于机体吞噬细胞杀灭肺炎链球菌。同型病菌再次感染少见。

**（三）微生物学检查**

**1. 标本**　根据感染部位，采取痰液、脓液、血液、脑脊液等不同标本。

**2. 直接涂片镜检**　痰、脓液及脑脊液沉淀物可做成标本涂片，革兰染色镜检，发现典型的成双排列、有荚膜的革兰阳性球菌，可结合临床症状做出初步诊断。

**3. 分离培养与鉴定**　痰或脓液直接接种于血琼脂平板上，37℃孵育 24 小时后，挑选 α 溶血的可疑菌落做进一步鉴定。血液及脑脊液先在血清肉汤培养基中增菌后，接种到血琼脂平板上培养并鉴定。

**4. 鉴别试验**　肺炎链球菌与甲型溶血性链球菌菌落相似，应加以鉴别。常用的试验如下。

（1）胆汁溶菌试验　是鉴别甲型溶血性链球菌与肺炎链球菌的可靠方法。肺炎链球菌可产生自溶酶，胆汁或脱氧胆酸盐可激活自溶酶。在菌液内加入牛、猪、兔等新鲜胆汁或 10% 去氧胆酸钠、2% 牛磺胆酸钠，37℃ 10 分钟出现细菌溶解、培养液变清者为阳性。甲型溶血性链球菌不产生自溶酶，故加入胆汁胆盐等表面活性剂后菌体不发生溶解，胆汁溶菌试验为阴性。

（2）奥普托欣试验（Optochin test）　奥普托欣对肺炎链球菌的生长有抑制作用。试验时，将可疑的细菌涂布于血液琼脂平板上，取直径为 6mm 的无菌滤纸片在 1：2000 奥普托欣溶液中浸湿后，置于已涂布可疑菌的平板上，37℃孵育 48 小时后观察抑菌圈大小。肺炎链球菌的抑菌圈直径在 20mm 以上，甲型溶血性链球菌小于 12mm。

（3）动物毒力试验　小鼠对肺炎链球菌高度敏感。将少量有毒力肺炎链球菌注射小鼠腹腔，若 24小时内小鼠死亡，解剖小鼠，取心脏血或腹腔液分离培养，常可获得肺炎链球菌的纯培养物。而甲型溶血性链球菌感染小鼠一般不死亡。

（4）荚膜肿胀试验（capsule swelling test）　亦称为 Quellung 试验。在玻片上肺炎链球菌若与同型免疫血清相遇，显微镜下可见荚膜明显肿胀增大，可用于快速诊断。

**（四）防治原则**

目前采用的 23 个型别的多价肺炎链球菌荚膜多糖疫苗对预防肺炎链球菌感染有较好效果。治疗可根据药敏试验，选用敏感的抗生素。青霉素 G 为首选治疗药物，耐药菌株可选用万古霉素等敏感药物。

## 三、其他医学相关链球菌

### （一）甲型溶血性链球菌

甲型溶血性链球菌亦称草绿色溶血性链球菌，为人体口腔及上呼吸道的正常菌群，对人体致病较常见的菌种有变异链球菌（*S. mutans*）、唾液链球菌（*S. salivarius*）、米勒链球菌（*S. milleri*）、缓症链球菌（*S. mitis*）和血链球菌（*S. sanguis*）等 5 个型。镜下常呈短链状或成双排列，血琼脂平板上形成 α-溶血环，引起的感染主要有龋齿和心内膜炎。

**1. 龋齿**　与变异链球菌关系密切。该菌可分解蔗糖产生黏性很大的葡聚糖或果聚糖，菌群黏附于牙齿表面形成菌斑。其中乳杆菌进一步发酵多种糖类产生大量酸，导致牙釉质及牙质脱钙，形成龋齿。

**2. 亚急性细菌性心内膜炎** 甲型溶血性链球菌常为上呼吸道寄生的正常菌群。在拔牙或扁桃体摘除等手术过程中可经伤口侵入血流引起菌血症，若遇到受损的心瓣膜或心内膜，细菌可滞留并繁殖，引起亚急性细菌性心内膜炎。

### （二）B 群链球菌

B 群链球菌又称无乳链球菌（*S. agalactiae*），最初因引起牛乳房炎，而受畜医界关注。20 世纪 70 年代后发现该菌也能感染人类，尤其是新生儿。该菌在机体免疫功能低下时，可引起产后感染、心内膜炎、肺炎、脑膜炎、败血症等。B 群链球菌寄居于直肠与阴道，带菌率约为 30%，也可寄居在健康人鼻咽部。新生儿感染多由分娩时胎儿经过带菌产道受染，或因医护人员带菌传播引起。常见的新生儿 B 群链球菌感染有 2 种。

**1. 暴发性败血症** 早期发病，感染源主要为生殖道内携带 B 群链球菌的产妇。易感条件为早期羊膜破水、产程延长、新生儿体重过轻。婴儿出生后数小时或 1~2 天发病，表现为昏睡、皮肤发绀，甚至休克，死亡率可达 50%~70%。

**2. 化脓性脑膜炎** 晚期发病，相当一部分医务工作者为 B 群链球菌携带者，新生儿可通过医护人员在护理过程中感染，也可通过新生儿之间传播，常于出生后数天到数周发病，临床表现为化脓性脑膜炎，多为医院内感染。

### （三）D 群链球菌

D 群链球菌（group D streptococcus）主要有牛链球菌（*S. bovis*）和马链球菌（*S. equinus*）。菌体形态为圆形或椭圆形，成双或短链状排列，少数菌株有荚膜。营养要求不高，在普通琼脂平板上的菌落较大，直径 1~2mm。血琼脂平板上多呈 α 溶血或不溶血。在生化反应、血清学及致病性等方面与 A、C 及 G 群链球菌存在不同，D 群链球菌寄居在人类皮肤、上呼吸道、消化道和泌尿生殖道，感染者多为老年人、中青年女性、身体衰弱及肿瘤等免疫低下人群，可引起皮肤、肠道、胆道感染，败血症多继发于泌尿生殖道感染。

D 群链球菌在遗传性上与其他链球菌相关性低。粪链球菌曾属于 D 群链球菌，现已归为肠球菌属（*Enterococcus*），包括鸟肠球菌（*E. avium*）、粪肠球菌（*E. faecalis*）、屎肠球菌（*E. faecium*）和坚韧肠球菌（*E. durans*）等，其中粪肠球菌、屎肠球菌与人类感染关系密切，可引起尿路感染、心内膜炎、腹腔感染、胆道感染和败血症等。肠球菌对许多抗生素耐药，是医院感染的重要条件致病菌。

### （四）C 群链球菌

C 群链球菌（group C streptococcus）主要引起动物疾病。有些 C 群链球菌可感染人类，通过食用消毒不彻底的牛奶等引起流行性咽痛。感染通常发生在幼儿园、学校等人群密集的场所。C 群链球菌也可引起人类急性肾小球肾炎、脑膜炎、肺炎及伤口感染等。

### （五）猪链球菌

猪链球菌（*S. suis*）属于人兽共患病原体，除了引起猪脑膜炎、败血症、肺炎和突然死亡外，主要通过消化道、呼吸道、皮肤黏膜创伤感染人，引起脑膜炎、心内膜炎、败血症以及中毒性休克等。猪链球菌已发现 35 个血清型，最常见的对人和动物致病者为 II 型。

## 第三节 奈瑟菌属

奈瑟菌属（*Neisseria*）是一群革兰阴性双球菌，无鞭毛，无芽孢，有菌毛，需氧，具有氧化酶和触酶。

奈瑟菌属包括脑膜炎奈瑟菌（*N. meningitidis*）、淋病奈瑟菌（*N. gonorrhoeae*）、干燥奈瑟菌（*N. sicca*）、浅黄奈瑟菌（*N. subflava*）、金黄奈瑟菌（*N. flavescens*）、黏膜奈瑟菌（*N. mucosa*）等 23 个种和亚种。人类是奈瑟菌属细菌的自然宿主，对人致病的只有脑膜炎奈瑟菌和淋病奈瑟菌，其他奈瑟菌均存在于鼻咽腔和黏膜，为正常菌群。

## 一、脑膜炎奈瑟菌

俗称脑膜炎双球菌（meningococcus），是流行性脑脊髓膜炎（流脑）的病原菌。

### （一）生物学性状

**1. 形态与染色** 革兰染色阴性球菌，菌体常呈肾形或豆形，直径 $0.6 \sim 0.8 \mu m$，成双排列，两菌接触面平坦或略向内陷。在患者脑脊液中，多位于中性粒细胞内，形态典型。新分离的菌株大多有荚膜和菌毛。

**2. 培养特性** 营养要求较高，需在含有血清、血液等培养基中生长，常用的是经 80℃ 以上加温的血琼脂平板，由于血液经热变色后似巧克力，故名巧克力（色）培养基。专性需氧，5% $CO_2$ 条件下生长更佳。最适生长温度为 37℃，低于 30℃ 不生长。最适 pH 为 $7.4 \sim 7.6$。一般培养 48 小时后，形成直径 $1.0 \sim 1.5 mm$，无色、圆形、光滑、透明的露滴状菌落。在血琼脂平板上不溶血，在血清肉汤中呈混浊生长，有少量黏稠沉淀。能产生自溶酶，培养 48 小时，菌体开始发生自溶，因此，培养物如不及时转种常死亡。

**3. 生化反应** 大多数脑膜炎奈瑟菌分解葡萄糖和麦芽糖，产酸不产气。氧化酶试验和过氧化氢酶试验阳性。

**4. 抗原构造与分型**

（1）荚膜多糖抗原（capsular polysaccharides antigen） 具有群特异性。根据此抗原不同，可将脑膜炎奈瑟菌分为 A、B、C、D、X、Y、Z、29E、W135、H、I、K 和 L 13 个血清群。引起流行性脑脊髓膜炎的主要是 A、B、C 3 个血清群。我国一直以 A 群流行为主。

（2）外膜蛋白抗原（outer membrane protein antigen） 具有型特异性。根据外膜蛋白的不同，各血清群又可分为若干血清型。但 A 群所有菌株的外膜蛋白相同。部分外膜蛋白可刺激机体产生抗体，对机体有保护作用。

（3）脂寡糖抗原（lipooligosaccharide antigen，LOS） 是外膜的糖脂组分，是型特异性抗原，可根据 LOS 进行免疫学分型。脂寡糖是脑膜炎奈瑟菌的主要致病物质。

**5. 抵抗力** 对理化因素抵抗力弱。对寒冷、热力、干燥、紫外线都很敏感，室温中 3 小时即死亡，55℃ 5 分钟即被破坏。对苯酚、75% 乙醇、苯扎溴铵等常用消毒剂也很敏感。

### （二）致病性与免疫性

**1. 致病物质**

（1）荚膜 新分离的脑膜炎奈瑟菌具有荚膜，可抵抗吞噬细胞的吞噬作用。

（2）菌毛 细菌借助菌毛黏附于鼻咽部黏膜上皮细胞表面，有利于细菌侵入机体。

（3）IgA1 蛋白酶 可破坏 sIgA1，帮助细菌黏附于细胞黏膜表面。

（4）内毒素 即 LOS，是脑膜炎奈瑟菌的主要致病物质，可引起发热及小血管和毛细血管内皮细胞损伤，引起血栓、出血及坏死，表现为出血性皮疹或瘀斑。严重败血症时，因大量内毒素释放，可导致中毒性休克及 DIC。

**2. 所致疾病** 脑膜炎奈瑟菌主要引起流行性脑脊髓膜炎。人类是其唯一易感宿主。传染源是患者和带菌者。5% ~10% 的正常人鼻咽部带有本菌，流行期可高达 70% 以上，是重要的传染源。发病年龄多在 6 个月 ~5 岁之间，其中以 6 个月 ~2 岁发病率最高。

病菌经飞沫传染，也可通过接触患者呼吸道分泌物污染的物品而感染，潜伏期 2 ~3 天，长者可达 10 天。多数人感染后仅停留在上呼吸道感染阶段，表现为带菌状态或隐性感染。2% ~3% 的感染者可进入血流，引起菌血症或败血症，出现发热、恶心和出血性皮疹等。极少数可到达脑脊髓膜，引起化脓性脑脊髓膜炎，出现剧烈头痛、喷射状呕吐和颈项强直等。其中少数患者因细菌在血中大量繁殖，并释放大量内毒素，引起内毒素休克及 DIC，表现为暴发型，病情凶险。

**3. 免疫性** 主要以体液免疫为主。特异性抗荚膜多糖抗体及抗外膜蛋白抗体是主要的保护性抗体，sIgA 抗体在呼吸道黏膜起局部抗感染作用。出生 6 个月 ~2 岁的婴幼儿，由于来自母体的抗体水平逐渐下降，自体合成的免疫球蛋白不足，抵抗力低，是流行性脑脊髓膜炎的高发人群。

### （三）微生物学检查

**1. 标本** 采集患者的脑脊液、血液或皮肤瘀斑组织液标本，带菌者检查可取鼻咽拭子。由于脑膜炎奈瑟菌可产生自溶酶、对低温和干燥极敏感，标本采集和送检过程中要注意保温和防干燥，并及时送检，最好做床边接种。

**2. 直接涂片镜检** 脑脊液离心沉淀后，取沉淀物涂片或无菌针头刺破瘀斑，取血液渗出物制成涂片，革兰染色镜检，发现革兰染色阴性双球菌，可做初步诊断。

**3. 分离培养与鉴定** 血液或脑脊液先经血清肉汤培养基增菌后，在巧克力（色）平板上划线分离培养，挑取可疑菌落做生化反应和玻片凝集试验鉴定。

**4. 快速诊断法** 在疾病的早期或使用抗生素后，机体内菌含量不多，分离培养阳性率不高，脑膜炎奈瑟菌易自溶，患者脑脊液和血清中存在可溶性抗原，可用对流免疫电泳、SPA 协同凝集试验、ELISA 等免疫学方法进行快速诊断；也可用 PCR 检测患者血液中或脑脊液中存在的脑膜炎奈瑟菌 DNA。

### （四）防治原则

注意隔离治疗流脑患者，控制传染源。治疗首选青霉素、磺胺药等能通过血-脑屏障的抗生素。我国对流脑的预防已纳入计划免疫，虽然我国流行的脑膜炎奈瑟菌是以 A 群为主，但近年也有 C 群流行，故我国目前接种的菌苗是 A、C 双价菌苗，或 A、C、Y 和 W135 四价混合多糖疫苗，保护率可达 90%。

## 二、淋病奈瑟菌

淋病奈瑟菌（N. gonorrhoeae）又称淋球菌（gonococcus），是人类淋病的病原菌，主要引起泌尿生殖道黏膜的急性和慢性化脓性炎症。淋病是我国目前发病率最高的性传播疾病。

### （一）生物学性状

**1. 形态与染色** 革兰染色阴性，成双排列，两菌接触面平坦，似一对咖啡豆，直径 0.6 ~0.8μm，有荚膜和菌毛，无鞭毛，无芽孢。多数淋病奈瑟菌位于中性粒细胞内，但慢性淋病患者的淋病奈瑟菌多分布于中性粒细胞外。

**2. 培养特性** 专性需氧，初次分离培养需补充 5% ~10% $CO_2$。营养要求高，常用巧克力（色）培养基。适宜温度为 35 ~36℃，低于 30℃或高于 38.5℃停止生长。培养 48 小时后，形成圆形、凸起、表面有光泽、灰白色、直径 0.5 ~1mm 的光滑型菌落。根据菌落大小、色泽等分为 T1 ~T5 5 种类型，新分离的菌株属于 T1、T2 型，菌落小，有菌毛。人工培养基转种后可转为 T3、T4 和 T5 型，失去菌毛，无致病性。

**3. 生化反应** 不活泼，只分解葡萄糖，产酸不产气；不分解其他糖类；氧化酶试验和过氧化氢酶试验阳性。

**4. 抗原构造** 淋病奈瑟菌菌体表面抗原可分为 3 类。

（1）菌毛蛋白抗原（pili protein antigen） 由多肽组成，与淋病奈瑟菌的黏附性有关，不同菌株提取的菌毛，其抗原构造不同。

（2）脂寡糖抗原（lipooligosaccharide antigen，LOS） 与其他革兰阴性菌相比，淋病奈瑟菌脂寡糖抗原易发生变异，因此抗脂寡糖抗体对淋病奈瑟菌再感染无保护作用。

（3）外膜蛋白抗原（outer membrane protein antigen） 有 Por 蛋白（porin proteins，PⅠ）、Opa 蛋白（opacity proteins，PⅡ）和 Rmp 蛋白（reduction-modifiable proteins，PⅢ）3 种。PⅠ为主要外膜蛋白，是淋病奈瑟菌分型的主要基础。PⅡ为次要蛋白，可使细菌彼此黏附或吸附在易感细胞上。PⅠ与PⅢ相连，可在外膜上形成微孔。

**5. 抵抗力** 淋病奈瑟菌对外界抵抗力弱，对热、冷、干燥以及苯酚、硝酸银等消毒剂极其敏感。

### （二）致病性与免疫性

**1. 致病物质**

（1）菌毛蛋白 有菌毛的 T1、T2 型菌株可黏附至泌尿生殖道黏膜，不易被尿液冲去，抗吞噬作用明显，即使被吞噬，仍能寄生在吞噬细胞内。

（2）脂寡糖抗原（LOS） 为淋病奈瑟菌重要的表面结构之一，脂寡糖与 IgM、补体协同作用，引起局部炎症反应。LOS 还具有内毒素活性。

（3）IgA1 蛋白酶 能破坏黏膜表面特异性 sIgA1 抗体，有利于细菌黏附于黏膜上皮细胞。

（4）外膜蛋白 PⅠ可直接插入中性粒细胞膜上，或与PⅢ相连形成微孔导致中性粒细胞损伤，也介导细菌与靶细胞的黏附，有利于细菌定植，还可阻止吞噬溶酶体形成，即使被吞噬，仍能寄生在吞噬细胞内；PⅡ可促进黏附，包括细菌之间以及细菌与宿主细胞间的黏附；PⅢ可阻抑杀菌抗体的活性。

**2. 所致疾病** 人类是淋病奈瑟菌的唯一宿主，无症状携带者是主要储存宿主，感染后引起淋病。淋病主要通过性接触传播，也可通过污染的毛巾、衣裤、浴池等间接传播，但机会较少。潜伏期平均 3~5 天，患者出现尿频、尿痛、尿道或宫颈流脓等尿道炎、子宫颈炎症状，可进一步扩散到生殖系统，引起男性前列腺炎、精囊精索炎和附睾炎，女性前庭大腺炎和盆腔炎等，是导致不育的原因之一。感染淋病奈瑟菌的孕妇分娩时，胎儿可通过产道感染，引起新生儿淋菌性结膜炎，患儿眼部有大量脓性分泌物排出，俗称"脓漏眼"。

**3. 免疫性** 人类对淋病奈瑟菌无天然抵抗力。感染后多数患者可以自愈，并出现特异性 IgM、IgG 和 sIgA 抗体，但免疫不持久，再感染和慢性感染普遍存在。

### （三）微生物学检查

**1. 标本** 用无菌棉拭子蘸取泌尿生殖道和宫颈口分泌物。

**2. 直接涂片镜检** 标本涂片后，革兰染色镜检，如观察到中性粒细胞内成双排列的革兰阴性球菌时，具有诊断价值。

**3. 分离培养与鉴定** 淋病奈瑟菌抵抗力弱，为提高检出率，标本采集后应注意保湿保温，尽快送检。为抑制杂菌生长，可在培养基中加入多黏菌素、万古霉素等抗生素。将标本接种于巧克力（色）培养基或 Thayer-Martin（T-M）培养基上，在 35~36℃，5%~10% $CO_2$ 环境中培养 24~48 小时，挑选可疑菌落涂片染色镜检，同时做生化反应鉴定。革兰染色阴性双球菌伴氧化酶阳性菌落可做出诊断。

此外，亦可采用免疫酶试验、直接免疫荧光法、核酸杂交技术或核酸扩增技术等快速诊断法直接检测标本中的淋病奈瑟菌抗原或核酸。

### (四）防治原则

淋病是一种性传播疾病，是一个社会问题。无症状携带者，或有症状却被忽视，或未去求医是淋病传播的重要因素，开展防治性病的知识教育以及防止性接触传播是控制淋病非常重要的环节。对患者要早发现、早用药，除了及时彻底治疗淋病患者外，还应治疗其性伙伴。近年来，淋病奈瑟菌耐药菌株不断增加，故应做药物敏感试验以指导合理用药。女性感染淋病奈瑟菌后，有60%无症状，故不论母亲有无淋病，新生儿出生时都可使用1%硝酸银等眼药水滴入双眼，预防新生儿淋菌性结膜炎。目前尚无有效的特异性预防疫苗。

## 目标检测

一、选择题

1. 以下细菌中，对外界因素抵抗力最强的是 （    ）

    A. 大肠埃希菌                    B. 肺炎链球菌                    C. 脑膜炎奈瑟菌

    D. 金黄色葡萄球菌                E. 霍乱弧菌

2. 以下关于脑膜炎奈瑟菌的说法，不正确的是 （    ）

    A. 是革兰阴性双球菌

    B. 是流行性脑脊髓膜炎的病原菌

    C. 对理化因素抵抗力很强

    D. 主要以体液免疫为主

    E. 目前我国接种的疫苗是 A、C 双价疫苗，或 A、C、Y 和 W135 四价混合多糖疫苗

3. 以下关于淋病奈瑟菌的说法，错误的是 （    ）

    A. 引起的淋病是我国目前发病率最高的性传播疾病

    B. 感染后可获得牢固的免疫力

    C. 人类对淋病奈瑟菌无天然抵抗力

    D. 对外界的抵抗力很弱

    E. 人类是淋病奈瑟菌的唯一宿主

二、简答题

1. 简述金黄色葡萄球菌的致病性及防治原则。

2. 简述 A 群链球菌所致疾病主要有哪些。

3. 简述肺炎链球菌的致病性及与甲型溶血性链球菌的鉴别试验。

（尹素改）

# 第八章　肠道杆菌

肠道杆菌（*Enterobacteriaceae*）是一大群生物学性状类似的革兰阴性杆菌，根据生化反应、抗原构造、基因组 DNA 序列分析，目前已知有 44 个属，170 多个种。但经常引起人类感染者不到 25 个种（表 8 - 1）。

表 8 - 1　引起人类感染的常见肠道杆菌

| 属 | 种 |
|---|---|
| 埃希菌属（*Escherichia*） | 大肠埃希菌（*E. coli*） |
| 志贺菌属（*Shigella*） | 宋内志贺菌（*S. sonnei*）、福氏志贺菌（*S. flexneri*）、痢疾志贺菌（*S. dysenteriae*）、鲍氏志贺菌（*S. boydii*） |
| 沙门菌属（*Salmonella*） | 肠道沙门菌肠道亚种（*S. enterica* subsp. *enterica*） |
| 克雷伯菌属（*Klebsiella*） | 肺炎克雷伯菌肺炎亚种（*K. pneumoniae* subsp. *pneumoniae*）、催娩克雷伯菌（*K. oxytoca*） |
| 变形杆菌属（*Proteus*） | 奇异变形杆菌（*P. mirabilis*）、普通变形杆菌（*P. vudgaris*） |
| 肠杆菌属（*Enterobacter*） | 产气肠杆菌（*E. aerogenes*）、阴沟肠杆菌（*E. cloacae*） |
| 沙雷菌属（*Serratia*） | 黏质沙雷菌黏质亚种（*S. marcescens* subsp. *marcescens*） |
| 枸橼酸杆菌属（*Citrobacter*） | 弗劳地枸橼酸杆菌（*C. freundii*）、柯塞枸橼酸杆菌（*C. koseri*） |
| 摩根菌属（*Morganella*） | 摩根摩根菌摩根亚种（*M. morganii* subsp. *morganii*） |
| 耶尔森菌属（*Yersinia*） | 鼠疫耶尔森菌（*Y. pestis*）、小肠结肠炎耶尔森菌小肠结肠炎亚种（*Y. enterocolitica* subsp. *enterocolitica*）、假结核耶尔森菌假结核亚种（*Y. pseudotuberculosis* subsp. *pseudotuberculosis*） |

肠道杆菌与医学的关系可分为如下 3 种情况：①少数为容易引起人类疾病的致病菌，如伤寒沙门菌、志贺菌、鼠疫耶尔森菌等；②机会致病菌，如大肠埃希菌、肺炎克雷伯菌、奇异变形杆菌等，当寄居部位改变或机体免疫功能低下时引起肠道外的机会性感染；③由正常菌群转变的致病菌，例如大肠埃希菌因获得毒力基因而转变为致病菌引起人类胃肠炎。

肠道杆菌具有下列共同生物学特性。

**1. 形态结构相似**　均为中等大小革兰阴性杆菌，大多有菌毛，多数有周鞭毛（志贺菌属、克雷伯菌属、鼠疫耶尔森菌和肠侵袭型大肠埃希菌无鞭毛），少数还有荚膜或包膜，不产生芽孢。

**2. 营养要求不高**　需氧或兼性厌氧；在普通琼脂平板上可形成中等大小、光滑、灰白色菌落；在液体培养基中，呈均匀混浊生长；在血琼脂平板上部分细菌可产生溶血环。

**3. 生化反应活泼**　触酶阳性，氧化酶阴性，能还原硝酸盐为亚硝酸盐。在肠道杆菌中，志贺菌及沙门菌等致病菌不发酵乳糖，因此乳糖发酵试验可初步鉴别志贺菌、沙门菌等致病菌和其他大部分非致病性肠道杆菌。

**4. 抗原构造复杂** 有菌体（O）抗原、鞭毛（H）抗原、荚膜抗原和菌毛抗原等。

（1）O抗原 存在于脂多糖（LPS）的特异性多糖部分，具有属特异性。O抗原耐热，100℃不被破坏。细菌若失去O特异性多糖，菌落则由光滑型（S）转变为粗糙型（R），称为S-R变异。O抗原主要诱导IgM类抗体。

（2）H抗原 存在于鞭毛蛋白，H抗原不耐热，60℃ 30分钟可被破坏。细菌失去鞭毛后，丢失H抗原，O抗原暴露，称为H-O变异。H抗原主要诱导IgG类抗体。

（3）荚膜抗原 具有型特异性。存在于O抗原表面的多糖成分，能阻止O抗原与相应抗体凝集，但60℃ 30分钟可被破坏。重要的有伤寒沙门菌的Vi抗原、大肠埃希菌的K抗原等，均与细菌侵袭力有关。

**5. 抵抗力不强** 因肠道杆菌无芽孢，对理化因素敏感，60℃ 30分钟即死亡，易被一般化学消毒剂杀灭，故常用氯进行饮水消毒。胆盐、煌绿等染料对非致病性肠道杆菌有抑制作用，常用以制备选择培养基进行有关病原菌的分离。

**6. 容易变异** 肠道杆菌除自发性突变外，还可以经噬菌体、质粒、转座子介导，通过转导、接合、转化等基因转移和重组方式，获得新的基因从而导致变异。最常见的有耐药性变异、毒力变异、生化反应及免疫原性等特性变异。

## ⇒ 案例引导

案例 患者，女，25岁。因发热、食欲不振、乏力、腹胀6天入院。查体：体温40℃，相对缓脉，肝、脾略肿大，腹部见玫瑰疹。末梢血白细胞正常。便中查到少量脓球和白细胞，但两次血和粪便培养均未发现致病菌。两次采血做肥达试验，结果如下：入院时 TH 1∶80，TO 1∶80，PAH 1∶40，PBH 1∶40；入院12天 TH 1∶320，TO 1∶320，PAH 1∶40，PBH 1∶20。

讨论 1. 该患者可初步诊断为什么疾病？诊断依据是什么？

2. 为进一步确诊，应做什么检查？

# 第一节 埃希菌属

临床常见埃希菌属（*Escherichia*）细菌有6个种，大肠埃希菌（*E. coli*）是其中最常见、最重要的一个菌种，自婴儿出生后数小时即进入肠道，并伴随其终生，是肠道正常菌群中的重要细菌之一，可为宿主提供营养物质等。然而在宿主免疫力下降或细菌侵入肠道外组织器官时则可引起肠道外感染。大肠埃希菌中某些特殊血清型能导致人类腹泻。在食品、药品、化妆品等卫生学检验中，大肠埃希菌常被作为粪便污染的检测指标。在分子生物学和基因工程研究中，大肠埃希菌作为一种模式生物，是重要的实验工具。

## 一、生物学性状

**1. 形态结构** 大小为（0.4～0.7）μm×（1～3）μm，革兰阴性杆菌，多数有周鞭毛和菌毛，无芽孢。

**2. 培养特性和生化反应** 营养要求不高，需氧或兼性厌氧。生化反应活泼，发酵乳糖，在鉴别培养基上形成有色菌落，据此可区别于沙门菌及志贺菌。硫化氢试验阴性，动力阳性。典型的大肠埃希菌

IMViC 试验（吲哚、甲基红、VP、枸橼酸盐利用）结果为"＋＋－－"。大肠埃希菌产生的大肠菌素可用于大肠埃希菌的分型。

**3. 抗原构造** 有 O、H 和 K 3 种抗原，是血清学分型的基础。O 抗原超过 170 种，H 抗原超过 56 种，K 抗原超过 100 种（又分为 L、A、B 3 型，一个菌株只含一种）。大肠埃希菌血清型全名需依次写出 O、K 和 H 3 种抗原的型别，如 O111：K58（B4）：H2。

**4. 抵抗力** 一般不强，胆盐、煌绿等能抑制其生长。在自然界的水中和土壤表层可存活数周至数月。

## 二、致病性与免疫性

### （一）致病物质

**1. 黏附素** 有很强的黏附能力，能与人体泌尿道和肠道黏膜上皮细胞表面特异受体结合，帮助细菌实现黏附定植。具体包括定植因子抗原Ⅰ、Ⅱ、Ⅲ（colonization factor antigen Ⅰ、Ⅱ、Ⅲ，CFA Ⅰ、Ⅱ、Ⅲ）、集聚黏附菌毛Ⅰ和Ⅲ（aggregative adherence fimbriae，AAF-Ⅰ、AAF-Ⅲ）、束形成菌毛（bundle forming pili，Bfp）、紧密黏附素（intimin）、P 菌毛、Dr 菌毛、Ⅰ型菌毛、侵袭性质粒抗原（invasion plasmid antigen，Ipa）蛋白等。

**2. 肠毒素** 有不耐热肠毒素（heat labile enterotoxin，LT）、耐热肠毒素（heat stable enterotoxin，ST）两种，均由质粒介导。LT 使细胞内 ATP 转化为 cAMP，导致肠黏膜细胞内水、钠、氯、碳酸氢钾等过度分泌至肠腔，导致腹泻。ST 可分为 STa 和 STb 两型，ST 通过激活肠黏膜细胞上的鸟苷酸环化酶，使细胞内 cGMP 量增多。

**3. 志贺毒素** 为 EHEC 产生的外毒素，因与志贺菌毒素相似而得名。志贺毒素（shiga toxin，Stx）有 2 种：Stx-1 和 Stx-2，其中 Stx-2 毒性强于 Stx-1。

另外，大肠埃希菌还产生溶血素 A（hemolysin，HlyA）及内毒素，还具有荚膜、载铁蛋白和Ⅲ型分泌系统（type Ⅲ secretion system）等。载铁蛋白可通过获取铁离子而导致宿主损伤；Ⅲ型分泌系统犹如分子注射器，在细菌接触宿主细胞后，能向宿主细胞内输送毒性基因产物而致病。

### （二）所致疾病

**1. 肠道外感染** 常引起机会性感染，以化脓性感染和泌尿系统感染最为常见。化脓性感染如腹膜炎、阑尾炎、手术创口感染、败血症和新生儿脑膜炎；泌尿系统感染常见尿道炎、膀胱炎、肾盂肾炎、前列腺炎等。

（1）败血症 大肠埃希菌是引起败血症最常见的革兰阴性菌，尤其是免疫功能低下者，如婴儿、老年人或原有基础疾患的个体更易发生。常由尿道和胃肠道感染引起，死亡率很高。

（2）新生儿脑膜炎 大肠埃希菌是 1 岁以下婴幼儿中枢神经系统感染的主要病原体。

（3）泌尿系统感染 引起泌尿系统感染的大肠埃希菌主要来源于结肠，污染尿道，逆行向上引起内源性感染。女性感染率比男性高。性交、怀孕、前列腺肥大、插管和膀胱镜检查等是造成感染的危险因素。尿道感染的临床症状主要有尿频、排尿困难、血尿和脓尿等。大多数大肠埃希菌都能引起泌尿系统感染，但以尿路致病性大肠埃希菌（uropathogenic *E. coli*）引起的感染最为常见，这些特殊血清型具有特定的致病物质，如 P 菌毛、Dr 菌毛等黏附素和溶血素 A。

**2. 胃肠炎** 大肠埃希菌的某些血清型经粪-口途径能引起人类胃肠炎，为外源性感染，称为致泻性大肠埃希菌，主要有以下 5 种类型（表 8-2）。

表 8-2 引起胃肠炎的大肠埃希菌

| 菌株 | 作用部位 | 疾病与症状 | 致病机制 |
|---|---|---|---|
| ETEC | 小肠 | 旅行者腹泻；婴幼儿腹泻；水样便，恶心，呕吐，腹痛，低热 | 质粒介导生成 LT 和 ST 两种肠毒素，导致肠黏膜细胞大量分泌液体和电解质；依靠黏附素定植于小肠表面 |
| EIEC | 大肠 | 水样便，继以少量血便，腹痛，发热 | 质粒介导侵袭和破坏结肠黏膜上皮细胞 |
| EPEC | 小肠 | 婴儿腹泻；水样便，恶心，呕吐，发热 | 质粒介导 A/E 组织病理变化，伴上皮细胞绒毛结构破坏，导致吸收受损和腹泻 |
| EHEC | 大肠 | 水样便，继以大量出血，剧烈腹痛，低热或无，可并发 HUS、血小板减少性紫癜 | 溶原性噬菌体编码 Stx-1 或 Stx-2，中断蛋白质合成；伴小肠绒毛结构破坏，导致吸收受损 |
| EAEC | 小肠 | 婴儿腹泻；持续性水样便，呕吐，脱水，低热 | 质粒介导聚集性黏附上皮细胞，伴绒毛变短，单核细胞浸润和出血，液体吸收能力下降 |

（1）肠产毒性大肠埃希菌（enterotoxigenic E. coli，ETEC） 主要经污染的水源和食物引起疾病传播，人和人之间不传播。常引起 5 岁以下婴幼儿和旅游者腹泻。临床症状可从轻度腹泻至严重的霍乱样腹泻，平均病程 3~4 天。致病物质主要是肠毒素和定植因子。前者分为耐热肠毒素（ST）和不耐热肠毒素（LT），使胞质内 cAMP/cGMP 水平增加后，导致肠黏膜细胞内水、钠、氯、碳酸氢钾等过度分泌至肠腔，导致腹泻。后者可使细菌黏附至小肠上皮细胞。

（2）肠侵袭性大肠埃希菌（enteroinvasive E. coli，EIEC） 此类细菌在表型和致病性方面与志贺菌有许多相似之处。主要侵犯较大儿童和成人。所致疾病与菌痢很相像，有发热、腹痛、腹泻、脓血便及里急后重等症状。EIEC 侵袭结肠黏膜上皮细胞的能力与其质粒携带的一系列侵袭性基因（pInv 基因）有关。EIEC 不产生肠毒素，能侵袭结肠黏膜上皮细胞后在其中生长繁殖，最后杀死被感染细胞，扩散到邻近正常细胞，致使组织破坏和炎症发生，继而导致腹泻。

（3）肠致病性大肠埃希菌（enteropathogenic E. coli，EPEC） 是引起婴幼儿腹泻的主要病原菌，严重者可导致死亡。不产生肠毒素及其他外毒素，无侵袭力，但可黏附于小肠上皮细胞，随后破坏刷状缘，导致微绒毛（microvilli）萎缩、变平，造成严重水样腹泻。

（4）肠出血性大肠埃希菌（enterohemorrhagic E. coli，EHEC） 是出血性结肠炎和溶血性尿毒综合征（hemolytic uremic syndrome，HUS）的病原体，曾在世界各地发生流行，首次发现的 EHEC 血清型为 O157：H7。5 岁以下儿童易感，夏季多见，症状轻重不一，可从轻度水泻至伴剧烈腹痛的血样便。约 10% 的 10 岁以下患儿并发急性肾衰竭、血小板减少、溶血性贫血的溶血性尿毒综合征，死亡率达到 3%~5%。EHEC 常因摄入加热不彻底的被污染牛肉、牛奶以及果汁等引起。牛有可能是 O157：H7 的主要储存宿主。

EHEC 致病物质主要有菌毛、志贺毒素（Stx-1/Stx-2）、内毒素和溶血素。志贺毒素可引起上皮细胞微绒毛损伤，Stx-1 与痢疾志贺菌产生的志贺毒素基本相同，Stx-2 与 Stx-1 有 60% 的同源，两型毒素均由溶原性噬菌体所介导。Stx 由 1 个 A 亚单位和 5 个 B 亚单位组成，B 亚单位与宿主细胞特异性糖脂受体（Gb3）结合，而肠绒毛和肾上皮细胞即具有高浓度的糖脂受体，肠绒毛结构的破坏引起吸收降低和液体分泌相对增加。A 亚单位内在化后裂解成两个分子，其中 A1 片段与 28S rRNA 的第 4324 位腺嘌呤作用，使核糖体灭活，终止蛋白质合成。Stx-2 能选择性地破坏肾小球内皮细胞，引起肾小球滤过减少和急性肾衰竭，因此 HUS 的发生在表达 Stx-2 的 EHEC 中较多见。

EHEC 现已分离出 50 多个血清型，引起人类疾病的血清型主要是 O157：H7。但在不同国家的流行株不一定相同。

（5）肠聚集性大肠埃希菌（enteroaggregative E. coli，EAEC） 引起婴儿持续性水样腹泻，偶有血便，其依靠集聚黏附菌毛（AAF）和其他黏附因子黏附于肠黏膜，在 EAEC 作用下肠道细胞分泌黏液，细菌在肠上皮细胞表面形成生物膜，而后释放肠聚集耐热毒素和 α-溶血素，引起肠道分泌炎性因子，产生黏膜毒性和炎症反应。特点是细菌在细胞表面聚集，形成砖块状排列，阻止液体吸收，并产生毒素导致微绒毛变短、单核细胞浸润和出血。

## 三、微生物学检查

### （一）临床标本检查

**1. 标本采集**　肠外感染采取中段尿、血液、脓液、脑脊液等；腹泻采取粪便，也可采集可疑水和食品等。

**2. 分离培养与鉴定**

（1）肠道外感染

1）涂片染色检查　脓性分泌物等标本直接涂片染色镜检，尿液和其他体液标本先经离心取沉淀物后再做涂片染色镜检。

2）分离培养　血液先接种肉汤增菌，待生长后再转种至血琼脂平板培养。体液标本的离心沉淀物和其他标本直接划线接种于血琼脂平板上，35～37℃孵育 18～24 小时后观察菌落形态。

3）鉴定　根据 IMViC（＋＋－－）试验结果进行初步鉴定，最后鉴定需根据系列生化反应的结果。尿路感染还需计数菌落量，每 1ml 尿液≥10 万个具有诊断价值。

（2）肠道内感染　将粪便标本接种于鉴别培养基，挑选可疑菌落并鉴定为大肠埃希菌后，再分别用 ELISA、核酸杂交、PCR 等方法检测不同类型致胃肠炎大肠埃希菌的肠毒素、毒力因子及血清型等特征。目前已建立以细菌基因组序列为基础的病原菌分子血清型监测体系，尤其适用于新发突发性细菌性传染病暴发流行的调查。还有研究表明，生物传感器有望应用于肠道致病菌的临床快速检测中。

### （二）卫生细菌学检查

肠道中的大肠埃希菌随粪便排出体外，污染环境、水源、饮料及食品。样品检出大肠埃希菌数量越多，说明被粪便污染越严重，也间接表明可能有肠道致病菌污染。因此，卫生细菌学以"大肠菌群数"作为判断饮用水、食品和药品等被粪便污染程度的指标之一。大肠菌群是指在 37℃ 环境下，24 小时内发酵乳糖产酸、产气的肠道杆菌，包括埃希菌属、枸橼酸杆菌属、克雷伯菌属及肠杆菌属等。我国《生活饮用水卫生标准》（GB 5749）规定在 100ml 饮用水中，不得检出大肠菌群。

## 四、防治原则

减少医院感染。腹泻患者应进行隔离治疗，尿道插管和膀胱镜检查应严格无菌操作。疫苗免疫预防已在畜牧业领域中广泛开展研究。在家畜中，用菌毛疫苗防治新生畜崽腹泻已获得成功；减毒活疫苗、定植因子微胶囊、重组伤寒沙门菌-ETEC 菌毛减毒活疫苗、重组志贺菌-ETEC 菌毛减毒活疫苗等人用疫苗正在研究中。

大肠埃希菌耐药性非常普遍，很多菌株都已获得耐一种或几种抗生素的质粒。因此，抗生素治疗应在药物敏感试验的指导下进行。

污染的水及食品是 ETEC 最重要的传播媒介，EHEC 的感染往往由污染的肉类和消毒不彻底的牛奶引起，充分烹饪可减少 ETEC 和 EHEC 感染的危险。

⊕ **知识链接**

病从口入

2018 年，美国多州暴发了大肠埃希菌 O157：H7 感染疫情。此次疫情导致至少 25 个州 121 人感染，其中 52 人住院治疗，14 人出现溶血性尿毒综合征，1 人死亡。美国疾控中心（CDC）发表声明称，疫情可能是由食用被污染的长叶生菜导致，具体污染来源尚不清楚。大肠埃希菌为人类和动物肠道中的正常菌群，多数无害，只有少数能引起人肠道感染，被称为"致泻性大肠埃希菌"。此次在美国引起暴发的 O157：H7，是致泻性大肠埃希菌的一个血清型，可谓一个劣迹斑斑的"惯犯"，经常在世界各地流窜作案。1982 年，在美国"制造"了著名的"牛肉汉堡中毒事件"；1996 年，在日本导致 9000 多人感染；2011 年，其同胞兄弟 O104：H4 在德国通过芽苗菜"制造"新暴发，波及欧盟其他 13 个成员国及美国、加拿大等地，共造成 4000 多人感染。此类食品安全问题提示我们：生物安全无小事。我们需要共同严格遵守国家的生物安全法规，并牢固建立有菌意识和无菌观念。

# 第二节　志贺菌属

志贺菌属（*Shigella*）是人类细菌性痢疾的病原菌，通称痢疾杆菌（dysentery bacterium）。灵长类动物亦是其天然宿主。细菌性痢疾主要流行于发展中国家，是一种常见病，全世界年病例数超过 2 亿，年死亡病例数达 65 万。本属细菌包括志贺痢疾杆菌、福氏痢疾杆菌、鲍氏痢疾杆菌和宋内痢疾杆菌 4 个群、47 个血清型。

## 一、生物学性状

大小为（0.5 ~ 0.7）μm×（2 ~ 3）μm，革兰阴性短小杆菌。无芽孢，无荚膜，无鞭毛，有菌毛。

营养要求不高，在肠道鉴别培养基上形成无色、半透明的菌落。分解葡萄糖产酸不产气，除宋内志贺菌可迟缓发酵乳糖外，其余均不分解乳糖。

志贺菌属细菌有 O 和 K 两种抗原。O 抗原是分类的依据，分为群特异抗原和型特异抗原，据此将志贺菌属分为 4 个群（种）、47 个血清型（包括亚型）（表 8 - 3）。K 抗原在分类上无意义。

表 8 - 3　志贺菌属的分类

| 菌种 | 群 | 型 | 亚型 | 甘露醇发酵 | 鸟氨酸脱羧酶 |
|------|-----|------|------|------------|--------------|
| 痢疾志贺菌 | A | 1 ~ 10 | 8a, 8b, 8c | − | − |
| 福氏志贺菌 | B | 1 ~ 6；x, y 变型 | 1a, 1b, 2a, 2b, 3a, 3b, 4a, 4b | + | − |
| 鲍氏志贺菌 | C | 1 ~ 18 | | + | − |
| 宋内志贺菌 | D | 1 | | + | + |

**1. A 群**　即痢疾志贺菌（*S. dysenteriae*），有 10 个血清型，其中 8 型又分为 3 个亚型。

**2. B 群**　即福氏志贺菌（*S. flexneri*），有 13 个血清型（包括变型和亚型），各型间会有交叉免疫反应。

**3. C 群**　即鲍氏志贺菌（*S. boydii*），有 18 个血清型。

**4. D 群**　即宋内志贺菌（*S sonnei*），抗原单一，只有 1 个血清型。宋内志贺菌有Ⅰ相和Ⅱ相两个交又免疫变异相。Ⅰ相呈 S 型菌落，对小鼠有致病力，多数可从急性期感染患者标本中分离而得；Ⅱ相为 R 型菌落，对小鼠不致病，通常从慢性患者或带菌者标本中检出。Ⅰ相抗原受控于一个 140MD 的大质粒，若质粒丢失，Ⅰ相抗原不能合成，宋内志贺菌则从有毒的Ⅰ相转变为无毒的Ⅱ相。

志贺菌抵抗力弱，加热 60℃ 10 分钟可被杀死。对酸和一般消毒剂较敏感。在粪便中，因其他肠道菌产酸或噬菌体的作用常使本菌于数小时内死亡，故粪便标本应迅速送检。但志贺菌在污染物品及蔬菜瓜果上可存活 10~20 天。在适宜温度下，能在水及食品中繁殖，引起水源或食物来源的暴发流行。由于抗菌药物的广泛运用，志贺菌的多重耐药性问题日趋严重，极大影响临床疗效。

## 二、致病性与免疫性

### （一）致病物质

包括侵袭力和内毒素，有的菌株还可产生外毒素。

**1. 侵袭力** 志贺菌侵袭及生长繁殖的靶细胞是回肠末端和结肠部位的黏膜上皮细胞。其借助菌毛黏附并侵入位于派氏淋巴结（Peyer's patches）的 M 细胞。细菌黏附后，通过Ⅲ型分泌系统向上皮细胞和巨噬细胞分泌由质粒编码的 4 种蛋白（IpaA、IpaB、IpaC、IpaD），这些蛋白诱导细胞膜凹陷，导致细菌内吞。志贺菌能溶解吞噬小泡，进入细胞质内大量繁殖，并从死亡的巨噬细胞中释放出来，从结肠上皮细胞的基底面侵入相邻细胞；并可通过宿主细胞内肌动纤维的重排，推动细菌进入毗邻细胞，从而进行细胞到细胞的传播（图 8-1）。在此过程中，引起机体 IL-1β 的释放，吸引多形核粒细胞至被感染组织，致使肠壁完整性遭到破坏，细菌得以到达较深层的上皮细胞，由此加速了细菌扩散。坏死的黏膜、死亡的白细胞、细胞碎片、纤维蛋白和血液构成脓血黏液便。

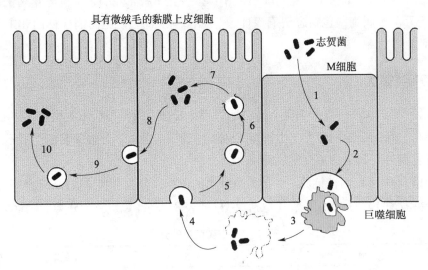

**图 8-1 志贺菌侵袭肠黏膜上皮细胞过程示意图**

1. 侵入 M 细胞；2. 进入毗邻细胞；3. 诱导吞噬；4. 逃逸；5~7. 从黏膜上皮细胞
基底部侵入胞质中并增殖；8~10. 侵入邻近黏膜上皮细胞胞质中，并生长繁殖

**2. 内毒素（endotoxin）**

（1）作用于肠黏膜，使通透性增高，促进对内毒素的吸收，引起发热、意识障碍等一系列症状。

（2）破坏肠黏膜，形成炎症、溃疡、坏死和出血，呈现典型的脓血黏液便。内毒素还能作用于肠壁自主神经系统，使肠功能发生紊乱，肠蠕动失调和痉挛，尤其是直肠括约肌痉挛最明显，从而出现腹痛、里急后重等症状。

**3. 外毒素（exotoxin）** 又称为志贺毒素（Stx），具有细胞毒素、肠毒素和神经毒素 3 种生物学活性。志贺菌侵入宿主后，机体内的 IL-1、IL-6、TNF-α 和 IFN-γ 等细胞因子释放增多，提高 ST 受体在内皮细胞表面的表达，因而内皮细胞成为 ST 攻击的主要靶细胞。ST 和内毒素有协同作用，两者在体外可加重对人血管内皮细胞的损伤。在志贺菌感染所导致的溶血性尿毒综合征（HUS）等并发症中，ST 和内毒素的持续存在并联合作用可能与疾病的发生有关。

## （二）所致疾病

志贺菌引起细菌性痢疾。痢疾志贺菌感染患者病情一般较重，易引起小儿急性中毒性菌痢和 HUS 以及痢疾的流行。我国常见的流行型别主要为福氏志贺菌和宋内志贺菌。

传染源是患者及带菌者。急性期患者排菌量大，每克粪便可有 $10^5 \sim 10^8$ 个菌体，传染性强；慢性病例排菌时间较长；恢复期患者带菌可达 2～3 周，有的可达数月。传播途径主要通过粪-口途径，志贺菌随饮食进入肠道。人类对志贺菌较易感，10～150 个志贺菌即可引起典型的细菌性痢疾感染。

志贺菌感染几乎只局限于肠道，一般不入侵血液。临床感染类型如下。

**1. 急性痢疾** 潜伏期一般为 1～3 天，急性腹泻，伴有寒战、发热、腹痛、里急后重、排黏液脓血便；全腹压痛，尤以左下腹压痛明显。痢疾志贺菌感染，病情较重，死亡率可高达 20%。宋内志贺菌多引起轻型感染；福氏志贺菌感染易转变为慢性，病程迁延不愈。

**2. 急性中毒性菌痢** 小儿多见，常无明显的消化道症状，主要表现为全身严重的中毒症状。起病急骤，突然高热，反复惊厥，嗜睡、昏迷，可迅速发生循环及呼吸衰竭。病死率较高。

**3. 慢性痢疾** 10%～20% 的患者病程超过 2 个月，即转变为慢性，病程迁延不愈。其症状不典型者易被误诊，从而影响治疗。

## （三）免疫性

抗感染免疫主要是消化道黏膜表面的 sIgA。病后免疫力短暂且不巩固，主要是由于细菌感染只停留在肠壁局部而不入血，其型别较多且各型间较少发生交叉免疫反应。

# 三、微生物学检查

## （一）标本采集

采取黏液脓血便，或肛拭标本。标本若不能及时送检，应将标本保存在 30% 甘油缓冲盐水或专门送检的培养基中。

## （二）分离培养与鉴定

标本应接种于肠道鉴别或选择培养基上，37℃ 孵育 18～24 小时。挑取无色半透明可疑菌落，做生化反应和血清学试验，以确定其菌群和菌型。

## （三）毒力试验

测定志贺菌的侵袭力可用 Senery 试验（致豚鼠角膜结膜炎试验）。志贺毒素的测定可用 HeLa 细胞或 Vero 细胞，也可以用 PCR 技术直接检测其产毒基因 *stxA*、*stxB*。

## （四）快速诊断法

**1. 免疫染色法** 将粪便标本与志贺菌抗血清混匀，在光镜下观察有无凝集现象。

**2. 免疫荧光菌球法** 将标本接种至含有荧光素标记的志贺菌免疫血清液体培养基中，37℃ 孵育 4～8 小时。若标本中含有相应型别的志贺菌，则生长繁殖后与荧光抗体凝集成小球，通过荧光显微镜可检出。此法简便、快速、特异性高。

**3. 协同凝集试验** 检查患者粪便中有无志贺菌可溶性抗原。

**4. 胶乳凝集试验** 采用志贺菌抗血清致敏胶乳，使其与粪便中的志贺菌抗原发生凝集反应。也可将志贺菌抗原致敏胶乳，用于诊断粪便中有无志贺菌抗体。

**5. 分子生物学方法** 用 PCR 技术检测 140MD 的大质粒等。

## 四、防治原则

志贺菌的主要宿主为人类，预防措施包括水、食物和牛奶等的卫生学监测以及垃圾处理与灭蝇；隔离患者及消毒排泄物；检测并及早发现亚临床病例和带菌者，特别是餐饮从业人员；应用敏感抗生素及时治疗感染个体。

**1. 特异性预防** 口服依赖链霉素株（Sd）制成的多价活疫苗（Sd 活疫苗），具有特异性免疫保护作用。目前多种杂交株活疫苗、核蛋白体亚细胞疫苗、蛋白体疫苗、结合疫苗也在研究之中，如将宋内志贺菌的大质粒导入伤寒沙门菌 Ty2lak 中，形成二价减毒活疫苗；此外，还有宋内志贺菌–铜绿假单胞菌重组外膜蛋白结合疫苗 S–rEPA 和福氏志贺菌 2a–铜绿假单胞菌重组外膜蛋白结合疫苗 S–rEPA 等。

**2. 药物治疗** 可用氟喹诺酮类、亚胺培南、头孢哌酮–舒巴坦及左氧氟沙星等药物，喹诺酮类药物学龄前儿童忌用。治疗中应注意多重耐药菌株，目前同一菌株可对 5~6 种甚至更多种药物耐药，给防治工作带来很大困难。

# 第三节　沙门菌属

沙门菌属（*Salmonella*）是一大群寄生在人和动物肠道中，生化反应和抗原构造相似的革兰阴性杆菌，现已查明沙门菌属细菌的血清型已达 2500 多种。其中伤寒沙门菌（*S. typhi*）、副伤寒沙门菌（*S. paratyphi*）引起人类肠热症（伤寒、副伤寒）；鼠伤寒沙门菌（*S. typhimurium*）、猪霍乱沙门菌（*S. choleraesuis*）和肠炎沙门菌（*S. enteritidis*）等一般对动物致病，但也可传染给人，引起食物中毒或败血症。

## 一、生物学性状

大小为（0.6~1.0）μm×（2~4）μm，革兰阴性杆菌，有菌毛。除个别菌种如鸡沙门菌外，均有周鞭毛。一般无荚膜，无芽孢。

营养要求不高，兼性厌氧，普通琼脂平板上即可生长。在 SS 选择鉴别培养基上形成中等大小、无色、半透明的 S 型菌落。其基因组大小与大肠埃希菌相近，至少包含 7 个致病岛（*Salmonella* pathogenicity island，SPI）以及大量前噬菌体。

生化反应对沙门菌属各菌的鉴定具有重要意义：不发酵乳糖或蔗糖，发酵葡萄糖、麦芽糖和甘露糖，产酸产气（伤寒沙门菌不产气），硫化氢试验阳性或阴性，动力阳性，尿素酶试验阴性。

沙门菌抗原构造较复杂（表 8–4）。

**1. O 抗原** 为细菌细胞壁脂多糖中的特异性多糖部分，以阿拉伯数字顺序排列，约 58 种，每个沙门菌血清型含有一种或多种 O 抗原。凡含有相同 O 抗原组分者归为一个组，据此可将沙门菌分为 42 个组，导致人类疾病的沙门菌大多数在 A~E 组。

**2. H 抗原** 存在于沙门菌鞭毛蛋白，分为第 I 相和第 II 相。第 I 相为特异相，以 a，b，c……表示。第 II 相为非特异相，可为多种沙门菌共有，以 1，2，3……表示。一个菌株同时具有第 I 相及第 II 相 H 抗原者称为双相菌，仅有一相者为单相菌。根据 H 抗原不同，每一组沙门菌可进一步分为不同菌型。

**3. Vi 抗原** 存在于新分离的伤寒沙门菌和希氏沙门菌菌体表面，Vi 抗原不稳定，加热 60℃、苯酚处理和传代培养后即消失。Vi 抗原可阻止 O 抗原与其相应抗体的凝集反应，最初认为它与毒力（virulence）有关，故称 Vi 抗原。

表 8-4 常见沙门菌的抗原组成

| 分组 | 菌名 | O 抗原 | H 抗原 | |
|---|---|---|---|---|
| | | | 第 I 相 | 第 II 相 |
| A 组 | 甲型副伤寒沙门菌（*S. Paratyphi* A） | 1, 2, 12 | a | – |
| B 组 | 肖氏沙门菌（*S. Schottmuelleri*） | 1, 4, 5, 12 | b | 1, 2 |
| | 鼠伤寒沙门菌（*S. Typhimurium*） | 1, 4, 5, 12 | i | 1, 2 |
| C 组 | 希氏沙门菌（*S. Hirschfeldii*） | 6, 7, Vi | c | 1, 5 |
| | 猪霍乱沙门菌（*S. Cholerae-suis*） | 6, 7 | c | 1, 5 |
| D 组 | 伤寒沙门菌（*S. Typhi*） | 9, 12, Vi | d | – |
| | 肠炎沙门菌（*S. Enteritidis*） | 1, 9, 12 | g, m | – |

沙门菌对理化因素抵抗力较差，湿热 65℃ 15～30 分钟即可杀死沙门菌，一般消毒剂均可杀死本菌。然而沙门菌对某些化学物质如胆盐、煌绿等的耐受性较其他肠道细菌强，故将这些化学物质用作沙门菌选择培养基的成分。沙门菌在水中可存活 2～3 周，在粪便中可存活 1～2 个月，在冰中可存活更长时间。

## 二、致病性与免疫性

### （一）致病物质

沙门菌感染必须经口摄入足够数量细菌，才能突破机体防御屏障，到达并定植于小肠，引发疾病产生。据志愿者研究结果，大多数血清型的半数感染量在 $10^5$～$10^8$ 个细菌之间，伤寒沙门菌可少至 $10^3$ 个细菌。

沙门菌有较强的内毒素，并有一定的侵袭力。个别菌型尚能产生肠毒素。

**1. 侵袭力** 沙门菌有毒株通过菌毛黏附至小肠上皮 M 细胞，引发机体细胞肌动蛋白重排，诱导细胞膜内陷，导致细菌的内吞。沙门菌在吞噬小泡内生长繁殖，导致宿主细胞死亡，细菌扩散并进入毗邻细胞。沙门菌的黏附和穿入宿主细胞，由染色体上的侵袭素基因 *inv* 介导。

伤寒沙门菌和希氏沙门菌的 Vi 抗原具有微荚膜功能，能抗御吞噬细胞的吞噬和杀伤效应，并阻挡抗体、补体等破坏菌体作用。

沙门菌是胞内寄生菌，被巨噬细胞吞噬后，由耐酸应答基因（acid tolerance response gene，*atr* 基因）介导，从而使细菌能够在吞噬体的酸性环境中生存和繁殖。

**2. 内毒素** 沙门菌死亡后可释放出内毒素，引起宿主发热、白细胞计数下降，大剂量时导致中毒症状及休克。这些与内毒素激活补体的替代途径，并产生 C3a、C5a 等补体片段，从而诱发免疫细胞分泌 TNF-α、IL-1、IFN-γ 等细胞因子有关。

**3. 肠毒素** 个别沙门菌如鼠伤寒沙门菌能够产生肠毒素，其性质类似 ETEC 产生的肠毒素，可导致急性胃肠炎。

### （二）所致疾病

沙门菌中仅有引起伤寒和副伤寒的细菌对人类具有直接的致病作用。有些沙门菌是人畜共患病原菌，人类因食用患病或带菌动物的肉、乳、蛋或被病鼠尿污染的食物等而患病，暴发流行的主要原因通常是被粪便污染的水源。

人类沙门菌感染所致疾病有 4 种类型。

**1. 肠热症（enteric fever, typhoid fever）** 包含伤寒沙门菌引起的伤寒，以及甲型副伤寒沙门菌、肖氏沙门菌和希氏沙门菌引起的副伤寒。伤寒和副伤寒的致病机制及临床症状基本相似，只是副伤寒的病情较轻，病程较短。

伤寒杆菌随污染的水或食物进入消化道后一般可被胃酸杀灭，若入侵病菌数量较多，或胃酸缺乏时病原菌可进入小肠，依靠鞭毛侵入肠黏膜，此时部分病菌即被巨噬细胞吞噬。

伤寒杆菌被吞噬后，由 atr 基因介导细菌在巨噬细胞吞噬体内的酸性环境中生存和繁殖，同时细菌产生过氧化氢酶和超氧化物歧化酶等可以保护菌体免受细胞内杀菌机制的杀伤。部分细菌通过淋巴液到达肠系膜淋巴结后大量繁殖，经过 2 周左右的潜伏期，细菌由胸导管进入血液引起第一次菌血症，患者出现发热、不适、全身疼痛等前驱症状。随后，细菌随血流进入肝、脾、肾、胆囊等器官，在其中大量繁殖并释放强烈的内毒素，从而引起严重的全身中毒现象、各脏器的病变以及第二次菌血症，出现持续高热、皮肤玫瑰疹、相对缓脉和肝大、脾大以及外周血白细胞计数明显下降等临床症状。胆囊中细菌随着胆汁进入肠道，一部分随粪便排出体外，另一部分再次侵入肠壁淋巴组织，导致已致敏组织发生超敏反应，引起局部组织坏死和溃疡，病变部位若波及血管、肌层与浆膜层，则可引起出血、肠穿孔。

病程第 3 ~ 4 周开始，人体产生的免疫力逐渐加强，肠壁溃疡渐趋愈合；少数病例则可能由于免疫功能低下等原因，潜伏在体内的伤寒杆菌可再度繁殖并侵入血流而引起复发。

部分患者在疾病恢复后，其胆囊仍带病菌，并不断随粪便排菌，成为重要的传染源。恢复期带菌者一般排菌 3 周 ~ 3 个月，亦有少数者可持续排菌 1 年以上。

**2. 胃肠炎（食物中毒）** 是最常见的沙门菌感染性疾病，约占 70%。因摄入大量（ > $10^8$ 个）鼠伤寒沙门菌、猪霍乱沙门菌或肠炎沙门菌等污染的食物引起。潜伏期 6 ~ 24 小时，起病急，有发热、恶心、呕吐、腹痛、水样腹泻等临床表现，大多在 2 ~ 3 天可自愈。严重者可由于休克、肾功能衰竭而死亡，大多发生在婴儿、老年人和体弱者。

**3. 败血症** 多见于儿童和免疫力低下者，致病菌以猪霍乱沙门菌、希氏沙门菌及鼠伤寒沙门菌多见，有高热、寒战、厌食等症状，细菌随血流扩散到组织器官，引起脑膜炎、骨髓炎、胆囊炎、肾脓肿、心包炎、心内膜炎及关节炎等。

**4. 无症状带菌者** 有 1% ~ 5% 的伤寒或副伤寒患者在症状消失后 1 年或更长时间内，其粪便中仍可检出有相应沙门菌，从而转变为无症状（健康）带菌者。这些细菌储留于胆囊里，有时亦存在于尿道中，是人类伤寒和副伤寒病原菌的储存场所和重要的传染源。

## （三）免疫性

引起肠热症的沙门菌主要为胞内寄生菌，细胞免疫是彻底杀灭这类细菌的主要防御机制。体液免疫也具有辅助杀菌作用。肠道局部生成 sIgA 有助于胃肠炎的恢复。

## 三、微生物学检查

### （一）标本采集

肠热症第 1 周采取外周血，第 2 周起采取粪便，第 3 周起还可采取尿液，发病全程均可取骨髓。副伤寒病程较短，采样时间可相对提前。胃肠炎采取粪便、呕吐物及可疑食物；败血症应采取血液。

### （二）分离培养与鉴定

血液和骨髓液需先增菌，然后再划线接种于肠道选择鉴别培养基；粪便和经过离心的尿液沉淀物等直接接种至 SS 选择鉴别培养基或其他肠道鉴别培养基。37℃孵育 24 小时后挑取无色、半透明、不发酵乳糖的菌落接种于双糖或三糖铁培养基。若怀疑为沙门菌，应继续做系列生化反应，并采用沙门菌多价抗血清做玻片凝集试验以进行确定。

还可采用 SPA 协同凝集试验、胶乳凝集试验和 ELISA 等技术，对粪便、血清或尿液中的沙门菌可溶性抗原进行快速早期检测。

分子生物学技术也可以用来进行沙门菌感染的快速诊断。基因探针可检出标本中伤寒沙门菌的量是 $10^3$，而 PCR 法则仅需要 10 个伤寒沙门菌就可检出。高通量环介导等温扩增法（LAMP）对食源性疾病病原体可以进行分子鉴别。

在流行病学调查和传染源追踪中，Vi 噬菌体分型是常用方法之一。

（三）血清学试验

用于肠热症的血清学试验有肥达试验（Widal test）、间接血凝法、ELISA 法等，其中肥达试验仍然较为普及。

肥达试验是用已知伤寒沙门菌菌体 O 抗原和鞭毛 H 抗原，以及甲型副伤寒沙门菌、肖氏沙门菌和希氏沙门菌鞭毛 H 抗原的诊断菌液与受检血清做试管或微孔板定量凝集试验，测定受检血清中有无相应抗体及其效价的试验。

**1. 诊断标准**　正常人伤寒沙门菌 O 凝集效价小于 1∶80，H 凝集效价小于 1∶160，副伤寒沙门菌 H 凝集效价小于 1∶80。只有检测结果等于或大于上述相应数值时才被认为具有诊断价值。

**2. 动态观察**　单次效价测定有时并不能下定论，在病程中需要定期复查，若效价逐次递增或恢复期效价比急性期效价≥4 倍且超过正常效价者即可判断具有诊断意义。

**3. O 与 H 抗体在诊断上的意义**　O 抗体是 IgM 类型，出现较早，持续约半年，且消退后不易受非伤寒沙门菌等病原体刺激而再次升高。H 抗体是 IgG 类型，出现较晚，持续时间可长达数年，消失后易受非特异性病原体刺激而短暂升高。临床上会出现以下 4 种结果：① O、H 凝集效价均高于正常值，则肠热症可能性大；②若两者均低，患肠热症可能性小；③如果 O 效价高而 H 效价不高，则可能是感染早期或与伤寒沙门菌 O 抗原有交叉免疫反应的其他沙门菌（如肠炎沙门菌）感染；④如果 O 效价不高而 H 效价高，则有可能是预防接种或非特异性免疫回忆反应。

**4. 其他**　有少数病例在整个病程中，肥达试验结果始终在正常范围，其原因可能是由于早期使用抗生素治疗，抑或是由于患者免疫功能低下等因素所致。

（四）伤寒带菌者的检出

最可靠的诊断方法是分离病原菌。标本来自可疑带菌者的粪便、胆汁或者尿液，但通常分离检出率不高。一般先检测可疑血清的 Vi 抗体，若效价≥1∶10 时，再取粪便等进行多次分离培养，以确定是否为伤寒带菌者。

## 四、防治原则

加强水源和食品卫生管理，防止被沙门菌感染的人或动物的粪便污染。及时发现、确诊和治疗带菌者。严格控制带菌者不能从事饮食服务及保育工作，并严格遵循卫生注意事项。目前公认的伤寒 Vi 荚膜多糖疫苗因安全性高、不良反应较少、免疫预防效果较好、易于制备、保存运输方便且具有至少 3 年的持久保护力等优点而被广泛使用。肠热症的治疗目前主要采用环氧沙星、环丙沙星等药物，治疗中需注意多重耐药菌株的出现。

# 第四节  其他肠道杆菌

## 一、克雷伯菌属

克雷伯菌属（*Klebsiella*）细菌共有 7 个种，形态为球杆菌，无鞭毛，无芽孢，有菌毛和较厚的荚膜，革兰染色阴性；黏液状菌落，挑起时有明显拉丝现象。与人类关系密切的有肺炎克雷伯菌的肺炎亚种（*K. pneumoniae ssp. pneumoniae*）、鼻炎亚种（*K. ozaenae ssp. Ozaena*）、鼻硬结亚种（*K. rhinoscleromatis ssp. rhinoscleromatis*）以及肉芽肿克雷伯菌（*K. granulomatis*）。

**1. 肺炎克雷伯菌肺炎亚种**  俗称肺炎杆菌，一般不致病，当机体患有糖尿病、恶性肿瘤或使用免疫抑制剂、长期大量使用抗生素而导致免疫力低下或菌群失调时，本菌能引起呼吸道、泌尿道等感染，尤其易引起新生儿肺炎，有时可导致严重的败血症、腹膜炎和脑膜炎等，目前是除大肠埃希菌属外最重要的条件致病菌，也是医源性感染的主要病原菌之一。

**2. 肺炎克雷伯菌鼻炎亚种**  俗称臭鼻杆菌，能引起慢性萎缩性鼻炎，产生恶臭的鼻部分泌物。侵犯鼻咽部、泌尿系统则引起软组织感染、尿路感染和败血症等。

**3. 肺炎克雷伯菌鼻硬结亚种**  俗称鼻硬结杆菌，能侵犯口咽鼻部、呼吸道黏膜、鼻及鼻旁窦，引起慢性肉芽肿与硬结样病变。

**4. 肉芽肿克雷伯菌**  是引起生殖器与腹股沟部位肉芽肿的病原体。

## 二、变形杆菌属

变形杆菌属（*Proteus*）细菌在自然界分布很广，存在于土壤、污水和垃圾中，为肠道正常菌群。变形杆菌属有 8 个菌种，其中奇异变形杆菌（*P. mirabilis*）和普通变形杆菌（*P. vulgaris*）与医学关系最为密切。

变形杆菌属为革兰阴性菌，具有明显多形性，有菌毛，无荚膜，有周鞭毛，运动活泼。营养要求不高，在固体培养基上呈扩散生长，形成以菌接种部位为中心的厚薄交替、同心圆形的层叠波状菌苔，称为迁徙生长现象（swarming growth phenomenon）。能迅速分解尿素是本菌属的一个重要特征。不发酵乳糖，在 SS 平板上的菌落形态和双糖管中的生化反应模式与沙门菌属十分相似，可通过尿素酶试验进行区别。

普通变形杆菌 X19、X2 和 Xk 菌株的菌体 O 抗原与斑疹伤寒立克次体和恙虫病立克次体具有共同抗原，临床上可用 OX19、OX2 和 OXk 代替立克次体作为抗原与相应患者血清进行交叉凝集反应，从而协助诊断立克次体病，此为外-斐试验（Weil-Felix test）。

致病因素有鞭毛、菌毛、内毒素和溶血毒素等。本属细菌中尤以奇异变形杆菌引起的感染最为常见，其次是普通变形杆菌，为条件致病菌，多为继发性感染。在引起泌尿系统感染中这两种菌仅次于大肠埃希菌；医源性感染较多见，如留置导尿管、尿路堵塞、肠道细菌迁移等。变形杆菌的脲酶分解尿素产氨，使尿液 pH 增高；碱性环境利于该菌生长，也是重要因素。该菌还可引起慢性中耳炎、创伤感染等，亦可引起膀胱炎、婴儿腹泻、食物中毒等；奇异变形杆菌可引起败血症，病死率较高。

## 三、肠杆菌属

肠杆菌属（*Enterobacter*）细菌是革兰阴性粗短杆菌，有 14 个种，均具有周鞭毛，无芽孢；有的菌株有荚膜。营养要求不高，在普通琼脂平板上形成湿润、灰白色或黄色的黏液状大菌落。发酵乳糖，不产生硫化氢。

肠杆菌属通常存在于人和动物的肠道以及土壤、乳制品和污水中。对临床较为重要的菌种为产气肠杆菌、阴沟肠杆菌和阪崎肠杆菌，为医院内感染的常见病原菌，多发生于手术或炎症之后的腹部及会阴部。当机体免疫功能低下时，特别是糖尿病患者，肠杆菌属细菌侵入受伤或者缺血的皮下组织，感染沿着筋膜的水平面向腹壁、阴囊或会阴部扩散。阪崎肠杆菌可引起新生儿脑膜炎和败血症，死亡率高。

## 四、沙雷菌属

沙雷菌属（*Serratia*）细菌一般存在于土壤、水、植物、动物以及人类的肠道和呼吸道中，有 13 个种，包括黏质沙雷菌、液化沙雷菌、深红沙雷菌等。一般不致病，近年发现沙雷菌属细菌可在住院患者中引起泌尿道和呼吸道感染、脑膜炎、败血症、心内膜炎以及外科手术后感染。尤其在使用类固醇激素、免疫抑制剂造成机体免疫功能低下时，容易发生本菌属细菌的感染，严重时可导致败血症。其致病物质主要为菌毛、血凝素、胞外酶、志贺毒素及铁摄入系统等。

## 五、枸橼酸杆菌属

枸橼酸杆菌属（*Citro bacter*）细菌在自然界分布广泛，是人类肠道正常寄生菌，亦是机会致病菌。此菌属有 12 个种，包括弗劳地枸橼酸杆菌（*C. freumdii*）、异型枸橼酸杆菌（*C. diversus*）和丙二酸盐阴性枸橼酸杆菌（*C. amalonaticus*）等。近年来本菌属常导致医院内感染，并对常用抗生素（如 $\beta$-内酰胺类、氨基糖苷类和喹诺酮类药物）的耐药性日益突出，逐渐引起人们的重视。该菌可引起人类原发性及继发性感染，当机体抵抗力降低时，本菌可引起呼吸道感染、创面感染、腹泻、尿路感染、中耳炎、脑膜炎、胆囊炎及败血症，特别是引起小儿夏秋季腹泻、脑膜炎、肝脓肿、败血症等。该菌所引起的小儿腹泻越来越受到关注。本菌也是粪便污染水源的卫生学检查指标菌之一。

## 六、摩根菌属

摩根菌属（*Morganella*）细菌包含 2 个亚种，摩根摩根菌摩根亚种（*M. Morganii subsp. Morganii*）和摩根摩根菌西伯尼亚种（*M. Morganii subsp. Sibonii*）。本菌属形态、染色及生化反应特征和变形杆菌相似，但无迁徙现象。枸橼酸盐反应阴性、硫化氢试验阴性、鸟氨酸脱羧酶阳性为其特征。广泛分布于自然界的土壤及污水中，也是肠道正常菌群的一部分。为条件致病菌，往往在患有原发疾病的患者中引起各种感染，其中以尿路感染最常见，亦可引起伤口感染、肺炎、败血症等医院内感染，有时可引起腹泻。

## 目标检测

一、选择题

1. 肠道杆菌不具有的一种抗原是（　　）

A. H 抗原　　　　B. M 抗原　　　　C. O 抗原　　　　D. K 抗原　　　　E. Vi 抗原

2. 我国城市水饮用卫生标准是（　　）

A. 每 100ml 水中不得检出大肠菌群

B. 每 1000ml 水中不得超过 10 个大肠菌群

C. 每 100ml 水中不得超过 5 个大肠菌群

D. 每 100ml 水中不得超过 30 个大肠菌群

E. 每 500ml 水中不得超过 3 个大肠菌群

3. 引起肠道疾病的无动力细菌是（　　）

A. 沙门菌          B. 霍乱弧菌          C. 副溶血性弧菌

D. 痢疾杆菌          E. 肠产毒性大肠埃希菌

## 二、简答题

1. 简述肠道杆菌的共同特性。

2. 简述肥达试验结果判断中 H 抗体与 O 抗体在诊断上的意义。

3. 急性细菌性痢疾的典型症状有哪些？解释其形成机制。

（周永芹）

# 第九章 螺形菌

📖 学习目标

1. **掌握** 霍乱弧菌和幽门螺杆菌的生物学性状、致病性与免疫性。
2. **熟悉** 空肠弯曲菌空肠亚种生物学性状、致病性与免疫性、微生物学检查法。
3. **了解** 霍乱弧菌、幽门螺杆菌和空肠弯曲菌空肠亚种防治原则。
4. 学会分析临床与日常生活中常见的螺形菌感染问题，具备控制和预防螺形菌感染的能力。

⇨ **案例引导**

**案例** 患者，女，30岁。主因腹泻十余次，呕吐4次就诊于肠道门诊。霍乱快诊 O139 阳性，结合临床症状，医院诊断为疑似霍乱。当日该医院共累计收治7例疑似霍乱患者，临床表现具有典型的霍乱症状：剧烈腹泻，先泻后吐，无腹痛、无发热，患者已被隔离于单独观察室治疗。经寻问病史，发现7名患者均参加了某女士在该镇某餐馆举办的生日午宴。已经采集了7名患者的粪便样本送实验室检测以明确诊断，同时7名患者居住地的居民暂时限制活动范围，举办生日宴的餐馆暂时停止营业。

**讨论** 1. 霍乱的确诊和疑似诊断标准是什么？
2. 霍乱的传播途径有哪些？

## 第一节 弧菌属

弧菌属（*Vibrio*）细菌是一类菌体成弧形的短小革兰阴性菌。在自然界广泛分布，尤以水中含量居多。根据国际通用分类方法，可将弧菌属分为91个种，其中约20种可感染人类，又以霍乱弧菌感染最为严重。

霍乱为我国法定甲类传染性疾病，霍乱弧菌（*Vibrio cholerae*）是其病原体。迄今为止，全球已发生7次大流行，前6次由古典生物型引起，最后一次由 El-Tor 生物型引起。

### 一、生物学性状

#### （一）形态与染色

从患者体内新分离出的细菌形态典型，呈弧形或逗点状，大小为（0.5~0.8）μm×（1.5~3）μm。多次传代培养后，细菌多呈杆状。革兰阴性，无芽孢，有菌毛，个别菌株有荚膜，菌体一端着生单鞭毛。悬滴法观察液体标本时可见呈穿梭样或流星状运动菌体。

#### （二）培养特性及生化反应

霍乱弧菌兼性厌氧，无严格营养要求，但在含氧条件下生长更好。对温度要求不高，18~37℃均可生长，因此可在野外环境下长期生存。该菌耐碱不耐酸，在 pH 9 左右的碱性蛋白胨水或碱性琼脂平板上生长良好，而其他细菌不易生长，故多以碱性蛋白胨水富集增菌提高初次分离效率。霍乱弧菌与其他致病性弧菌的区别在于其可以在无盐环境中生长。

触酶（过氧化氢酶）和氧化酶试验阳性。可代谢多种糖类，如葡萄糖、蔗糖和甘露醇，产酸不产气；不利用阿拉伯糖。可还原硝酸盐，吲哚反应阳性。碱性琼脂平板培养后可形成圆形、透明或半透明的无色扁平菌落。在 TCBS（thiosulfate-citrate-bile-sucrose）培养基上菌落呈黄色。

### （三）抗原构造与分型

霍乱弧菌有 O 抗原（菌体抗原）和 H 抗原（鞭毛抗原）。O 抗原耐热，有 155 个血清群，其中 O1 群、O139 群可引起霍乱，但两者无抗原交叉性；其余血清群可引起人类胃肠炎等疾病。H 抗原不耐热，无特异性，为霍乱弧菌的共同抗原。

O1 群霍乱弧菌根据 O 抗原不同，又可分为小川型（A 抗原因子）、稻叶型（B 抗原因子）和彦岛型（C 抗原因子）3 个血清型。

根据表型差异，O1 群霍乱弧菌血清型还可分为 2 个生物型：古典生物型（classical biotype）和 El Tor 生物型（El Tor biotype）。古典生物型对多黏菌素敏感，不溶解羊红细胞，不凝集鸡红细胞，可被第 IV 群噬菌体裂解；El Tor 生物型对多黏菌素不敏感，溶解羊红细胞，凝集鸡红细胞，不被第 IV 群噬菌体裂解。

### （四）抵抗力

霍乱弧菌对热敏感，煮沸 2 分钟或 60℃加热 10 分钟可致死；O1 群 El Tor 生物型和其他非 O1 群霍乱弧菌在自然界中的生存力比 O1 群古典型强，在淡水中可存活 1~3 周或更长。霍乱弧菌对一般消毒剂敏感，0.5mg/L 氯 15 分钟即可致死，故以 1：4 比例加漂白粉处理患者排泄物或呕吐物 1 小时，可达消毒目的。霍乱弧菌不耐酸，在胃酸中仅存活 4 分钟。

## 二、致病性与免疫性

### （一）致病物质

霍乱弧菌的致病物质涉及染色体上多个基因，可分为两大类：①由 ToxR 蛋白调控的基因；②不受 ToxR 蛋白调控的毒力因子基因。

**1. 霍乱毒素（cholera toxin）** 是目前已知的致泻毒素中最为强烈的毒素。该毒素由一个 A 亚基（cholera toxin A，分子量为 28kD）和 5 个相同的 B 亚基（每个亚基分子量为 11.7kD）组成。该蛋白热不稳定，A 和 B 亚基分别由前噬菌体携带的结构基因 *ctxA* 和 *ctxB* 编码。霍乱弧菌 O1 群古典生物型染色体上广泛散布着 CTX 单元（2 个拷贝 ctx 为一组）；O1 群 El Tor 生物型染色体上 CTX 单元为多拷贝随机分布。霍乱毒素的致病机制：B 亚基与小肠黏膜上皮细胞的 GMI 神经节苷脂受体特异性结合，从而介导 A 亚基进入细胞，经蛋白酶作用裂解为 A1 和 A2 两条多肽，A1 作为腺苷二磷酸核糖基转移酶可使 NAD（辅酶 I）上的腺苷二磷酸核糖转移至 G 蛋白上，激活腺苷酸环化酶，使细胞内 ATP 转化为 cAMP，cAMP 水平升高，使细胞主动分泌 $Na^+$、$K^+$、$Cl^-$、$HCO_3^-$ 等离子和水，最终导致患者出现严重的腹泻和呕吐（图 9-1）。

另外，由 *zot* 编码的紧密连接毒素能破坏小肠黏膜细胞间的紧密连接，增加黏膜的渗透性；由 *cep* 编码的副霍乱肠毒素可增加肠液的分泌。

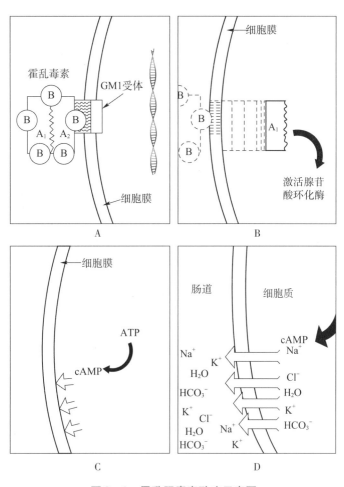

图 9–1　霍乱肠毒素致病示意图

**2. 鞭毛、菌毛**　鞭毛有助于霍乱弧菌穿过肠黏膜表面黏液层到达肠壁上皮细胞。细菌菌毛有助于细菌定居于小肠。与此相关的基因有 *acf*（accessory colonization factor）和 *tcpA*（toxin coregulated pilus A）。*acf* 编码黏附素，*tcpA* 编码菌毛蛋白中分子量约为 20kD 的亚单位。若 *tcpA* 失活，该菌则失去定居功能和致泻能力。

**3. 其他毒力因子**　除了上述致病物质和相关基因外，还有溶血溶细胞蛋白，由 *hlyA*（hemolytic–cytolytic A）基因编码；血凝素/蛋白酶，由 *hap*（hemagglutinin/protease）基因编码。O139 群还存在多糖荚膜和特殊 LPS 毒性决定簇，可抵抗血清中的杀菌物质，使细菌黏附于小肠黏膜。

**（二）所致疾病**

霍乱弧菌所致疾病是霍乱，人类是霍乱弧菌的唯一易感者。患者和无症状感染者均是重要传染源。误食污染的水源或食物是最主要的传播途径，人人之间直接传播较少。正常生理状态下，需要摄入 $10^8$ 个以上霍乱弧菌方能致病，但当胃酸含量较低或 pH 较高时，感染剂量会大幅降低。霍乱弧菌突破胃酸到达小肠后，可黏附于肠黏膜表面并迅速繁殖，菌体不侵入小肠上皮细胞和肠腺，但繁殖过程中产生的毒素等物质可致病。

人类感染 O1 群霍乱弧菌后，症状轻重不一，轻者无症状，严重者可发生致死性腹泻。在 O1 群中，古典生物型所致疾病较为严重。常见发病过程：感染细菌 2~3 天后突然出现剧烈腹泻和呕吐，典型特征是米泔水样腹泻物。由此导致患者大量失水（每小时失水量可高达 1L）和电解质丢失，导致代谢性酸中毒、低容量性休克、低碱血症、心律不齐和肾衰竭，若不及时治疗，死亡率高达 60%。及时补充液体和电解质可有效降低死亡率。O139 群霍乱弧菌感染更为严重，可致患者严重脱水，死亡率比 O1

群高。

病愈后部分患者仍可于胆囊中带菌 2 周左右，个别 El Tor 型病例带菌时间较长，从数月到数年不等。

### （三）免疫性

O1 群霍乱弧菌感染痊愈后，机体可获得牢固免疫力，少见再次感染。发病数月后，患者血液和肠腔中可检出保护性抗霍乱毒素抗体（针对霍乱毒素 B 亚基）及抗菌抗体（针对 O 抗原），其中肠道局部黏膜免疫是霍乱保护性免疫的基础。肠腔中的 sIgA 可凝集黏膜表面的霍乱弧菌，使其失去运动能力；与菌毛结合可阻止霍乱弧菌黏附至肠黏膜；与霍乱毒素 B 亚基结合可阻断毒素与小肠上皮细胞受体的结合。

O139 群感染后的免疫应答与 O1 群基本一致，但 O1 群霍乱弧菌脂多糖与 O139 群存在显著差异，并且 O1 群无荚膜多糖抗原，因此两者无显著交叉免疫作用。O139 群的保护性免疫以针对脂多糖和荚膜多糖的抗菌免疫为主，以抗毒素免疫为辅。

## 三、微生物学检查

霍乱是烈性传染病，因此首例患者的病原学诊断应快速、准确，及时出具疫情报告并报告相关主管部门。发病早期，应尽量在使用抗菌药之前采集样本。

### （一）标本采集

因霍乱以腹泻和呕吐为主，患者呕吐物、粪便、肛拭子等常作为样本；由于霍乱弧菌耐碱、不耐酸、不耐干燥，为避免运输途中粪便发酵产酸灭活病菌，应及时将标本放入 Cary-Blair 保存液中并及时培养（因甘油对弧菌有毒性，故而甘油盐水缓冲液不适用于弧菌的运输）。流行病学调查时还需及时采取水样。

### （二）直接镜检

直接染色镜检可见革兰染色阴性弧菌；悬滴法观察时，细菌呈穿梭样运动。在悬液中加 1 滴不含防腐剂的霍乱弧菌多价诊断血清，可见呈快速流星样运动的弧菌停止运动并发生凝集。

### （三）分离培养

标本先接种至碱性蛋白胨水（pH 8.8），37℃孵育 6~8 小时增菌后直接镜检，并转至 TCBS 选择性培养基（硫代硫酸盐-枸橼酸盐-胆盐-蔗糖培养基），37℃，空气条件下培养 20 小时，观察有无黄色菌落（霍乱弧菌因分解蔗糖产酸）。挑选可疑黄色菌落进行生化反应及与 O1 和 O139 群多价和单价血清做玻片凝集反应。常用的分离培养基还有碱性平板、4 号琼脂、血平板、庆大霉素琼脂和牛磺胆酸亚碲酸盐明胶琼脂（TTGA 培养基）等。

若按标准实验程序从患者粪便中检出霍乱弧菌即可确诊，但检查方法耗时较长。目前，WHO 正在验证一种快速诊断方法（rapid diagnostic test，RDT）的准确性，有望用以快速诊断霍乱。

## 四、防治原则

饮用水安全、良好的公共卫生环境和食品安全是预防霍乱弧菌传染的关键因素。健康卫生教育、恰当预防措施、避免接触传染源是预防霍乱弧菌感染及流行的重要措施。抗生素常规处理和大规模药物预防不仅不能有效控制霍乱的传播，还会引发致病菌抗药性以及给患者带来错误的安全感，反而不利于霍乱的治疗。WHO 推荐控制霍乱传播的主要措施：①准确及时地处理个案；②定期进行典型案例培训，避免院内感染；③备好个案处理所需医疗设备；④良好的医疗卫生和净水装置、有效的废弃物处理方法和传播媒介的有效控制；⑤加强卫生安全和食品安全的有效监管；⑥通讯和公共信息渠道畅通。

除上述措施外，WHO 还推荐 1 岁以上人员口服霍乱疫苗（oral cholera vaccines，OCV）预防霍乱流行。

由于霍乱会造成患者机体电解质和水分大量丢失，及时口服或静脉滴注补充液体和电解质是预防低血容量性休克和酸中毒的关键，为了快速起效可适度补充锌。病情严重患者可辅助使用相应抗菌药，从而减少外毒素产生，加速细菌的清除，缩短腹泻时间，降低补盐液用量。常用抗菌药有红霉素、四环素、多西环素、喹诺酮类、氯霉素和复方 SMZ-TMP 等。

> ⊕ **知识链接**
>
> ### 霍乱的流行概况
>
> 据史料记载，霍乱在世界范围内共有 7 次大流行。第一次始于 1817 年，起于印度并传到阿拉伯地区，然后扩散到非洲和地中海沿岸；1826 年第二次大流行波及阿富汗和俄罗斯，然后扩散到整个欧洲；第三次大流行发生于 1832 年，最终影响北美。到 1923 年的百余年间，霍乱 6 次大流行，造成的损失难以估算。1961 年开始的第 7 次世界大流行，波及五大洲 100 多个国家和地区，至今已历时 40 多年仍未得到有效控制。中国虽未发生大流行，但散在的霍乱发病地理区域日益扩大。
>
> 霍乱发病来势迅猛，不及时抢救病死率极高。传播速度快，波及面广，持续时间长，并可引起超越国界、洲界的大流行，所产生的影响不仅危害人民的生命和健康，也涉及国家的政治、经济和文化等国际正常交往，造成多方的社会影响。霍乱不仅是《国际卫生条例》及《中华人民共和国国境卫生检疫法》规定的必须实施国境卫生检疫的传染病，也是《中华人民共和国传染病防治法》规定的必须实施强制管理的甲类传染病。

# 第二节 螺杆菌属

1979 年，澳大利亚珀斯皇家医院研究人员 Warren 发现无数细菌紧黏着胃黏膜上皮细胞。1982 年 4 月，澳大利亚学者巴里·马歇尔（Barry J. Marshall）和罗宾·沃仑（J. Robin Warren）从人胃黏膜组织中分离出幽门螺杆菌（*Helicobacter pylori*，Hp）。此后又根据 RNA 序列、细胞脂肪酸谱、生长特征及其他分类特征，于 1989 年正式划分出螺杆菌属（*Helicobacter*），随后又从雪豹胃内分离到 *H. mustelae*，从平顶猴胃内分离出 *H. nemi strinae*，从猫胃内分离到 *H. felis*。除胃内有螺杆菌外，在人和其他哺乳动物及鸟类的肠肝内也有螺杆菌存在。目前，螺杆菌属共包含 31 个种。

幽门螺杆菌是螺杆菌属的代表种，目前研究表明幽门螺杆菌与胃窦炎、十二指肠溃疡、胃溃疡、胃腺癌和胃黏膜相关 B 细胞淋巴瘤（MALT）的发生关系密切。为表彰两人发现了幽门螺杆菌及其在胃炎和胃溃疡等疾病中的作用，马歇尔和沃仑获得 2005 年诺贝尔生理学或医学奖。

## 一、生物学性状

### （一）形态与染色

幽门螺杆菌菌体大小为 $(2\sim4)\,\mu m\times(0.5\sim1.0)\,\mu m$，末端钝圆，螺旋形弯曲，常成 S 形或海鸥状，含 1~2 个微小弯曲。革兰阴性菌。菌体端生多鞭毛。染色体呈环状，约 2/3 基因可通过 gene bank 获取功能基因，进而推测生物学功能，约 1/4 基因为螺杆菌特有基因，约 1/5 基因功能未知。

### （二）培养特性及生化反应

幽门螺杆菌生长营养要求高，需在含动物血清或血液、5% ~ 10% 的 $CO_2$ 和 5% 的 $O_2$ 条件下培养，最适生长温度为 37℃，最适相对湿度 98%，3 ~ 6 天可见极小无色透明菌落。

幽门螺杆菌不分解糖类，生化反应不活泼，但触酶（过氧化氢酶）和氧化酶阳性。尿素酶丰富，可迅速分解尿素释放氨，可采用 $^{13}C$ 或 $^{14}C$ 快速鉴定该菌。除此之外，碱性磷酸酶、DNA 酶、亮氨酰肽酶等阳性是区别于其他弯曲菌的重要特征。

## 二、致病性与免疫性

幽门螺杆菌的传染源主要是人，传播途径主要是粪–口传播。该菌专性寄生于人体胃黏膜，人群中的感染非常普遍，发达国家幽门螺杆菌成年人的感染率为 45% 左右；发展中国家，感染率更高，10 岁前儿童的感染率达 70% 以上。胃炎、胃溃疡和十二指肠溃疡患者的胃黏膜中，本菌的检出率高达 80% 以上。

幽门螺杆菌是慢性胃炎、十二指肠溃疡等疾病的重要病原因子，而慢性胃炎极易导致胃腺癌，因此幽门螺杆菌感染与胃窦和胃体部位的胃腺癌关系密切。此外，幽门螺杆菌还与胃 MALT 淋巴瘤（MALT lymphoma）密切关联。

迄今为止，幽门螺杆菌确切致病物质和致病机制尚不清楚。由于幽门螺杆菌多生长于胃黏液深层和胃黏膜表面，尤以胃窦部胃小凹、上皮皱褶的内折部及腺腔内含量较多，为生长繁殖创造了微需氧环境，并避免了强酸性胃液的伤害。幽门螺杆菌黏附性很强，人体组织很难清除。活动能力异常活跃，可由十二指肠内胆总管的开口逆行至肝脏。

幽门螺杆菌可致患者发生胃部炎症、胃酸分泌的改变和胃部组织的破坏。幽门螺杆菌能产生一种胃酸抑制蛋白，可封闭胃酸的分泌，从而克服胃酸的杀灭作用；除此之外，幽门螺杆菌还产生大量尿素酶（可被热休克蛋白 B 增强活性），用于分解食物中的尿素形成氨，包围在细菌周围，形成碱性微环境，中和胃酸并隔绝胃液，缓解局部胃酸的杀菌作用。鞭毛运动可帮助细菌穿过胃黏膜表面黏液层到达上皮细胞，蔓延到胃腺体。胃黏膜局部组织的损伤与尿素酶的代谢产物、黏液酶、磷脂酶及空泡毒素的活性密切相关，尿素分解产生的氨可直接破坏细胞，毒素与脂多糖导致黏膜细胞损伤，空泡毒素、尿素酶和脂多糖共同刺激导致炎症反应。胃黏膜上皮细胞和固有层内出现多形核细胞和单核细胞、黏膜细胞空泡样变、空泡上皮细胞萎缩、胃腺萎缩等都是常见病理改变，而幽门螺杆菌可通过产生 SOD，过氧化氢酶等保护自己避免被吞噬细胞吞噬及胞内因子的杀伤。此外，幽门螺杆菌可刺激 IL-8 和血小板活化因子的产生，引起胃酸的大量分泌或胃上皮细胞程序性死亡。

幽门螺杆菌感染可分为急性感染和慢性感染。人群中幽门螺杆菌感染非常普遍，一旦感染，炎症可持续数年或数十年之久，约 90% 的患者发展为十二指肠溃疡，50% ~ 80% 发展为胃溃疡。急性胃炎患者易出现恶心和上消化道疼痛等症状，偶有呕吐和发热发生，一般持续 1 ~ 2 周。大多数慢性活动性胃炎感染者无明显症状。幽门螺杆菌的感染可刺激机体产生 IgM、IgG 和 IgA 抗体，但具体机制不清。

## 三、微生物学检查

### （一）标本采集

经胃镜用活检钳在近幽门部、胃窦部或病变邻近处多位点采样，立即送实验处理或放入 Stuart 培养基内，低温（4℃）条件下，24 小时内送实验室检查。患者需停服铋剂和抗菌药 1 周后方可受检。

## （二）直接镜检

胃镜下取活检标本，切碎并研磨均匀，涂片或悬滴法观察，显微镜下可见呈典型运动的螺旋状细菌。也可取胃黏膜活检标本直接涂片后革兰染色观察，发现典型幽门螺杆菌形态即可初步诊断。

## （三）快速尿素酶活性

**1. 直接用临床活检标本或分离培养物**　将研碎的组织和培养物装入含尿素培养基的瓶内，37℃培养 2 小时可出结果。若含有幽门螺杆菌，则分泌高活性尿素酶分解尿素，使培养基颜色由黄变红。临床活检标本采集的敏感性达 75% ~95% ，特异性为 100% 。

**2. 采用 $^{13}C$ 或 $^{14}C$ 呼气检测**　患者口服 $^{13}C$ 或 $^{14}C$ 标记的尿素后，幽门螺杆菌产生的尿素酶将尿素分解为氨和二氧化碳，呼气时通过同位素检测仪可检测到 $^{13}CO_2$ 或 $^{14}CO_2$，而健康人体内缺乏尿素酶，结果为阴性。

## （四）分离培养

可将活检组织直接或磨碎，接种于巧克力培养基或 Brucella 培养基（非选择性培养基）、Skirrow 培养基或 Thayer–Martin 培养基（选择性培养基），35 ~37℃，微需氧条件下培养 2 ~3 天进行鉴定。

## （五）免疫学检测

**1. 血清或唾液抗体检测**　抽取患者静脉血，收集血清，采用 ELISA 法检测幽门螺杆菌特异性 IgG 抗体；或留取唾液测唾液中 IgA 抗体。抗体效价高低可作为急性感染诊断或制定治疗方案的依据。目前，该项目已作为消化不良患者和常规体检项目，但需注意年龄和服用药物对检查结果的影响。

**2. 粪便抗原检测**　适用于不能采用 $^{13}C$ 或 $^{14}C$ 呼气检测或胃镜检查的患者，可采用 ELISA 方法以多克隆抗体检测粪便标本中的幽门螺杆菌抗原。该项检测有望代替血清学检测成为常规筛选方法。

## （六）分子生物学检测

以幽门螺杆菌 DNA 的特异性片段或尿素酶 A 基因序列为模板设计引物，用 PCR 扩增并结合限制性内切酶多态性分析技术直接检出幽门螺杆菌。

## 四、防治原则

目前尚无有效的预防措施。因幽门螺杆菌表面仅表达尿素酶和热休克蛋白，目前我国正在研制相关的疫苗。治疗方法可用抗菌疗法，目前医院多采用铋剂、质子泵抑制剂与抗生素三联或四联疗法治疗。

# 第三节　弯曲菌属

弯曲菌属（*Campylobacter*）广泛分布于动物界，现有 30 个菌种。主要引起人类的胃肠炎和败血症，也可引起肠道外感染，为动物源性疾病。人类致病菌有空肠弯曲菌空肠亚种（*C. jejuni subsp. jejuni*）、大肠弯曲菌（*C. coli*）和唾液弯曲菌（*C. spulorum*）等 13 个种，其中尤以空肠弯曲菌空肠亚种最为常见，是本节的主要内容。

## 一、生物学性状

### （一）形态与染色

空肠弯曲菌空肠亚种形态细长，呈弧形、螺旋形、S 形或海鸥状。革兰阴性菌。无芽孢，无荚膜，端生鞭毛、运动活泼。

## （二）培养特性及生化反应

微需氧，需在 5% $O_2$、10% $CO_2$ 和 85% $N_2$ 的环境中生长，最适生长温度 42℃。生化反应不活泼，营养要求高，不发酵糖类，氧化酶阳性。

## （三）抗原构造与分型

根据 O 抗原不同，可将空肠弯曲菌分为 42 个血清型。

## （四）抵抗力

抵抗力较弱，4℃很快死亡，56℃ 5 分钟死亡。干燥环境 3 小时死亡，室温下可存活 2～24 周。

## 二、致病性与免疫性

空肠弯曲菌是腹泻最常见的病原菌，可通过饮食、牛奶、水源等传播，致病作用与其侵袭力和毒素有关。细菌在小肠上部通过鞭毛运动到达肠黏膜上皮细胞，经菌毛吸附于细胞后进行生长繁殖，释放外毒素。细菌死亡后裂解还可释放内毒素，引起炎症反应。典型临床症状为头痛、不适、发热、痉挛性腹痛、腹泻、血便或果酱样便且量多；该病自限，一般不需进行抗菌药物治疗，病程 5～8 天。

机体感染该菌后，产生特异性抗体，通过补体活化等作用增强吞噬细胞的杀伤作用。

## 三、微生物学检查

### （一）标本采集

最常见的标本是粪便（包括肛拭子）和血液，采集标本后 2 小时内检查，若无法完成，可接入 Cary–Blair 培养基中 4℃ 保存。

### （二）直接镜检

可用粪便标本涂片、镜检，查找是否有革兰染色阴性弧形或海鸥状弯曲菌，也可用悬滴法观察有无投镖样或螺旋式运动的细菌。

### （三）分离培养

可直接选用含多黏菌素 B 和万古霉素的选择性培养基，于 42℃ 和 37℃ 微需氧环境下培养 48～72 小时，由于粪便中其他细菌的生长被抑制而达到富集该菌的目的。

### （四）核酸检测

DNA–DNA 杂交已经成为弯曲菌属鉴定分类的成熟方法；PCR 法可直接检出粪便中弯曲菌的特异性 DNA。

## 四、防治原则

目前尚无特异性疫苗。主要以预防为主，尤其要注意饮水和食品卫生，加强人、畜、禽类的粪便管理。治疗时可选用红霉素、氨基糖苷类或氯霉素等。

目标检测

## 一、选择题

1. 霍乱弧菌具有的生物学特性包括（  ）

　　　A. 革兰染色阴性菌　　　　　　　　　　　　　B. 在碱性蛋白胨水中生长良好

　　　C. 具有周鞭毛，运动非常活泼　　　　　　　　D. 在胃中很快被杀死

　　　E. 致病物质之一是鞭毛

2. 幽门螺杆菌具有的特性包括（　　）

　　　A. 触酶阳性　　　　　　　　　　　　　　　　B. 革兰阴性螺旋形

　　　C. 兼性厌氧生长　　　　　　　　　　　　　　D. 氧化酶阳性

　　　E. 快速尿素酶试验强阳性

3. 空肠弯曲菌的生长特性是（　　）

　　　A. 4℃存活良好　　　　　　　　　　　　　　 B. 60℃存活良好

　　　C. 耐干燥　　　　　　　　　　　　　　　　　D. 革兰染色阴性

　　　E. 氧化酶阴性

## 二、简答题

1. 简述霍乱毒素（cholera toxin）的结构。

2. 简述霍乱毒素的作用机制。

3. 幽门螺杆菌的主要生物学特征是什么？

4. 目前临床常用的幽门螺杆菌防治原则是什么？

（陈宜涛）

# 第十章  厌氧性细菌

📖 学习目标

1. **掌握**  厌氧芽孢梭菌的生物学性状、致病性与免疫性。
2. **熟悉**  厌氧芽孢梭菌的微生物学检查法，无芽孢厌氧菌的致病性。
3. **了解**  无芽孢厌氧菌的种类及其微生物学检查与防治原则。
4. 学会分析临床与日常生活中常见的厌氧性细菌感染问题，具备控制和预防厌氧性细菌感染的能力。

厌氧性细菌（anaerobic bacterium）是一大群在严格无氧环境下才能生长繁殖的细菌。根据是否形成芽孢，可分为两大类：有芽孢的厌氧芽孢梭菌属和无芽孢厌氧菌。厌氧芽孢梭菌属细菌主要引起外源性感染，临床常见有破伤风梭菌、产气荚膜梭菌、肉毒梭菌和艰难梭菌；无芽孢厌氧菌大多为人体正常菌群，主要引起内源性感染，包括多个属的球菌和杆菌。

➡️ 案例引导

**案例**  患者，女，50岁。5月底上山干农活时，不慎摔倒，一根树枝插入左小腿部，失血严重。患者未去医院，自行以草药敷伤口治疗。两天后，家人将树枝取出。但患者病情加重，家人将其送市医院救治。住院两天后，病情加重，转入重症病房。患者出现全身抽搐，牙关紧闭，角弓反张。根据临床症状及病史，医院确诊患者为破伤风梭菌感染。

**讨论**  1. 如何处理深而窄的伤口？
2. 破伤风发病后典型症状是什么？

## 第一节  厌氧芽孢梭菌属

厌氧芽孢梭菌属（*Clostridium*）细菌是一群革兰阳性、产芽孢、菌体膨大呈梭形的大杆菌。该属细菌对热、干燥和消毒剂均有强大的抵抗力。主要分布于土壤、人和动物肠道。多数为腐生菌，少数为致病菌。适宜条件下，细菌产生强烈毒性的外毒素，使人和动物患病，常见疾病有破伤风、气性坏疽和肉毒毒素中毒等。此外，还可引起皮肤与软组织感染及与抗生素相关的伪膜性肠炎。

### 一、破伤风梭菌

破伤风梭菌（*C. tetani*）是破伤风的病原体。当机体受到深部创伤或手术时使用不洁器械等情况下易感染该菌，发病后机体呈强直性痉挛，可因窒息或呼吸衰竭而死亡。

**（一）生物学性状**

**1. 形态与染色**  革兰阳性大杆菌，菌体细长，大小为（0.5~1.7）μm×（2.1~18.1）μm。周身鞭毛、无荚膜，芽孢位于菌体顶端，呈正圆形，直径大于菌体横径，使细菌呈鼓槌状或羽毛球拍状。

**2. 培养特性及生化反应** 严格厌氧。血平板 37℃ 培养 48 小时可见 β-溶血现象。菌落质地疏松，不规则，上有羽毛状花纹，边缘呈锯齿状。不发酵糖类，不分解蛋白质。

**3. 抵抗力** 繁殖体抵抗力与其他细菌相似，芽孢 100℃ 加热 1 小时可破坏，在干燥的土壤和尘埃中可存活数年。

**（二）致病性与免疫性**

**1. 致病物质** 破伤风梭菌本身无侵袭力，仅在感染部位繁殖，由菌体本身造成的感染有限，但其产生的毒素致病性强。破伤风梭菌可分泌两种外毒素：①对氧敏感的破伤风溶血毒素（tetanospasmin），对氧敏感，特性与链球菌溶血素 O 相似，但具体致病机制尚不详；②由质粒编码的破伤风痉挛毒素（tetanospasmin），是破伤风梭菌的主要致病物质。该毒素属于神经毒素（neurotoxin），毒性极强，在目前已知的外毒素中，破伤风痉挛毒素毒性仅次于肉毒毒素。小鼠腹腔注射 $LD_{50}$ 为 0.015ng，对人的 $LD_{50}$ 小于 $1\mu g$。破伤风痉挛毒素为蛋白质，不耐热，65℃ 30 分钟即被破坏；蛋白酶可破坏其活性，因此不能经消化道感染。

破伤风痉挛毒素对脊髓前角细胞和脑干神经细胞有高度亲和力。当毒素被局部神经细胞吸收或经淋巴液、血液循环到达中枢神经系统即可致病。具体致病过程：细菌最初合成一条分子量约为 150kD 的痉挛毒素前体，释出菌体时被细菌蛋白酶分解为一条轻链（A 链，50kD）和一条重链（B 链，100kD），两者由二硫键连接。A 链为毒性部分；B 链为结合部分，可与神经细胞结合并转运毒素分子。B 链通过蛋白羧基端与神经肌肉接头处神经元外包浆膜上的神经节苷脂受体结合，使毒素进入由细胞膜组成的小泡中，此后含毒素的小泡从外周神经末梢沿神经轴突逆行而上，到达运动神经元。再通过跨突触运动从运动神经元进入神经末梢，最终进入中枢神经系统。再通过 B 链氨基端介导的膜转位作用使轻链进入胞质溶胶。B 链为一种锌内肽酶，可裂解含有抑制性神经递质（γ-氨基丁酸，甘氨酸）小泡上的膜蛋白特异性肽键，使小泡膜蛋白发生改变，从而阻止抑制性神经介质的释放。生理状态下，当机体屈肌的运动神经元受到刺激而兴奋时，信号传递给抑制性神经元，使其释放 γ-氨基丁酸或甘氨酸等抑制性介质抑制同侧伸肌的运动神经元，使屈肌收缩时伸肌自然松弛。同时，抑制性神经元也反馈调节屈肌运动神经元，从而使肢体动作协调。破伤风痉挛毒素阻止了抑制性神经介质的释放，使肌肉活动的兴奋与抑制失调，屈肌和伸肌同时强烈收缩，导致骨骼肌出现痉挛。

**2. 所致疾病** 破伤风梭菌生长需要严格厌氧环境，在一般浅表伤口不能生长。常见易感条件：①窄而深伤口且伴有泥土或异物（如生锈）污染；②大面积创伤或烧伤，局部组织缺血，坏死组织多；③需氧菌或兼性厌氧菌混合感染。

破伤风发病潜伏期长短不一，从几天至几周，与原发感染部位离中枢神经系统的距离有关，距离中枢神经系统越近，潜伏期越短。感染后的典型症状是由于咀嚼肌痉挛所造成的苦笑面容及持续性背部痉挛引起角弓反张。早期症状有流涎、出汗和激动；其他症状有自主神经系统功能紊乱所致心律不齐和血压波动等。

**3. 免疫性** 破伤风梭菌致病的主要原因是痉挛毒素的毒性作用，本可采用外毒素免疫方法以抗毒素中和外毒素发挥治疗作用，但由于破伤风痉挛毒素毒性很强，极少量毒素即可致病，而如此少量的毒素尚未达到引起机体免疫效应的有效量。除此之外，痉挛毒素与中枢神经系统结合后，不能有效刺激免疫系统产生抗体，也不与抗毒素结合。因此，破伤风病后不会获得牢固免疫力。

**（三）微生物学检查**

采用伤口直接涂片镜检或分离培养阳性率很低，因此，破伤风梭菌一般不进行镜检和分离培养。由于临床症状非常典型，根据典型症状和病史即可做出诊断。

**（四）防治原则**

**1. 预防**　目前我国采用含有百日咳死菌苗、白喉类毒素和破伤风类毒素制成的百白破三联疫苗（DPT），对 3～6 个月的儿童进行免疫。免疫程序：婴儿出生后第 3、4、5 个月连续免疫 3 次，2 岁和 7 岁时各加强一次。若患者遇到有可能引发破伤风的外伤时，再接种一针类毒素，可在几天内迅速形成抗毒素。若患者未进行基础免疫，可立即注射足量破伤风抗毒素（tetanus antitoxin，TAT）进行紧急被动免疫（常用剂量为 1500～3000U），同时给予类毒素进行主动免疫。

**2. 特异性治疗**　已发病者应尽早、足量、多途径注射 TAT，以防痉挛毒素与细胞受体结合。常用方法是以 100000～200000U 同时进行静脉滴注、肌内注射和伤口局部注射。注射前必须先做皮肤试验，必要时可进行脱敏注射法或注射人抗破伤风免疫球蛋白。常用抗菌药物是红霉素。

## 二、产气荚膜梭菌

产气荚膜梭菌（*C. perfringens*）是引起人类严重创伤感染和多种疾病的重要病原菌，广泛存在于土壤、人和动物肠道中。

**（一）生物学性状**

**1. 形态与染色**　菌体大小 $(0.6～2.4)\mu m \times (1.3～19.0)\mu m$，两端平齐，革兰染色阳性。无鞭毛，有荚膜，椭圆形芽孢位于次级端，不膨大。

**2. 培养特性**　该菌厌氧，但不十分严格。生长温度范围大，20～50℃均能旺盛生长，42℃为最适生长温度。高温下酶活性增强，繁殖速度快，约 8 分钟繁殖一代，易于培养分离。血平板上，多数菌体可形成双层溶血环（内环是完全溶血环，外环是不完全溶血环）。蛋黄琼脂平板上，菌落周围可见乳白色混浊圈（卵磷脂被 α 毒素分解所致）。若在培养基中预先加入 α 毒素的抗血清，则无混浊圈形成，此现象称 Nagler 反应，是本菌的特征之一。产气荚膜梭菌可分解多种糖类，产酸产气。在疱肉培养基中可分解肉渣中糖类产生大量气体。能分解牛奶液体培养基中的乳糖产酸，使酪蛋白凝固，同时产生大量气体，迅速将凝固的酪蛋白冲成蜂窝状，并将其上推，甚至冲开固封液面的凡士林层，称为"汹涌发酵"（stormy fermentation），也是鉴别本菌最重要的特征。

**3. 抗原构造**　按主要毒素（α、β、ε、ι 等）产生情况，将产气荚膜梭菌分为 A、B、C、D、E 5 个血清型。A 型很容易从外环境中分离到，是人和动物肠道正常菌群，也是人类主要致病菌。B～E 群寄生在动物肠道，在土壤中不能存活，其中 C 型是坏死性肠炎的病原菌。

**（二）致病性与免疫性**

**1. 致病物质**　产气荚膜梭菌可分泌多种外毒素，但主要毒素有 4 种（α、β、ε、ι），其中 α 毒素毒性最强，A～E 型菌均可能产生外毒素，以 A 型菌分泌最多。α 毒素的主要作用是分解细胞膜上磷脂和蛋白质所形成的复合物，引起细胞溶解和血管通透性增加，出现溶血和组织坏死，导致肝脏和心功能受损，是形成气性坏疽的主要原因。除 4 种主要毒素外，部分菌株还能产生不耐热肠毒素，作用于回肠和空肠，通过嵌入细胞膜，使离子运输功能受损，进而通透性改变引起腹泻。近年研究表明，肠毒素还可作为超抗原，大量激活外周 T 淋巴细胞并释放各种细胞因子，参与致病作用。

**2. 所致疾病**

（1）气性坏疽　半数以上病例由 A 型产气荚膜梭菌引起。多发生于战争和自然灾害，偶见于严重的创伤和车祸等。易感条件与破伤风梭菌相似。

气性坏疽感染潜伏期较破伤风短，一般为 8～48 小时。患者感染产气荚膜梭菌后，迅速产生多种毒素和侵袭性酶类，破坏组织细胞，发酵其中糖类，产生大量气体，造成气肿；血管通透性增加，水分渗出，局部形成水肿，进而挤压软组织和血管，影响供血而造成组织坏死。严重者组织胀痛剧烈，水气夹杂，触摸有捻发感，最后大块组织坏死伴有恶臭；当毒素或其他毒性物质被吸收入血，可引起毒血症或休克，死亡率最高可达 100%。

（2）食物中毒　患者误食由产气荚膜梭菌或肠毒素污染的食物引起，较多见。潜伏期约 10 小时，临床症状为腹痛、腹胀或水样腹泻；但无发热、无恶心和呕吐等症状。

### （三）微生物学检查

主要针对气性坏疽检查，需尽快做出诊断。

**1. 直接涂片镜检**　从深部创口取材涂片，根据镜检可见革兰阳性大杆菌，白细胞极少且形态不典型，同时伴有杂菌等 3 个特点即可报告初步诊断结果。该法具有快速诊断价值，可有效避免患者截肢或死亡。

**2. 分离培养与鉴定**　若为气性坏疽，取坏死组织样本，接种血平板或疱肉培养基，厌氧条件下培养，观察现象后取培养物涂片镜检，并进行生化反应鉴定（Nagler 反应、汹涌发酵等）。若为食物中毒，发病后 24 小时内取剩余食物或粪便进行细菌学检查，若食品中检出 $10^5$ 个/g 以上或粪便中检出 $10^6$ 个/g 以上产气荚膜梭菌即可确诊。

**3. 动物实验**　将 0.5ml 细菌培养物经尾静脉注射小鼠，10 分钟后处死，置 37℃ 5~8 小时后观察动物躯体膨胀情况，取肝或腹腔渗出液涂片镜检并分离培养。

### （四）防治原则

对伤口及时进行清创处理以避免厌氧微环境形成，预防性使用抗生素可预防大多数感染的发生。若为躯体局部感染应尽早切除感染和坏死组织，必要时予以截肢防止病变扩散，同时大剂量使用青霉素等抗生素。有条件可将患者置于高压氧舱并注射气性坏疽多价抗毒素，提高血液和组织中的氧含量，破坏厌氧环境及中和毒素。

## 三、肉毒梭菌

肉毒梭菌（*C. botulinum*）主要存在于土壤中，在厌氧环境下分泌肉毒毒素致病，最常见疾病为肉毒毒素中毒和婴儿肉毒病。

### （一）生物学性状

**1. 形态与染色**　菌体大小在 $0.9\mu m \times (4~6.0)\mu m$，为革兰阳性粗短杆菌。有鞭毛，无荚膜，椭圆形，芽孢位于次级端，直径大于菌体横径，使细菌呈汤匙状或网球拍状（图 10-1）。

**2. 培养特性**　严格厌氧。普通琼脂平板可产生脂酶；卵黄培养基上菌落周围出现混浊圈。

**3. 抗原分型**　根据肉毒毒素的抗原构造不同，可将肉毒梭菌分为 A~G 7 个型，对人致病的主要有 A、B、E、F 型。我国患者多为 A 型感染，C 和 D 两型菌株主要引起鸟类感染。

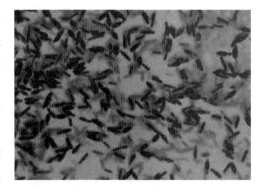

图 10-1　肉毒梭菌（光镜 1000×）

### （二）致病性与免疫性

**1. 致病物质**　肉毒梭菌分泌的外毒素叫肉毒毒素，属神经外毒素，是目前已知毒性最强的毒素。对人的致死量约为 0.1μg，1mg 纯肉毒毒素能杀死 2 亿只小鼠。肉毒毒素不耐热，煮沸 1 分钟可被破坏。

但对蛋白酶和酸抵抗力较强，经过消化道不易被胃肠消化液破坏，其前体分子先与非毒性蛋白形成复合物，稳定存在于胃肠道，在小肠内碱性情况下可解离，从而被吸收进入血液循环。

肉毒毒素作用于外周神经肌肉接头处、自主神经末梢以及中枢神经系统的脑神经核，抑制神经肌肉接头处神经介质乙酰胆碱的释放，引起运动神经末梢功能失调，导致弛缓性麻痹。

**2. 所致疾病**

（1）食物中毒　主要由进食含有肉毒毒素的食品引起。食品在制作过程中污染肉毒梭菌芽孢，若未经彻底灭菌，芽孢在厌氧环境下发芽、繁殖，产生毒素。食用前烹饪不彻底，食入已产生的毒素则诱发食物中毒。肉毒毒素引起的食物中毒在我国各省区均有发现，由发酵豆制品（臭豆腐、豆瓣酱等）、肉制品（香肠、火腿等）和面制品（甜面酱等）引发的食物中毒均曾报道。国外则以罐头、香肠、腊肠等制品为主。

肉毒中毒时胃肠道症状很少见，主要为神经末梢麻痹。潜伏期较短，一般仅为几小时。患者首先出现乏力、头痛等症状，接着出现眼肌麻痹症状（复视、斜视、眼睑下垂等），进而发生咽部肌肉麻痹（吞咽咀嚼困难、口干、口齿不清等），再出现膈肌麻痹、呼吸困难，直至死亡。若及时给予支持疗法与控制呼吸道感染，可有效提高存活率，但患者恢复十分缓慢，少则数月多则数年。少见肢体麻痹，不发热，神志清楚。

（2）婴儿肉毒病　婴儿早期症状有便闭、吮吸、啼哭无力等症状。死亡率不高。致病原因是6个月以内的婴儿肠道缺乏正常菌群，无法拮抗肉毒梭菌，当食入被肉毒梭菌芽孢污染的食品后，芽孢发芽、繁殖，产生的毒素被吸收而致病。

（3）创伤感染　伤口被肉毒梭菌芽孢污染后，芽孢在局部厌氧环境发芽，释放肉毒毒素，机体吸收后致病。

**（三）微生物学检查**

**1. 标本采集**　食物中毒、婴儿肉毒病患者可取粪便和残留食物分离病菌；粪便、食物和患者血清可分析毒素活性。

**2. 镜检与分离培养**　取标本涂片，革兰染色后显微镜下检查，观察染色情况及是否含有芽孢。为了提高分离效率，可将粪便或食物等标本80℃加热10分钟，再进行厌氧分离培养。

**3. 动物实验**　将培养物滤液或残留食物混悬液上清分成两份，一份直接注射小鼠腹腔；另一份与抗毒素混合后再注射小鼠腹腔，观察毒性作用。若抗毒素处理组小鼠无明显致病而未处理组小鼠致病，则说明有毒素存在。

**（四）防治原则**

加强食品卫生监督管理。食用食物时，80℃加热至少20分钟。及时诊断，尽早注射A、B、E三型多价抗毒素。同时加强护理和对症治疗，维护呼吸功能可有效降低死亡率。

## 四、艰难梭菌

艰难梭菌是人类肠道正常菌群成员，不规范使用抗生素时，可导致肠道菌群失调。耐药的艰难梭菌大量生长繁殖，导致抗生素相关性腹泻和伪膜性肠炎等疾病。

**（一）生物学性状**

艰难梭菌的菌体大小为$(0.5 \sim 1.9) \mu m \times (3.0 \sim 16.9) \mu m$，革兰阳性粗大杆菌，有鞭毛，卵圆形芽孢位于次极端。芽孢在外环境可存活数月。分离培养常用环丝氨酸-甘露醇等特殊培养基。

**（二）致病性与免疫性**

艰难梭菌可产生两种毒素：肠毒素和细胞毒素。肠毒素能趋化中性粒细胞浸润回肠肠壁，释放细胞因子，导致肠道大量失水和出血性坏死。细胞毒素能解聚肌动蛋白，损坏细胞骨架，导致局部肠壁细胞坏死，有直接损伤肠壁作用。

艰难梭菌感染大多数为无症状携带者。长期服用抗生素可引起内源性感染。若易感人群较多，也可引起外源性感染。耐药艰难梭菌能导致抗生素相关性腹泻和假膜性结肠炎等疾病。临床症状一般在抗生素治疗 5～10 天后出现水样腹泻，少数患者出现血水样腹泻。有发热、白细胞增多等全身中毒症状。

及时停用长期服用的抗生素，改用敏感药物，治愈后复发率较高（芽孢未被杀死）。

⊕ 知识链接

### 厌氧芽孢梭菌抗肿瘤

肿瘤细胞生长迅速，代谢旺盛，易在细胞内部形成缺氧环境。厌氧芽孢梭菌凭借其自身的特性可靶向定植于肿瘤细胞中，并与肿瘤组织竞争营养物质和生长因子，从而抑制肿瘤的生长。同时，厌氧芽孢梭菌的代谢产物会破坏肿瘤微环境，显示出直接"溶瘤"效应。2001 年，曾有研究团队发现一株脱毒厌氧梭菌 Clostridium novyi – NT，可在肿瘤缺氧及坏死区广泛生长繁殖进而杀死肿瘤细胞，对正常细胞无毒副作用。但是，厌氧芽孢梭菌抗肿瘤还存在着无法控制杂菌的混合感染和肿瘤复发等问题，仍需要继续研究解决。

# 第二节 无芽孢厌氧菌

人类致病无芽孢厌氧菌多是人体的正常菌群，主要分布于人和动物的体表及与外界相通的腔道，包括革兰阳性的球菌或杆菌及革兰阴性的球菌或杆菌。正常菌群中，无芽孢厌氧菌占有绝对优势，非厌氧性细菌含量极少。在正常情况下，无芽孢厌氧菌对人体无害，但在某些特定状态下可导致内源性感染。

## 一、生物学性状

无芽孢厌氧菌有 30 多个属，200 余个菌种，与人类疾病相关的主要有 10 个属，详见表 10 - 1。

表 10 - 1 人类感染常见无芽孢厌氧菌

| 无芽孢厌氧细菌 | 革兰阴性菌 | 革兰阳性菌 |
| --- | --- | --- |
| 杆菌 | 类杆菌属 | 丙酸杆菌属 |
|  | 梭杆菌属 | 真杆菌属 |
|  | 普雷沃菌属 | 双歧杆菌属 |
|  | 紫单胞菌属 | 放线菌属 |
| 球菌 | 韦荣菌属 | 消化链球菌属 |

**1. 革兰阴性厌氧杆菌** 临床上常见的 4 类无芽孢革兰阴性厌氧杆菌包括类杆菌属、普雷沃菌属、紫单胞菌属和梭杆菌属。类杆菌属中的脆弱类杆菌（*Bacteroides fragilis*）最为常见，占类杆菌属分离株的 50% 以上，占临床无芽孢厌氧菌分离株的 1/4，是直肠的正常菌群。脆弱类杆菌两端钝圆、浓染，中间着色浅、似空泡状。感染样本中，脆弱类杆菌呈多形性，有荚膜。梭杆菌属是口腔、直肠和女性生殖道中的正常菌群，菌体呈梭形。其余菌属形态均较小。

类杆菌在培养基上生长迅速，其余菌属均生长缓慢。因类杆菌脂多糖氨基葡萄糖残基上脂肪酸较少及缺乏磷酸基团，故无内毒素活性。

**2. 革兰阴性厌氧球菌** 韦荣球菌属（*Veillonella*）感染最常见，是咽喉部主要厌氧菌，也是混合感染病菌之一。菌体直径 0.3~0.5μm，常呈 2 个以上聚集。临床分离率低。

**3. 革兰阳性厌氧杆菌** 临床分离率较高，约占临床厌氧菌分离株的 22%。

（1）丙酸杆菌属（*Propionibacterium*） 菌体短小，无鞭毛，呈链状或簇状排列，发酵糖类形成丙酸。普通培养基上生长需 2~5 天。皮肤正常菌群，占临床分离革兰阳性厌氧杆菌的 50% 以上。痤疮丙酸杆菌（*P. acnes*）为代表菌种。

（2）双歧杆菌属（*Bifidobacterium*） 菌体有分枝、呈多形性，无鞭毛，严格厌氧，耐酸。在大肠中发挥重要作用，可控制肠道 pH 来抵御外源致病菌的感染。在婴儿肠道菌群中比例很高。齿双歧杆菌（*B. dentium*）与口腔疾病有关，但致病机制不清。

（3）真杆菌属（*Eubacterium*） 菌体细长，形态不定，个别菌株有鞭毛，严格厌氧，生化反应活泼，普通培养基上生长需 7 天左右。肠道正常菌群，部分菌与混合感染有关。占临床分离革兰阳性厌氧杆菌的 20% 以上。迟钝真杆菌（*E. lentum*）为常见感染菌种。

**4. 革兰阳性厌氧球菌** 菌体生长缓慢，普通培养基上生长需 7 天左右。多数菌与混合感染有关，占临床厌氧菌分离株的 20%~35%，仅次于脆弱类杆菌。消化链球菌属（*Pepto-streptococcus*）是代表菌属，主要寄居于女性阴道，与生殖道感染有关，可致厌氧菌菌血症。

## 二、致病性

**1. 致病条件** 无芽孢厌氧菌是人体正常菌群，当寄居部位改变、宿主免疫力下降或菌群失调时，若伴有局部厌氧微环境的形成则易引起内源性感染。

**2. 致病物质** 无芽孢厌氧菌主要有以下 3 种致病因素。

（1）物理吸附 通过菌毛、荚膜等表面结构吸附和侵入。

（2）毒素及代谢性酶类 肠毒素、胶原酶、蛋白酶、纤溶酶、溶血素、DNA 酶和透明质酸酶等。

（3）氧的耐受性提高 通过分泌超氧化物歧化酶（SOD），使菌株对局部含氧微环境的耐受性增强。

**3. 致病特征**

（1）内源性感染 感染部位遍及全身，呈慢性过程，是主要感染形式。

（2）无特定病型感染 结果有化脓性感染、组织坏死、败血症等。

（3）有分泌物形成 脓液黏稠，多成乳白色、粉红色、血色或棕黑色，恶臭，时有气体形成；分泌物涂片可见细菌。

（4）氨基糖苷类抗生素易耐药。

**4. 所致疾病** 在临床上，无芽孢厌氧菌的感染率高达 90% 以上，且以混合感染多见，所致疾病多样。

（1）败血症 临床败血症标本厌氧菌培养阳性率在 5% 左右，脆弱类杆菌最多，革兰阳性厌氧球菌次之。50% 原发病灶来自胃肠道，20% 来自阴道。

（2）中枢神经系统感染 主要继发于中耳炎、鼻窦炎等邻近感染，脑脓肿最常见。革兰阴性无芽孢厌氧杆菌最常见。

（3）口腔感染 源于牙齿感染，主要包括 3 类：齿槽脓肿和下颌骨髓炎、樊尚咽峡炎和牙周病。由革兰阴性无芽孢厌氧杆菌引起，其中以具核梭杆菌和普雷沃菌属为主。

（4）呼吸道感染 上下呼吸道感染常见扁桃体周围蜂窝织炎、吸入性肺炎、坏死性肺炎、肺脓肿和脓胸等。肺部感染常见，发生率仅次于肺炎链球菌性肺炎。常见普雷沃菌属、坏死梭杆菌、具核梭杆菌、消化链球菌和脆弱类杆菌等。

（5）腹部和会阴部感染　常因胃肠道手术或损伤引起腹膜炎、腹腔脓肿等感染；胃酸分泌失调可致口腔微生物定植，如普雷沃菌属；阑尾、大肠、腹部、会阴部等感染主要由脆弱类杆菌引起。

（6）盆腔与生殖道感染　无芽孢厌氧菌是女性生殖道和部分泌尿道感染的主要病因，如盆腔脓肿、输卵管卵巢脓肿、子宫内膜炎、脓毒性流产等。常见消化链球菌属、普雷沃菌属和卟啉单胞菌属等。

（7）其他　可引起皮肤和软组织感染、心内膜炎等。

### 三、微生物学检查

**1. 标本采集**　从感染中心处采集标本，避免正常菌群的污染。样本多为无菌切取或活检采集的组织标本、感染深部吸取的渗出物或脓汁。采集标本后立即放入厌氧标本采集瓶中，并迅速送检。

**2. 直接涂片镜检**　标本直接涂片，革兰染色后观察细菌形态、染色性及菌的数量多少。

**3. 分离培养与鉴定**　标本采集应在无氧条件下接种含有还原剂培养基中，常用牛心脑浸液血平板，37℃厌氧培养2天，观察细菌生长情况。若无菌生长再培养至7天后观察。挑取菌落转接两块血平板，分别置于有氧和无氧条件下培养。若两块平板中均能生长，则该菌是兼性厌氧菌；若只在厌氧环境中生长，是专性厌氧菌。分离纯化后，再进行生理生化反应继续鉴定。该法是证实无芽孢厌氧菌感染的关键方法。

**4. 其他鉴定方法**　利用气相色谱（GC）检测细菌代谢终产物进行菌种鉴定。需氧菌和兼性厌氧菌只产乙酸，若检测出其他短链脂肪酸，如丁酸、丙酸等，则提示该菌为厌氧菌。核酸杂交和PCR等分子生物学方法，可快速检测出标本中是否含有无芽孢厌氧菌。

### 四、防治原则

及时清创避免无氧环境是预防厌氧菌感染的重要措施，辅以抗菌药杀死或抑制细菌生长，可有效避免无芽孢菌的感染。临床常用抗菌药有氯霉素、亚胺培南、哌拉西林、替卡青霉素、万古霉素及甲硝唑等。随着临床抗药菌株的增加，治疗难度越来越大。因此，对分离株进行抗生素敏感性测定，对临床用药具有指导作用。

## 目标检测

一、选择题

1. 破伤风梭菌的致病物质是有强烈毒性的外毒素，其致病主要表现为（　　）

    A. 肠黏膜坏死　　　　　　　　B. 骨骼肌痉挛　　　　　　　　C. 呼吸肌麻痹

    D. 神经末梢功能障碍　　　　　E. 败血症

2. 关于产气荚膜梭菌的描述，正确的是（　　）

    A. 革兰阳性粗大梭菌　　　　　B. 病变组织水肿、触之有"捻发感"

    C. 培养时有"汹涌发酵"现象　　D. 不引起食物中毒

    E. 在机体内可形成荚膜

3. 关于肉毒梭菌的描述，不正确的是（　　）

    A. 产生外毒素　　　　　　　　B. 兼性需氧　　　　　　　　　C. 严格厌氧

    D. 革兰染色阳性　　　　　　　E. 产生芽孢

二、简答题

1. 什么是 Nagler 反应和"汹涌发酵"？

2. 破伤风梭菌的致病机制是什么？

3. 肉毒梭菌的致病机制是什么？

（陈宜涛）

# 第十一章 分枝杆菌属

## 学习目标

1. **掌握** 结核分枝杆菌的主要生物学性状、致病性；结核菌素试验原理、结果及用途。
2. **熟悉** 结核分枝杆菌的免疫性、微生物学检查法和防治原则；麻风分枝杆菌的致病性。
3. **了解** 麻风分枝杆菌的主要生物学性状；非典型分枝杆菌的概念和致病性。
4. 学会分析临床与日常生活中常见的结核杆菌感染问题，具备控制和预防结核病的能力。

分枝杆菌属（*Mycobacterium*）分类上属于分枝杆菌科（Mycobacteriaceae）。分枝杆菌意思是"真菌样的细菌（fungus like bacterium）"，其在液体培养基中的生长状态类似于霉菌。该属细菌菌体细长略弯曲，有时有分枝或出现丝状体。其细胞壁含有大量的脂质，约可达菌体干重的40%，故生长缓慢，形成粗糙的疏水性菌落。革兰染色阳性，但一般不易着色，需用助染剂并加温、延长染色时间使之着色，着色后可抵抗含3%盐酸乙醇的脱色作用，因而又称抗酸杆菌。无鞭毛，无芽孢，不产生内、外毒素。本属菌种类多，已命名的约有80种，分为致病性和非致病性两大类，引起人类疾病的主要有结核分枝杆菌、牛分枝杆菌、麻风分枝杆菌和非结核分枝杆菌。其所引起的感染呈慢性感染过程，长期迁延，有破坏性组织病变。

## 案例引导

**案例** 患者，男，30岁。咳嗽、咳痰，痰中带血，体乏无力，伴低热、食欲不振2个月就诊。查体：患者消瘦，慢性病容，面颊潮红，体温38.5℃。X线胸片显示：右下肺片状阴影、边缘不整。血常规：白细胞$7.5 \times 10^9$/L。痰涂片、抗酸染色，显微镜下可见细长分枝状红色杆菌。

讨论 1. 根据病情描述，该患者初步诊断为什么疾病？

2. 可能的致病菌是什么？如何进一步确诊？

3. 该病如何传播？怎样进行预防和治疗？

# 第一节 结核分枝杆菌

结核分枝杆菌（*M. tuberculosis*）俗称结核杆菌或结核菌，是人类结核病的病原菌。结核病是一种古老的疾病，曾被称为"白色瘟疫（white plague）"和"死亡队长（the captain of all the men of death）"，至今仍为重要的传染病。我国1949年前发病率达200~300人/10万，并位居我国各种疾病死亡原因之首；1949年后人民生活水平提高，卫生状况改善，特别是开展了群防群治，儿童普遍接种卡介苗，结核病的发病率和死亡率大为降低。但20世纪90年代之后，由于结核分枝杆菌耐药菌株尤其是多重耐药菌株的出现、艾滋病、吸毒、免疫抑制剂的应用、酗酒、贫困及人口流动等原因，结核病的发病率又有上升趋势。据WHO报道，目前全球每年约有800万新发病例，并导致约300万人死于该病。我国每年死于结核病的人有25万之多，是各类传染病死亡人数总和的2倍多。因此，结核病又成为威胁人类健康的全球性卫生问题，特别是艾滋病高发区人群的重要死因。

## 一、生物学性状

### （一）形态与染色

结核分枝杆菌菌体细长略弯曲，菌体大小为（1.0~4.0）μm×0.4μm，单个或呈分枝状排列，无鞭毛，无芽孢。但在陈旧病灶和培养物中，形态常不典型，呈颗粒状、短棒状、串珠状、长丝状、索状等。常用齐-尼（Ziehl-Neelsen）抗酸染色法染色，以5%苯酚-复红加温染色后，可抵抗含3%盐酸乙醇的脱色作用，再加用亚甲蓝复染，则结核分枝杆菌被染成红色，非抗酸菌及背景呈蓝色（图11-1）；结核分枝杆菌的抗酸性与其胞壁所含分枝菌酸残基以及胞壁的完整性有关；结核性脓肿和痰标本观察中有时出现非抗酸性颗粒，称Much颗粒，为L型细菌，此颗粒在体内或经培养后可转变为典型的结核分枝杆菌。

一般认为结核分枝杆菌无荚膜，近年在制备电镜标本固定前用明胶处理，以防止微荚膜脱水收缩，在电镜下看到菌体外有一层较厚的透明区，即微荚膜。微荚膜对结核分枝杆菌有一定的保护作用。

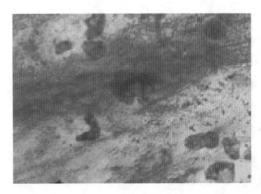

图11-1　结核分枝杆菌（抗酸染色，1000×）

### （二）培养特性

专性需氧，营养要求高。最适pH 6.5~6.8，最适生长温度37℃。结核分枝杆菌生长缓慢，体外培养时，代时为18~24小时。常用罗氏（Lowenstein-Jensen）固体培养基培养，该培养基含蛋黄、甘油、马铃薯、无机盐和孔雀绿等，孔雀绿可抑制杂菌生长，便于分离和长期培养。蛋黄含脂质生长因子，能刺激结核分枝杆菌生长。根据接种菌量的多少，一般2~4周可见菌落生长，菌落干燥呈颗粒状、结节状或菜花状，乳白或米黄色，不透明。在液体培养基中呈粗糙皱纹状生长，加入水溶性脂肪酸可降低结核分枝杆菌的表面疏水性，细菌则呈均匀分散生长，有利于进行药物敏感试验和细菌的初次分离培养。

### （三）生化反应

结核分枝杆菌不发酵糖类。与牛分枝杆菌的区别在于结核分枝杆菌可合成烟酸并能还原硝酸盐，而牛分枝杆菌则不能。热触酶试验可区别结核分枝杆菌与非结核分枝杆菌，结核分枝杆菌大多数触酶试验阳性，而热触酶试验阴性；非结核分枝杆菌则大多数两种试验均阳性。

### （四）抵抗力

结核分枝杆菌对某些理化因素有较强的抵抗力。抗干燥，在干燥痰中可存活6~8个月，附着在尘埃中可保持传染性8~10天，抗酸碱，在6% $H_2SO_4$、3% HCl或4% NaOH溶液中能耐受30分钟，因此常用酸碱处理标本以杀死杂菌和消化黏稠物质；抗染料，如对1∶13000孔雀绿或1∶75000结晶紫有抵抗力，故常加入培养基中以抑制杂菌生长。

结核分枝杆菌对乙醇、湿热及紫外线抵抗力较弱。碘酊或75%乙醇作用数分钟、60℃液体中加热15~20分钟或煮沸、直接日光照射数小时均可杀死细菌，后者常用于结核病患者的衣物、书籍等物品消毒。

### （五）变异性

结核分枝杆菌可发生形态、菌落、毒力、耐药性和免疫原性等变异。卡介苗（Bacillus Calmette-Guérin，BCG）是Calmette和Guérin于1908年将有毒的牛结核分枝杆菌培养在含甘油、胆汁、马铃薯的培养基中，经13年230次传代，获得对人无致病性而保留良好免疫原性的减毒活疫苗株，现广泛用于人类结核病的预防接种。

结核分枝杆菌在体内外经溶菌酶或抗生素的作用可失去细胞壁结构的完整性，形成 L 型细菌。该菌对常用的异烟肼、链霉素、利福平等抗结核药物易产生耐药性，耐药菌株毒力有所减弱。近年来世界各地结核分枝杆菌的多重耐药菌株逐渐增多，甚至引起暴发流行。

## 二、致病性

结核分枝杆菌不产生外毒素和侵袭性酶类，也不含内毒素。其致病性可能与细菌在组织细胞内顽固增殖引起的炎症反应、机体对菌体成分产生的免疫损伤以及代谢物质的毒性有关。

### （一）致病物质

主要是菌体成分，尤其是细胞壁中所含的大量脂质，且脂质含量越高细菌毒力越强。

**1. 脂质（lipid）**　本菌细胞壁所含的脂质占菌体干重的 20%～40%，约占细胞壁干重的 60%，主要有磷脂、脂肪酸和蜡质 D，它们大多与蛋白质或多糖结合以复合物形式存在。

（1）索状因子（cord factor）　是分枝菌酸和海藻糖结合形成的一种糖脂，能使细菌在液体培养基中呈蜿蜒索状排列故名。其与结核分枝杆菌毒力密切相关，能破坏细胞线粒体膜、毒害微粒体酶类、抑制中性粒细胞游走和吞噬、引起慢性肉芽肿。若将其从细菌中剔除，则细菌丧失毒力。

（2）磷脂（phosphatide）　能促使单核细胞增生，抑制蛋白酶对组织的分解作用，并使炎症灶中的巨噬细胞转变为类上皮细胞，从而使病灶增生形成结核结节及干酪样坏死。

（3）蜡质 D（wax-D）　是一种肽糖脂和分枝菌酸的复合物，可从有毒株或卡介苗中提出，具有佐剂作用，可刺激机体产生迟发型超敏反应。蜡质 D 中作为变应原的最小活性单位是胞壁酸二肽（muramyl dipeptide，MDP）。

（4）硫酸脑苷脂（sulfatide）　是有毒菌株细胞壁上的一种成分，可抑制吞噬细胞中吞噬体与溶酶体的融合，使结核分枝杆菌能在吞噬细胞中长期存活。

**2. 蛋白质**　结核分枝杆菌的结核菌素（tuberculin）能与蜡质 D 结合，而使机体发生迟发型超敏反应，引起组织坏死和全身中毒症状，并参与结核结节的形成。

**3. 多糖（polysaccharide）**　主要有阿拉伯糖、甘露醇、半乳糖等，常与脂质结合，具有介导速发型超敏反应和非特异性增强机体免疫功能的作用。

**4. 荚膜**　主要成分为多糖、含脂质和蛋白质。其对结核分枝杆菌有保护作用：①荚膜能与吞噬细胞表面的补体受体 3（CR3）结合，有助于细菌在宿主细胞上的黏附与侵入；②荚膜中有多种酶能降解宿主组织中的大分子物质，提供入侵的细菌繁殖所需的营养；③荚膜能阻止有害物质进入结核分枝杆菌；④结核分枝杆菌入侵后荚膜还可抑制吞噬体与溶酶体的融合。

### （二）所致疾病

结核分枝杆菌可经呼吸道、消化道或破损的皮肤黏膜侵入机体，引起多种组织器官的结核病。肠道中有大量正常菌群寄居，结核分枝杆菌必须通过竞争才能生存并黏附易感细胞。而肺泡中无正常菌群，结核分枝杆菌可通过飞沫微滴或含菌尘埃吸入引起感染，故以肺结核最为多见。

**1. 肺部感染**

（1）原发感染　是初次感染结核分枝杆菌在肺内引发的病变，常见于儿童。细菌侵入肺泡后被巨噬细胞吞噬，由于菌体含有丰富的脂质成分，能抵抗巨噬细胞的吞噬杀菌作用而大量生长繁殖，进而导致巨噬细胞裂解死亡，释放出的结核分枝杆菌繁殖或再次被吞噬而反复重复上述过程，引起肺泡渗出性炎性病灶，称为原发灶。原发灶好发于胸膜下通气较好的部位，多见于肺上叶下部和下叶上部。初次感染的机体缺乏对结核分枝杆菌的特异性免疫力，故病灶局部反应轻微。原发灶内的结核分枝杆菌常沿淋巴管扩散至肺门淋巴结，引起肺门淋巴结肿大和淋巴管炎，称为原发综合征。随着特异性免疫的建立，原发灶大多可经纤维化和钙化而自愈。但原发灶内常有少量结核分枝杆菌长期潜伏，持续刺激机体强化已有的抗结核免疫力，也可成为日后内源性感染的来源。少数感染者可因免疫力低下，细菌可经血和淋巴系统，播散至骨、关节、肾、脑膜及其他部位引起相应部位的结核病或全身粟粒型结核。

（2）原发后感染　多见于成年人，感染多由原发病灶中潜伏的结核分枝杆菌引起，也可由外界的结核分枝杆菌再次侵入而发病。由于机体已建立特异性免疫应答能力，因此病灶多局限，一般不累及邻近淋巴结，主要表现为慢性肉芽肿性炎症，形成结核结节、被纤维素包裹的干酪样坏死灶，可钙化而痊愈。但易发生干酪样结节破溃，形成空洞并释放大量结核分枝杆菌至痰中，传染性很强。病变好发于肺尖部位。

**2. 肺外感染**　部分患者体内的结核分枝杆菌可经血液、淋巴液扩散侵入肺外组织器官，引起相应组织器官感染。常见脑、肾、骨、关节、生殖系统等结核。在极少数原发感染患者或艾滋病患者等免疫力极度低下的个体中，严重时可形成全身粟粒型结核或播散性结核。肺结核患者也可因痰菌被咽入消化道引起肠结核、结核性腹膜炎等。此外，结核分枝杆菌也可通过破损的皮肤伤口感染而导致皮肤结核。

## 三、免疫性与超敏反应

### （一）免疫性

人类对结核分枝杆菌的感染率很高，但发病率较低，表明人体对该菌有较强的免疫力。人体感染结核分枝杆菌或接种卡介苗后，可产生抗结核免疫力，此免疫力的维持，有赖于结核分枝杆菌或其组分在体内的存在，一旦该菌或其组分消失，抗结核免疫力亦随之消失，这种免疫称为有菌免疫或感染免疫（infection immunity）。

结核分枝杆菌是胞内寄生菌，机体的抗结核免疫主要是以 T 细胞为主的细胞免疫。结核分枝杆菌侵入后，原肺泡中未活化的巨噬细胞抗菌活性弱，不能阻止所吞噬的结核分枝杆菌生长繁殖，反可将结核分枝杆菌带到他处。但巨噬细胞可呈递抗原，使周围 T 淋巴细胞致敏。致敏的 T 淋巴细胞可产生、释放多种淋巴因子，如 IL-2、TNF-α、IFN-γ 等，吸引 NK 细胞、T 细胞、巨噬细胞等聚集于炎症部位，并增强这些细胞的直接或间接杀菌活性，从而杀死结核分枝杆菌。机体对结核分枝杆菌可产生多种抗体，但这些抗体只对细胞外的细菌起作用。

### （二）免疫与超敏反应

在机体对结核分枝杆菌产生免疫力的同时，也出现了迟发型超敏反应，此两种免疫现象均由 T 细胞介导，可用郭霍现象（Koch's phenomenon）说明：①将结核分枝杆菌初次注入健康豚鼠皮下，10~14 天后注射部位发生坏死溃疡，深而不易愈合，邻近淋巴结肿大，细菌扩散至全身，此时结核菌素试验为阴性，表现为特异性细胞免疫尚未建立的感染特点。②以同种等量的结核分枝杆菌再次对已感染过且已康复的豚鼠进行皮下注射，则在 1~2 天内注射部位迅速发生坏死溃疡，但此溃疡较浅且易愈合，邻近淋巴结不肿大，细菌亦很少扩散，此时结核菌素试验为阳性，表现为原发后感染的特点。可见再感染时，病灶局限，溃疡浅而易愈合，表明机体对结核分枝杆菌已有一定免疫力；而炎症反应发生迅速，溃疡很快形成，则说明机体在产生抗感染免疫的同时有超敏反应发生。③若以同种大量的结核分枝杆菌再次对康复豚鼠进行皮下注射，则在注射局部及全身出现严重的迟发型超敏反应，可导致动物死亡，说明迟发型超敏反应对机体不利。人类原发性肺结核、原发后肺结核、严重恶化的肺结核分别相当于上述郭霍现象的三种情况。

近年来研究表明，结核分枝杆菌诱导机体产生细胞免疫和超敏反应的物质有所不同。迟发型超敏反应由结核菌素蛋白与蜡质 D 共同诱导机体产生；而免疫力由结核分枝杆菌的核糖体核糖核酸（ribonucleic acid ribosome，rRNA）引起。细胞免疫和超敏反应由上述二者的不同抗原成分激活不同的 T 细胞亚群，从而释放出不同的细胞因子所致。

### （三）结核菌素试验

在自然感染过程中，是由完整的结核分枝杆菌侵入机体，故产生免疫力的同时迟发型超敏反应也会发生。因此可通过测定有无超敏反应，来判断机体对结核分枝杆菌有无免疫力。结核菌素试验就是应用结核菌素进行皮肤试验，来测定机体对结核分枝杆菌能否产生超敏反应的一种试验。

**1. 结核菌素试剂**　有两种，一种是旧结核菌素（old tuberculin，OT），为含有结核分枝杆菌蛋白的混合物；另一种为纯蛋白衍生物（purified protein derivative，PPD），是 OT 经三氯醋酸沉淀后的纯化物。其中 PPD 也有两种，分别是由人结核分枝杆菌来源提取的 PPD-C 和由卡介苗制成的 BCG-PPD。目前多采用 PPD，每 0.1ml 含 5 单位。

**2. 试验方法及结果**　常规试验分别取 PPD-C 和 BCG-PPD 各 5 单位注入两前臂掌侧皮内，48～72小时后，红肿硬结小于 5mm 者为阴性，超过 5mm 者为阳性，≥15mm 为强阳性。两侧红肿中，若 PPD-C 侧大于 BCG-PPD 侧为感染，反之则可能为卡介苗接种所致。

**3. 结果分析**　阳性反应表明机体感染过结核分枝杆菌或卡介苗接种成功，对结核分枝杆菌有迟发型超敏反应，表明机体有一定的特异性免疫力。强阳性反应表明可能有活动性结核病。阴性反应表明受试者可能未感染过结核分枝杆菌或未接种过卡介苗。但应考虑下列情况：①受试者处于原发感染的早期，尚未出现超敏反应；②老年人；③患严重结核病或其他传染病（如麻疹等）的患者，机体无反应能力；④获得性细胞免疫功能低下，如艾滋病患者、肿瘤患者或使用免疫抑制剂治疗者均可出现阴性反应。

**4. 结核菌素试验用途**　①选择卡介苗接种对象及判断接种效果；②诊断婴幼儿结核病的参考；③在未接种卡介苗的人群中做结核分枝杆菌感染的流行病学调查；④测定肿瘤患者的细胞免疫功能。

## 四、微生物学检查

### （一）标本采集

不同的感染部位采集不同的标本，可取痰、支气管灌洗液、尿液、粪便、脑脊液或胸水、腹水等。其他肺外感染还可取血液或相应部位分泌液或组织细胞。

如果标本含结核分枝杆菌量较少，可先行集菌以提高检测的阳性率，如无其他杂菌污染的脑脊液、胸腹水等标本，可直接用离心沉淀集菌；有杂菌的标本如痰液、粪便等，需先经 4% NaOH 或 3% HCl 或 6% $H_2SO_4$ 处理 15 分钟，杀死杂菌并使黏稠性有机物溶解后，再离心沉淀集菌。沉淀物可直接涂片染色镜检。分离培养或动物接种的标本，经碱或酸处理后，应使用酸或碱中和后再离心沉淀。

### （二）涂片染色镜检

标本直接涂片或集菌后涂片，用抗酸染色法染色，镜检若发现抗酸阳性细菌，结合临床症状可做出初步诊断。还可采用金胺染色，结核分枝杆菌在荧光显微镜下呈现金黄色荧光。

### （三）分离培养

将处理后的标本接种于固体培养基，于 37℃ 培养，逐周观察。结核分枝杆菌生长缓慢，一般需 2～4 周形成肉眼可见的菌落，根据生长情况、菌落特征、染色结果做出判定。也可将标本接种于含血清的液体培养基中或涂布于无菌玻片再置于液体培养基中，37℃ 培养，则可于 1～2 周见到有颗粒生长。取沉淀物做涂片或取出玻片进行染色镜检，能快速获得结果，但需区分结核分枝杆菌与非结核分枝杆菌。由于抗结核药物的使用，从临床各类型患者标本中分离出相当比例的结核分枝杆菌 L 型，故多次检出 L

型也可作为结核病活动的判断标准之一。

### （四）动物试验

常用动物为豚鼠和地鼠。将处理后标本注入动物腹股沟皮下，3~4周后如局部淋巴结肿大，结核菌素试验阳性，可及时进行剖检，观察淋巴结、肺、肝、脾等处有无结核病变，并可涂片镜检或分离培养进行鉴定。若6~8周仍未发病，也应剖检。

### （五）核酸检测

由于PCR技术具有高度的敏感性和特异性，无须培养，1~2天即可获得结果，对因菌量少、细菌发生L型变异而不易分离培养成功的标本，以及结核病早期诊断等方面具有实用价值。但PCR对实验条件和操作技术要求较高，应注意假阳性或假阴性实验结果。

## 五、防治原则

对结核患者应早发现、早隔离、早治疗。最有效的预防方法是接种卡介苗，接种对象主要是新生儿和结核菌素试验阴性的儿童。

抗结核治疗的原则是早期、足量、全程、规范、联合用药，尤以后两者为重要。常用药物有链霉素、异烟肼、利福平、对氨基水杨酸、乙胺丁醇、喹诺酮类等。抗结核药物如联合应用，可有协同作用，还能降低耐药性的产生和减少药物的毒性。鉴于目前耐药菌株日益增多，且有多重耐药菌株，故在治疗过程中应定期做药物敏感试验，以检测耐药性产生情况并指导用药。

> ⊕ **知识链接**
>
> **我国结核病防治工作取得的进展与成就**
>
> 结核病是由单一致病菌引致死亡人数最多的疾病，在链霉素、利福平等抗结核药物发明之前，结核病几乎是不治之症。中华人民共和国成立以来，党和政府高度重视结核病防治工作，将其纳入经济和社会发展规划，不断增加防治经费的投入，加强机构建设，不断完善防治服务体系，通过卡介苗免费接种、大规模主动发现患者、全面推行化学治疗、加强重点人群防控和积极开展国际合作等一系列措施，结核病的患病率和死亡率较中华人民共和国成立前均大幅下降。这些巨大成就为我国今后结核病防治工作打下了坚实的基础。

## 第二节　麻风分枝杆菌

麻风分枝杆菌（*M. leprae*）俗称麻风杆菌，是慢性传染病麻风的病原体。麻风流行广泛，多见于贫困地区，目前全世界约有1200万麻风病患者，主要分布在亚、非和拉丁美洲。我国1949年前流行较严重，现发病率已大幅下降，近年病例稳定在2000例左右，很少见新发病例。

### 一、生物学性状

麻风分枝杆菌的形态、染色与结核分枝杆菌类似。菌体大小为（2~7）μm×（0.3~0.4）μm，细长略带弯曲，常呈束状排列。无鞭毛，无荚膜，无芽孢。革兰染色和抗酸染色均为阳性。

麻风分枝杆菌是典型的胞内寄生菌，某些型别患者的渗出物标本中可见感染细胞内有大量细菌，这种感染细胞的胞浆呈泡沫状，称为泡沫细胞（foam cell）或麻风细胞，结核分枝杆菌感染无此特点。

麻风分枝杆菌至今尚不能人工培养。将该菌感染小鼠足垫，并降低足垫温度可促进麻风分枝杆菌生长，可以传代，此法可用于麻风分枝杆菌的药物筛选。将该菌注入犰狳的皮内或静脉，可引起瘤型麻风，犰狳组织内麻风分枝杆菌菌量较多，可作为提取麻风菌素和制备菌苗的良好来源，并可作为研究麻风的动物模型。

## 二、致病性与免疫性

人类是麻风分枝杆菌的唯一自然宿主，本菌的传染源主要为患者。患者的皮疹渗出液、鼻黏膜分泌物、痰液、汗液、泪液、乳汁、精液、阴道分泌液都可排出麻风分枝杆菌，故通过呼吸道、破损的皮肤黏膜与密切接触等方式传播，以家庭内传播多见。人对麻风分枝杆菌的抵抗力较强，以细胞免疫为主。流行地区人群多为隐性感染，以幼年期最为敏感。本病潜伏期长，平均为 2~5 年，也可达数十年；发病缓慢，病程长。根据临床表现、病理变化、细菌检查结果和机体免疫状态，将大多数患者分为瘤型麻风和结核样型麻风，少数患者介于两型之间的界线类和未定类，两类和两型间可相互转化。

**1. 瘤型麻风（lepromatous type）**　本型麻风患者有细胞免疫缺陷或免疫抑制，麻风菌素试验阴性，麻风分枝杆菌得以在细胞内大量繁殖。但体液免疫正常，机体产生的自身抗体和受损组织释放的抗原结合，形成免疫复合物沉积在皮肤或黏膜下，形成红斑和结节，称为麻风结节（leproma），是麻风的典型病灶。面部结节融合可呈"狮面容"。此型麻风分枝杆菌主要侵犯皮肤、黏膜，病理镜检时可见大量麻风细胞和肉芽肿。瘤型麻风传染性强，为开放性麻风。若不治疗，将逐渐恶化，累及神经系统、眼及脏器。

**2. 结核样型麻风（tuberculoid type）**　该型患者的细胞免疫正常，麻风菌素试验阳性。病变早期在小血管周围可见淋巴细胞浸润，随病变发展出现上皮样细胞和巨噬细胞浸润。病变常发生于皮肤，可累及外周神经，很少侵犯内脏。早期皮肤出现斑疹，外围神经由于细胞浸润变粗变硬，致使皮肤感觉功能障碍。结核样型麻风稳定，损害可自行消退，极少演变为瘤型，亦称良性麻风。患者体内很少检出麻风分枝杆菌，传染性小，为闭锁性麻风。

**3. 界线类麻风（borderline form）**　该型患者兼有瘤型和结核样型麻风的特点，但程度可有不同，能向两型演变。多数患者麻风菌素试验阴性，但也有阳性。病变部位可找到麻风细胞。

**4. 未定类麻风（indeterminate form）**　为麻风病的前期病变，病灶中很少找到麻风分枝杆菌。麻风菌素试验大多阳性，多数病例最后演变为结核样型。

## 三、微生物学检查

可用患者鼻黏膜或皮肤病变处的刮取物涂片，抗酸性染色后检查。一般瘤型和界线类患者标本中找到抗酸阳性杆菌在细胞内存在，有诊断意义。结核样型患者标本中极少找到抗酸阳性菌。为提高阳性检出率，也可用金胺染色后以荧光显微镜检查。麻风菌素试验（lepromin test）对诊断意义不大，但可用于麻风的分型和评价患者的细胞免疫状态。

## 四、防治原则

目前尚无特异性疫苗，因麻风分枝杆菌与结核分枝杆菌有共同抗原，用 BCG 来预防麻风病有一定效果。预防主要依靠早发现、早隔离、早治疗患者，并对密切接触者做定期检查。治疗药物主要有砜类、利福平等，多采用药物联合治疗，以防止耐药性产生。

# 第三节　其他分枝杆菌

## 一、牛分枝杆菌

牛分枝杆菌旧称牛型结核分枝杆菌，为牛的致病菌，感染牛引起结核病。本菌形态染色、生长特性、毒性等与结核分枝杆菌基本相似。在抗原构造上，牛分枝杆菌与结核分枝杆菌有共同抗原成分，因而用减毒牛分枝杆菌（卡介苗）接种可预防人结核病。人可因食入未消毒或被污染牛乳而被感染，绝大多数病例受害部位为淋巴结、腹腔器官、髋关节、膝关节，肺部感染不常见。

## 二、非结核分枝杆菌

非结核分枝杆菌（nontuberculosis mycobacteria）是除结核分枝杆菌、牛分枝杆菌、麻风分枝杆菌以外的分枝杆菌菌群，亦称为非典型分枝杆菌（atypical mycobacteria）或环境分枝杆菌（environmental mycobacteria）。多存在于自然环境中，偶可引起人类感染，是条件致病菌，可引起结核样病变。我国结核样患者中，非结核分枝杆菌的分离阳性率为3%～5%。

Runyon 根据色素产生、生长速度、生化反应等，将非结核分枝杆菌分为4组。

（1）第 I 组为光产色菌（photochromogen）　本组细菌生长缓慢，菌落光滑。在暗处菌落为奶油色，曝光1小时后呈橘黄色。对人致病的有堪萨斯分枝杆菌（*M. kansas*），引起人类肺结核样病变；海分枝杆菌（*M. marinum*）在水中可通过皮肤、黏膜擦伤处侵入，引起丘疹、结节与溃疡病变。

（2）第 II 组为暗产色菌（scotochromogen）　37℃培养时生长缓慢，菌落光滑。在暗处培养时菌落呈橘黄色，长期曝光培养则呈赤橙色。瘰疬分枝杆菌（*M. scrofulaceum*）对人类有致病性，常引起儿童颈部淋巴结炎。

（3）第 III 组为不产色菌（non-chromogen）　40～42℃培养时生长缓慢，菌落光滑，一般不产生色素。鸟-胞内分枝杆菌（*M. avium-intracellulare*）致病性较弱，可引起人类结核样病变，多见于肺、肾；常可引起艾滋病患者机会性感染，且易发生播散。

（4）第 IV 组为迅速生长菌（rapid grower）　25～45℃培养时均可生长，且生长速度快，分离培养5～7天，传代培养3天可长出菌落，菌落粗糙。偶发分枝杆菌（*M. fortuitum*）、龟分枝杆菌（*M. chelonei*）和溃疡分枝杆菌（*M. ulcerans*）对人有致病性，引起皮肤感染。耻垢分枝杆菌（*M. smegmatis*）不致病，但常存在于外阴部皮脂中，检查粪便、尿液中结核分枝杆菌时应予以区别。

可用抗煮沸实验鉴别非结核分枝杆菌有无致病性。煮沸1分钟，非致病菌株即失去抗酸性；而致病菌株能耐受煮沸10分钟，有的甚至高压灭菌亦不能使之失去抗酸性。除热触媒试验外，硝酸盐还原试验、烟酸试验以及动物实验均可用于结核分枝杆菌和非分枝结核分枝杆菌的鉴别。

非结核分枝杆菌的多数菌株对常用的异烟肼、链霉素等抗结核药具有耐药性，但对利福平有一定敏感性；利福平、乙胺丁醇和异烟肼联合使用可提高疗效。目前无非结核分枝杆菌疫苗。

## 目标检测

一、选择题

1. 下述对结核分枝杆菌抵抗力的描述，正确的有（　　）

A. 抗干燥　　　　B. 抗酸碱　　　　C. 抗乙醇　　　　D. 抗湿热　　　　E. 抗紫外线

2. 结核分枝杆菌的传播途径包括（　　）

A. 破损皮肤　　　B. 输血　　　　　C. 胎盘　　　　　D. 消化道　　　　E. 呼吸道

3. 结核菌素试验阴性反应可能是（　　）

A. 未感染过结核分枝杆菌或未接种过卡介苗

B. 受试者处于原发感染的早期，尚未出现超敏反应

C. 老年人

D. 患严重结核病，机体无反应能力

E. 获得性细胞免疫功能低下

二、简答题

1. 简述结核分枝杆菌的生长及染色特性。

2. 简述结核分枝杆菌的致病物质。

3. 简述结核菌素试验的原理和意义。

（陈云霞）

# 第十二章　动物源性细菌

📖 学习目标

1. **掌握**　布鲁菌、鼠疫耶尔森菌、炭疽芽孢杆菌的致病性。
2. **熟悉**　布鲁菌、鼠疫耶尔森菌、炭疽芽孢杆菌的生物学性状。
3. **了解**　布鲁菌、鼠疫耶尔森菌、炭疽芽孢杆菌的微生物学检查和防治原则；贝纳柯克斯体的致病特点。
4. 学会分析临床与日常生活中常见的人畜共患病，具备控制和预防动物源性细菌引起的传染性疾病的能力。

动物源性细菌是以动物为传染源，引起人类和动物发生人畜（兽）共患病（zoonosis）的病原菌。由人类直接或间接接触病畜或其污染物及媒介动物叮咬等途径感染而致病。动物源性细菌主要包括布鲁菌、鼠疫耶尔森菌、炭疽芽孢杆菌、柯克斯体属和巴通体属等。

⇒ 案例引导

**案例**　患者，男，35岁，屠宰场工人。因间断性发热3周就诊。查体：体温39.5℃；左侧睾丸肿大，有触痛。血常规：白细胞 $6.5 \times 10^9/L$。血培养物涂片、革兰染色，显微镜下可见革兰阴性短小杆菌。布鲁菌凝集试验呈阳性。

**讨论**　1. 该患者临床可以诊断为什么疾病？可能的致病菌是什么？
　　　　2. 该病如何传播？怎样进行预防和治疗？

# 第一节　布鲁菌属

布鲁菌属（Brucellae）细菌有6个生物种、19个生物型，使人致病的有牛布鲁菌（B. abortus）、羊布鲁菌（B. melitensis）、猪布鲁菌（B. suis）和犬布鲁菌（B. canis），我国主要流行羊布鲁菌病，其次为牛布鲁菌病。

## 一、生物学性状

**1. 形态与染色**　革兰阴性球杆菌或短杆菌，菌体大小为 $(0.5 \sim 1.5)\mu m \times (0.4 \sim 0.8)\mu m$。无鞭毛，无芽孢，光滑型菌落有微荚膜。

**2. 培养特性**　严格需氧，牛布鲁菌在初次分离时需 $5\% \sim 10\%$ $CO_2$。最适生长温度为 $35 \sim 37℃$，最适 pH $6.6 \sim 6.8$。营养要求较高，在普通培养基上生长缓慢，加入血清或肝浸液等可促进其生长。

**3. 生化反应**　多数能分解尿素和产生 $H_2S$。根据产生 $H_2S$ 的量和在含碱性染料培养基中的生长情况，可鉴别牛、羊、猪等3种布鲁菌（表12-1）。

**4. 抗原构造与分型**　布鲁菌含两种抗原物质，即A抗原和M抗原。两种抗原在不同的布鲁菌中含量不同，据此可对菌种进行区别（表12-1）。

**5. 抵抗力**　较强，在土壤、动物毛皮、病畜的脏器和分泌物、肉及乳制品中可存活数周至数月。但在60℃湿热10分钟或日光直接照射20分钟可死亡；对常用消毒剂和广谱抗生素均较敏感。

表 12 - 1　主要布鲁菌的特性与鉴别

| 菌种 | $CO_2$ 需要 | 尿酶试验 | $H_2S$ 产生 | 含染料培养基中生长 | | 凝集试验 | |
| --- | --- | --- | --- | --- | --- | --- | --- |
| | | | | 硫堇 (1：20000) | 复红 (1：50000) | 抗 A 因子 | 抗 M 因子 |
| 牛布鲁菌 | + | + | + | - | + | + | - |
| 羊布鲁菌 | - | 不定 | - | + | + | - | + |
| 猪布鲁菌 | - | + | + / - | + | + | + | + |

## 二、致病性与免疫性

**1. 致病物质**　主要致病物质是内毒素。荚膜与侵袭酶（透明质酸酶、过氧化氢酶等）增强了该菌的侵袭力，使细菌能突破完整皮肤、黏膜进入宿主机体内，在脏器内大量繁殖，并快速扩散入血流。

**2. 所致疾病**　布鲁菌感染家畜可引起母畜流产，病畜还可表现为睾丸炎、附睾炎、子宫炎、乳腺炎等。人类对布鲁菌易感，主要通过接触病畜及其分泌物，或接触被污染的畜产品，经皮肤、黏膜、眼结膜、消化道、呼吸道等途径感染。

布鲁菌侵入机体经 10~30 天的潜伏期，此期细菌被巨噬细胞和中性粒细胞吞噬，成为胞内寄生菌，随淋巴引流到达局部淋巴结生长繁殖形成感染灶。当细菌繁殖达一定数量，突破淋巴结侵入血流，出现菌血症。由于内毒素的作用致患者发热，随后细菌进入肝、脾、骨髓和淋巴结等处，发热也渐消退。细菌在脏器细胞内繁殖达一定程度可再度入血，又出现菌血症而致体温再次升高。如此反复形成的菌血症，使患者的热型呈波浪式，临床上称为波浪热。布鲁菌感染易转为慢性，在全身各处引起迁徙性病变，伴随发热、关节痛和全身乏力等症状，有肝、脾大等体征。

**3. 免疫性**　机体感染布鲁菌后可产生免疫力，各菌种和生物型之间有交叉免疫。一般认为此免疫力是有菌免疫，即当机体内有布鲁菌存在时，对再次感染有较强免疫力。但近来认为随着病程的延续和机体免疫力的增强，病菌不断被消灭，最终可变为无菌免疫。机体对布鲁菌的免疫以细胞免疫为主。病后机体产生 IgM 和 IgG 型抗体，可发挥免疫调理作用。

## 三、微生物学检查

**1. 标本采集**　血液是常用标本，急性期血培养阳性率可达70%。骨髓或肝组织活检在急性期、亚急性期患者均可分离出致病菌。病畜的子宫分泌物、羊水，流产动物的肝、脾、骨髓等也可作为分离培养的标本。

**2. 分离培养与鉴定**　将标本接种于双相肝浸液培养基（液相为肝浸液的琼脂斜面），置于37℃、5%~10% $CO_2$ 气体环境中培养。菌落多在 4~7 天后形成，如30天时仍无菌生长可报告为阴性。如有菌生长，可根据涂片染色镜检、$CO_2$ 需求、$H_2S$ 产生、染料抑菌、玻片凝集等试验确定型别。

**3. 血清学诊断**　主要采用凝集试验鉴定 IgM 抗体，将患者血清倍比稀释，标准菌量为 $1 \times 10^9$ 个/ml，进行玻片凝集试验，效价≥1：200 有诊断意义。

**4. 皮肤试验**　采用布鲁菌素（brucellin）或布鲁菌蛋白提取物进行皮肤试验。该试验只表明机体对相应抗原的敏感性，并可持续呈阳性反应数年。

## 四、防治原则

控制和消灭家畜布鲁菌病、切断传播途径、免疫接种是三项主要预防措施。免疫接种以畜群为主，疫区人群也应接种减毒活疫苗，有效期约 1 年。

急性和亚急性期患者用抗生素治疗；慢性患者除继续用抗生素治疗外，应采用综合疗法以增强机体免疫力，也可进行脱敏治疗。

### ⊕ 知识链接

#### 布鲁菌与实验室安全

布鲁菌是细菌性实验室获得性感染的常见病原体之一。在 2011 年，东北农业大学发生过一起布鲁氏菌感染事件，27 名学生及 1 名教师相继确诊感染，在当时引起了广泛关注与重视。2019年 12 月，甘肃兰州兽医研究所 96 人布鲁菌检测血清学阳性，均为隐性感染。布鲁菌引起实验室获得性感染的确切传播途径尚不清楚，可能的途径是雾化、直接接触，很少通过人际间传播。从事该菌研究的实验人员应预防性接种疫苗，一旦有意外接触应立即服用多西环素或利福平等预防感染。

## 第二节　耶尔森菌属

耶尔森菌属（*Yersinia*）细菌是一类革兰阴性小杆菌，属于肠杆菌科，有 13 个种和亚种。鼠疫耶尔森菌、小肠结肠炎耶尔森菌与假结核耶尔森菌是人类致病菌。

### 一、鼠疫耶尔森菌

鼠疫耶尔森菌（*Y. pestis*）是鼠疫的病原菌，俗称鼠疫杆菌。鼠疫是一种自然疫源性烈性传染病。人类鼠疫是由于被疫鼠的鼠蚤叮咬或因直接接触、剥食鼠疫污染的动物而感染。

#### （一）生物学性状

**1. 形态与染色**　为两端浓染的卵圆短杆菌，长 $1 \sim 2\,\mu m$，宽 $0.5 \sim 0.8\,\mu m$。革兰染色阴性。有荚膜，无鞭毛，无芽孢。从死于鼠疫的尸体或动物新鲜内脏制备的印片或涂片观察，形态典型。但在腐败材料、陈旧培养物或生长在含高盐培养基上的细菌呈多形态性，可见菌体膨大成球形，且着色不佳，或可见到着色极浅的细菌轮廓，称菌影（ghost）。

**2. 培养特性**　兼性厌氧，最适生长温度为 27℃，最适 pH 7.2。在普通培养基上生长缓慢。在含血液或组织液的培养基上生长，24 ~ 48 小时形成细小、黏稠的粗糙型菌落。

**3. 抗原构造**　鼠疫耶尔森菌的抗原构造复杂，至少有 20 种抗原，重要的有 F1、V/W、外膜蛋白和鼠毒素 4 种抗原。

（1）F1（fraction 1）抗原　是鼠疫耶尔森菌的荚膜抗原，具有抗吞噬和活化补体的作用，其相应抗体有免疫保护作用。

（2）V/W 抗原　V 抗原存在于细胞质中，为可溶性蛋白；W 抗原位于菌体表面，为一种脂蛋白抗原。两种抗原同时存在，具有抗吞噬作用，使细菌具有形成肉芽肿损伤和在细胞内存活的能力。

（3）外膜蛋白（outer membrane proteins，OMP）　使细菌突破宿主的防御机制。

（4）鼠毒素（murine toxin，MT）　是一种对鼠类有剧烈毒性的外毒素，为可溶性蛋白，但对人的致病作用尚不清楚。

（5）内毒素　其性质与肠道杆菌内毒素相似，可致机体发热、休克和 DIC 等。

**4. 抵抗力**　对理化因素抵抗力较弱。湿热 55℃ 5 分钟或 100℃ 1 分钟即死亡，5% 苯酚或 5% 甲酚皂溶液 20 分钟内可将痰液中的致病菌杀死，但在自然环境的痰液中能存活 36 天，在蚤粪和土壤中可存活 1 年左右。

**5. 变异性**　鼠疫耶尔森菌的生化特性、抗原构造、毒力和耐药性等可出现变异菌株。野生菌株的菌落呈粗糙型（R 型），毒力强；经人工传代培养后菌落逐渐变为光滑型（S 型），其毒力也随之减弱。

### （二）致病性与免疫性

**1. 致病物质**　鼠疫耶尔森菌的毒力很强，少数几个细菌即可使人致病，其致病性主要与 F1 抗原、V/W 抗原、外膜抗原及内毒素等相关。鼠毒素主要对鼠类致病，只有当细菌自溶裂解后才释放。

**2. 所致疾病**　鼠疫是自然疫源性传染病。鼠疫耶尔森菌的贮存宿主是啮齿类动物，传播媒介主要是鼠蚤。鼠疫通常先在鼠类间发病和流行，当大批病鼠死亡后，失去宿主的鼠蚤叮咬人群。人患鼠疫后，又可通过人蚤或呼吸道等途径在人群间传播。临床常见有腺型、肺型和败血症型鼠疫。

（1）**腺鼠疫**　鼠疫耶尔森菌通过机体破溃脓肿侵入人体，被吞噬细胞吞噬后在细胞内生长繁殖，沿淋巴管到达局部淋巴结，引起严重的淋巴结炎。侵犯的淋巴结多在腹股沟和腋下，一般为单侧，并引起肿胀、出血和坏死。

（2）**肺鼠疫**　吸入染菌的尘埃可引起原发性肺鼠疫，也可由腺型或败血症型鼠疫蔓延而致继发性肺鼠疫。患者高热寒战，咳嗽、咯血、胸痛、呼吸困难、全身衰竭，出现严重中毒症状，多于 2～4 天内死亡。患者死亡后皮肤常呈黑紫色，故有"黑死病"之称。

（3）**败血症型鼠疫**　重症腺型或肺型鼠疫患者的病原菌可侵入血流，导致败血症型鼠疫。体温升高至 39～40℃，发生休克和 DIC，皮肤黏膜见出血点及瘀斑，呈现全身中毒症状和中枢神经系统症状，多迅速恶化而死亡。

**3. 免疫性**　鼠疫感染后能获得牢固免疫力，罕见再次感染。主要产生针对 F1 抗原、V/W 抗原的抗体，具有调理吞噬、凝集细菌、中和毒素等作用。

### （三）微生物学检查

**1. 标本采集**　按不同病型采取淋巴结穿刺液、痰液、血液等标本。人或动物尸体取肝、脾、肺、肿大淋巴结和心血等。腐败尸体取骨髓。因鼠疫为法定甲类传染病，标本必须送指定的具有严格防护措施的专门实验室进行检测。

**2. 直接涂片镜检**　标本直接涂片或印片，分别进行革兰染色或亚甲蓝染色，镜检观察典型形态与染色性。可用免疫荧光试验进行快速诊断。

**3. 分离培养与鉴定**　将标本接种于血琼脂平板或 0.025% 亚硫酸钠琼脂平板等，经 24 小时孵育后形成针尖样小菌落，经 48 小时后才形成 1～1.5mm 灰白色较黏稠的粗糙型菌落。在液体培养基中孵育 48 小时可形成"钟乳石"现象。当分离出可疑菌落时，可做涂片镜检、血清凝集试验、噬菌体裂解试验等以进一步鉴定。

### （四）防治原则

灭鼠灭蚤是切断鼠疫传播环节、消灭鼠疫源的根本措施；尽快隔离患者，阻断疫区鼠疫进一步流行。我国目前应用 EV 无毒株活菌疫苗，免疫力可维持 8～10 个月。此外，应加强国境、海关检疫。

治疗必须早期足量用药，常用磺胺类、氨基糖苷类及氯霉素等抗生素。

## 二、小肠结肠炎耶尔森菌

小肠结肠炎耶尔森菌（*Y. enterocolitica*）是引起人类严重小肠结肠炎的病原菌。本菌天然集居在多种动物体内，如鼠、兔、猪等，通过污染食物（牛奶、肉类等）和水，经粪-口途径感染或因接触染菌动物而感染。近年来本菌中某些血清型引起的肠道感染逐渐上升。其 V/W 抗原具有抗吞噬作用；O3、O8、O9 等菌株产生耐热性肠毒素；某些菌株的 O 抗原与人体组织有共同抗原，刺激机体产生自身抗体，可引起自身免疫性疾病。人类通过食用污染的食物和水而感染，潜伏期 3~7 天，临床表现以小肠、结肠炎为多见，也见有败血症者。临床上可出现发热、腹痛和腹泻（水样便或血样便），病程 3~4 天，常呈自限性。

# 第三节　芽孢杆菌属

芽孢杆菌属（*Bacillus*）细菌是一群需氧并能形成芽孢的革兰阳性大杆菌。本属主要致病菌为炭疽芽孢杆菌，引起动物和人类炭疽病；蜡样芽孢杆菌可产生肠毒素，引起食物中毒。其他多为腐生菌，主要存在于土壤、水和尘埃中，如枯草芽孢杆菌等。

## 一、炭疽芽孢杆菌

炭疽芽孢杆菌（*B. anthracis*）俗称炭疽杆菌，是动物和人类炭疽病的病原菌，是人类历史上第一个被发现的病原菌。牛与羊等食草动物的发病率最高，人通过摄食或接触患炭疽病的动物及畜产品而感染。

### （一）生物学性状

**1. 形态与染色**　本菌是致病菌中最大的革兰阳性粗大杆菌，长 5~10μm，宽 1~3μm，两端平齐，无鞭毛。患者或病畜新鲜标本直接涂片镜检时，常呈单个或呈短链；培养后则形成长链，呈竹节样排列。芽孢在有氧条件下形成，位于菌体中央，呈椭圆形。有毒菌株在机体内或含血清的培养基上可形成荚膜。

**2. 培养特性**　需氧或兼性厌氧，最适温度为 30~35℃。有毒菌株在含 $NaHCO_3$ 的血琼脂平板上，于 37℃ 5% $CO_2$ 孵箱中孵育 24~48 小时可产生荚膜，变为黏液型菌落；而无毒菌株仍形成粗糙型菌落。

**3. 抗原构造**　本菌抗原分为两部分，一部分是结构抗原，包括荚膜多肽抗原、菌体多糖抗原和芽孢抗原等成分；另一部分是炭疽毒素复合物，由保护性抗原、致死因子和水肿因子三种蛋白质组成。

**4. 抵抗力**　本菌能产生芽孢，故抵抗力很强。煮沸 10 分钟或干热 140℃需 3 小时才能杀灭。芽孢对化学消毒剂的抵抗力也很强，如 5% 苯酚需 5 天才能杀死。但对碘及氧化剂较敏感，1∶2500 碘液 10 分钟、0.5% 过氧乙酸 10 分钟即可杀灭。本菌对青霉素、红霉素、氯霉素等均敏感。细菌芽孢在干燥土壤或动物皮毛中能存活数年至 20 余年，故牧场一旦被污染，传染性可持续数十年。

### （二）致病性与免疫性

**1. 致病物质**　本菌主要致病物质是荚膜和炭疽毒素。荚膜有抗吞噬作用，利于细菌在宿主组织内繁殖扩散；炭疽毒素是造成感染者致病和死亡的主要原因，可直接损伤微血管内皮细胞，增加血管通透性而形成水肿。由于有效循环血量不足、微循环障碍导致感染性休克和 DIC，甚至死亡。

**2. 所致疾病**　本菌主要为食草动物（牛、羊、马等）炭疽病的病原菌，可经多种途径传播引起人类炭疽病。

（1）**皮肤炭疽**　最为多见，人因接触患病动物或受染毛皮而引起，细菌由颜面、四肢等皮肤小伤口侵入，经 1 天左右局部出现小痂，继而周围形成水疱、脓疱，最后坏死、溃疡，并形成特有的黑色焦痂，故名炭疽。

（2）**肠炭疽**　由于食入未煮熟的病畜肉类、奶制品或被污染食物而引起，出现连续性呕吐、肠麻痹及血便，以全身中毒为主，2~3 天死于毒血症。

（3）**肺炭疽**　由于吸入含有大量病菌芽孢的尘埃而发生，出现呼吸道症状，很快出现全身中毒症状而死亡。

三型炭疽病均可并发败血症，偶可引起炭疽性脑膜炎，死亡率极高。

**3. 免疫性**　感染炭疽后可获得持久性免疫力。一般认为免疫与机体针对炭疽毒素产生的保护性抗体和吞噬细胞的吞噬功能增强有关。

（三）微生物学检查

**1. 标本采集**　皮肤炭疽取水疱、脓疱内容物或血液；肠炭疽取粪便、血液、畜肉等；肺炭疽取痰液、病灶渗出液、血液等；炭疽性脑膜炎取脑脊液。炭疽动物尸体严禁于室外剖检。

**2. 直接涂片镜检**　取标本涂片进行革兰染色，发现有荚膜、呈竹节状排列的革兰阳性大杆菌，或用特异性荧光抗体染色镜检，结合临床症状可做初步诊断。

**3. 分离培养与鉴定**　标本接种于血琼脂平板和含 $NaHCO_3$ 琼脂平板中孵育，观察菌落，用青霉素串珠试验、噬菌体裂解试验等进行鉴定。

此外，可用免疫荧光法检查荚膜抗体，用 ELISA 检查保护性抗体，PCR 技术检测核酸。必要时进行动物试验。

（四）防治原则

炭疽的预防应重点放在控制家畜感染和牧场的污染上。病畜应严格隔离或处死深埋，严禁在无防护条件下现场剖检取材，死畜严禁剥皮或煮食，必经焚毁或深埋。

特异性预防用炭疽减毒活疫苗，免疫力可持续 1 年。接种对象是疫区牧民、皮革毛纺工人、屠宰人员、兽医等。治疗以青霉素 G 为首选，也可选用其他广谱抗生素。

## 二、蜡样芽孢杆菌

蜡样芽孢杆菌（*B. cereus*）为革兰阳性大杆菌，广泛分布于土壤、水、尘埃、淀粉制品、乳和乳制品等食品中。本菌引起的食物中毒分为两种类型。

**1. 呕吐型**　由耐热的肠毒素引起，于进餐 1~6 小时后出现恶心、呕吐症状，病程平均不超过 10 小时。

**2. 腹泻型**　由不耐热肠毒素引起，进食后发生胃肠炎症状，表现为腹痛、腹泻和里急后重，偶有呕吐和发热。此外，该菌有时也可引起外伤后眼部感染。在免疫功能低下或应用免疫抑制剂的患者中可引起心内膜炎、菌血症和脑膜炎等。

# 第四节　柯克斯体属

柯克斯体属（*Coxiella*）属于立克次体科，只有一个种即贝纳柯克斯体（*C. burnetii*），亦称 Q 热柯克斯体，是 Q 热（query fever）的病原体。Q 热即疑问热，指原因不明的发热。Q 热流行于世界各地。

贝纳柯克斯体呈高度多形性，球杆状或短杆状。革兰染色多为阴性，Gimenez 法染色呈鲜红色，Giemsa法染色呈蓝色或紫色。专性细胞内寄生。贝纳柯克斯体存在抗原相的变异，发生变异的主要成分为脂多糖。新分离的病原体为Ⅰ相，含有完整的抗原组分脂多糖，毒力强；经人工传代后Ⅰ相中的脂多糖减少而成为毒力弱的Ⅱ相。Ⅱ相贝纳柯克斯体又可通过感染动物回复至Ⅰ相。

蜱既是贝纳柯克斯体的寄生宿主和储存宿主，又是动物间的传播媒介。贝纳柯克斯体在蜱体内能长期存活，并可经卵传代。蜱叮咬野生啮齿动物和家畜使其感染，受感染家畜多数无症状，却是主要传染源，乳汁、尿液、粪便中可长期带有病原体。人类由消化道或呼吸道接触而感染。Q热的致病物质是与细菌内毒素相似的脂多糖；贝纳柯克斯体的某些抗原可与相应抗体结合，形成免疫复合物沉积在组织表面，从而引发Ⅲ型超敏反应，是致病的机制之一。Q热分急性和慢性，急性Q热潜伏期一般为14～28天，症状类似流感或原发性非典型肺炎，发病突然、高热、寒战，常有剧烈头痛、肌肉疼痛、食欲减退。轻者可自愈，重症病例可并发心包炎、心内膜炎等。慢性病变以心内膜炎为特征。病后可获得一定免疫力，以细胞免疫为主。

病原体分离可采用豚鼠腹腔接种，动物发热后取肝脏和脾脏做涂片染色检查。还可用PCR或核酸探针检测贝纳柯克斯体的DNA。早期诊断多用间接免疫荧光试验或ELISA。

预防重点在于防止家畜感染，对易感人群及家畜可接种用Ⅰ相菌株制成的灭活疫苗或减毒活疫苗，对可疑乳制品严格消毒。治疗可用四环素和氯霉素。

# 第五节　巴通体属

巴通体属（*Bartonella*）属于巴通体科，其中汉赛巴通体（*B. henselae*）是猫抓病（cat scratch disease，CSD）的主要病原体，五日热巴通体（*B. quintana*）是五日热的主要病原体。

## 一、汉赛巴通体

汉赛巴通体形态多样，主要为杆状。革兰染色阴性，Giemsa染色呈蓝紫色，镀银染色呈棕黄色。从临床新鲜标本分离的汉赛巴通体有菌毛，而经实验室传代后可丧失。

传染源主要为猫和狗，尤其是幼猫。猫口腔、咽部的病原体污染其自身的毛皮、爪，通过抓、咬或接触传染给人。病原体从伤处进入体内，潜伏期14天左右，局部皮肤出现丘疹或脓疱，继而发展为以局部淋巴结肿大为特征的临床综合征，出现发热、厌食、肌痛、脾大等症状。常见的临床并发症是结膜炎伴耳前淋巴结肿大（帕里诺眼-腺综合征，POGS），是猫抓病的重要特征之一。尚可引起免疫功能低下者的杆菌性血管瘤-杆菌性紫癜（bacillary angiomatosisbacillary peliosis，BAP）。

预防措施主要是对宠物定期检疫，杀灭感染动物。被抓伤或咬伤后，可用碘酊局部消毒。可采用环丙沙星、红霉素、利福平等进行治疗。

## 二、五日热巴通体

五日热巴通体的传播媒介是虱，可在体虱肠腔中繁殖；人是其唯一的传染源。五日热好发于春冬季节，临床表现为周期性发热和严重肌肉疼痛，并有持久的菌血症，少数患者出现心内膜炎、杆菌性血管瘤-杆菌性紫癜等。治疗可用四环素或氯霉素，预后良好。

## 目标检测

一、选择题

1. 布鲁菌感染人类的途径包括（　　）
   A. 皮肤　　　　　B. 黏膜　　　　　C. 眼结膜　　　　D. 消化道　　　　E. 呼吸道

2. 鼠疫耶尔森菌对人致病性强的致病物质主要是（　　）
   A. F1 抗原　　　B. V/W 抗原　　　C. 外膜抗原　　　D. 内毒素　　　E. 鼠毒素

3. 炭疽芽孢杆菌的生物学性状包括（　　）
   A. 革兰阳性小杆菌　　　　　B. 有荚膜　　　　　C. 有鞭毛
   D. 有芽孢　　　　　　　　　E. 专性厌氧

二、简答题

1. 简述布鲁菌的致病物质。
2. 简述鼠疫耶尔森菌所致疾病的类型。
3. 简述炭疽芽孢杆菌的传染途径及所致疾病。

（陈云霞）

# 第十三章 其他致病细菌

本章主要介绍一些与医学有关，但在分类学上为不同种属的细菌，每属细菌选择一种最常见的细菌为代表。包括棒状杆菌属、鲍特菌属、军团菌属及假单胞菌属。这些细菌广泛分布于自然界，有些是人体正常菌群成员，各自有独特的生物学特性和致病性。近年来在临床标本中检出率逐年增多，常引起医院内感染，并且对多种抗生素耐药，治疗比较困难，因而越来越受到临床的高度重视。

⇒ 案例引导

　　案例　患儿，男，7岁。因发热、说话声音嘶哑、咽喉疼痛1周，急诊入院。患者有全身不适、疲乏无力、食欲不振、头晕、头痛、恶心、呕吐等症状。查体：体温38℃，唇发紫，面色苍白，颌下淋巴结及颈淋巴结肿大，有压痛，咽后壁发现白色膜状物，不易剥离，心率130次/分，心律不齐。

　　讨论　1. 该患儿可能是什么疾病？致病菌是什么？
　　　　　2. 针对该致病菌如何进行特异性预防？

## 第一节　棒状杆菌属

　　棒状杆菌属（*Corynebacterium*）为革兰阳性杆菌，因其菌体一端或两端膨大呈棒状而得名。排列不规则，常呈栅栏状或"V"字状等；菌体染色不均匀，两端有着色较深的异染颗粒。无芽孢，大多数菌株无动力。需氧或兼性厌氧，营养要求特殊。

　　棒状杆菌属细菌种类较多，其中白喉棒状杆菌（*C. diphtheriae*）致病性强，可引起白喉（diphtheria）。此外，还有假白喉棒状杆菌（*C. pseudodiphtheriticum*）、结膜干燥棒状杆菌（*C. xerosis*）、阴道棒状杆菌（*C. vaginale*）、痤疮棒状杆菌（*C. acnes*）等，一般统称为类白喉杆菌（*diphtheroid bacilli*）。这些菌分别寄生于人鼻腔、咽喉、眼结膜、外阴和皮肤等处，一般无致病性，多为条件致病菌。

　　白喉棒状杆菌俗称白喉杆菌，是人类白喉病原体。白喉是一种常见的急性呼吸道传染病，其病理特征是在咽喉等处形成灰白色假膜。

### 一、生物学性状

#### （一）形态与染色

菌体为 $(0.3 \sim 0.8)\mu m \times (1 \sim 5)\mu m$ 细长弯曲的棒状杆菌。革兰阳性，菌体粗细不一，常一端或两端膨大呈棒状，故名棒状杆菌。排列不规则，呈栅栏状、"V"字形或"L"字形。无荚膜，无鞭毛，不产生芽孢。用 Albert 或 Neisser 染色后，菌体两端或一端可见着色较深的异染颗粒（metachromatic granules），有鉴定意义，细菌衰老时异染颗粒则消失。

## （二）培养特性

需氧或兼性厌氧。最适温度为 37℃，普通培养基上能生长，但形态不典型，于吕氏（Loeffler）凝固血清或鸡蛋培养基上迅速生长，且菌落形状典型，为圆形、灰白色、光滑湿润的小菌落，异染颗粒明显。在含有 0.04% 亚碲酸钾血琼脂培养基上，白喉棒状杆菌菌落呈黑色。根据在亚碲酸钾培养基上菌落的特点和生化反应特性，可将该菌分为重型、轻型和中间型，三型的产毒株对人类均有致病作用，且与致病轻重无明显对应关系。三型菌株随地域不同而呈现差异，对流行病学分析有一定的意义，我国常见的是轻型产毒株。

## （三）抵抗力

白喉棒状杆菌对湿热或常用消毒剂敏感，100℃ 1 分钟，58℃ 10 分钟或 5% 苯酚 1 分钟，3% 甲酚皂溶液 10 分钟均可致死。对干燥、寒冷和日光的抵抗力较一般无芽孢细菌强，在儿童玩具和生活用品上留存数日后，仍具有传染性。对青霉素及多数广谱抗生素敏感，但对磺胺药不敏感。

# 二、致病性与免疫性

## （一）致病物质

**1. 白喉毒素（diphtheria toxin，DT）**　是一种毒性强、具有高度免疫原性的蛋白质，由 A、B 两条肽链经二硫键连接组成。A 链较稳定，耐高热（100℃）、耐蛋白酶，其作用是抑制易感细胞蛋白质的合成，是白喉毒素的毒性功能区；B 链不稳定，在上述条件下可迅速被破坏，本身无毒性，可协助 A 链进入易感细胞内。细胞内蛋白质合成过程中，需要延伸因子 1（elongation factor 1，EF-1）和延伸因子 2（EF-2）。白喉毒素 A 链促使辅酶 I（NAD）上的腺苷二磷酸核糖（ADPR）部分与 EF-2 结合，使 EF-2 失活，抑制氨基酸转移至肽链，阻断了宿主细胞蛋白质合成，引起细胞坏死和病变。白喉棒状杆菌本身基因组中没有编码白喉毒素的基因（*tox* 基因），当携带 *tox* 基因的 β-棒状杆菌噬菌体感染白喉棒状杆菌并将 *tox* 基因整合到宿主菌染色体上成为溶原性细菌时，才能使其产生白喉毒素。

**2. 索状因子（cord factor）**　是细菌表面的一种毒性糖脂，即海藻糖-6-6′双分枝菌酸。它能破坏哺乳动物细胞中的线粒体，影响细胞呼吸与磷酸化。

**3. K 抗原**　是细胞壁外的一种不耐热糖蛋白，具有抗吞噬作用，此外还有利于细菌在黏膜表面的定植。

## （二）所致疾病

白喉棒状杆菌存在于患者或带菌者鼻咽腔内，经飞沫或污染物品传播，引起白喉。白喉棒状杆菌最常侵犯的部位是咽喉和气管黏膜，偶尔也侵犯中耳、眼结膜、鼻、阴道等处黏膜，甚至皮肤创口。白喉棒状杆菌侵入上呼吸道，在局部黏膜细胞表面生长繁殖产生白喉外毒素，使局部组织发生坏死，渗出的纤维素和白细胞及坏死组织凝固在一起形成灰白色的膜状物——假膜（pseudomembrane）。此假膜与黏膜下组织紧密粘连，如咽、喉、气管黏膜水肿及假膜脱落，可引起呼吸道阻塞，甚至窒息死亡，是白喉早期致死的主要原因。细菌一般不入血，只是外毒素入血（毒血症），并与易感组织细胞如心肌、肝、肾上腺或支配咽、腭肌等的外周神经结合，临床上表现有心肌炎、软腭麻痹、声嘶、肾上腺功能障碍、血压下降等症状部分。患者在病后 2～3 周出现心肌受损，成为白喉晚期致死的主要原因。

## （三）免疫性

白喉的免疫主要依靠抗毒素。人体血清中抗毒素含量超过 0.01U/ml 以上者，即有免疫力。白喉病后、隐性感染及预防接种均可获得免疫力。抗毒素的作用是阻止白喉毒素 B 链与易感细胞结合，使 A 链不能进入细胞内发挥毒性作用。新生儿可通过胎盘自母体得到抗毒素而有免疫力，出生后这种被动免疫逐渐消失，至 1 周岁时几乎全部易感。以往 50% 白喉患者是 5 岁内儿童。近年来由于婴幼儿及学龄前儿童普遍进行预防接种，儿童与少年发病率有所降低。

调查人群对白喉的免疫力可用锡克试验（Schick test）进行测定。锡克试验的原理是毒素和抗毒素皮内中和试验。若皮内注射毒素 24～48 小时后无反应，说明体内有抗毒素，对白喉有免疫力。阳性反应则相反。锡克试验除用于检查对白喉有无免疫力外，尚可用于检查白喉预防接种后机体是否产生免疫力。因观察时间长，现已很少采用。为了简便快速，目前有人采用白喉毒素致敏的红细胞做凝集试验来测定血清中的抗毒素水平。

## 三、微生物学检查

对可疑白喉患者一般可以在微生物学检查确诊之前，立即给予抗毒素及抗生素治疗。微生物学检查可用于临床确诊，也用于流行病学调查。主要是用棉拭子从患者病变部位假膜边缘取材作为标本，进行涂片镜检、分离培养及毒力试验。

### （一）直接镜检

将棉拭子标本直接涂片，进行亚甲蓝、革兰、Albert 或 Neisser 染色法染色后镜检。如有典型形态的棒状杆菌或菌体有异染颗粒，结合临床症状可做初步诊断。

### （二）分离培养

将标本接种于吕氏血清斜面上，培养至 18 小时即可见灰白色小菌落，再涂片染色镜检。必要时用生化反应和毒力试验进一步鉴定。为快速诊断，可在吕氏血清斜面培养基培养 6～12 小时后，取菌再做涂片、镜检，检出率高。

### （三）毒力试验

毒力试验是鉴别产毒白喉棒状杆菌与其他棒状杆菌的重要方法。

**1. 豚鼠试验** 选体重 250g 的豚鼠。其中对照组豚鼠于试验前 12 小时由腹腔注射白喉抗毒素 250～500U，然后对照组豚鼠与试验组豚鼠均于皮下注射待检菌的 48 小时培养液（2ml/只）。若于 2～4 天实验动物死亡而对照动物存活，表明待检菌能产生白喉毒素。

**2. 琼脂平板毒力试验** 又称 Elek 平板毒力试验。此法是在含有马血清、蛋白胨或猪胃消化液的平板上，将待检菌和阳性对照产毒菌平行划线接种在平板上，然后垂直铺一条浸有白喉抗毒素的滤纸片。孵育 24～48 小时，若待检菌产生白喉外毒素，则在纸条与菌苔交界处出现白色沉淀线，无毒菌株不产生沉淀线。

## 四、防治原则

注射白喉类毒素能显著地降低白喉的发病率和死亡率。目前我国应用白喉类毒素、百日咳菌苗、破伤风类毒素的混合制剂（DPT 混合疫苗）进行人工自动免疫，效果良好。与白喉患者密切接触的易感儿童需肌内注射 1000～2000U 白喉抗毒素进行紧急预防，同时应注射白喉类毒素以延长免疫力。应用青霉素、红霉素，不仅能抑制白喉杆菌，还能抑制混合感染的细菌生长，预防继发感染及恢复期带菌者的出现。

⊕ **知识链接**

### 白喉毒素——潜力"生物导弹"

白喉毒素（DT）类免疫毒素是将天然缺失受体结合活性的白喉毒素片段或突变体与抗体或细胞因子耦联而得到的一类新型导向药物。它可特异性识别并结合靶细胞，通过发挥其 ADP 核糖基化活性而抑制细胞蛋白质合成，引发细胞凋亡。近来的研究集中在两方面：一是以基因治疗的方式，将带有特异性表达启动子与白喉毒素 A 片段（DTA）基因的表达载体导入体内，通过靶细胞内 DT 的特异表达杀死细胞；二是建立分泌表达免疫毒素的 T 细胞系，将该细胞导入体内进行治疗。目前上市的免疫毒素只有 DT 类的 ON－TAK（DAB389/IL－2），已通过美国 FDA 批准用于皮肤 T 细胞淋巴瘤（CTCL）的临床治疗，对霍奇金病、非霍奇金淋巴瘤等的治疗也已进入 I 期临床试验，T 类免疫毒素的抗肿瘤作用高效、特异，是靶向治疗肿瘤的重要研究方向。

1901 年首个诺贝尔生理学或医学奖颁发给德国科学家 Behring，奖励他在白喉抗毒素研制中取得的重大成就，并为被动免疫与血清疗法做出突出贡献。目前，一种由白喉毒素介导的抗肿瘤药物正悄然诞生。一种种疾病的预防，一个个科学问题的攻克使得科学的边界在一次次被突破，这其中科学家们不懈努力、勇攀高峰的精神值得当代大学生积极学习。

# 第二节　鲍特菌属

鲍特菌属（*Bordetella*）为一类革兰阴性球杆菌。已知鲍特菌属有 8 个菌种。引起人类感染的主要是百日咳鲍特菌（*B. pertussis*），其所致疾病为百日咳，人群普遍易感，但以婴幼儿多见。此外，副百日咳鲍特菌（*B. parapertussis*）、支气管败血鲍特菌（*B. bronchiseptica*）都能引起哺乳动物呼吸道感染，但宿主范围不同。还有鸟型鲍特菌（*B. avium*），一般不对人类致病，仅引起鸟类感染。以下主要介绍百日咳鲍特菌。

## 一、生物学性状

### （一）形态与染色

为卵圆形短小杆菌，大小为（0.2～0.5）μm×（0.5～1.5）μm，无鞭毛，无芽孢，毒力菌株有荚膜和菌毛。革兰染色阴性，用甲苯胺蓝染色可见两极浓染。

### （二）培养特性

专性需氧。初次分离培养时营养要求较高，需用含马铃薯、血液和甘油的鲍-金培养基（Borde-Gengou medium）才能生长。百日咳杆菌生长缓慢，在 35～37℃潮湿的环境中 3～7 天后，可见细小、圆形、光滑、凸起、银灰色、不透明、有珠光色泽的菌落，周围有模糊的溶血环。液体培养呈均匀混浊生长，并有少量黏性沉淀。

### （三）变异性

易发生菌落变异。初次培养的菌落隆起而光滑，为光滑（S）型，又称 I 相细菌，有荚膜，毒力及免疫原性强。如将分离菌落在普通培养基中继续培养，菌落由光滑型变为粗糙（R）型，称为 IV 相细菌，无荚膜，毒力及免疫原性丢失。II 相、III 相为中间过渡型。

### （四）抗原构造

百日咳鲍特菌新分离菌株有耐热的菌体（O）抗原和不耐热的荚膜（K）抗原。K 抗原是该菌的表面成分，又称凝集因子，有 1~6 型。

### （五）抵抗力

百日咳鲍特菌的抵抗力较弱。对热、干燥、紫外线敏感，56℃ 30 分钟、日光直射 1 小时均可杀死。对大环内酯类抗生素如红霉素、罗红霉素、阿奇霉素敏感，也可选用复方磺胺甲噁唑，但对青霉素不敏感。

## 二、致病性与免疫性

### （一）致病物质

百日咳鲍特菌的致病物质有菌毛、荚膜和多种毒素等。毒素包括以下几类。

**1. 百日咳毒素**　是存在于百日咳杆菌细胞壁中的一种蛋白质，为外毒素，是主要毒力因子，该毒素与细菌附着于纤毛上皮细胞及引起阵发性咳嗽有关。

**2. 气管细胞毒素**　能损害宿主呼吸道纤毛上皮细胞，使之坏死脱落。

**3. 腺苷酸环化酶毒素**　此酶进入吞噬细胞后被钙调蛋白所激活，催化 cAMP 的生成，抑制中性粒细胞的趋化和吞噬细胞杀菌能力，使其能持续感染，并促进呼吸道黏膜杯状细胞分泌黏液。

**4. 丝状血凝素**　在百日咳杆菌黏附于呼吸道上皮细胞的过程中起决定作用，为致病的主要原因。

**5. 皮肤坏死毒素**　可使血管平滑肌细胞强烈收缩，造成局部组织供血不足或缺血，引起水肿和白细胞渗出。

### （二）所致疾病

百日咳的传染源为早期的患者和带菌者。通过飞沫经呼吸道感染，儿童易感。潜伏期为 7~14 天。细菌侵入机体后，不侵入血液，首先黏附于呼吸道上皮细胞纤毛上，细菌在局部生长繁殖，产生毒素，引起局部组织发生炎症、坏死，上皮细胞纤毛麻痹或被破坏，呼吸道炎症所产生的黏稠分泌物排出障碍，导致剧烈咳嗽。其病程分为 3 期。

**1. 卡他期**　从起病至阵发性痉咳的出现，1~2 周，此期可有低热、咳嗽、喷嚏、流泪和乏力等症状，传染性最强。

**2. 痉咳期**　出现阵发性痉挛性咳嗽，伴有特殊的高音调鸡鸣样吼声（吸气吼声），同时常有呕吐、呼吸困难、发绀等，病期持续为 1~6 周。

**3. 恢复期**　阵咳次数减少，鸡鸣样吸气声消失。完全恢复需数周至数月，由于整个病程较长，故称百日咳。若治疗不及时，少数患者可发生金黄色葡萄球菌、肺炎链球菌和溶血性链球菌等继发感染，出现肺炎、中耳炎等。

### （三）免疫性

百日咳鲍特菌感染后机体可产生持久的免疫力，很少再次感染，即使再次感染，症状也轻。感染后可产生多种特异性抗体，如抗 PT（百日咳毒素）或抗 FHA（丝状血凝素）的抗体，具有一定保护作用。另外，在呼吸道局部产生的 sIgA 具有抑制本菌黏附于气管上皮细胞的作用，故目前认为局部黏膜免疫起主要作用。

## 三、微生物学检查

微生物学诊断主要依靠细菌的分离鉴定。取鼻咽拭子做标本，将其直接接种于鲍-金培养基进行分离培养，观察典型菌落，进行染色、镜检、生化反应鉴定，进而用百日咳鲍特菌 I 相免疫血清做凝集试验进行血清型鉴定。用 ELISA 法检测患者血清中抗 PT 或抗 FHA 的特异性抗体，或用荧光抗体法检测标本中抗原，可用于早期快速诊断。

## 四、防治原则

预防百日咳主要依靠疫苗接种进行人工主动免疫。我国采用 I 相百日咳死菌苗与白喉类毒素、破伤风类毒素制成三联疫苗（DPT 疫苗）进行预防，取得良好的效果。治疗可选用红霉素、氨苄西林等。

# 第三节　军团菌属

1976 年，美国费城的一次退伍军人大会期间，暴发流行了一种不明原因的肺炎，与会的 149 人中，有 34 人死亡，当时称为军团菌病。后来从 4 例死亡者的肺组织中分离出一种新的革兰阴性菌，在 1978 年军团病会议上将其命名为嗜肺军团菌，1984 年被正式单独列为军团菌科、军团菌属。本属细菌已有 50 多个种。其中对人致病的主要为嗜肺军团菌，在自然界普遍存在，特别易存在于各种天然水源及人工冷、热水管道系统中。

## 一、生物学性状

### （一）形态与染色

嗜肺军团菌形态易变，在组织中呈短杆状，人工培养基上呈丝状或多形性。有一根至数根端鞭毛或侧鞭毛，有菌毛和微荚膜，不形成芽孢。革兰染色阴性，但不易着色，常用 Giemsa 染色（呈红色）或 Dieterle 镀银染色（呈黑褐色）。

### （二）培养特性

专性需氧菌，2.5% ~ 5% $CO_2$ 可促进生长。最适温度为 35℃，适宜 pH 6.4 ~ 7.2。兼性胞内寄生，普通培养基不能生长，目前使用的有 Feeley-Gorman（F-G）培养基和活性炭-酵母浸出液琼脂培养基（buffered charcoal yeast extract agar，BCYE）。本菌生长缓慢，初次分离培养，在 F-G 培养基上需 10 天才生长出菌落，在 BCYE 上也需 3 ~ 5 天才长出 1 ~ 2mm 灰白色、有光泽、光滑的菌落。若在 BCYE 培养基中加入 0.01% 溴甲酚紫，菌落呈浅绿色。

### （三）生化反应

不发酵糖类，不分解尿素，仅有少数液化明胶。氧化酶阳性或弱阳性，触酶阳性，硝酸盐还原试验阴性。

### （四）抗原构造

主要有菌体（O）抗原和鞭毛（H）抗原。根据 O 抗原将本菌分为 16 个血清型，其中 1 型是引起 1976 年军团病的病原菌。我国以 1 型和 6 型多见。

### （五）抵抗力

本菌普遍存在于天然淡水和人工水域环境中，在适宜环境中可较长期存活，对氯和酸有一定的抵抗力，如在污水中可存活 1 年及以上，在蒸馏水中可存活 100 天以上，在 pH 2 的盐酸中可存活 30 分钟，也可利用此特点去除标本中的杂菌。对常用的化学消毒剂、干燥、紫外线较敏感。

## 二、致病性与免疫性

### （一）致病物质

嗜肺军团菌的致病物质主要是代谢过程中产生的多种酶类和毒素。嗜肺军团菌进入呼吸道后，首先通过菌毛黏附到靶细胞（主要为巨噬细胞）表面，然后侵入细胞内被细胞自噬体包裹，细菌在其中大量繁殖，产生多种致病性酶类、细胞毒素和内毒素。核酸酶、磷酸酯酶、细胞毒素抑制吞噬细胞的活性及氧化代谢，磷酸酯酶可阻止内吞噬体与溶酶体的融合，使细菌不但不能被杀死，而且能在吞噬细胞内生长繁殖，最终导致宿主细胞死亡。此外，内毒素的毒性作用、菌毛的黏附作用、微荚膜的抗吞噬作用也参与发病过程。

### （二）所致疾病

嗜肺军团菌主要引起军团菌病，多流行于夏秋季节，还可引起医院感染。军团菌病主要经飞沫传播，带菌飞沫、气溶胶直接吸入下呼吸道，引起以肺为主的全身感染，有肺炎型、流感样型及肺外感染型。肺炎型潜伏期 2~10 天，起病急骤，以肺炎症状为主，伴有多脏器损害。患者可出现高热、寒战、头痛、肌肉酸痛、干咳、继而咳痰咯血等，常伴有神经系统、消化系统症状，病死率高，可达 15%~20%。流感样型亦称庞蒂亚克热，症状轻，类似流感，表现为发热、寒战、肌肉酸痛等症状，延续 3~5 天症状缓解，预后良好。肺外感染型，为肺炎型的继发性感染，细菌经菌血症散布至全身多部位，出现脑、肠、肾、肝等多脏器感染。

### （三）免疫性

嗜肺军团菌为胞内寄生菌。机体针对该菌的免疫主要为细胞免疫。活化单核细胞可抑制胞内细菌的生长繁殖，抗体及补体能促进中性粒细胞对胞外菌的吞噬和杀灭。

## 三、微生物学检查

通常可取呼吸道分泌物、肺活检组织、胸腔积液等标本进行细菌学检查，但由于所需时间较长，故常用免疫学方法进行诊断。如用荧光素标记已知抗体直接检查标本中有无相应病原体，既特异又快速。此外，也可用 ELISA、RIA、PCR 等技术进行诊断。

## 四、防治原则

加强水源的管理及人工输水管道和设施的消毒处理，防止嗜肺军团菌造成水源和空气的污染。目前尚无特异性疫苗。治疗首选红霉素，也可联用庆大霉素、利福平。

# 第四节　假单胞菌属

假单胞菌属（*Pseudomonas*）为需氧的革兰阴性小杆菌。菌体呈杆状或略弯曲，具端鞭毛，有荚膜，无芽孢。有些株产生荧光色素和（或）红、蓝、黄、绿等水溶性色素，不发酵糖类。广泛存在于土壤、水和空气中。目前已确认菌种超过 150 个，其中对动物或人类致病的主要有铜绿假单胞菌（*P. aeruginosa*）、荧光假单胞菌（*P. fluorescens*）和类鼻疽假单胞菌（*P. pseudomallei*）等。

铜绿假单胞菌俗称绿脓杆菌，在自然界分布广泛，为土壤中存在的最常见的细菌之一。各种水、空气、正常人的皮肤、呼吸道和肠道等都有本菌存在，是一种常见的机会致病菌。由于在生长过程中产生绿色水溶性色素，使感染后的脓汁或敷料上出现绿色而得名。

## 一、生物学性状

### （一）形态与染色

为革兰阴性小杆菌，大小为 $(0.5\sim1.0)\mu m\times(1.5\sim3.0)\mu m$，无芽孢，有荚膜，单端有 $1\sim3$ 根鞭毛，丛毛菌，运动活泼。临床分离菌株常有菌毛。

### （二）培养特性

需氧，最适宜生长温度为 35℃，致病性铜绿假单胞菌在 4℃ 不生长而在 42℃ 时可生长，据此可与荧光假单胞菌等进行鉴别。营养要求不高，在普通培养基上可以生存并能产生带荧光素的水溶性色素——青脓素（pyoverdin）与绿脓素（pyocyanin）。在液体培养基中呈混浊生长，常在其表面形成菌膜。

### （三）生化反应

氧化酶阳性，能氧化分解葡萄糖和木糖，产酸不产气，但不分解甘露醇、麦芽糖、乳糖和蔗糖。液化明胶，分解尿素，还原硝酸盐为亚硝酸盐并产生氮气，吲哚试验阴性。

### （四）抗原构造

铜绿假单胞菌有 O 抗原和 H 抗原。菌体 O 抗原有两种成分：①原内毒素蛋白（original endotoxin protein，OEP），是一种高分子抗原，具有强免疫原性，其抗体不仅对同一血清型细菌有特异性保护作用，且对不同血清型的细菌有共同保护作用；OEP 广泛存在于一些革兰阴性细菌中，是一种具有重要生物学活性的类属抗原。②内毒素脂多糖，具有特异性。

### （五）抵抗力

铜绿假单胞菌对外界环境抵抗力较强，在潮湿处能长期生存，对紫外线不敏感，湿热 55℃ 1 小时才被杀灭。有些菌株对磺胺、链霉素、氯霉素敏感，但极易产生耐药性。青霉素对此菌无效，但庆大霉素、多黏菌素 B 和 E、氨基糖苷类、第三代和第四代头孢菌素等抗生素作用较明显。

## 二、致病性与免疫性

### （一）致病物质

铜绿假单胞菌主要致病物质是内毒素，此外尚有菌毛、荚膜、胞外酶和外毒素等多种致病因子（表 13-1）。

表 13-1　铜绿假单胞菌的致病物质

| 致病物质 | 生物学活性 |
| --- | --- |
| 菌毛 | 对宿主细胞黏附作用 |
| 荚膜多糖 | 抗吞噬作用 |
| 毒素 | |
| 　内毒素 | 致发热、白细胞变化、休克、DIC 等 |
| 　外毒素 A | 抑制蛋白质合成、组织坏死 |
| 　细胞溶解毒素 | 杀白细胞素、溶素等，能损伤细胞、组织 |
| 蛋白分解酶 | 分解蛋白质，损伤组织、细胞 |
| 　胞外酶 S | 抑制蛋白质合成，破坏细胞骨架 |
| 　碱性蛋白酶 | 损伤组织、抗补体、灭活 IgG、抑制中性粒细胞功能 |
| 　弹性蛋白酶 | 降解弹性蛋白 |
| 　磷酸酯酶 C | 组织损伤 |

内毒素是引起脓毒综合征或系统性炎症反应综合征的关键因子，但由于铜绿假单胞菌内毒素的含量较低，故其致病作用小于肠杆菌科细菌。其分泌的外毒素 A（ExoA）是重要的致病物质，进入敏感细胞后被活化而发挥毒性作用，使哺乳动物的蛋白合成受阻并引起组织坏死，造成局部或全身疾病过程。铜绿假单胞菌尚能产生蛋白分解酶，胞外酶 S 是铜绿假单胞菌所产生的一种不同于外毒素 A 的 ADP 核糖转移酶，它可以破坏细胞骨架，从而促进铜绿假单胞菌的侵袭扩散；此外，碱性蛋白酶、磷酸酯酶、细胞溶解毒素亦常是造成组织破坏、细菌播散的重要原因。

### （二）所致疾病

铜绿假单胞菌为条件致病菌，完整皮肤是天然屏障，活性较高的毒素亦不能引起病变，健康人血清中含有调理素及补体，可协助中性粒细胞、单核巨噬细胞吞噬及杀灭铜绿假单胞菌，故亦不易致病。铜绿假单胞菌广泛分布于医院环境中，也是引起医院感染的重要病原菌，当机体正常防御机制改变或损伤，如皮肤黏膜破损、留置导尿管、气管切开插管，或免疫机制缺损如粒细胞缺乏、低蛋白血症、各种肿瘤患者、应用激素或抗生素的患者，在医院环境中常可从带菌发展为感染。烧伤焦痂下，婴幼儿的皮肤、脐带和肠道以及老年人的泌尿道常常是铜绿假单胞菌败血症的原发灶或入侵门户。可引起局部化脓性炎症，也可引起中耳炎、角膜炎、尿道炎、胃肠炎、心内膜炎、脓胸以及菌血症、败血症和婴儿严重的流行性腹泻。

### （三）免疫性

中性粒细胞的吞噬作用在抗铜绿假单胞菌感染中起着重要作用。感染后产生的特异性抗体，尤其是 sIgA 的黏膜表面免疫作用，也起一定的抗感染作用。

## 三、微生物学检查

微生物学诊断主要依靠细菌的分离鉴定。按疾病和检查目的不同分别采取标本，将标本接种于血琼脂平板，根据菌落特征、色素及生化反应等鉴定。血清学、绿脓菌素及噬菌体分型等方法可作为流行病学、医院内感染的追踪调查等使用。

## 四、防治原则

已研制出多种铜绿假单胞菌疫苗，其中 OEP 疫苗具有毒性低、不受菌型限制、保护范围广等优点。铜绿假单胞菌可由多种途径传播，主要是通过带菌医护人员及污染的医疗器械引起医源性感染，所以应对医院感染予以高度重视。治疗可选用庆大霉素、多黏菌素等。

## 目标检测

### 一、选择题

1. 下列关于白喉棒状杆菌的说法，错误的是（　　）

    A. 用 Albert 染色，菌体一端或两端呈现异染颗粒

    B. 在吕氏血清培养基上生长迅速，菌落典型

    C. 主要的致病物质是白喉毒素

    D. 经消化道传播

    E. 我国目前应用 DPT 三联疫苗进行人工主动免疫，有效降低了白喉发病率

2. 下列关于百日咳鲍特菌的说法，错误的是（　　）

    A. 革兰阴性短小杆菌，用甲苯胺蓝染色可见两极浓染

    B. 需用鲍-金培养基才能生长

    C. 致病物质有菌毛、荚膜和多种毒素

    D. 经飞沫传播引起百日咳

    E. DPT 三联疫苗中所采用的为 IV 相百日咳死菌苗

3. 下列关于嗜肺军团菌的说法，错误的是（　　）

    A. 常用 Giemsa 染色法或镀银染色法染色

    B. 可生长在 BCYE 培养基

    C. 对氯和酸有一定的抵抗力

    D. 主要经飞沫传播

    E. 机体对军团菌的免疫力主要为体液免疫

二、简答题

1. 白喉棒状杆菌的致病物质有什么？可引起的疾病及其主要病理特征是什么？

2. 百日咳鲍特菌、嗜肺军团菌主要引起何种疾病？

3. 铜绿假单胞菌的致病物质有哪些？

（崔　佳）

# 第十四章 其他原核细胞型微生物

## 第一节 放线菌

放线菌（*Actinomycetes*）是一类丝状呈分枝生长的原核细胞型微生物。广泛分布于自然界，种类繁多，有50多个菌属，数千个菌种，大多数不致病，是抗生素的主要产生菌。对人体致病的主要是放线菌属和诺卡菌属。

放线菌属为人体的正常菌群，可引起内源性感染；诺卡菌属为腐物寄生菌，广泛分布于土壤中，引起外源性感染。

### 一、放线菌属

放线菌属（*Actinomyces*）正常寄居在人和动物口腔、上呼吸道、胃肠道和泌尿生殖道。有35个种，大部分为正常菌群，在一定条件下作为机会致病菌可引起慢性化脓性炎症。常见的致病性放线菌有衣氏放线菌（*A. israelii*）、牛型放线菌（*A. bovis*）、内氏放线菌（*A. naeslundii*）、黏液放线菌（*A. viscous*）和龋齿放线菌（*A. odontolyticus*）等。其中对人致病性较强的为衣氏放线菌。

#### （一）生物学性状

放线菌属为革兰阳性、非抗酸性丝状菌，无芽孢、无荚膜、无鞭毛。菌丝细长无隔，直径 $0.5 \sim 0.8\mu m$，末端膨大，有分枝，以裂殖方式繁殖，菌丝有时可断裂成链球状或链杆状，形态上与类白喉杆菌相似，不形成气中菌丝。

放线菌属培养较为困难，厌氧或微需氧，营养要求高。初次分离时提供5%的 $CO_2$ 可促进其生长，在葡萄糖肉汤培养基中培养，形成灰白色球形小颗粒沉淀物。在血琼脂平板上于37℃培养 $4 \sim 6$ 天可长出灰白或淡黄色微小圆形菌落（直径<1mm），不溶血。放线菌属能分解葡萄糖，产酸不产气，过氧化氢酶试验阴性。衣氏放线菌能还原硝酸盐和分解木糖，借此与牛型放线菌区别。

在患者病灶组织、窦道和瘘管流出的脓样物质中，可找到肉眼可见的黄色硫黄状小颗粒，称为硫黄样颗粒（sulfur granule）。它是放线菌在组织中形成的菌落。将其制成压片或组织切片，在显微镜下可见颗粒呈菊花状，核心部分致密，由分枝的菌丝交织组成，呈革兰阳性；周围部分菌丝排列成放射状，菌丝末端有胶质样物质组成的鞘包围，且膨大成棒状体，胶质样鞘呈革兰阴性。经苏木精伊红染色，中央部为紫色，末端膨大呈红色。

### （二）致病性与免疫性

放线菌属大多存在于正常人口腔、上呼吸道、胃肠道等与外界相通的腔道中，属正常菌群。在机体抵抗力减弱、口腔卫生不良、拔牙或外伤时引起内源性感染，导致软组织的化脓性炎症。若无继发感染大多表现为慢性肉芽肿，并常伴有多发性瘘管形成，排出硫黄样颗粒是其特征，称为放线菌病。

最常见的感染部位为面颈部，约占 60%。大多有近期口腔炎、拔牙史或下颌骨骨折史。放线菌可沿导管进入唾液腺和泪腺，或直接蔓延至眼眶和其他部位。若累及颅骨可引起脑膜炎和脑脓肿。发病初期局部有无痛性硬结或肿块，可伴有发热、盗汗等症状。肺部感染常有吸入史，也可由颈面部感染通过血行传播至肺部形成病灶，症状和体征似肺结核。损害大多广泛连续蔓延，可扩展到心包、心肌，并能穿破胸膜和胸壁，在体表形成多发性瘘管，排出脓液。腹部感染常由吞咽含放线菌的唾液或由于腹壁外伤或阑尾穿孔引起，形成腹部包块与腹壁粘连，有便血与排便困难，术后切面可见多个散在的硫黄样颗粒。盆腔感染大多继发于腹部感染，或由宫内不洁避孕用具所致。原发性皮肤放线菌病常由外伤或昆虫叮咬引起，先出现皮下结节，然后结节软化破溃形成瘘管。

放线菌属与龋齿和牙周炎有关。动物实验证实内氏放线菌和黏液放线菌可使啮齿类动物患龋齿和牙周病。因这两种放线菌能产生一种黏性很强的多糖物质 6-去氧太洛糖（6-deoxytalose），使口腔中其他细菌也黏附在牙釉质上，形成菌斑。由于细菌对食物中糖类的分解产酸腐蚀釉质，形成龋齿，并能进一步引起齿龈炎和牙周炎。

放线菌病患者血清中可检测到多种抗体，但抗体对临床诊断和机体的保护作用价值不大。机体对放线菌的免疫以细胞免疫为主。

### （三）微生物学检查

主要是在脓液、痰液和组织切片中寻找硫黄样颗粒。将可疑颗粒制成压片，革兰染色，在显微镜下观察特征性的放射状排列的菊花状菌丝；也可取组织切片经苏木精伊红染色镜检。必要时取脓、痰做厌氧培养。放线菌生长缓慢，需于 37℃、5% $CO_2$ 条件下培养 1～2 周，再观察菌落，如有生长，涂片染色检查，并做进一步鉴定。

### （四）防治原则

注意口腔卫生、及早治疗牙周炎和牙周病是预防的主要措施。对已形成的脓肿和瘘管应及时进行外科清创处理，同时应用大剂量青霉素较长时间治疗。甲氧苄啶-磺胺甲噁唑（TMP-SMZ）、克林霉素、红霉素和林可霉素等均可用于治疗。

## 二、诺卡菌属

诺卡菌属（*Nocardia*）是一群需氧性放线菌，多为腐生菌，广泛分布于土壤，有 51 个菌种，对人体致病的主要有星形诺卡菌（*N. asteroides*）、巴西诺卡菌（*N. brasiliensis*）和豚鼠诺卡菌（*N. caviae*）等。其中星形诺卡菌在我国最常见，致病力最强。所致疾病称为诺卡菌病，常表现为肺部化脓性炎症与坏死，严重者可通过血流播散至全身。

### （一）生物学性状

形态与放线菌属相似，但菌丝末端不膨大，也可呈杆状或球形。革兰染色阳性。部分诺卡菌抗酸染色呈弱阳性，但如延长脱色时间则变为阴性，据此与结核杆菌相区别。

诺卡菌属为专性需氧菌，能形成气生菌丝。营养要求不高，在普通培养基或沙保培养基上于 22℃或 37℃均可生长。但繁殖速度慢，一般需 5～7 天可见菌落。菌落可呈干燥或蜡样，颜色因菌种而异，如星形诺卡菌为橙红色、橘黄色，巴西诺卡菌为橙棕色。诺卡菌在液体培养基中形成菌膜，浮于液面，液体澄清。

### （二）致病性与免疫性

诺卡菌感染主要为外源性感染。星形诺卡菌主要经呼吸道或创口侵入引起化脓性感染，特别是免疫力低下的患者，如 AIDS 患者、肿瘤患者和长期使用免疫抑制剂的患者。此菌常侵入肺部，引起肺部的化脓性炎症与坏死，症状与结核相似。诺卡菌易通过血行播散，约 1/3 患者引起脑膜炎与脑脓肿。经皮肤创伤感染，可形成结节、脓肿、慢性瘘管。在病变组织和脓汁中可见黄、红、黑等色素颗粒，即诺卡菌的菌落。巴西诺卡菌可经伤口侵入皮下组织，引起慢性化脓性肉芽肿，表现为脓肿及多发性瘘管，感染好发于腿部和足，称为足菌肿（mycetoma）。

### （三）微生物学检查

主要是在脓液、痰等标本中查找黄色或黑色颗粒状的诺卡菌菌落。将标本制成涂片或压片，经革兰和抗酸染色后镜检，若发现革兰阳性分枝状的菌丝体和长杆菌，抗酸染色弱阳性，可初步确定为诺卡菌。若在脑脊液或痰中发现的抗酸性杆菌，应与结核分枝杆菌相鉴别。必要时可将标本接种于沙保培养基或脑心浸液琼脂平板，做需氧培养。分离菌株进一步做生化反应鉴定。需注意诺卡菌入侵肺部后可形成 L 型。因此，常需反复检查才能证实。

### （四）防治原则

目前尚无特异性预防方法。局部治疗以手术清创为主，切除坏死组织。各种感染应用抗生素或磺胺药治疗。有时还可加用环丝氨酸，治疗时间通常不少于 6 周。

⊕ **知识链接**

#### 放线菌与人类的关系

放线菌与人类的生产和生活关系极为密切，临床应用的抗生素约 70% 是各种放线菌所产生。一些种类的放线菌还能产生各种酶制剂（如蛋白酶、淀粉酶和纤维素酶）、维生素 $B_{12}$ 和有机酸等。此外，放线菌还可用于甾体转化、烃类发酵、石油脱蜡和污水处理等方面。但少数放线菌也可引起人类和动植物病害。因此，放线菌与人类关系密切，在医药工业上有重要意义。

放线菌在自然界分布广泛，主要以孢子或菌丝状态存在于土壤、空气和水中，尤其是含水量低、有机物丰富、呈中性或微碱性的土壤中数量最多。土壤特有的泥腥味，主要是放线菌的代谢产物所致。

## 第二节　螺旋体

螺旋体（*Spirochete*）是一类细长、柔软、弯曲呈螺旋状、运动活泼的原核细胞型微生物。生物学地位介于细菌与原虫之间。它具有与细菌相似的细胞壁和原始核质；以二分裂方式繁殖；对抗生素敏感。与原虫相似之处是胞壁与胞膜间有轴丝，借助它的收缩与弯曲能自由活泼地运动。分类学归属于广义细菌的范畴。

螺旋体在动物体内和自然界广泛存在，种类繁多，少数对人致病。其分类依据螺旋的数目、大小与规则程度、两螺旋间的距离，对人和动物致病者主要分布在 3 个属。①钩端螺旋体属（*Leptospira*）：螺旋细密、规则，一端或两端弯曲呈钩状。②密螺旋体属（*Treponema*）：螺旋细密、规则，两端尖直。

③疏螺旋体属（*Borrelia*）：螺旋稀疏、不规则，呈波浪状。

## 一、钩端螺旋体

钩端螺旋体简称钩体。种类较多，包括问号状钩端螺旋体和双曲钩端螺旋体等。前者有致病性（寄生性），能引起人畜共患的钩端螺旋体病（简称钩体病）；后者无致病性（腐生性）。钩体病是全球性分布的自然疫源性疾病，我国除新疆、西藏、青海、宁夏和甘肃尚未肯定有钩端螺旋体病流行外，其余地区均有钩端螺旋体病的流行，因而该病为我国重点监控和防治的传染病之一。

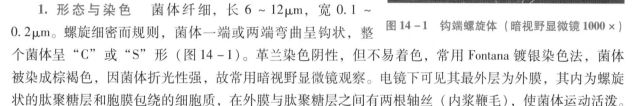

图 14-1　钩端螺旋体（暗视野显微镜 1000 ×）

### （一）生物学性状

**1. 形态与染色**　菌体纤细，长 6 ~ 12μm，宽 0.1 ~ 0.2μm。螺旋细密而规则，菌体一端或两端弯曲呈钩状，整个菌体呈"C"或"S"形（图 14-1）。革兰染色阴性，但不易着色，常用 Fontana 镀银染色法，菌体被染成棕褐色，因菌体折光性强，故常用暗视野显微镜观察。电镜下可见其最外层为外膜，其内为螺旋状的肽聚糖层和胞膜包绕的细胞质，在外膜与肽聚糖层之间有两根轴丝（内浆鞭毛），使菌体运动活泼。

**2. 培养特性**　需氧或微需氧。营养要求较高，常用 Korthof 培养基，含 10% 兔血清或牛血清、磷酸盐缓冲液、蛋白胨，pH 7.2 ~ 7.4，兔血清除可促进钩端螺旋体生长外，尚能中和其代谢过程中产生的毒性物质。最适温度为 28 ~ 30℃，生长缓慢，在液体培养基中分裂一次约需 8 小时，28℃培养 1 周后呈半透明云雾状生长；但菌数仅为普通细菌的 1/10 ~ 1/100。在固体培养基中，28℃培养 2 周后可形成半透明、不规则、直径约 2mm 的扁平细小菌落。近年来采用 EMJH 培养基，通常培养 2 天即可观察到菌体生长。生化反应不活泼，不分解糖类、蛋白质，能产生过氧化氢酶。

**3. 抗原构造与分类**　钩端螺旋体有表面抗原和内部抗原两种。前者为菌体表面蛋白质与多糖复合物，具有型特异性，为钩端螺旋体分型的依据。后者为脂类多糖复合物，具有群特异性，是钩端螺旋体分群的依据。目前国际上将致病性钩端螺旋体分为 25 个血清群和 273 个血清型，我国常见的有 19 个血清群、75 个血清型。

**4. 抵抗力**　对干燥、热、日光抵抗力较弱，60℃ 1 分钟死亡，0.2% 甲酚皂溶液、1% 漂白粉处理 10 ~ 30 分钟即被杀灭。对青霉素等抗生素敏感。夏季在中性水或湿土中可存活数周至数月。对理化因素的抵抗力较梅毒螺旋体强。

### （二）致病性与免疫性

**1. 致病物质**　钩端螺旋体除了具有黏附和侵袭宿主细胞能力外，尚能产生一些毒素样物质，起主要致病作用。

（1）溶血素（hemolysin）　有类似磷脂酶的作用。可体外溶解人、牛、羊和豚鼠红细胞，注入体内能引起贫血、出血、肝大、黄疸和血尿。

（2）细胞毒因子（cytotoxicity factor，CTF）　存在于钩端螺旋体患者和感染动物的血浆中，注入小鼠脑内，1 ~ 2 天后出现肌肉痉挛、呼吸困难，最后致死。

（3）内毒素样物质（endotoxin-like substance，ELS）　是某些钩端螺旋体产生的脂多糖类物质，但其性质不同于一般细菌的内毒素。其毒性作用与内毒素相似，但活性较低。可使动物发热，出现炎症与组织坏死。

**2. 所致疾病**　钩端螺旋体病为人畜共患的传染病，在野生动物和家畜中广泛流行。目前已从 80 余种动物体内检出，其中以鼠类与猪为主要传染源和储存宿主，带菌率高且排菌期长。动物感染后，大多为隐性或慢性感染，病原体在其肾小管中长期生长繁殖，并不断随尿排出体外，污染周围的水源与土壤，人接触这些污染物而感染。孕妇感染钩端螺旋体后，也可经胎盘感染胎儿引起流产。偶有经吸血昆虫的叮咬而感染者。

致病性钩端螺旋体能穿透完整的黏膜或经皮肤破损处侵入人体。在局部迅速繁殖，1～2周潜伏期后，经淋巴系统或直接进入血流引起钩端螺旋体血症，患者出现发热、乏力、头痛、全身酸痛、结膜充血、腓肠肌剧痛、淋巴结肿大等中毒症状。继而扩散至肝、肾、肺、心、淋巴结和中枢神经系统等组织器官，引起相关脏器和组织的损害和体征。由于感染钩端螺旋体型别、毒力和数目的差异，机体免疫状态的不同，临床表现轻重相差甚大。临床常见的有黄疸出血型、流感伤寒型、肺出血型、脑膜脑炎型、肾衰竭型等。部分患者退热后，发生眼血管膜炎、视网膜炎、脑膜炎、脑动脉炎等并发症，可能为超敏反应所致。

**3. 免疫性**　隐性感染或病后可获得对同型钩端螺旋体较持久的免疫力，以体液免疫为主。但特异性抗体对肾脏内的钩端螺旋体作用不大，故尿中排出钩端螺旋体达数周、数月甚至数年之久。此外，对异型钩端螺旋体无明显交叉免疫力，故有再感染的可能性。

**（三）微生物学检查**

**1. 病原体检查**　发病1周内取血液，2周后取尿液，有脑膜刺激征者取脑脊液。

（1）直接镜检　将标本用差速离心集菌后做暗视野显微镜检查，或用 Fontana 镀银染色镜检，也可用直接免疫荧光法或免疫酶染色法检查。

（2）分离培养与鉴定　将标本接种在 Korthof 培养基中，28℃培养2～4周，再用暗视野显微镜检查有无钩端螺旋体的存在，如有生长再用血清学方法鉴定其群和型。

（3）动物接种　是分离钩端螺旋体的敏感方法，尤其适用于有杂菌污染的标本。将标本接种于幼龄地鼠腹腔，接种3～5天后，用暗视野显微镜查腹腔液；可取心血检查并进行分离培养。动物死后解剖，可见肺部和皮下有出血斑，肝、脾等脏器中有大量钩端螺旋体存在。

（4）分子生物学检测　用分子杂交技术或 PCR 技术较培养法快速、敏感。此外，限制性内切酶指纹图谱也可用于钩端螺旋体的菌株鉴定和分型、变异等研究，脉冲场凝胶电泳聚类分析可用于流行病学调查。

**2. 血清学诊断**　取发病初期、恢复期患者的双份血清，一般在发病初和第3～4周各采集一次。有脑膜刺激症状者采取脑脊液检测特异抗体。

（1）显微镜凝集试验（microscopic agglutination test，MAT）　亦称凝溶试验，是最为经典和常用的方法。用钩端螺旋体标准株或当地流行菌株的活体作为抗原，与患者不同稀释度的血清混合，在37℃孵育2小时用暗视野显微镜观察。若待检血清中有同型抗体的存在，则可见钩端螺旋体被凝集成团，形如小蜘蛛样。血清凝集效价在1:400以上或双份血清效价增长4倍及以上者有辅助诊断的价值。

（2）间接凝集试验　将钩端螺旋体的属特异性抗原吸附在载体颗粒（绵羊红细胞、胶乳颗粒）上，然后与患者的血清做玻片凝集试验，若待检血清中有相应抗体存在，则出现肉眼可见的凝集现象。该法快速而简便，但特异性与敏感性较 MAT 差，适用于基层单位作钩端螺旋体病的辅助诊断。

（3）酶联免疫吸附试验（ELISA）　用于检测钩端螺旋体患者血清中特异性抗体，具有快速、敏感的特点。

**（四）防治原则**

钩端螺旋体病预防的措施主要是做好防鼠、灭鼠工作，加强带菌家畜的管理，保护水源，尽量避免接触疫水，对易感人群接种含有当地流行血清型的多价全细胞死疫苗。但该疫苗接种量大、次数多及不良反应较大。我国研制的钩端螺旋体外膜疫苗，免疫效果好、不良反应小，有望替代全菌死疫苗，成为预防钩端螺旋体病较为理想的新一代疫苗。

治疗首选青霉素，青霉素过敏者可用庆大霉素或多西环素。

## 二、梅毒螺旋体

梅毒螺旋体又称苍白密螺旋体（*T. pallidum*），属于密螺旋体属（*Treponema*）、苍白密螺旋体苍白亚种（*T. pallidum subsp. pallidum*）。引起人类梅毒，是人类性传播疾病（sexual transmitted disease，STD）中危害性较严重的一种。

### （一）生物学性状

**1. 形态与染色**　梅毒螺旋体大小（6~15）μm×（0.1~0.2）μm，有 8~14 个致密而规则的螺旋，两端尖直，运动活泼。一般染料不易着色，用 Fontana 镀银染色法染成棕褐色（图 14-2）。对新鲜病变标本可采用悬滴法直接在暗视野显微镜下观察其形态与运动方式。

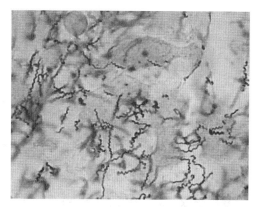

图 14-2　梅毒螺旋体（镀银染色，1000×）

**2. 培养特性**　梅毒螺旋体在无生命的培养基不能生长繁殖。1981 年，Fieldsteel 等采用棉尾兔单层上皮细胞在微氧环境下培养成功，但只能维持数代，尚未实际应用。在家兔睾丸或眼前房内接种可获得传代有毒力的 Nichols 株（Nichols strain），但生长缓慢，其分裂一代需 30~33 小时。目前此方法多用于保存菌种。若将其转种于含有多种氨基酸的兔睾丸组织碎片中，在厌氧条件下培养，则失去致病力，该株称为 Reiter 株（Reiter strain）。Nichols 株和 Reiter 株被广泛用作多种梅毒血清诊断的抗原。

**3. 抗原构造**

（1）螺旋体表面特异性抗原　可刺激机体产生特异的凝集抗体及密螺旋体制动或溶解抗体，后者加补体可溶解螺旋体。

（2）螺旋体内类属抗原　可产生补体结合抗体，与非病原性螺旋体有交叉反应。

**4. 抵抗力**　梅毒螺旋体抵抗力极弱，对冷、热及干燥均特别敏感。离体后干燥 1~2 小时死亡，加热 50℃ 5 分钟死亡。血液中的梅毒螺旋体 4℃ 放置 3 天后可死亡，故血库冷藏的血液 3 天以上无传染梅毒的危险。对常用化学消毒剂敏感，1%~2% 苯酚内数分钟死亡。对青霉素、四环素、红霉素及砷制剂敏感。

### （二）致病性与免疫性

**1. 致病物质**　梅毒螺旋体具有较强的侵袭力，但尚未证实梅毒螺旋体具有内毒素和外毒素，其毒力因子和致病机制仍不清楚。

（1）荚膜样物质　为菌体表面的黏多糖和唾液酸，可阻止抗体等大分子物质与菌体结合，抑制补体激活及补体溶解作用，干扰单核巨噬细胞吞噬作用，从而有利于梅毒螺旋体在宿主体内存活和扩散。梅毒患者长期出现免疫抑制现象被认为与荚膜样物质有关。

（2）黏附因子　一些梅毒螺旋体外膜蛋白是黏附因子，其受体主要是细胞外基质（ECM）中的纤维连接蛋白（FN）和层黏连蛋白（LN）。

（3）透明质酸酶　该酶能分解组织、细胞基质、血管基底膜中的透明质酸，有利于梅毒螺旋体的扩散，同时也可介导梅毒螺旋体黏附宿主细胞表面。

梅毒发病中出现坏死、溃疡等梅毒特征性病理改变，与其诱导机体产生免疫病理损伤有关。病理性体液免疫和细胞免疫反应也参与了梅毒螺旋体致病过程，如Ⅱ期梅毒患者血液中常出现梅毒螺旋体相关性免疫复合物、Ⅲ期梅毒患者出现树胶肿等。

**2. 所致疾病** 梅毒螺旋体引起梅毒（syphilis）。患者是梅毒的唯一传染源。由于感染方式的不同，分先天梅毒与后天梅毒，前者从母体通过胎盘传染胎儿，后者又称获得性梅毒，95%经性接触而感染。输入含有梅毒螺旋体的血液或血制品，可引起输血后梅毒。

（1）先天梅毒 又称胎传梅毒，分为早期（出生后2年内发现）和晚期（出生2年后发现）胎传梅毒，是梅毒螺旋体通过胎盘进入胎儿体内引起的全身感染，能出现流产、早产或死胎；可导致先天畸形，出生后被称为梅毒儿，呈现锯齿形牙、间质性角膜炎、神经性耳聋等多种病理表现。

（2）后天梅毒 又分为早期梅毒和晚期梅毒。前者包括Ⅰ期、Ⅱ期和早期隐性梅毒，后者为Ⅲ期梅毒，包括晚期良性梅毒、心血管梅毒和晚期隐性梅毒等。神经梅毒在早晚期均可发生。

1）Ⅰ期梅毒 梅毒螺旋体侵入机体的皮肤黏膜2~4周后，在侵入局部出现无痛性、直径约1cm的硬结及溃疡，称硬下疳。多见的部位是外生殖器，在溃疡的渗出物中含有大量的梅毒螺旋体，此时传染性极强。一般3~6周后，下疳常自然愈合。进入血液中的螺旋体潜伏在体内，经2~3个月的无症状潜伏期后进入第Ⅱ期。

2）Ⅱ期梅毒 全身皮肤黏膜出现梅毒疹，主要见于躯干以及四肢。周身淋巴结肿大，有时累及骨、关节、眼及中枢神经系统。在梅毒疹内和淋巴结中有大量螺旋体存在，传染性极强。部分患者梅毒疹可反复出现数次。不经治疗一般在1~3个月后症状自然消退，多数患者发展成Ⅲ期梅毒。从出现硬下疳至梅毒疹消失后1年的Ⅰ、Ⅱ期梅毒，又称为早期梅毒，传染性强，但组织破坏性小。

3）Ⅲ期梅毒 又称晚期梅毒。发生于初次感染2年后，亦可见潜伏期长达10~15年的患者。病变不仅出现皮肤黏膜溃疡性坏死病灶，还可侵犯内脏器官或组织，出现慢性肉芽肿的病变，重症患者引起心血管及中枢神经系统的病变，出现梅毒瘤、动脉瘤、脊髓痨等。肝、脾及骨骼常被累及。该期病灶中不易查到螺旋体，故传染性小，但由于侵害多种脏器导致破坏性极大，可危及生命。

**3. 免疫性** 梅毒的免疫为传染性免疫。梅毒螺旋体侵入机体后，首先可被中性粒细胞和巨噬细胞吞噬，但不一定被杀死。梅毒患者可产生两种抗体：特异性抗菌多肽抗体和非特异性抗心磷脂抗体，后者又称反应素（reagin），此抗体无保护作用，可与生物组织中的脂质发生反应，常用于梅毒的血清学检查；只有特异性抗体在补体协同下，吞噬细胞才可杀灭螺旋体。感染的机体可产生特异性细胞免疫和体液免疫，其中以迟发型超敏反应为主的细胞免疫抗感染作用大。但多数患者的免疫力不能完全清除体内的梅毒螺旋体，因而出现潜伏状态，可发展为Ⅱ期和Ⅲ期梅毒。

### （三）微生物学检查

**1. 病原体检查** Ⅰ期梅毒取硬下疳的渗出液，Ⅱ期梅毒取梅毒疹的渗出物或局部淋巴结的抽取液。直接在暗视野显微镜下检查或染色镜检。亦可将标本与荧光标记的梅毒螺旋体抗体结合后，在荧光显微镜下观察，或用ELISA法检查。组织切片标本可用镀银染色后镜检。

**2. 血清学检查** 分非特异性试验和特异性试验两种。

（1）非特异性试验 采用正常牛心肌脂质（cardiolipin）作为抗原，测定患者血清中的反应素。目前国际上通用VDRL试验（veneral disease research laboratory）和快速血浆反应素试验（rapid plasma reagin，RPR）。前者在玻片上进行，后者在专用纸卡的反应圈（内径18mm）内进行。可定性与半定量，由于敏感性高而特异性差，适用于梅毒患者的初筛。国内常用RPR试验和不加热血清反应素试验（unheated serum reagin test，USR）进行初筛，Ⅰ期梅毒阳性率70%，Ⅱ期梅毒可达到100%，Ⅲ期梅毒阳性率低。由于上述实验所用抗原为非特异的，某些疾病（系统性红斑狼疮、类风湿关节炎、疟疾、麻风等）也可测出相应抗体而出现假阳性反应。因此，必须结合临床资料进行判断和分析。

（2）螺旋体抗原试验　采用梅毒螺旋体 Nichols 株或 Reiter 株作为抗原，测定患者血清中的特异性抗体，可用于确诊梅毒，常用的方法如下。

1）荧光密螺旋体抗体吸收试验（fluorescent treponemal antibody – absorption，FTA – ABS）　是一种间接免疫荧光试验。待检血清经吸附剂去除非特异性抗体后，与梅毒螺旋体 Nichols 株抗原结合，再加入荧光素标记的羊抗人 IgG 抗体，荧光显微镜下见到发荧光的菌体为阳性。该法特异性和敏感性高，但操作较烦琐。

2）梅毒螺旋体血凝试验（TPHA）　为间接血凝试验，是用梅毒螺旋体提取物致敏的红细胞检查患者血清中的特异性抗体。其特异性和敏感性均较高，也可作为特异性诊断的检查手段。

3）梅毒螺旋体制动试验（TPI）　本法用来检测患者血清中是否存在抑制螺旋体活动的特异性抗体，可鉴别非螺旋体抗原试验的假阳性结果。但该试验目前已很少使用。

此外，近年来报道用单一或多种重组 TpN 蛋白为抗原建立的 ELISA 或梅毒螺旋体 IgG 抗体捕获 ELISA、化学发光法、免疫印迹法等，也有良好的检测效果。

**3. 核酸检测**　用普通 PCR、巢式 PCR 或实时荧光定量 PCR 检测梅毒螺旋体 DNA 的特异性片段，其敏感性与特异性均优于血清学试验，逐渐在有条件的实验室运用。

**（四）防治原则**

梅毒是一种性传播的疾病，应加强性卫生宣传教育和严格社会管理。对患者应早期确诊并彻底治疗。

治疗多用青霉素，治疗 3 个月至 1 年后血清抗体转阴为治愈指标，治疗结束后需定期复查。目前尚无梅毒疫苗。

## 三、伯氏疏螺旋体

伯氏疏螺旋体（*Borrelia burgdorferi*）是莱姆病的病原体，莱姆病是 1977 年在美国康涅狄格州莱姆镇（Lyme，Connecticut）首次发现，故称莱姆病（Lyme disease）。

**（一）生物学性状**

**1. 形态与染色**　长 10～40μm，宽 0.1～0.3μm，螺旋稀疏而两端稍尖。在暗视野显微镜下，运动活泼，有扭曲、翻转及抖动等多种形式。革兰染色阴性，但不易着色。Giemsa 染色呈淡紫色，也可用 Wright 染色或镀银染色。

**2. 培养特性**　营养要求较高，常用 BSK 培养基（Barbour Stoenner-Kelly medium），该培养基含有长链饱和与不饱和脂肪酸、氨基酸、牛血清白蛋白及热灭活兔血清等丰富的营养物质。微需氧，5%～10% $CO_2$ 促进生长。最适的生长温度为 32～35℃，pH 7.5。生长缓慢，分裂繁殖一代需 12～18 小时。一般培养 2～3 周，长出细小而边缘整齐的菌落。

**3. 抗原构造**　伯氏疏螺旋体有多种蛋白抗原，其中结构和功能蛋白主要有鞭毛蛋白、表面蛋白 A（OspA）、表面蛋白 B（OspB）、表面蛋白 C（OspC）和菌体蛋白（BmpA）。OspA 和 OspB，具有种特异性，能刺激机体产生保护性抗体；OspC 具有高度异质性和强免疫原性，能在感染后引起早期免疫反应；BmpA 是主要的菌体蛋白，具有强免疫原性，其抗体可作为早期感染标志之一。鞭毛蛋白有属特异性和强免疫原性，其抗体也是早期感染指标之一。

**（二）致病性与免疫性**

**1. 致病性**　莱姆病是通过蜱传播的一种自然疫源性传染病。主要传播媒介是硬蜱，储存宿主主要为鼠类和小型哺乳动物。人被感染伯氏疏螺旋体的蜱叮咬后，螺旋体由蜱的唾液或粪便侵入皮肤并在局部繁殖。经 3~30 天的潜伏期，在叮咬部位出现一个或数个慢性游走性红斑（erythema chronicum migrans，ECM），出现乏力、头痛、发热、肌肉及关节疼痛和局部淋巴结肿大等症状。开始为红色斑疹或丘疹，随后逐渐扩大形成一片大的圆形皮损，外缘有鲜红边界，中央呈退行性病变，故似一个红环；也可在皮损内形成几圈新的环状红圈，似枪靶形。皮损逐渐扩大，直径可达 5~50mm。一般经 2~3 周，皮损自行消退，偶可留有瘢痕与色素沉着；也可通过血液或淋巴扩散至全身多种器官。不经治疗的患者，约 80% 可发展为晚期，主要表现为慢性关节炎、神经系统与皮肤异常、心脏传导障碍等。轻者可为亚临床感染或仅累及一个系统，重者可同时出现皮肤、神经系统、关节、心脏等多脏器损害。损伤的系统组织均可呈暂时性、再发和慢性等特点。

**2. 免疫性**　感染伯氏疏螺旋体后，可产生特异性抗体，该抗体能够促进吞噬细胞的吞噬作用，同时能激发巨噬细胞产生 IL-1、IL-6 和 TNF 等细胞因子，有助于宿主的免疫防御作用，也可促进炎症介质释放，造成组织损伤。

（三）微生物学检查

由于伯氏疏螺旋体在致病过程中数量较少，直接镜检和分离培养阳性率低，目前常用免疫荧光法或 ELISA 检测患者血清中的特异性抗体，阳性结果需用免疫印迹法加以证实，并结合临床资料进行诊断；也可用 PCR 法检测皮损组织、血液、脑脊液、淋巴结穿刺液、关节滑膜液、尿液等标本中的螺旋体 DNA。

（四）防治原则

莱姆病以预防为主，疫区人员加强个人防护，避免蜱叮咬。用于家犬的疫苗已经问世，用于人类的亚单位疫苗尚在研制中。

根据患者不同的临床表现及病程采用不同的抗生素及给药方式。早期莱姆病可口服多西环素、羟氨苄西林或红霉素等。晚期莱姆病存在多种深部组织损害，一般用青霉素联合头孢曲松等静脉滴注。

## 四、回归热螺旋体

回归热螺旋体引起回归热（relapsing fever），主要表现为反复周期性发作的急起急退高热，根据病原体和传播媒介不同分为两类：①虱传回归热，即流行性回归热，病原体为回归热疏螺旋体（*Borrelia recurrentis*），以虱作为传播媒介；②蜱传回归热，即地方性回归热，病原体为杜通疏螺旋体（*Borrelia duttonii*）和赫姆斯疏螺旋体（*Borrelia hermsii*），以软蜱作为传播媒介，啮齿类动物为储存宿主。

## 五、奋森疏螺旋体

奋森疏螺旋体是人类口腔牙龈部位的正常菌群，在机体免疫力下降时，可与口腔正常菌群中梭形梭杆菌协同引起奋森咽峡炎、牙龈炎、溃疡性口腔炎及口峡坏疽等。

⇒ **案例引导**

　　**案例**　患儿，女，5 岁。近 3 天感到眼睛发痒、经常流泪并有黏液脓性分泌物，检查发现眼结膜充血、滤泡增生。取分泌物 Giemsa 染色镜检发现包涵体。

　　**讨论**　1. 对该病最有可能的诊断是什么？该疾病与哪种病原体感染有关？

　　　　　　2. 此类病原体有何主要特点？其传播途径有哪些？怎样预防感染？

# 第三节　衣原体

衣原体（*Chlamydia*）是一类能通过细菌滤器、有独特发育周期、专性细胞内寄生的原核细胞型微生物，归属于广义细菌学范畴。

衣原体的共同特征：①大小 250～500nm，具有细胞壁，革兰阴性，呈圆形或椭圆形；②有独特的发育周期，以二分裂方式繁殖；③有 DNA 和 RNA 两种核酸；④含有核糖体和较复杂的酶类，缺乏代谢需要的能量来源，需由宿主细胞提供，因而具有严格的细胞内寄生性；⑤对多种抗生素敏感。

衣原体广泛寄生于人、哺乳动物及禽类，仅少数致病。根据 16S rRNA 同源性将衣原体归为独立的衣原体门（Chlamydiae），下设 1 个衣原体纲（Chlamydiia）、1 个衣原体目，衣原体目包含 8 个科、11 个属。其中引起人或动物疾病的衣原体主要属于衣原体科（Chlamydiaceae），该科有 1 个衣原体属（*Chlamydia*），包含 12 个种，对人致病的主要有沙眼衣原体（*C. trachomatis*）、肺炎衣原体（*C. pneumoniae*）、鹦鹉热衣原体（*C. psittaci*）、家畜衣原体（*C. pecorum*）。

## 一、概述

### （一）生物学性状

**1. 发育周期与形态染色**　衣原体有独特的发育周期，在普通光学显微镜下可观察到两种大小、形态结构不同的颗粒，即原体（elementary body，EB）和始体（initial body）。原体小而致密，呈球形，直径 0.2～0.4μm，电镜下有致密的核质和少量核糖体，外周有坚韧的细胞壁。原体存在于细胞外，是发育成熟的衣原体，具有高度的感染性，但无繁殖能力。当它吸附于易感细胞表面，通过吞噬作用进入细胞内，胞膜在原体周围形成空泡。原体在空泡中逐渐增大、发育成始体。始体大而疏松，为球形，直径为 0.5～1.0μm，无致密核质，而有纤细网状结构，故始体也称为网状体（reticulate body，RB）。始体在细胞空泡内以二分裂方式繁殖并形成众多的子代原体。成熟的子代原体从宿主细胞释放出来，再去感染新的宿主细胞，开始新的发育周期（图 14-3）。每个发育周期 24～72 小时。始体是衣原体生活周期中的繁殖型，无感染性。

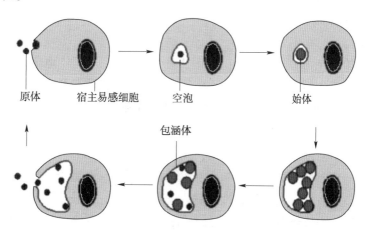

原体　宿主易感细胞　空泡　始体

包涵体

图 14-3　衣原体发育周期示意图

在易感细胞内含有繁殖的始体和子代原体的空泡，被称为包涵体（inclusion body）。由于衣原体的种类和发育周期不同，包涵体可具有多种不同形态，对衣原体的鉴别有意义。

用 Macchiavello 或 Giemsa 法染色，原体分别染成红色或紫色，始体染成深蓝色。沙眼衣原体包涵体因含有糖原，用碘染色法染成褐色。

**2. 培养特性** 大多数衣原体用鸡胚卵黄囊及多种传代细胞均可培养。一般培养 48~72 小时后取卵黄囊膜或细胞可查到包涵体、原体和始体颗粒。此外，某些衣原体可使小鼠感染。

**3. 抗原构造** 衣原体主要有 3 种抗原：①属特异性抗原，为细胞壁中的脂多糖；②种特异性抗原，主要成分为外膜蛋白；③型特异性抗原，不同亚种外膜的特异性蛋白。

**4. 抵抗力** 耐冷不耐热，60℃ 5~10 分钟即可被灭活，对紫外线敏感，75% 乙醇 1 分钟、5% 苯酚 30 分钟均能杀死衣原体。对红霉素、多西环素、利福平等抗生素敏感，对磺胺耐药。

### （二）致病性与免疫性

**1. 致病物质** 衣原体能产生一种与内毒素相似的致病物质，可抑制宿主细胞代谢，直接破坏宿主细胞；衣原体主要外膜蛋白（major outer membrane protein，MOMP）能阻止吞噬体与溶酶体的融合，有利于衣原体在吞噬体内繁殖并破坏宿主细胞；衣原体尚可引起超敏反应与形成肉芽肿。

**2. 所致疾病** 衣原体所致的疾病主要有沙眼、包涵体结膜炎、泌尿生殖道感染、性病淋巴肉芽肿和呼吸道感染等。

**3. 免疫性** 衣原体感染后，能诱导机体产生细胞免疫和体液免疫，抗感染以细胞免疫为主。由 MOMP 活化的 T 细胞可分泌细胞因子，抑制衣原体包涵体的发展；特异性中和抗体可以抑制衣原体吸附到宿主细胞，参与抗衣原体感染的中和作用，但免疫力不强，抗体持续时间短暂，因此易造成持续性感染和反复感染。

## 二、主要病原性衣原体

### （一）沙眼衣原体

沙眼衣原体除引起人类沙眼外，还可引起泌尿生殖道感染。对人体具有致病性的沙眼衣原体根据侵袭力和感染部位的不同，可将其分为 3 个生物型，即沙眼生物型（biovar trachoma）、生殖生物型（biovar genital）和性病淋巴肉芽肿生物型（biovar lymphogranuloma venereum，LGV）。其中沙眼生物型有 4 个血清型，生殖生物型有 11 个血清型，LGV 有 4 个血清型。另外，沙眼衣原体还包括对人不具有致病性的鼠生物型（biovar mouse）。

**1. 致病性**

（1）沙眼 为慢性传染性结膜炎。主要由沙眼生物型 A、B、Ba、C 血清型引起。主要经眼-眼或眼-手-眼途径传播，感染后在结膜上皮细胞中增殖，在胞质中形成散在型、帽型、桑葚型包涵体。感染后经 5~7 天潜伏期，开始出现流泪、黏液性分泌物、结膜充血及滤泡增生，1 个月后移行为慢性炎症，表现为血管翳及瘢痕形成等。严重者并发眼睑内翻、倒睫等导致角膜损伤，造成失明。位居致盲病因的第一位，在发展中国家高度流行。

（2）包涵体结膜炎 由沙眼生物型 B、Ba 及生殖生物型 D~K 血清型引起，包括婴儿型和成人型两种。新生儿出生时通过产道被感染，引起急性化脓性结膜炎（也称包涵体脓漏眼），一般不侵犯角膜，能自愈。成人感染可因性接触或经手至眼，也可因游泳池水污染而感染。引起滤泡性结膜炎，病变类似沙眼，但不出现角膜血管翳，亦无结膜瘢痕形成，一般数日至数月痊愈，无后遗症。

（3）泌尿生殖道感染 由沙眼衣原体生殖生物型 D~K 血清型引起，属于性传播疾病。男性感染 50% 以上无症状，有症状者可出现尿道炎，常合并附睾炎、前列腺炎等；女性感染 70% 以上无症状，有症状者可表现为尿道炎、宫颈炎、输卵管炎、盆腔炎等，引起不孕症和宫外孕。衣原体常与淋病奈瑟菌混合感染，淋病奈瑟菌对衣原体繁殖起着激活和促进作用。因此，在合并淋病奈瑟菌感染者中，沙眼衣原体分离的阳性率增高。

（4）**性病淋巴肉芽肿**　由沙眼衣原体 LGV 生物型 L1、L2、L2a 和 L3 血清型引起。主要通过性接触传播，男性侵犯腹股沟淋巴结，引起化脓性淋巴结炎和慢性淋巴肉芽肿；女性可侵犯会阴、直肠及盆腔的淋巴结，导致会阴-肛门-直肠瘘及狭窄。

**2. 免疫性**　衣原体感染后，机体能产生型特异性的细胞免疫和体液免疫。但这种免疫力不强，且维持时间短，常造成持续性感染和反复感染。也可出现Ⅳ型超敏反应造成的免疫病理损伤。

**3. 微生物学检查**　多数衣原体疾病一般根据临床症状即可确诊，无须做实验检查。早期或轻型感染者不易确诊时，可进行微生物学检查以辅助诊断。

（1）**直接涂片镜检**　沙眼或包涵体结膜炎可取结膜分泌物或结膜刮片，泌尿生殖道感染可取泌尿生殖道拭子或宫颈刮片，性病淋巴肉芽肿可抽取淋巴结脓液，呼吸道感染者取痰液或咽拭子，涂片后采用 Giemsa 或荧光抗体染色镜检，观察衣原体或包涵体。

（2）**分离培养**　是目前检测沙眼衣原体较为敏感和特异的方法。采集感染组织的刮取物或分泌物，接种鸡胚卵黄囊或培养的传代细胞。衣原体培养较常用的是经放线菌酮处理的单层 McCoy 细胞、HeLa 细胞或 BHK21 细胞，35℃培养 48～72 小时，再用 IFA 和 ELISA 检测培养物中的衣原体。该法能检测出患者标本是否存在活的沙眼衣原体，且可作为判定临床疗效的标准，但该法操作烦琐、耗时长、技术条件要求高。

（3）**衣原体抗原检测**　用 ELISA、直接免疫荧光试验或快速免疫层析试验检测男性尿道拭子或女性宫颈拭子标本中衣原体的 MOMP 抗原。

（4）**核酸检测**　取男性尿道拭子、女性宫颈拭子或尿液标本，采用 PCR、RNA 实时荧光核酸恒温扩增法、转录介导核酸恒温扩增法等技术检测沙眼衣原体 DNA，可以实现早期、快速诊断的目的，现已被广泛应用。

**4. 防治原则**　目前尚无特异的沙眼预防方法，主要是注意个人卫生，不使用公共毛巾、浴巾和脸盆，避免直接或间接接触传播。对泌尿生殖道衣原体感染的预防，应广泛开展性病知识宣传，提倡健康的性行为，积极治愈患者和带菌者。对高危人群开展普查和监控，防止沙眼衣原体泌尿生殖道感染的扩散。治疗药物可选用多西环素、红霉素、加替沙星等抗生素。

目前尚无有效的沙眼衣原体疫苗，MOMP 是其主要候选抗原。由于 MOMP 的多型性，其疫苗不易对所有型别的沙眼衣原体都产生保护性，故增加了 MOMP 作为疫苗的难度。

**⊕ 知识链接**

### 沙眼衣原体的发现

20 世纪初期，沙眼的流行十分严重，据 WHO 估计，全球约有 1/6 的人患过沙眼，中国农村地区的发病率甚至达 80% 以上，是致盲的首位原因，但其病原体始终未明。1955 年，我国著名微生物学家汤飞凡经过不懈努力，率先建立了第一例沙眼动物模型，并于 1956 年采用鸡胚卵黄囊首次培养出了沙眼衣原体。为进一步证明其致病作用，他冒着失明的风险，不惜以自己进行人体感染试验，为了获得珍贵的研究资料，他坚持不做任何治疗，忍着病痛，直至 40 余天圆满完成研究任务后，方开始医治。沙眼衣原体的发现，极大地推动了沙眼的防治工作，使我国的沙眼发病率显著降低。作为医学生，我们要学习汤飞凡这种锲而不舍、严谨求实、勇于献身的科学精神，为人类的健康和祖国的科技进步贡献自己的力量。

## （二）肺炎衣原体

肺炎衣原体是衣原体属中的一个新种，只有 1 个血清型，即 TWAR 株。

人类是肺炎衣原体的唯一宿主，经飞沫或呼吸道分泌物传播，也可在家庭或医院等集体场所相互传染，约有 50% 的成人受到过肺炎衣原体感染，多数为隐性感染。其扩散较为缓慢，潜伏期平均 30 天左右。具散发和流行交替出现的特点，在感染人群中流行可持续 6 个月左右。

肺炎衣原体主要引起青少年急性呼吸道感染，可引起咽炎、鼻窦炎、支气管炎和肺炎等。起病缓慢，临床常表现有咽痛、声音嘶哑等症状，还可引起心包炎、心肌炎和心内膜炎。近年来还发现肺炎衣原体与冠状动脉硬化和冠心病的发生有关。采用免疫组化、分子生物学和电镜形态的研究结果，证实在冠状动脉粥样硬化病灶中存在梨形结构的肺炎衣原体，其病理切片用抗肺炎衣原体特异性单克隆抗体处理后亦呈阳性。病变局部存在肺炎衣原体相关抗原-抗体形成的免疫复合物，可能是冠心病发病的一个重要因素，但还需要进一步深入研究其因果关系。

机体感染肺炎衣原体后，产生以细胞免疫为主、体液免疫为辅的免疫力。但免疫力不持久，可反复感染。

肺炎衣原体的微生物学检查包括病原学检查、抗体检测和核酸检测。病原学检查可取痰液和咽拭子，涂片后再以免疫酶法或直接免疫荧光法检测肺炎衣原体。还可取咽拭标本或支气管肺泡灌洗液经过滤除去杂菌，不加抗生素处理进行细胞培养。目前诊断肺炎衣原体感染较敏感的方法是用微量免疫荧光试验（MIF）检测血清中的抗体，凡双份血清抗体效价增高 4 倍及以上，或单份血清 IgM 抗体效价 ≥1∶16，或 IgG 抗体效价 ≥1∶512，可确定为急性感染；若 IgG 抗体效价 ≥1∶16 则为既往感染。此外，用 PCR 技术也可以进行肺炎衣原体特异性核酸片段的检测。

目前尚无疫苗进行特异性预防，主要是隔离患者，避免直接接触感染者，加强个人防护。临床主要采用大环内酯类、喹诺酮类及四环素类抗生素治疗。

## （三）鹦鹉热衣原体

鹦鹉热衣原体引起鹦鹉热，是一种自然疫源性疾病。首先分离于鹦鹉体内，后来才在鸡、鸭、鹅等家禽中发现，主要引起鸟、禽类的腹泻或隐性感染。人类主要经呼吸道吸入病鸟粪便、分泌物或羽毛上的气雾或尘埃而感染，也可经破损皮肤、黏膜或眼结膜感染。鹦鹉热的潜伏期为 5~21 天，临床表现多为非典型性肺炎。患者有发热、头痛、干咳、咽炎、肌痛等间质性肺炎的表现，50%~95% 患者胸片显示为片状、云絮状、结节状或粟粒状阴影，由肺门部向外呈楔形或扇形扩大，亦可表现为大叶性肺炎。重者可发展为支气管肺炎或败血症，肝、脾、肾充血或肿大。在老年或未经治疗的感染者中的病死率较高。临床表现和病理损害类似于某些病毒或支原体引起的肺炎，应注意加以区别。

人感染鹦鹉热衣原体后，获得的免疫力以细胞免疫为主。患者血清中补体结合抗体效价升高，且在体内可维持较长时间，但患者康复后仍然可以较长时间持续携带衣原体，痰液中仍然可以检测出衣原体。

病原学检查是确诊的重要方法。取患者血、痰标本或咽拭子直接涂片染色观察包涵体。如必要可先采用组织培养或动物接种进行病原体分离，再通过 Giemsa 染色观察原体或网状体。

血清学诊断可采用重组鹦鹉热衣原体抗原的 IFA 或 ELISA 法检测特异性 IgM 抗体作为早期诊断。也可根据 16S rRNA 或 MOMP 基因设计特异引物，采用 PCR 做快速诊断。

鹦鹉热肺炎的预防应着重于控制禽类的感染及减少与病禽的接触。在禽类饲养场的职工应加强防护，以避免通过气溶胶感染。

鹦鹉热确诊后，宜及早使用四环素类、大环内酯类或喹诺酮类抗生素彻底治疗。

→ **案例引导**

　　**案例**　患者，女，25 岁。阵发性咳嗽，咳少量黏痰，头痛、乏力、咽痛、食欲减退 1 月余。最近 1 周头痛明显，畏寒，自认为感冒，立即口服头孢氨苄胶囊 2 盒，未见好转。查体：咽红充血，口唇轻度发绀，体温 38℃；双肺呼吸音粗，可闻及痰鸣、喘鸣及湿啰音。X 线胸片提示支气管肺炎，血常规及粪便、尿常规均在正常范围。

　　**讨论**　1. 该疾病的病原体是什么？此类病原体有何主要特点？

　　　　　　2. 患者口服头孢氨苄胶囊为何未见好转？应如何治疗？

# 第四节　支原体

　　支原体（*Mycoplasma*）是一类无细胞壁、呈高度多形性、可通过滤菌器、能在无生命培养基中生长繁殖的最小原核细胞型微生物。由于能形成有分枝的长丝，故称之为支原体。

　　在分类上支原体归属于柔膜体纲（Mollicutes）、支原体目（Mycoplasmatales）、支原体科（Mycoplasmataceae）。支原体科分为两个属，即支原体属（*Mycoplasma*）和脲原体属（*Ureaplasma*）。支原体属有 150 余种，对人体致病的主要有肺炎支原体（*M. pneumoniae*）、人型支原体（*M. homins*）和生殖支原体（*M. genitalium*）。脲原体属有 7 个种，对人体致病的主要是解脲脲原体（*U. urealyticum*）。肺炎支原体主要引起原发性非典型性肺炎，而解脲脲原体和人型支原体在一定条件下可引起泌尿生殖系统感染。1986 年以来从 AIDS 患者标本中新分离到的穿透支原体、发酵支原体和梨形支原体都被认为是加速 AIDS 进程的一个协同因子，已引起关注。

## 一、概述

### （一）生物学性状

**1. 形态与结构**　大小一般在 0.2~0.3μm。无细胞壁，因此具有高度多形性，包括球形、双球形和丝状，但也可呈环状、星状和哑铃状等。革兰染色为阴性，但不易着色；Giemsa 染色呈淡紫色。

　　支原体细胞膜有 3 层结构，内、外层由蛋白质及糖类组成，中间层含脂质，主要为磷脂；其中胆固醇含量较多，约占总脂质的 1/3，凡能作用于胆固醇的物质，如皂素、两性霉素 B 均能破坏支原体的细胞膜而导致其死亡。胞质内含核糖体、DNA 和 RNA，基因组为双链环状 DNA。有些支原体具有一种特殊的顶端结构，有助于黏附到宿主细胞表面，与支原体的致病性有关。有的支原体膜蛋白能与红细胞表面神经氨酸酶结合，具有红细胞吸附现象。

**2. 培养特性**　营养要求较高，培养基一般以牛心浸液作基础，添加 10%~20% 动物血清及酵母浸液，以提供胆固醇、长链脂肪酸、核苷前体及维生素等。大多微需氧或兼性厌氧，5%~10% $CO_2$ 可促进其生长。最适宜 pH 为 7.6，但解脲脲原体的最适 pH 为 5.5~6.5。以二分裂方式繁殖为主，也能以出芽、分枝、丝状体断裂等方式繁殖。生长缓慢，3~4 小时繁殖一代。在固体培养基上培养 2~7 天后形成特殊的"油煎蛋"样菌落。中心较厚，向下长入培养基，菌落周边为一层较薄而透明的颗粒区。在液体培养基中因菌数少、菌体小，一般不易见到浑浊现象。

**3. 生化反应**　支原体可根据能否分解葡萄糖、精氨酸、尿素进行鉴别（表 14-1）。

**4. 抗原构造**　支原体细胞膜上的抗原构造由糖脂和蛋白质组成。菌种之间抗原交叉较少，在鉴定支原体时有重要意义。用 ELISA 试验可检测蛋白质类抗原，还可通过用血清抗体所建立的生长抑制试验

（growth inhibition test，GIT）和代谢抑制试验（metabolic inhibition test，MIT）来鉴定支原体。GIT 的操作类似药敏试验的纸片法，而 MIT 是因为支原体在含有抗血清的酚红葡萄糖培养基中代谢受到抑制，酚红不变颜色。这两种方法可将解脲脲原体分为 14 个型。

表 14 – 1　人类主要支原体的生化反应

| 支原体 | 葡萄糖 | 精氨酸 | 尿素 | 吸附红细胞 |
|---|---|---|---|---|
| 肺炎支原体 | + | – | – | + |
| 人型支原体 | – | + | – | – |
| 生殖支原体 | + | – | – | + |
| 穿透支原体 | + | + | – | + |
| 解脲脲原体 | – | – | + | – / + |

**5. 抵抗力**　支原体因无细胞壁，对理化因素的抵抗力较弱。对化学消毒剂敏感，但对结晶紫、醋酸铊、亚碲酸钾有抵抗力，在培养基中加入适当浓度的上述物质可用于除去杂菌。对影响细胞壁合成的抗生素如青霉素天然耐受，对干扰蛋白质合成的抗生素如红霉素、多西环素、阿奇霉素等敏感，对喹诺酮类抗生素亦敏感。

**6. 支原体与细菌 L 型的区别**　支原体有许多特性与 L 型细菌相似，如无细胞壁呈多形性、能通过滤菌器、对低渗敏感、"油煎蛋"样菌落。但细菌 L 型是由于细菌细胞壁中的肽聚糖结构受到理化或生物因素的直接破坏或其合成被抑制所形成的，诱导因素去除后易返祖为原菌，而支原体是一类不具有细胞壁的原核细胞型微生物，故必须将两者严格区别。

**（二）致病性与免疫性**

**1. 致病机制**　支原体广泛存在于人和动物体内，多数不致病。对人致病的支原体主要通过以下机制引起细胞损伤。

（1）黏附素　有些支原体（肺炎支原体、生殖支原体等）具有黏附素，能黏附于呼吸道或泌尿生殖道上皮细胞的黏蛋白受体上，导致宿主细胞损伤。

（2）荚膜或微荚膜　具有抗吞噬作用。

（3）毒性代谢产物　如神经毒素、磷脂酶 C、核酸酶、过氧化氢和超氧离子均能引起宿主黏膜上皮细胞或红细胞的病理损伤。

（4）超抗原　是支原体产生的一类具有免疫调节活性的蛋白，能在感染部位刺激炎症细胞，分泌大量的细胞因子，开始为 TNF-α 和 IL-1，随后为 IL-6，从而引起组织损伤。另外，穿透支原体能黏附并侵入 CD4$^+$T 淋巴细胞，导致免疫损伤。

**2. 所致疾病**　肺炎支原体引起人支原体肺炎（mycoplasma pneumonia），又称原发性非典型肺炎（primary atypical pneumonia）。解脲脲原体、人型支原体、生殖支原体是正常人群泌尿生殖道常见寄生菌，但可条件致病。

**3. 免疫性**　感染支原体后人体可产生特异的细胞免疫和体液免疫。抗体包括 IgM、IgG 和 sIgA，在抗支原体感染中发挥重要作用，特别是 sIgA 在局部黏膜阻止支原体感染中起重要作用。

细胞免疫主要是特异性 CD4$^+$Th1 细胞分泌细胞因子 IL-2、TNF-α、IFN-γ 等，活化巨噬细胞清除支原体感染。免疫细胞在清除支原体的同时，释放大量炎症细胞因子，也能引起自身组织损伤。

## 二、主要病原性支原体

### （一）肺炎支原体

**1. 致病性**　肺炎支原体（*M. pneumoniae*）是下呼吸道重要的致病性支原体，可引起呼吸道支气管炎、肺炎等，特别是引起的肺炎，占非细菌性肺炎50%。其病理变化以间质性肺炎为主，故也称原发性非典型肺炎。肺炎支原体主要通过其顶端的表面黏附蛋白牢固地黏附于呼吸道上皮细胞表面的神经氨酸受体上。定植的肺炎支原体在宿主细胞内释放出过氧化氢、核酸酶等。这些物质能溶解红细胞，能使上皮细胞出现肿胀、坏死、脱落，微绒毛结构变形、运动变慢、停止摆动，同时出现淋巴细胞、浆细胞以及单核细胞的浸润、脓性黏液渗出、细支气管壁肥厚、管腔变小等，影响肺组织的清除功能，造成临床上长期持久咳嗽。如用神经氨酸酶或特异性抗血清处理宿主细胞，可阻止肺炎支原体对肺组织细胞的吸附和宿主细胞病变的发生。

肺炎支原体的糖脂抗原与人体组织细胞膜有共同抗原，可引起肺内、肺外多种病变。肺炎支原体具有超抗原作用，可刺激炎症细胞在感染局部释放大量细胞因子，包括TNF-$\alpha$、IL-1和IL-6等，引起组织损伤。

肺炎支原体感染在世界各地均有发生，常在家庭、学校、托儿所或军队等密集人群中小规模流行。传染源为患者或带菌者，主要经飞沫传播，一年中任何时间都有散发，但大多数发生于夏末秋初季节，呈间歇性流行。发病年龄以5~15岁的儿童及青少年多见。潜伏期2~3周，首先引起上呼吸道感染，然后下行引起气管炎、支气管炎、毛细支气管炎和肺炎，感染后症状轻重不一，可表现为头痛、发热、咳嗽、咽喉痛等呼吸道症状，还可同时或相继引起肺外器官或组织病变，如心血管症状（心肌炎、心包炎）、神经症状（脑膜炎、脑炎）、消化道症状（食欲不佳、恶心、呕吐等）和皮疹等。支原体肺炎与一般肺炎不同，有特殊的临床表现，起病缓和，咳嗽剧烈而持久，病程长（肺部X线改变一般持续4~6周）。患者不用抗生素大多可以自愈，但使用四环素、红霉素等抗生素后可缩短病程，减少并发症的发生。

**2. 免疫性** 肺炎支原体感染后可产生血清特异性抗体IgM和IgG；但体液免疫保护作用不完全，不能阻止机体向外继续排出支原体。呼吸道sIgA有较强的保护作用，但仍可再感染。患者血清中还可诱发一种非特异冷凝集素，它可能是支原体作用红细胞的I型血型抗原，使其变性后产生的自身抗体，是某些患者因感染支原体而引起的一种自身免疫现象。这种冷凝集素可通过冷凝集试验来检测，常用于辅助诊断支原体感染。

**3. 微生物学检查**

（1）分离培养 将可疑患者的痰或咽拭子接种于含血清和酵母浸液的琼脂培养基中，用青霉素、醋酸铊抑制杂菌生长。在5% $CO_2$ 与90% $N_2$ 的环境中，37℃培养1~2周，挑选可疑菌落经形态、糖发酵、溶血性、血细胞吸附试验进行初步鉴定，进一步鉴定需用特异性抗血清做GIT与MIT。肺炎支原体的分离培养阳性率不高，且需要时间长，故不适宜用于临床快速诊断。

（2）血清学检查 临床上常用冷凝集试验（用患者血清与人O型血RBC或自身RBC混合，4℃过夜时可发生凝集，而在37℃时其凝集又分散开），仅50%左右患者出现阳性结果。此反应为非特异性，呼吸道合胞病毒感染、腮腺炎、流感等患者也可出现冷凝集素效价的升高，故仅能作为辅助诊断指标。此外，ELISA、免疫荧光技术、补体结合试验等也可用于检测抗体。

（3）快速诊断 ①检查蛋白抗原：应用单克隆抗体通过ELISA试验检测患者痰、鼻洗液或支气管洗液中P1表面蛋白和43kD的菌体蛋白。②检查核酸：采用PCR或核酸探针技术从患者痰中检测肺炎支原体DNA。

**4. 防治原则** 肺炎支原体无细胞壁，对青霉素类、头孢菌素类抗生素不敏感，临床常用红霉素、罗红毒素及喹诺酮类抗生素治疗。肺炎支原体灭活或减毒活疫苗的应用效果尚不理想，所以目前尚无肺炎支原体疫苗产品。

**（二）解脲脲原体**

脲原体属中有两个种，其中解脲脲原体（*U. urealyticum*）亦称溶脲脲原体，是人类泌尿生殖道常见的寄生菌之一，在特定条件下可引起非淋菌性尿道炎（nongonococcal urethritis，NGU）。人体中解脲脲原体的定植量有两次上升过程，第一次是分娩时由母体产道感染新生儿，以后迅速减少；第二次是从性生活开始又渐增多。近年来，解脲脲原体所致泌尿生殖道感染日益受到重视，是引起 NGU 的主要病原体之一。

**1. 生物学性状** 解脲脲原体有 14 个血清型，在所致疾病中以第 4 型最为常见。根据解脲脲原体各个菌株膜蛋白抗原的特点及其与血清型的关系，又把解脲脲原体分为 A、B 两个生物型。A 型包括 2、4、5、7、8、9、10、11、12 和 13 血清型，均含有 17kD 及 16kD 多肽；B 型包括 1、3、6、14 血清型，仅含有 17kD 多肽。

**2. 致病性** 解脲脲原体是人类泌尿生殖道感染的常见病原体之一，为条件致病菌，能引起泌尿生殖系统感染和不育症。大多不侵入血液，表现为泌尿生殖道的表面感染。解脲脲原体的致病机制目前尚不十分清楚，目前认为主要包括以下几个方面。

（1）IgA 蛋白酶 各种血清型解脲脲原体都能产生 IgA 蛋白酶，破坏泌尿生殖道黏膜表面的 sIgA 在局部抗感染中的作用，有利于解脲脲原体黏附于泌尿生殖道黏膜的表面，从宿主细胞膜吸取脂质与胆固醇，引起细胞膜损伤。

（2）尿素酶 在宿主细胞胞质中，能分解尿素产生氨，毒害宿主细胞。

（3）磷脂酶 分解细胞膜中的卵磷脂，影响宿主细胞的生物合成，引起宿主细胞的损伤，并从细胞膜获得脂质和胆固醇作为养料。

近年的研究表明，解脲脲原体是感染性不孕症的常见病因，其可能原因：①吸附于精子表面，阻碍精子运动；②产生神经氨酸酶样物质，干扰精子与卵子结合；③与精子有共同抗原，机体感染后产生的抗体对精子造成免疫损伤。

解脲脲原体主要通过性接触或分娩时经产道感染人体，所致疾病最常见的为非淋菌性尿道炎，占非细菌性尿道炎的 60%。解脲脲原体多寄生在男性尿道、阴茎包皮和女性阴道。若上行感染，可引起男性前列腺炎或附睾炎；女性阴道炎、宫颈炎。孕妇感染可导致流产、早产、死胎、低体重胎儿、新生儿脑膜炎和先天性肺炎等。

**3. 免疫性** 解脲脲原体感染后，可检测到 IgM、IgG 和 sIgA 类抗体。在急性期，IgM 升高对早期诊断有一定意义。IgG 只能用作流行病学调查，sIgA 对防止再感染有保护作用。

**4. 微生物学检查** 应注意采集新鲜标本（包括精液、前列腺液、阴道分泌物、尿液等）并立即接种，若不能立即接种，应将标本置于 4℃ 冰箱保存，并在 12 小时内接种。

（1）分离培养 将标本接种至含血清、尿素、酚红的培养基中，解脲脲原体具有尿素酶，可分解尿素产氨，使培养基变为红色，但培养液仍然澄清，则为阳性。在固体培养基上用低倍镜观察，可见有微小的"油煎蛋"样或颗粒样菌落生长。

（2）核酸检测 可采用 PCR 检测待检标本中的尿素酶基因或 16S rRNA。

**5. 防治原则** 加强宣传教育及高危人群的监测，注意性卫生，切断性传播途径。治疗可采用红霉素、多西环素、庆大霉素等。目前尚无疫苗产品。

（三）其他支原体

**1. 人型支原体**（*M. hominis*） 寄居于泌尿生殖道，主要通过性接触传播，引起宫颈炎、输卵管炎、盆腔炎、附睾炎、尿道炎、肾盂肾炎等疾病。

**2. 生殖支原体**（*M. genitalium*） 形态为烧瓶状，主要通过性接触传播，与非淋菌性尿道炎、盆腔炎、阴道炎、前列腺炎等疾病有关。

**3. 穿透支原体**（*M. penetrans*） 形态为杆状或长烧瓶状，可借助其顶端结构黏附于人的红细胞、单核细胞、CD4⁺T 细胞、尿道上皮细胞，并穿入细胞内繁殖，导致宿主细胞受损或死亡。穿透支原体可能是艾滋病发病的一个辅助致病因素。

# 第五节　立克次体

立克次体（*Rickettsia*）是一类以节肢动物为传播媒介，严格细胞内寄生的原核细胞型微生物。这类微生物在 1906 年被美国青年医师 Howard Taylor Ricketts 首先发现，他在研究斑疹伤寒时不幸感染而为科学献身，为纪念 Ricketts 便以其名字命名。

立克次体病多数是自然疫源性疾病，其流行具有明显的地区性，人类多因节肢动物吸血时而受到感染。近年来，随着立克次体分子生物学研究的迅速发展，原有的立克次体分类已不能准确反映立克次体目、科和各种属的面貌，代之而起的是根据基因组对立克次体进行新的分类，其分类位置仍处于不断变化之中。立克次体中对人类有致病作用的主要包括 5 个属：立克次体属（*Rickettsia*）、东方体属（*Orientia*）、无形体属（*Anaplasma*）、埃立克体属（*Ehrlichia*）和新立克次体属（*Neorickettsia*）。主要致病性立克次体的分类、所致疾病和流行环节见表 14 – 2。

表 14 – 2　常见致病性立克次体的分类及所致疾病

| 属 | 种 | 所致疾病 | 传播媒介 | 储存宿主 |
|---|---|---|---|---|
| 立克次体属 | 普氏立克次体 | 流行性斑疹伤寒 | 人虱 | 人 |
| | 莫氏或斑疹伤寒立克次体 | 地方性斑疹伤寒 | 鼠蚤、鼠虱 | 啮齿类 |
| | 立氏立克次体 | 洛杉矶斑点热 | 蜱虱 | 犬、啮齿类 |
| | 西伯利亚立克次体 | 北亚蜱传斑点热 | 蜱 | 啮齿类 |
| 东方体属 | 恙虫病东方体 | 恙虫病 | 恙螨 | 啮齿类 |
| 埃立克体属 | 查非埃立克体 | 人单核细胞埃立克体病 | 蜱 | 啮齿类、犬、鹿、马等 |
| | 伊文埃立克体 | 人粒细胞埃立克体病 | 蜱 | 人、马和犬 |
| 无形体属 | 嗜吞噬细胞无形体 | 人粒细胞无形体病 | 蜱 | 啮齿类、鹿、牛、羊等 |
| 新立克次体属 | 腺热新立克次体 | 腺热或 sennetu 热 | 吸虫 | 不明 |

立克次体的共同特点：①所致疾病多数是自然疫源性疾病，且为人畜共患病；②含有 DNA 和 RNA；③有多种形态，主要为球杆状，有细胞壁，革兰染色阴性；④专性细胞内寄生，以二分裂方式繁殖；⑤与节肢动物关系密切，吸血节肢动物为其储存宿主或传播媒介；⑥对多种抗生素敏感。

## 一、生物学性状

### （一）形态与染色

立克次体呈多形性，球杆状或杆状多见，在不同发育阶段不同宿主内可出现不同形态，如长杆状、丝状或哑铃状，大小为 $(0.3 \sim 0.6)\mu m \times (0.8 \sim 2.0)\mu m$。在感染细胞内，立克次体常聚集成致密团块状，但也可成单或成双排列。不同立克次体在细胞内位置有差异，此特点可供初步识别。如普氏立克次体在胞质内分散存在；恙虫病东方体多在胞质近核处成堆排列；立氏立克次体可在胞质内和核内生长。革兰染色阴性，但着色不明显，因此常用 Giemsa 法染色，立克次体被染成蓝色或紫色，常有两极浓染；也可用 Gimenez 法或 Macchiavello 法，前者立克次体被染成红色，后者染成紫红色。

### （二）结构与组成

立克次体具有细胞壁和细胞膜，其结构与革兰阴性菌相似。细胞壁中有肽聚糖和脂多糖（东方体、埃立克体及无形体除外）。细胞壁最外层是由多糖组成的疏松黏液层，在黏液层和细胞壁之间有脂多糖或多糖组成的微荚膜。这些表层结构与立克次体黏附宿主细胞及抗吞噬有关。立克次体细胞膜为类脂双分子层，含大量磷脂。细胞质内有核糖体（由 30S 和 50S 两个亚单位组成），核质集中在中央，含双链DNA，但无核仁和核膜。

### （三）培养特性

立克次体为专性细胞内寄生，以二分裂方式繁殖，繁殖一代需 9~12 小时。立克次体具有相对较完整的能量产生系统，能氧化三羧酸循环中的部分代谢产物，有较独立的呼吸与合成能力，但仍需从宿主细胞中获得辅酶 A、NAD 及代谢中所需的能量才能生长繁殖。

常用的培养方法有动物接种、鸡胚卵黄囊接种及细胞培养。多种病原性立克次体能在豚鼠、小鼠等动物体内有不同程度的繁殖，还能在鸡胚卵黄囊中繁殖传代，常用作制备抗原或疫苗的材料。常用的细胞培养系统有敏感动物的骨髓细胞、血液单核细胞和中性粒细胞等，一般不产生细胞病变。一般认为宿主细胞的新陈代谢不太旺盛时有利于立克次体的生长繁殖，因此接种立克次体以 32~35℃ 孵育最为适宜。

### （四）抗原构造

立克次体有两类抗原，一类为群特异性抗原，是与脂多糖有关的可溶性耐热抗原；另一类为种特异性抗原，是与外膜蛋白有关的颗粒性不耐热抗原。两类抗原可用于分群定型。斑疹伤寒、恙虫病东方体等立克次体与变形杆菌某些菌株（$OX_{19}$、$OX_K$、$OX_2$ 株）的菌体抗原有共同的抗原成分，可发生交叉反应。由于变形杆菌抗原易于制备，其凝集反应结果又便于观察，因此临床检验中常用此类变形杆菌抗原代替相应的立克次体抗原进行非特异性凝集反应，这种交叉凝集试验称为外-斐反应（Weil-Felix reaction），用来检测患者血清中有无相应抗体，辅助诊断班诊伤寒、恙虫病等立克次体病。

### （五）抵抗力

大多数立克次体对理化因素的抵抗力都较弱，56℃ 30 分钟可灭活；室温放置数小时即可丧失活力。对低温及干燥的抵抗力较强，置 -20℃ 或冷冻干燥可保存约半年，在节肢动物粪便中能存活数月。对一般消毒剂敏感，用 5g/L 苯酚和 75% 乙醇处理数分钟即可杀死。立克次体对四环素和氯霉素敏感，但磺胺类药物不仅不能抑制反而可促进立克次体的生长繁殖。

## 二、致病性与免疫性

### （一）致病物质

立克次体的致病物质主要有内毒素和磷脂酶 A 两类。立克次体内毒素的主要成分为脂多糖，具有与细菌内毒素相似的多种生物学活性，如致热原性、损伤内皮细胞、导致微循环障碍和中毒性休克等。磷脂酶 A 能溶解宿主细胞膜或细胞内吞噬体膜，以利于立克次体穿入宿主细胞并在其中生长繁殖。此外，立克次体表面黏液层结构具有黏附到宿主细胞表面和抗吞噬的作用，可增强其对易感细胞的侵袭力。

### （二）致病机制

立克次体自皮肤、消化道、呼吸道侵入机体后与宿主细胞膜上的特异受体结合，然后被吞入宿主细胞内。立克次体先在局部淋巴组织或小血管内皮细胞中增殖，引起初次立克次体血症。再经血流扩散至全身各脏器的小血管内皮细胞建立新的感染灶，大量繁殖后入血导致第二次立克次体血症。由立克次体产生的内毒素等毒性物质也随血流波及全身，引起毒血症。立克次体损伤血管内皮细胞，引起细胞肿胀、组织坏死和血管通透性增高，导致血浆渗出、血容量降低以及凝血机制障碍、DIC 等。早期病变主要由内毒素引起，晚期病变由免疫病理所致。

### （三）所致疾病

由立克次体引起的疾病可统称为立克次体病。不同的立克次体所引起的疾病各不相同，对人引起的疾病主要有流行性斑疹伤寒、地方性斑疹伤寒、恙虫病、人粒细胞无形体病以及人单核细胞埃立克体病等。

**1. 流行性斑疹伤寒** 普氏立克次体是流行性斑疹伤寒或称虱传斑疹伤寒的病原体，呈多形性，以短杆状为主，在感染细胞胞质内分散存在；对热、紫外线、一般消毒剂敏感，耐低温和干燥。

患者是普氏立克次体的储存宿主和传染源，体虱是主要传播媒介，传播方式为虱—人—虱。人虱叮咬患者并吸血，血中普氏立克次体在虱肠管上皮细胞内繁殖并随粪便排出。当受染虱再去叮咬健康人时，立克次体即随粪便排泄于皮肤上，由于人的抓痒可使虱粪中的立克次体从搔抓的皮肤破损处侵入体内。人虱感染普氏立克次体7~10天后死亡，且不经卵传代，所以人虱只是传播媒介而非储存宿主。此外，立克次体在干虱粪中能保持感染性达2个月左右，可随空气侵入呼吸道或眼结膜使人感染。

人感染普氏立克次体后，经10~14天潜伏期骤然发病，主要症状有高热、剧烈头痛和周身疼痛，4~7天出现皮疹，有的伴有神经系统、心血管系统及其他器官损害。部分流行性斑疹伤寒患者病愈后，普氏立克次体可持续存在于淋巴结和血管内皮细胞内，数年后在一定条件下重新繁殖引起复发感染，称为Brill-Zinsser病。病后可获得持久免疫力，与莫氏立克次体有交叉免疫。

**2. 地方性斑疹伤寒** 斑疹伤寒立克次体又称莫氏立克次体，是地方性斑疹伤寒或称鼠型斑疹伤寒的病原体。斑疹伤寒立克次体生物学性状与普氏立克次体相似，但其可分布于感染细胞内外，且链状排列少见。

鼠是主要传染源和储存宿主，传播媒介主要是鼠蚤或鼠虱，感染的自然周期是在鼠间传播，途经为鼠—蚤—鼠。当鼠蚤叮吮人血时，可将立克次体传染给人，再通过人虱在人群中传播。斑疹伤寒立克次体在鼠蚤肠管上皮内增殖，破坏细胞并随粪便排出，但鼠蚤不因感染而死亡，所以鼠蚤亦是储存宿主。此外，干燥蚤粪中的立克次体可经口、鼻、眼结膜等途径感染人体。

该病的临床症状体征与流行性斑疹伤寒相似，潜伏期8~12天，发病缓慢，有头痛、发热、皮疹等，但病情较轻，很少累及中枢神经系统、心肌等。病后有牢固免疫力，与普氏立克次体感染有交叉免疫。

**3. 恙虫病** 恙虫病东方体原称恙虫病立克次体，是恙虫病或称丛林斑疹伤寒的病原体。恙虫病东方体多呈球杆状，在感染细胞内密集分布于胞质内近核旁；无肽聚糖、脂多糖和微荚膜样黏液层。

恙虫病是一种自然疫源性疾病，该病主要流行于东南亚、西南太平洋岛屿，日本和我国东南、西南地区，因此又称为东方立克次体。恙虫病东方体主要在啮齿动物间传播，鼠类感染后多无症状，但体内长期保留病原体，故为主要传染源。恙虫病东方体可寄生于恙螨体内并可经卵传代，恙螨幼虫需吸一次人或动物淋巴液/组织液才能发育成稚虫，人被恙螨叮咬后感染，故恙螨既是传播媒介，又是储存宿主。

恙虫病是一种急性传染病，人被恙螨叮咬后，经7~10天或更长潜伏期后突然发病，于叮咬处首先出现红色丘疹，形成水疱后破裂，中央溃疡处形成黑色焦痂，为恙虫病的特征之一。病原体在局部繁殖后经淋巴系统进入血循环而产生立克次体血症，释出的毒素样物质可引起全身中毒症状及组织器官的血管炎。临床表现为发热、皮疹，全身淋巴结肿大，合并肺、肝、脾、脑组织等的损害。病后免疫力较持久。

**4. 人粒细胞无形体病** 嗜吞噬细胞无形体曾被称为人粒细胞埃立克体，原为埃立克体属，现归类于无形体属，是引起人粒细胞无形体病的病原体。嗜吞噬细胞无形体呈球形、卵圆形等多形性，Giemsa染色法染成紫色或蓝色。该病原体主要感染中性粒细胞，寄生于中性粒细胞的胞质空泡内，以二分裂方式繁殖后形成桑葚样包涵体。

1990年，美国报告了首例人粒细胞无形体病病例，2006年我国安徽省发现首例患者。野生鼠类、牛、山羊等是嗜吞噬细胞无形体的储存宿主，蜱是主要传播媒介。蜱叮咬携带病原体的宿主动物后再叮咬人时引起感染，直接接触危重患者或带菌动物的血液等液体也可能导致传播。该病全年均有发病，发病高峰 5~10 月，人对嗜吞噬细胞无形体普遍易感，各年龄组均可感染发病。

人感染嗜吞噬细胞无形体后，潜伏期 7~14 天，急性起病，持续高热，主要表现全身不适、乏力、头痛、肌肉酸痛以及恶心、呕吐、厌食、腹泻等，可伴有心、肝、肾等多脏器功能损害。临床以发热伴白细胞、血小板减少和多脏器功能损害为主要特点。该病大多数患者的死亡与免疫抑制或潜在疾病导致的机会感染有关。病后可获得一定免疫力。

5. 人单核细胞埃立克体病 查菲埃立克体是埃立克体属中引起人类感染的主要病原体之一，可引起人单核细胞埃立克体病（human monocytic ehrlichiosis，HME）。查菲埃立克体为严格细胞内寄生的革兰阴性菌，感染的靶细胞主要为单核细胞和巨噬细胞，在其吞噬小泡内以二分裂方式繁殖后形成桑葚体样包涵体。

人单核细胞埃立克体病是一种自然疫源性疾病，多种哺乳动物为其储存宿主和传染源，硬蜱是主要传播媒介，硬蜱叮咬为主要传播途径。

患者多于带菌蜱叮咬后 1~2 周发病，首先表现为不适、疲劳和低热，病情在 1~2 天内加重，主要临床表现是高热、头痛、肌痛，躯干、四肢皮肤出现瘀点或瘀斑，恶心、呕吐、腹痛、腹泻等胃肠道症状常见。病情严重者可伴心、肝、肾等多脏器功能损害。病程较长，经过急性期、亚临床期和慢性期 3 个阶段。感染后机体可产生抗体。

### （四）免疫性

立克次体是严格细胞内寄生的病原体，故抗感染免疫以细胞免疫为主，体液免疫为辅。由细胞免疫产生的细胞因子，有激活、增强巨噬细胞杀灭细胞内立克次体的作用。机体感染后产生的群和种特异性抗体，有促进巨噬细胞的吞噬及中和毒性物质的作用。病后一般可获得较强的免疫力。

## 三、微生物检查

### （一）标本采集

主要采集患者血液标本。流行病学调查时，尚需采集野生小动物和家畜的组织以及节肢动物等。一般在发病初期或急性期、应用抗生素前采血，否则很难获得阳性分离结果。

### （二）分离培养与鉴定

由于标本中立克次体含量较低，直接镜检意义不大，可将标本（血液、血块或其他组织悬液）接种至易感动物腹腔（常用豚鼠、小鼠）进行分离。若接种后豚鼠体温 >40℃，同时有阴囊红肿，提示有立克次体感染，应进一步将分离株接种鸡胚或细胞培养，用免疫荧光染色法或 PCR 法加以鉴定。

### （三）血清学诊断

主要采用外斐反应。斑疹伤寒患者血清有凝集变形杆菌 $OX_{19}$ 和 OXK 的抗体，恙虫病患者血清有凝集 $OX_K$ 的抗体。排除变形杆菌感染后，如滴度 ≥1:160 或随病程延长而血清滴度增长 ≥4 倍，为阳性反应。由于该试验为非特异性，必须同时结合流行病学和临床症状才能做出正确诊断。此外，还可以采用 ELISA 法、免疫荧光法及胶乳凝集试验检测血清中特异抗体。

## 四、防治原则

预防立克次体病的重点是控制和消灭其传播媒介及储存宿主，如灭鼠、杀灭媒介节肢动物，加强个人自身防护。对易感人群及家畜接种立克次体灭活疫苗及亚单位疫苗可以特异性预防立克次体病及家畜感染。氯霉素、四环素类抗生素（包括多西环素）对各种立克次体均有效。

## 目标检测

一、选择题

1. 外-斐反应可辅助诊断的疾病有（　　）

    A. 沙眼　　　　　　　　　　B. 原发性非典型肺炎　　　　　C. 恙虫病

    D. 地方性斑疹伤寒　　　　　　E. 流行性斑疹伤寒

2. 衣原体不同于细菌的性状是（　　）

    A. 含有两种核酸　　　　　　　B. 具有胞壁酸　　　　　　　　C. 二分裂方式增殖

    D. 专性细胞内寄生　　　　　　E. 对抗生素敏感

3. 下列微生物中无细胞壁的是（　　）

    A. 解脲脲原体　　　　　　　　B. 沙眼衣原体　　　　　　　　C. 星形诺卡菌

    D. 钩端螺旋体　　　　　　　　E. 普氏立克次体

二、简答题

1. 放线菌感染的主要特征有哪些？

2. 比较支原体与 L 型细菌的异同点。

3. 简述梅毒的临床分期及特点。

（桂　芳）

# 第二篇 病毒学

# 第十五章 病毒的基本性状

📖 学习目标

1. **掌握** 病毒体的概念；病毒的结构和基本特征；病毒增殖周期及其异常增殖和干扰现象。
2. **熟悉** 病毒的化学组成与遗传变异。
3. **了解** 病毒的分类及理化因素对病毒的影响。
4. 学会病毒的基本生物学特性，具备深入研究病毒的能力。

病毒（virus）是一类非细胞型微生物，具有下列特征：①个体微小，能通过细菌滤器，一般需用电子显微镜才能观察到；②结构简单，无完整的细胞结构，只含有一种核酸，即 DNA 或 RNA；③严格细胞内寄生，以复制方式增殖，因没有完整的酶系统，不能独立进行新陈代谢，必须依赖宿主细胞进行自身核酸和蛋白质的合成；④对抗生素不敏感，但对干扰素敏感。病毒在医学微生物中占有十分重要的地位。病毒所致疾病不仅种类繁多，而且传染性强，人类的传染病约75%是由病毒引起的，有的病情严重，病死率高或留有后遗症。一些病毒与肿瘤的发生也有着密切关系。此外，新现或再现病毒感染性疾病已成为威胁人类健康的重大问题。

⇒ 案例引导

**案例** 1918 年，美国某州一座兵营的某患者因高热、咳嗽、咽痛、乏力、全身酸痛就诊。查体：体温38.7℃，眼结膜充血，诊断为流感。不到 2 周该兵营就有近 1.2 万名士兵发生相同症状，均诊断为流感。依据流行情况，这些患者可能感染了流行性感冒病毒。

**讨论** 1. 根据微生物的基本结构、分化程度等特点，流行性感冒病毒属于哪类微生物？
2. 该类微生物有何特征？

## 第一节 病毒的大小与形态

完整的具有感染性的成熟病毒颗粒称为病毒体（virion），是病毒在细胞外的典型形式。病毒体需借助电子显微镜观察，其测量单位是纳米（nm）。各种病毒体的大小相差悬殊，最大的痘类病毒约为 300nm，最小的病毒颗粒（如微小 RNA 病毒和微小 DNA 病毒）约20nm。一般介于20～250nm 之间，其中绝大多数病毒都在 100nm 左右。多数人或动物的致病病毒呈球形或近似球形，少数呈杆状、砖形、子弹形或丝形；噬菌体多呈蝌蚪形（图 15-1）。有些病毒的形态比较固定，如微小 RNA 病毒呈球形；

但某些病毒的形态则是多形性的，如正黏病毒，有球形、丝状和杆状。

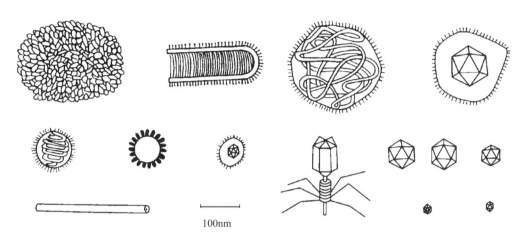

图 15 – 1 病毒的形态与结构示意图

# 第二节 病毒的结构与化学组成

## 一、病毒的结构

### （一）核衣壳

病毒体的基本结构是由核心（core）和衣壳（capsid）构成的核衣壳（nucleocapsid）。一些病毒的核衣壳外面还有包膜（envelope）。无包膜的病毒体称为裸露病毒（naked virus），有包膜的病毒体称为包膜病毒（envelope virus）（图 15 – 2）。

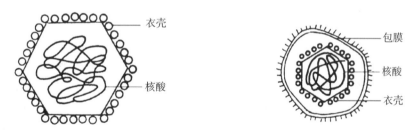

图 15 – 2 病毒的基本结构

**1. 核心** 位于病毒体的中心，含有一种类型核酸，即 DNA 或 RNA，此外，还有少量的功能性蛋白质如病毒核酸多聚酶、转录酶或逆转录酶等非结构蛋白。

**2. 衣壳** 包绕核心的蛋白质，构成蛋白衣壳，为病毒的主要支架结构。衣壳具有免疫原性，为病毒体的主要抗原成分，保护病毒核酸免受环境中的核酸酶或其他因素的破坏，并可介导病毒进入宿主细胞。衣壳由许多在电镜下可辨的形态学亚单位——壳粒（capsomere）组成，而壳粒又由一个或多个多肽分子所组成。不同病毒体的壳粒数目和排列方式不同，可作为病毒分类和鉴别的依据之一。根据壳粒排列方式的不同，核衣壳有以下几种对称类型（图 15 – 3）。

（1）螺旋对称型（helical symmetry） 壳粒沿着螺旋形的病毒核酸链对称排列，如正黏病毒、副黏病毒及弹状病毒等。

（2）20 面体立体对称型（icosahedral symmetry） 病毒核酸聚集在一起形成球形或近似球形，其衣

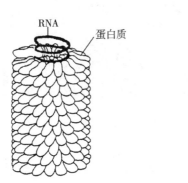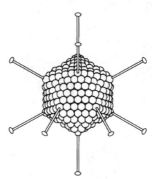

图 15-3　病毒衣壳对称类型

壳的壳粒呈 20 面体立体对称排列。20 面体的每个面都呈等边三角形，包括 12 个顶角、30 个棱边的立体结构。大多数病毒顶角的壳粒由 5 个同样的壳粒包围，称为五邻体（penton）；而在三角形面上的壳粒，周围都有 6 个相同的壳粒，称为六邻体（hexon）。20 面体立体构成的外壳最坚固，其内部容积也最大，多见于球状病毒，如腺病毒和脊髓灰质炎病毒等。

（3）复合对称型（complex symmetry）　有些病毒体结构复杂，既有立体对称又有螺旋对称形式，如痘病毒和噬菌体等。

### （二）包膜

病毒包膜是包绕在病毒核衣壳外面的双层膜，其上嵌有包膜子粒（peplomere）。包膜主要成分是多糖、脂质及蛋白质，常以糖蛋白或脂蛋白形式存在，与宿主细胞膜极其相似，不同之处在于包膜子粒或称刺突（spike），是病毒特有的糖蛋白成分。病毒包膜是病毒复制过程中，通过"出芽"（budding）方式释放，穿过宿主细胞膜时获得的。

## 二、病毒的化学组成

### （一）病毒核酸

病毒核酸的存在形式具有多样性。可以是线形和环形，也可以是单链或双链，也有分节段的。DNA 病毒大多为双链，RNA 病毒大多为单链，例外者如细小 DNA 病毒为单链 DNA、呼肠病毒为双链 RNA。双链 DNA 或双链 RNA 均有正链和负链。病毒核酸大小不一，核酸大小从 3~400kb 不等，所含基因数目差异也很大，小的病毒只含有 4~8 个基因，大病毒如痘病毒则超过 200 个基因。病毒核酸携带有病毒的全部遗传信息，是决定病毒感染、复制、遗传和变异等过程的物质基础，其主要功能如下。

**1. 指导病毒复制**　病毒进入活细胞内，首先释放出核酸，由亲代病毒核酸指导合成出子代病毒所需的核酸、非结构蛋白和结构蛋白。

**2. 决定病毒的特性**　病毒核酸链上的基因密码储存着病毒的全部遗传信息，由它复制的子代病毒均保留了亲代病毒的特性，如形态结构、致病性等。

**3. 部分核酸具有感染性**　除去衣壳蛋白的病毒核酸，仍具有感染性，进入宿主细胞后能引起感染，称为感染性核酸（infectious nucleic acid）。感染性核酸因不易与细胞吸附，且易被体液中核酸酶降解，感染性比完整病毒体弱。但因其不受相应受体限制，所以感染宿主范围比完整病毒体广。

### （二）病毒蛋白质

病毒蛋白可分为结构蛋白和非结构蛋白。结构蛋白指的是组成病毒体的蛋白成分，主要分布于衣壳、基质和包膜中，包括衣壳蛋白、基质蛋白和包膜糖蛋白等。病毒结构蛋白有以下几种功能。

**1. 保护病毒核酸**　蛋白质组成的衣壳包绕着核酸，使核酸免遭环境中核酸酶和其他理化因素的破坏。

**2. 参与病毒的感染过程**　病毒感染需要病毒特异地吸附于细胞表面，病毒通过衣壳蛋白、包膜糖蛋白等吸附介导病毒核酸进入宿主细胞，引起感染。

**3. 具有免疫原性**　衣壳蛋白、包膜糖蛋白等具有良好的免疫原性，当病毒进入机体后，可以引起机体特异性的体液免疫和细胞免疫，也可引起免疫病理损伤。

非结构蛋白存在于病毒体内，也可存在于受感染的细胞内，为一些功能性蛋白，包括 DNA 聚合酶、蛋白水解酶、逆转录酶、胸腺嘧啶核苷酸酶等。非结构蛋白参与病毒的复制，有些具有抑制宿主蛋白生物合成能力，有些可以导致宿主细胞的癌变，还有些具有抗细胞凋亡等作用。

# 第三节　病毒的增殖

## 一、病毒的增殖周期

病毒不具有能独立进行代谢的完整酶系统，只有进入活的易感宿主细胞，由宿主细胞提供低分子量前体成分、能量、必要的酶和细胞器等合成病毒核酸与蛋白质的原料和场所，病毒才能增殖。病毒增殖又称为自我复制（self replication），与其他微生物以二分裂方式繁殖不同，复制是以亲代病毒基因组为模板，在 DNA 多聚酶或 RNA 多聚酶等因素作用下，合成子代病毒的基因组和蛋白质，再经过装配，合成完整病毒颗粒并释放到细胞外。这一过程称为一个增殖周期（replication cycle），一般可分为吸附、穿入、脱壳、生物合成、装配与释放 5 个阶段（图 15－4）。病毒经过复制产生大量的子代病毒，而宿主细胞的生物合成则受到不同程度的抑制和破坏。病毒复制周期的长短与病毒种类相关，如小 RNA 病毒为 6~8 小时，而流感病毒是 15~30 小时。

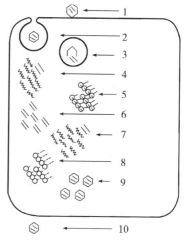

图 15－4　dsDNA 病毒复制示意图

1. 吸附；2. 穿入；3. 脱壳；4. 早期 mRNA 的转录；5. 早期蛋白质的翻译；6. 病毒 DNA 的复制；7. 晚期 mRNA 的转录；8. 晚期蛋白质的翻译；9. 装配；10. 释放

### （一）吸附（adsorption）

病毒对易感细胞的吸附是增殖的第一步。吸附的早期是病毒体通过随机碰撞和静电引力附着到细胞表面，这一过程是可逆的。吸附后主要是通过病毒体表面的吸附蛋白与易感细胞表面特异性受体不可逆地特异结合。不同细胞表面具有不同受体，它决定病毒的感染宿主范围和组织嗜性。无包膜病毒如脊髓灰质炎病毒通过衣壳蛋白与人及灵长类动物细胞表面的脂蛋白受体相结合。有包膜病毒则多通过表面糖蛋白结构与细胞受体结合，如流感病毒血凝素糖蛋白与细胞表面的唾液酸结合而发生吸附；HIV 包膜糖蛋白 gp120 与 $CD4^+$ T 淋巴细胞表面的 CD4 分子结合。常见病毒的宿主细胞受体见表 15－1。

表 15－1　常见病毒的宿主细胞受体

| 病毒 | 病毒吸附蛋白 | 宿主细胞的受体 |
| --- | --- | --- |
| 脊髓灰质炎病毒 | VP1~VP3 | 特异膜受体（免疫球蛋白超家族成员） |
| 埃可病毒 | VP1~VP3 | 连接素成员 |

续表

| 病毒 | 病毒吸附蛋白 | 宿主细胞的受体 |
|---|---|---|
| 鼻病毒 | VP1 ~ VP3 | 黏附因子 1 （ICAM-1） |
| 甲型流感病毒 | HA | 唾液酸 |
| 单纯疱疹病毒 | gB、gC、gD | 硫酸乙酰肝素聚糖及 FGF 受体 |
| EB 病毒 | gp350 | CD21 |
| 人巨细胞病毒 | CD13 样分子 | MHC I 类抗原的 β2m |
| 人类免疫缺陷病毒 | gp120 | CD4、CCR5、CXCR4 |
| 呼肠病毒 | δ1 蛋白 | $\beta$-肾上腺素受体 |
| 狂犬病病毒 | 糖蛋白 G | 乙酰胆碱受体 （横纹肌细胞） |

### （二）穿入（penetration）

病毒与细胞表面特异性受体结合后，通过胞饮、融合、直接穿入等方式进入细胞。

**1. 胞饮** 病毒与细胞表面受体结合后内凹入细胞，细胞膜内陷形成类似吞噬泡，病毒完整地进入细胞质。无包膜的病毒多以胞饮形式进入易感染宿主细胞内。

**2. 融合** 是指病毒包膜与细胞膜融合，而将病毒的核衣壳释放至细胞质。多数有包膜的病毒，如正黏病毒、副黏病毒和疱疹病毒等都以融合方式穿入细胞。

**3. 直接穿入** 是少数无包膜的病毒在吸附时，蛋白衣壳的一些多肽成分和结构发生改变，从而可以直接穿过细胞膜。

### （三）脱壳（uncoating）

病毒体脱去蛋白质外壳并释放出病毒核酸的过程称为脱壳。噬菌体在穿入细胞时即已脱壳，电镜观察可见病毒衣壳并不进入细胞内。多数病毒穿入细胞后，在宿主细胞溶酶体酶的作用下，衣壳裂解释放出病毒核酸。有些病毒还需要病毒基因组编码脱壳酶以帮助其消化衣壳。

### （四）生物合成（biosynthesis）

病毒脱壳之后，核酸释放入细胞内，则进入病毒的生物合成阶段。在此阶段用血清学方法和电镜检查均查不到病毒颗粒，称为隐蔽期。各病毒隐蔽期长短不一，如脊髓灰质炎病毒为 3 ~ 4 小时，而腺病毒为 16 ~ 17 小时。

根据生物合成阶段基因组转录 mRNA 及指令合成蛋白质的不同，将病毒分为 7 大类：双链 DNA 病毒、单链 DNA 病毒、单正链 RNA 病毒、单负链 RNA 病毒、双链 RNA 病毒、逆转录病毒及嗜肝 DNA 病毒。不同病毒基因组类型的病毒其生物合成过程不同。

**1. 双链 DNA 病毒** 人和动物 DNA 病毒大多数是双链 DNA（dsDNA）病毒，如腺病毒、疱疹病毒。双链 DNA 病毒复制过程在细胞核内进行，分为早期和晚期两个阶段。

（1）早期蛋白质的合成 以产生病毒生物合成中所需要的酶和抑制宿主细胞代谢的酶为主，以利于病毒进一步复制和阻断宿主细胞的正常代谢。

（2）晚期蛋白质的合成 根据病毒基因组指令，复制子代病毒的核酸，转录、翻译合成子代病毒的结构蛋白（图 15 - 5）。

**2. 单链 DNA 病毒** 单链 DNA（ssDNA）病毒种类很少，细小 DNA 病毒属此类。病毒以单链 DNA 为基因组，复制时以亲代为模板，产生互补链，并与亲代 DNA 链形成 ±dsDNA，作为复制中间体（replicative intermediate，RI），然后解链，再以新合成的互补链作为模板复制出子代 DNA，转录 mRNA 并翻译合成病毒蛋白质。

**3. 单正链 RNA 病毒** 单正链 RNA（＋ssRNA）病毒包括小 RNA 病毒、黄病毒和某些出血热病毒等。＋ssRNA 病毒不含 RNA 聚合酶，其本身具有 mRNA 功能，RNA 可直接附着于宿主细胞的核糖体上翻译早期蛋白质，如 RNA 聚合酶。＋ssRNA 在 RNA 聚合酶作用下，转录出与亲代互补的负链 RNA，形成双链 RNA（±RNA），即复制中间体，其中以正链 RNA 为 mRNA 翻译病毒晚期蛋白质，即衣壳蛋白及其他结构蛋白，以负链 RNA 为模板复制子代病毒 RNA（图 15-6）。

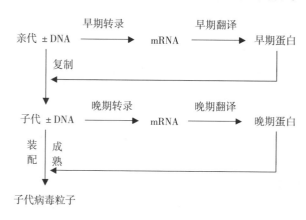

图 15-5　dsDNA 病毒的复制过程

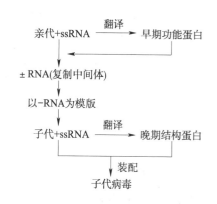

图 15-6　＋ssRNA 病毒的复制过程

**4. 单负链 RNA 病毒** 多数有包膜病毒属于单负链 RNA（-ssRNA）病毒，如流感病毒、狂犬病病毒等。单负链 RNA 病毒不具有 mRNA 功能，但这些病毒含有依赖 RNA 的 RNA 聚合酶，能依靠该酶以病毒 RNA 为模板进行复制，首先转录出互补正链 RNA，形成复制中间体（±RNA），以其中部分正链 RNA 为模板复制出子代负链 RNA，部分正链 RNA 作为 mRNA，翻译出病毒的结构蛋白和非结构蛋白。

**5. 双链 RNA 病毒** 呼肠病毒、轮状病毒属于双链 RNA（dsRNA）病毒。病毒的双链 RNA 在病毒自身依赖 RNA 多聚酶作用下转录出 mRNA，然后再翻译出早期蛋白质或晚期蛋白质。双链 RNA 在复制时，必须先由其原负链为模板复制出新正链 RNA，再由新正链 RNA 复制出新的负链，构成子代 RNA。

**6. 逆转录病毒** 人类免疫缺陷病毒（HIV）和人类嗜 T 细胞病毒（HTLV）属于逆转录病毒。这是一类特殊的 ssRNA 病毒，以具有依赖 RNA 的 DNA 聚合酶——逆转录酶为特征。基因组由两条相同的正链 RNA 组成，均不具有 mRNA 功能，称为单正链双体 RNA。其生物合成过程较复杂，与其他单正链 RNA 不同，首先以病毒亲代 RNA 为模板，在逆转录酶的作用下合成互补 DNA 链，构成 RNA：DNA 中间体。中间体中的 RNA 链由 RNA 酶 H 水解去除的同时，DNA 链进入细胞核，在 DNA 聚合酶作用下，由 DNA 复制成双链 DNA。这一双链 DNA 则整合至宿主细胞的染色体 DNA 上，成为前病毒（provirus），并可随宿主细胞的分裂而存在于子代细胞内。前病毒可在细胞核内转录出子代病毒 RNA 和 mRNA。mRNA 在胞质核糖体上翻译出子代病毒的蛋白质（图 15-7）。

**7. 嗜肝 DNA 病毒** 乙型肝炎病毒（HBV）属于该类型病毒。HBV 基因组属于不完全闭合的双链 DNA，其复制具有逆转录过程。逆转录过程发生在病毒转录之后，在装配好的病毒衣壳中，以前病毒 DNA 转录的 RNA 作为模板进行逆转录，并形成 RNA：DNA 中间体，水解

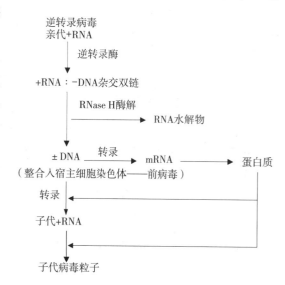

图 15-7　逆转录病毒的复制过程

RNA 后，以 -ssDNA 为模板，合成其互补的 + ssDNA，然后再形成不完全双链子代环状 DNA。

### （五）装配与释放（assembly and release）

病毒装配与释放是指病毒核酸与蛋白质合成之后，在细胞质或细胞核内装配为成熟病毒颗粒，然后释放到细胞外的过程。

不同种类的病毒在细胞内装配的部位和方式不同。除痘病毒外，DNA 病毒均在细胞核内组装；痘病毒与多数 RNA 病毒则在细胞质内组装。无包膜病毒先形成空心衣壳，病毒核酸从衣壳裂隙间进入壳内形成核衣壳，即为成熟的病毒体。有包膜病毒在核衣壳外再加一层包膜，才能成为完整的病毒体。病毒包膜形成是在细胞膜系统特定的部位，当病毒编码的特异糖蛋白插入细胞膜时，装配的核衣壳与此处细胞膜结合，形成包膜。即包膜的脂类来源于细胞，而包膜的糖蛋白是由病毒基因组所编码，故具有病毒的特异性和免疫原性。

成熟的病毒体从宿主细胞游离出来的过程称为释放。装配完成后，通过破胞、出芽等不同方式释放。

**1. 破胞**　裸露病毒随宿主细胞破裂而把病毒全部释放到周围组织中。

**2. 出芽**　有包膜的病毒以出芽方式释放到细胞外，因细胞膜在出芽后可以修复，宿主细胞通常不死亡，细胞仍能继续分裂。

**3. 其他方式**　如巨细胞病毒，很少释放到细胞外，而是通过细胞间桥或细胞融合在细胞之间传播；另有一些病毒，其基因组以整合方式随细胞的分裂而出现在子代细胞中，有致癌潜能。

## 二、病毒的异常增殖和干扰现象

### （一）病毒的异常增殖

病毒进入宿主细胞内增殖时，可因病毒和宿主细胞双方的原因而导致病毒不能完成复制过程，这属于病毒的异常增殖。病毒的异常增殖，主要与顿挫感染和缺陷病毒有关。

**1. 顿挫感染（abortive infection）**　病毒进入宿主细胞后，细胞不能为病毒增殖提供所需要的酶、能量及必要的成分，则病毒在其中不能合成本身的成分；或者虽合成部分或全部病毒成分，但不能装配和释放，称为顿挫感染。形成顿挫感染的细胞被称为非容纳细胞。病毒能完成正常增殖的细胞则称为容纳细胞。对一种病毒是非容纳细胞，而对其他病毒则可能为容纳细胞。如人腺病毒感染人胚肾细胞能正常增殖，而感染猴肾细胞则发生顿挫感染。猴肾细胞对人腺病毒而言是非容纳细胞，而对脊髓灰质炎病毒则是容纳细胞。

**2. 缺陷病毒（defective virus）**　因病毒基因组不完整或基因发生改变而不能进行正常增殖，复制不出完整的有感染性的病毒颗粒，此病毒称为缺陷病毒。但当与其他病毒共同感染细胞时，若后种病毒能为缺陷病毒提供所需要的条件，就能使缺陷病毒完成正常的增殖而产生完整的子代病毒，将这种有辅助作用的病毒称为辅助病毒（helper virus）。如腺病毒伴随病毒（adeno-associated virus），用任何细胞培养都不能增殖，但当和腺病毒共同感染细胞时却能产生成熟病毒。腺病毒即辅助病毒。丁型肝炎病毒（hepatitis D virus，HDV）是缺陷病毒，其必须依赖乙型肝炎病毒才能复制。

### （二）病毒的干扰现象

当两种病毒感染同一细胞时，可发生一种病毒抑制另一种病毒增殖的现象，称为病毒的干扰现象（interference）。干扰现象不仅在异种病毒之间发生，也可发生在同种、同型及同株病毒之间。发生干扰的主要机制：①与病毒诱导细胞产生的干扰素有关；②病毒的吸附受到干扰或改变了宿主的细胞代谢途径；③缺陷病毒虽然不能复制，但具有干扰同种成熟病毒体进入细胞的作用，故又称其为缺陷干扰颗粒

（defective interfering particle，DIP）。病毒之间干扰现象能使宿主感染中止。在使用疫苗预防病毒性疾病时，应避免由于干扰而影响疫苗的免疫效果。

# 第四节　病毒的遗传与变异

病毒是变异率比较高的微生物。由于病毒是非细胞型微生物，且病毒的复制频率较高，遗传物质容易在复制过程中发生突变；病毒变异可逃避宿主的免疫杀伤，对预后不利，也会影响病毒感染的正确诊断及治疗。

## 一、基因突变

病毒在增殖过程中常发生由病毒基因组核酸链中碱基置换、缺失或插入引起的基因突变，自发突变率为 $10^{-8} \sim 10^{-6}$。诱发因素包括物理因素（如紫外线或 $\gamma$ 射线）或化学因素（如 5-氟尿嘧啶、亚硝基胍或羟胺）。由基因突变产生的病毒表型性状改变的毒株为突变株（mutant）。常见的有意义的突变株有以下几种，其中最常见的是条件致死性突变株。

**1. 条件致死性突变株（conditional-lethal mutant）**　只能在某种条件下增殖，而在另一种条件下不能增殖的病毒株，如温度敏感性突变株（temperature-sensitive mutant，ts 株）。ts 株在 28～35℃（容许性温度）条件下可增殖，而在 37～40℃（非容许性温度）条件下不能增殖。ts 突变株多为减毒株，是生产疫苗的理想毒株，但 ts 株容易发生回复突变（回复率为 $10^{-4}$），因此制备疫苗时必须经多次诱变后，方可获得稳定的突变株，亦称变异株（variant）。脊髓灰质炎病毒活疫苗就是这种变异株。

**2. 宿主范围突变株（host-range mutant，hr）**　由于病毒基因组改变影响了病毒对宿主细胞的感染范围，能感染野生型病毒所不能感染的细胞。也可利用此特性制备疫苗，如狂犬病疫苗。

**3. 耐药突变株（drug-resistant mutant）**　编码病毒酶的基因发生改变，可降低靶酶对药物的亲和力，使病毒对药物不敏感而能继续增殖。

### ⊕ 知识链接

#### "善变"的病毒

对病毒耐药性的研究是病毒学研究领域的一大热点。近年来核苷类似物（NA）已成为抗 HBV 感染的主要用药。目前美国 FDA 批准的治疗慢性乙型肝炎的 NAs 有 6 种，根据结构可分为嘧啶类似物和嘌呤类似物两大类。嘧啶类似物包括拉米夫定（3TC）、替比夫定（LdT）、阿德福韦酯（ADV）和恩替卡韦（ETV），嘌呤类似物包括富马酸替诺福韦双丙酯（TDF）和替诺福韦丙氨酰胺（TAF）。该类药物疗效显著，但长期使用单一核苷类似物（NAs）容易引发病毒耐药突变，且不同核苷类似物间存在交叉耐药点。目前，乙肝病毒变异耐药检测已应用于临床，可针对患者病情进行个体化择优用药，避免乙型肝炎病毒耐药性出现。耐药变异位点的检测和用药期间的监测，可以指导临床选择和调整核苷类药物，具有非常重要的临床价值。

## 二、基因重组与重配

当两种或两种以上病毒感染同一细胞时，它们的基因组可发生多种形式的相互作用，但常发生于有近缘关系的病毒之间。如两种病毒的基因组发生互换，产生具有两个亲代特征的子代病毒，并能继续增殖，该过程称为基因重组（gene recombination），其子代病毒被称为重组体（recombinant）。基因重组不仅可发生于两种活病毒之间，也可发生于活病毒与灭活病毒之间，甚至还可发生于两种灭活病毒之间。不分节段基因组病毒间的重组是由于核酸内切酶和连接酶的作用，两种病毒核酸分子发生断裂和交叉连接，核酸分子内部序列重新排列所致，如脊髓灰质炎病毒。分节段的 RNA 病毒是通过基因片段的交换使子代基因组发生改变，称为重配（reassortment），如流感病毒。

### 三、基因整合

病毒感染细胞的过程中，有时病毒基因组或某一片段可插入宿主染色体 DNA 中，这种病毒基因组与细胞基因组的重组过程称为基因整合（gene integration）。多种 DNA 病毒、逆转录病毒等均具有整合特性。整合既可引起病毒基因组的变异，也可引起宿主细胞基因组的改变而导致细胞发生恶性转化。

### 四、病毒基因产物的相互作用

当两种病毒感染同一细胞时，除可发生基因重组外，也可发生病毒基因产物的相互作用，包括互补、表型混合与核壳转移等，导致子代病毒发生表型变异。

**1. 互补作用（complementation）** 两种病毒同时感染同一细胞时，通过基因产物之间的相互作用，能产生一种或两种感染性子代病毒。互补作用可发生在两种缺陷病毒间，也可发生于感染性病毒与缺陷病毒或灭活病毒之间，其原因不是病毒基因的重组，而是一种病毒能提供另一缺陷病毒所需要的基因产物，如病毒的衣壳、包膜或酶类等。

**2. 表型混合（phenotypic mixing）与核壳转移（transcapsidation）** 两种具有某些共同特点的病毒感染同一细胞时，一种病毒所产生的衣壳或包膜包绕另一病毒基因组外面，并发生细胞嗜性或耐药性等生物学特征的改变，称为表型混合。表型混合只是基因产物的交换，而不是遗传物质的交换，所以不稳定，经细胞培养传代后可恢复亲代的表型。无包膜病毒发生的表型混合称为核壳转移，如柯萨奇病毒和脊髓灰质炎病毒共同感染同一细胞时，可发生核壳转移，甚至有两个亲代病毒核酸编码的壳粒混合组成的衣壳。因此，当获得新表型病毒株时，应通过传代来确定病毒新性状的稳定性而区分基因重组体和表型混合。

## 第五节　理化因素对病毒的影响

病毒受理化因素作用后，失去感染性称为灭活（inactivation）。灭活的病毒仍能保留其免疫原性以及红细胞吸附、血凝与细胞融合等特性。

### 一、物理因素

**1. 温度** 大多数病毒耐冷不耐热。在低温，特别是在干冰温度（-70℃）或液氮温度（-196℃）条件下，可长期保持病毒的感染性。对温度的敏感性因病毒而异，大多数病毒加热至 50~60℃ 30 分钟或 100℃ 数秒钟可被灭活，但乙型肝炎病毒 100℃ 10 分钟才能被灭活。

**2. 酸碱度** 大多数病毒在 pH 5~9 范围内稳定，但也因病毒种类而异，如肠道病毒在 pH 3~5 时稳定，而鼻病毒在 pH 3~5 则迅速被灭活。

**3. 射线** X 线、γ 射线或紫外线均能以不同机制使病毒灭活。射线引起核苷酸链发生致死性断裂；紫外线则是在病毒的多核苷酸上形成双聚体，抑制病毒的复制。有些病毒，如脊髓灰质炎病毒经紫外线灭活后，若再用可见光照射可切除双聚体，称为光复活，故不宜使用紫外线来制备灭活疫苗。

### 二、化学因素

病毒对化学因素的抵抗力一般比细菌强，可能是因病毒缺乏酶类的原因。

**1. 脂溶剂**　乙醚、三氯甲烷、去氧胆酸盐等脂溶剂均能使有包膜病毒（如流感病毒、流行性乙型脑炎病毒等）的包膜脂质溶解而被灭活。但对无包膜病毒（如肠道病毒）几乎无作用。在脂溶剂中，乙醚对病毒包膜破坏作用最大，因此耐乙醚试验可鉴别病毒有无包膜。

**2. 消毒剂**　除强酸、强碱外，各种氧化剂、酚类、卤素类及醇类等化学消毒剂均对病毒有灭活作用，但其灭活病毒的效果不如细菌。病毒对消毒剂的敏感性也因病毒种类而异，无包膜病毒抵抗力较强。由于醛类消毒剂能使病毒灭活但仍保持免疫原性，故常用来制备灭活病毒疫苗。

**3. 其他**　现有的抗生素对病毒无抑制作用，待检标本中加入抗生素的目的是抑制细菌繁殖，有利于分离病毒。中草药板蓝根、大青叶、大黄、贯仲和七叶一枝花等对某些病毒有一定的抑制作用。

# 第六节　病毒的分类

## 一、病毒的分类方法

病毒的分类方法有多种，一般采用非系统、多原则、分等级的分类法。根据其寄生宿主的种类不同，可分为动物病毒、植物病毒、细菌病毒和昆虫病毒等。与人类疾病相关的是脊椎动物病毒。2021年国际病毒分类委员会（International Committee on Taxonomy of Viruses，ICTV）公布的病毒分类命名报告中将病毒分为233个科、2606个属、10434个种。

对病毒进行分类的原则：①病毒基因组特性（DNA或RNA、单链或双链、线状或环状、是否分节段、分子量、基因数和全基因组信息）；②病毒体的形态大小；③病毒体的形态结构（衣壳的对称型和有无包膜）；④对理化因素的敏感性；⑤抗原性；⑥生物学特性（自然宿主范围、传播途径、流行病学特征、致病性和病理学特点）。具体见表15-2。

表15-2　感染人和动物的病毒分类

| 核酸 | 病毒科 | 分类的主要特点 | 主要病毒 |
|---|---|---|---|
| DNA | 小DNA病毒科（Parvoviridae） | +ssDNA，无包膜 | 细小病毒B19 |
| | 乳多空病毒科（Papovaviridae） | dsDNA，环状，无包膜 | 人类乳头瘤病毒 |
| | 腺病毒科（Adenoviridae） | dsDNA，有包膜 | 腺病毒 |
| | 疱疹病毒科（Herpesviridae） | dsDNA，有包膜 | 单纯疱疹病毒，水痘-带状疱疹病毒，巨细胞病毒，EB病毒及人疱疹病毒6、7、8型 |
| | 痘病毒科（Poxviridae） | dsDNA，有包膜 | 天花病毒，痘苗病毒，传染性软疣病毒，猴痘病毒 |
| | 嗜肝病毒科（Hepadnaviridae） | dsDNA，复制过程有逆转录 | 乙型肝炎病毒 |
| RNA | 小RNA病毒科（Picornaviridae） | +ssRNA，不分节，无包膜 | 肠道病毒，鼻病毒 |
| | 呼肠病毒科（Reoviridae） | dsRNA，分节段，无包膜 | 呼肠病毒，轮状病毒 |
| | 披膜病毒科（Togaviridae） | +ssRNA，不分节，有包膜 | 风疹病毒 |
| | 黄病毒科（Flaviviridae） | +ssRNA，不分节，有包膜 | 流行性乙型脑炎病毒，森林脑炎病毒，登革病毒 |
| | 沙粒病毒科（Arenaviridae） | -ssRNA，分节段，有包膜 | 拉沙病毒 |
| | 冠状病毒科（Coronaviridae） | +ssRNA，不分节，有包膜 | 冠状病毒 |
| | 布尼雅病毒科（Bunyaviridae） | -ssRNA，分节段，有包膜 | 汉坦病毒，克里木-刚果出血热病毒 |
| | 正黏病毒科（Orthomyxoviridae） | -ssRNA，分节段，有包膜 | 流感病毒A、B、C型 |
| | 副黏病毒科（Paramyxoviridae） | -ssRNA，不分节，有包膜 | 麻疹病毒，呼吸道合胞病毒，腮腺炎病毒，副流感病毒，偏肺病毒 |
| | 弹状病毒科（Rhabdoviridae） | -ssRNA，不分节，有包膜 | 狂犬病病毒 |
| | 纤丝病毒科（Filoviridae） | -ssRNA，不分节，有包膜 | 埃博拉病毒，马堡病毒 |

续表

| 核酸 | 病毒科 | 分类的主要特点 | 主要病毒 |
|---|---|---|---|
| | 逆转录病毒科（Retroviridae） | 两条相同的+ssRNA，不分节，有包膜 | 人类免疫缺陷病毒，人类嗜T细胞病毒 |

## 二、亚病毒

亚病毒（subvirus）是一类比病毒更小、结构更简单的微生物，包括类病毒、卫星病毒和朊粒。

**1. 类病毒（viroid）** 是1971年Diener等在研究马铃薯纺锤形块茎病时发现的一种比典型病毒简单的感染因子。类病毒基因组仅由250～400个核苷酸组成，有二级结构，无蛋白质衣壳，只有裸露的单股共价闭合环状RNA分子；不具备编码自身核酸复制的酶，而此酶需要宿主细胞提供；对核酸酶敏感，对热、有机溶剂有抵抗力，主要使植物致病，与人类的关系尚不明确。

**2. 卫星病毒（satellite virus）** 是在研究类病毒的过程中发现的一种与植物病害有关的致病因子，曾被称为拟病毒（virusoid）。是由500～2000个核苷酸组成的单链RNA分子。复制时需要利用辅助病毒的蛋白衣壳，复制部位与辅助病毒完全相同，但与辅助病毒基因组之间没有同源序列，复制时干扰辅助病毒的增殖。多属于植物病毒，少数与噬菌体和动物病毒有关，如人类腺病毒卫星病毒。

**3. 朊粒** 近年来发现，某些人或动物中枢神经系统慢性进行性传染病与朊粒（prion）的感染有关。朊粒的生物学地位尚未确定，具体内容详见后面的章节。

## 目标检测

### 一、选择题

1. 病毒的增殖方式是（　　）
   A. 无性二分裂　　　B. 复制　　　　　C. 孢子　　　　　D. 出芽　　　　　E. 有丝分裂
2. 病毒体的基本结构是（　　）
   A. 核心　　　　　　B. 衣壳　　　　　C. 核衣壳　　　　D. 包膜　　　　　E. 刺突
3. 缺陷病毒是指（　　）
   A. 包膜、刺突缺陷　　　　　　B. 衣壳缺陷　　　　　　　C. 基因组缺陷
   D. 复制周期不全　　　　　　　E. 病毒复制酶缺损

### 二、简答题

1. 简述病毒的基本特征。
2. 何为病毒复制周期？包括几个阶段？其中隐蔽期是哪个阶段？
3. 简述病毒的干扰现象及发生范围。

（李　恋　包丽丽）

# 第十六章　病毒的感染与免疫

1. **掌握**　病毒感染的致病机制及类型。
2. **熟悉**　病毒感染的传播方式与抗病毒免疫的特点。
3. **了解**　抗病毒免疫持续时间的影响因素。
4. 学会预防病毒感染与传播的知识，具备开展相关科学研究和健康宣传教育的能力。

病毒通过不同途径侵入宿主，并在细胞中增殖的过程称为病毒感染（virus infection），其本质是病毒与宿主之间的相互作用过程。病毒感染的结果取决于病毒和宿主因素。病毒因素包括病毒株、病毒量和感染途径等。宿主因素包括基因背景、免疫状态、年龄以及个体一般健康状况。不同个体感染同一病毒体，结局各异。病毒感染性疾病占所有感染性疾病的一半以上，危害程度较高。

⇒ 案例引导

**案例**　患者，女，28 岁，已婚。近期有生育计划。体检发现：HBsAg (+)、HBeAg (+)、抗 – HBs (–)、抗 – HBe (–)、抗 – HBc (+)，肝功能正常。

**讨论**　该女性适合近期怀孕生产吗？为什么？

## 第一节　病毒的致病作用

### 一、病毒感染的传播方式

不同病毒进入机体的途径不同，多数病毒以一种途径进入机体，少数可经多种途径感染；不同病毒可经相同途径侵入机体。病毒感染的传播方式指病毒从传染源到达易感机体的过程。有垂直传播与水平传播两种（表 16 –1）。

表 16 –1　常见的人类病毒传播方式及感染途径

| 传播方式 | 感染途径 | 传播媒介 | 常见病毒 |
| --- | --- | --- | --- |
| 水平传播 | 呼吸道 | 飞沫、痰、气溶胶、皮屑 | 流感病毒、副流感病毒、鼻病毒、麻疹病毒、腮腺炎病毒、水痘病毒和部分肠道病毒等 |
| | 消化道 | 污染的水、食品、餐具 | 脊髓灰质炎病毒、柯萨奇病毒、ECHO 病毒、轮状病毒、HAV、HEV 等 |
| | 破损皮肤 | 接触、吸血昆虫叮咬、狂犬咬伤、鼠类咬伤 | 痘病毒、虫媒病毒、狂犬病病毒、出血热病毒 |
| | 眼、泌尿生殖道 | 直接或间接接触、游泳池 | HIV，HSV-1、2，CMV、HPV、肠道病毒 70 型等 |
| | 血液 | 注射、输血或血液制品、器官移植 | HBV、HIV、CMV、HPV、HCV 等 |

续表

| 传播方式 | 感染途径 | 传播媒介 | 常见病毒 |
|---|---|---|---|
| 垂直传播 | 胎盘、围生期 | 宫内、分娩产道、哺乳等 | HBV、HIV、CMV、HPV、EBV、风疹病毒、腮腺炎病毒、脊髓灰质炎病毒、柯萨奇病毒、麻疹病毒等 |

**1. 垂直传播（vertical transmission）** 是指病毒从亲代传给子代的传播方式。主要通过胎盘或产道，也可以是哺乳等密切接触。如风疹病毒、单纯疱疹病毒、人巨细胞病毒、乙型肝炎病毒、人类免疫缺陷病毒等多种病毒可以通过垂直传播。垂直传播方式造成的感染称为垂直感染。这类感染可导致死胎、早产及先天畸形等，子代也可没有症状而成为病毒携带者。

**2. 水平传播（horizontal transmission）** 是指病毒在人群中不同个体之间或人和动物之间的传播方式。主要通过呼吸道、消化道、皮肤、黏膜和血液等途径进入人体而造成水平感染。

**3. 病毒在体内的传播** 不同病毒在机体内呈不同程度的播散，有些病毒只在入侵部位感染细胞局部播散，引起局部感染（Local infection）或表面感染（superficial infection）；另一些病毒可在入侵局部增殖后经细胞—细胞接触而直接播散，也可经血流或神经系统向全身或远离入侵部位的器官播散，造成全身感染（systemic infection）。病毒进入血液引起病毒血症（viremia）。

## 二、病毒感染的致病机制

病毒感染的致病机制可以归纳为病毒对宿主细胞的直接损伤作用、病毒感染引起的免疫损伤和病毒的免疫逃逸3个方面。

### （一）病毒对宿主细胞的直接损伤作用

病毒具有严格的胞内寄生性，其致病基础是病毒在细胞中增殖而导致宿主细胞损伤和功能障碍。病毒引起宿主细胞病理改变主要是在体外培养的细胞中观察到的。

**1. 杀细胞效应** 病毒在宿主细胞内增殖后大量释放子代病毒，造成细胞破坏而死亡，称为病毒的杀细胞效应（cytocidal effect），或称溶细胞感染（cytolytic infection）。溶细胞感染表现的细胞学改变如细胞变圆、聚集、融合、裂解或脱落等，即病毒的致细胞病变作用（cytopathic effect，CPE）。主要见于无包膜、杀伤性强的病毒，如脊髓灰质炎病毒、腺病毒。具有溶细胞作用的病毒多数引起急性感染。溶细胞感染的发生机制：①阻断细胞大分子合成，由病毒编码的早期蛋白（酶类等）通过各种途径抑制、阻断（或降解）细胞自身核酸的复制、转录和蛋白质合成，导致细胞坏死；②细胞溶酶体结构和通透性改变，病毒感染除造成宿主细胞的细胞骨架、各种细胞器的损伤外，由于溶酶体膜通透性增加或破坏，溶酶体中的酶类释出也可致细胞自溶；③毒性蛋白作用，如腺病毒表面的蛋白纤维突起，对宿主细胞即有毒性作用；④细胞器损伤，病毒感染可损害细胞核、内质网、线粒体等，使细胞出现混浊、肿胀、团缩等改变。

**2. 稳定状态感染** 有些病毒（多为有包膜病毒）在增殖过程中，对细胞代谢、溶酶体膜影响较小，以出芽方式释放病毒，病变过程缓慢、病变较轻、短时间内不表现细胞溶解和死亡，称为病毒的稳定状态感染（steady state infection）。稳定状态感染细胞，经病毒长期增殖释放后，最终可引起细胞死亡。

（1）细胞融合 某些病毒的酶类或感染细胞释放的溶酶体酶，能使感染细胞膜改变，导致感染细胞与邻近的细胞融合。病毒借助于细胞融合，扩散到未受感染的细胞。细胞融合的结果是形成多核巨细胞或合胞体。如麻疹病毒、副流感病毒感染使细胞的膜成分发生改变，导致与邻近细胞融合，利于病毒扩散。

（2）细胞表面出现病毒基因编码的抗原 病毒感染的细胞膜上常出现由病毒基因编码的新抗原。

如流感病毒、副黏病毒在细胞内装配成熟后，以出芽方式释放时，细胞表面形成血凝素，因而能吸附某些动物的红细胞。此外，也有因感染病毒引起细胞表面抗原决定簇的变化，暴露了在正常情况下隐蔽的抗原决定簇。

**3. 包涵体形成**　细胞受病毒感染后，在细胞质或细胞核内出现光镜下可见的斑块状结构，称为包涵体（inclusion body）。病毒包涵体由病毒颗粒或未装配的病毒成分组成，也可以是病毒增殖留下的细胞反应痕迹。包涵体可破坏细胞的正常结构和功能，有时也引起细胞死亡。包涵体与病毒的增殖、存在有关，有辅助诊断的价值。如在可疑狂犬病的脑组织切片中发现细胞内有嗜酸性包涵体即内基小体（Negri body），可诊断为狂犬病。

**4. 细胞凋亡（cell apoptosis）**　是由基因启动的细胞程序性死亡过程。有些病毒（如腺病毒、流感病毒等）可作为诱导因子激活细胞凋亡基因，诱发细胞凋亡。

**5. 细胞增生与转化**　少数病毒如 SV40 病毒，感染细胞后可促进细胞增殖，形态改变，并失去细胞之间接触性抑制而成堆生长。这些细胞生物学行为的改变称为细胞转化（cell transformation）。人类病毒中的 HSV、CMV、EBV、HPV 和腺病毒中的某些型别都能转化体外培养细胞。具细胞转化能力的病毒和病毒的致瘤潜能有密切联系，常被称为致瘤病毒。其中有些病毒已被明确为肿瘤发生的原因，例如引起宫颈癌的 HPV。

**6. 病毒基因整合**　分子遗传学研究发现，病毒的核酸可以结合到宿主细胞染色体 DNA 中，称为整合。病毒基因组整合有两种方式。

（1）全基因组整合　如逆转录病毒复制过程中前病毒 DNA 整合入细胞 DNA 中。

（2）失常式整合（aberration）　即病毒基因组中部分基因，或 DNA 片段随机整合入细胞 DNA 中，多见于 DNA 病毒。

整合的病毒 DNA 可随细胞分裂而带入子代细胞中，不出现病毒颗粒。作为前病毒的整合基因可在宿主细胞内引起复制并形成前面提及的各类细胞损伤。不表达的整合基因也可导致整合处的宿主细胞基因的失活或激活。有些整合的病毒基因还可编码对细胞有特殊作用的蛋白（如 SV40 病毒的 T 蛋白引起细胞转化），成为病毒致肿瘤的重要机制。

### （二）病毒感染引起的免疫损伤作用

机体免疫系统对病毒的清除也伴随着对自身组织细胞的损伤。在病毒与机体免疫系统相互抗衡的过程中，由病毒感染引起的免疫损伤可以有如下表现。

**1. 细胞免疫造成的病理损伤**　当病毒抗原表达于感染细胞表面时，机体免疫系统在对病毒识别与攻击的同时产生细胞免疫病理，破坏了感染细胞，被破坏细胞的数量若超过机体的代偿限度，则可出现严重的临床后果，如重症肝炎时的肝功能衰竭，SARS 引起的呼吸窘迫综合征等。

**2. 体液免疫造成的病理损伤**　从细胞内释出的病毒或病毒蛋白可引起 Ⅱ 型及 Ⅲ 型超敏反应性疾病，如登革病毒在体内与相应抗体在红细胞和血小板表面结合，激活补体，导致红细胞和血小板破坏，出现出血和休克综合征。HBV 抗原抗体复合物可沉积于肾小球基底膜，引起肾小球肾炎等。

**3. 诱导自身免疫反应的发生**　病毒感染可改变细胞膜表面结构使之成为"非己物质"，也有可能使正常情况下隐蔽的抗原暴露或释放。导致机体对这些细胞产生免疫应答，从而引起自身免疫病。

**4. 形成免疫抑制的状态**　许多病毒感染可抑制机体免疫功能，如麻疹病毒、风疹病毒、巨细胞病毒及人类免疫缺陷病毒等。病毒感染所致的免疫抑制可激活潜伏在机体的病毒或促进某些肿瘤生长，可能是病毒持续性感染的原因之一。

### （三）病毒的免疫逃逸

病毒致病与病毒的免疫逃逸能力相关。其免疫逃逸机制：①细胞内寄生性，病毒均严格寄生于细胞内，可逃避抗体、补体及药物的作用；②损伤免疫细胞，如 HIV、麻疹病毒、EB 病毒等在 T 细胞或 B 细胞内寄生可致细胞死亡；③抗原变异使免疫应答滞后，如甲型流感病毒、HIV 等的抗原变异频率高；④抗原结构复杂使免疫应答不力，如鼻病毒、肠道病毒等病毒抗原型别多；⑤抗原表达降低，如腺病毒、巨细胞病毒等可抑制 MHC Ⅰ 转录、表达；⑥免疫增强作用，如登革病毒及其他黄病毒再次感染，因机体内已存在的中和抗体能结合游离病毒促进其进入单核细胞内，增强了病毒对细胞的感染作用。

## 三、病毒感染的类型

根据有无临床症状，病毒感染可分为隐性病毒感染和显性病毒感染；根据病毒在机体内感染的过程及滞留的时间，病毒感染可分为急性病毒感染和持续性病毒感染。持续性病毒感染又可分为潜伏感染、慢性感染和慢发病毒感染。

### （一）隐性病毒感染与显性病毒感染

**1. 隐性病毒感染**　病毒进入机体后不出现临床症状的感染称为隐性病毒感染（inapparent viral infection）或亚临床感染（subclinical infection）。可能与入侵机体的病毒数量少、毒力弱及机体抵抗力强有关。隐性感染者虽无临床症状，但仍可获得对该病毒的特异性免疫而终止感染。部分隐性感染者本身无症状，但病毒可以在其体内增殖并不断向外排出，这类隐性感染者也称为病毒携带者（viral carrier），是重要的传染源，在流行病学上具有重要意义。

**2. 显性病毒感染**　病毒在宿主细胞内大量增殖，导致机体出现症状者称为显性病毒感染（apparent viral infection）。有些病毒可造成多数感染者发病，如天花病毒、麻疹病毒；也有些病毒感染后只有极少数人发病，大多数感染者呈隐性感染，如脊髓灰质炎病毒、流行性乙型脑炎病毒。

### （二）急性病毒感染

急性病毒感染（acute viral infection）也称为病原消灭型感染，病毒侵入机体后，在细胞内增殖，经数日乃至数周的潜伏期后发病。在潜伏期内病毒增殖到一定水平，导致靶细胞损伤和死亡而造成组织器官损伤和功能障碍，出现临床症状。除死亡病例外，宿主一般能在出现症状后的一段时间内，将病毒清除而进入恢复期。其特点为潜伏期短，发病急，病程数日至数周，病后常获得适应性免疫。因此，特异性抗体可作为受过感染的证据。

### （三）持续性病毒感染

持续性病毒感染（persistent viral infection）系病毒长期存在于宿主体内，达数月、数年以至数十年，可表现或不表现临床症状。持续性病毒感染可能与下列因素有关：①宿主免疫系统不能形成针对病毒的清除机制，致使病毒长期存留；②病毒处于宿主的免疫"赦免"区域；③病毒难以形成有效的免疫原性，致使宿主免疫系统不能识别；④病毒以缺陷颗粒形式持续存在；⑤病毒以整合于宿主细胞基因组的形式存在。根据临床症状或发病机制的不同分为如下几种。

**1. 慢性感染（chronic infection）**　显性或隐性感染后，病毒未能完全清除，临床症状轻微或无症状，迁延不愈而长期带毒，如乙型肝炎、丙型肝炎等。

**2. 潜伏感染（latent infection）**　在原发感染后，病毒基因存在于宿主的某些组织或细胞中，但病毒不复制，也不出现临床症状。在某些条件下病毒被激活增殖，导致疾病复发出现症状。急性发作期可以检测出病毒。如水痘-带状疱疹病毒初次感染儿童时引起水痘，病毒可长期潜伏在脊髓后根神经节或颅神经节，成年期潜伏的病毒可被激活引起带状疱疹。

**3. 慢发病毒感染（slow virus infection）**　又称慢病毒感染，病毒感染后有很长的潜伏期，经数年或十几年后，症状一旦出现多为进行性加重并导致死亡，此类感染又称迟发病毒感染。如 HIV 感染引起的

AIDS 和麻疹缺陷病毒引起的亚急性硬化性全脑炎（SSPE）。

## 四、病毒与肿瘤的关系

多种病毒与人类肿瘤发生有着密切联系。有些已经明确肯定肿瘤由病毒感染所致，如人乳头瘤病毒可引起人疣（乳头瘤），人类嗜 T 细胞病毒所致人 T 细胞白血病。另一些是密切相关的，如 HBV、HCV 与原发性肝细胞癌，EBV 与鼻咽癌和淋巴瘤，人乳头瘤病毒与宫颈癌，人疱疹病毒-8 与卡波西肉瘤，以及 HIV 与艾滋病相关恶性肿瘤等。

⊕ **知识链接**

### 病毒与肿瘤

病毒是人类肿瘤的致病因素之一，有 15% ~ 20% 的人类肿瘤与病毒感染有关。大多数与肿瘤相关的病毒具有 DNA 基因组或是在感染细胞后产生 DNA 前病毒。而丙型肝炎病毒例外，其不会产生前病毒，是间接诱发肿瘤的。肿瘤病毒可通过诱导细胞转化、激活原癌基因、不断扩大的细胞生长去调节作用等诱发肿瘤。需注意的是，肿瘤不是病毒感染的必然结果，病毒感染只是细胞恶性化的一个因素，预防病毒感染或有效控制病毒感染可降低肿瘤发生的潜在危险。

# 第二节　抗病毒免疫

机体抗病毒免疫机制包括固有免疫与适应性免疫两个重要组成部分。两者在限制病毒复制与彻底清除病毒过程中都具有重要意义。

## 一、固有免疫

抗病毒固有免疫是针对病毒感染的第一道防线。干扰素、细胞因子、巨噬细胞和 NK 细胞等因素，均可对病毒的侵入迅速发生反应，并且激活适应性免疫防御系统。通常固有免疫防御可控制病毒感染，防止临床症状出现。其中，干扰素、巨噬细胞和 NK 细胞起主要作用。

### （一）干扰素

**1. 种类与性质**　干扰素（interferon，IFN）是由病毒或其他 IFN 诱导剂诱导人或动物细胞产生的一类糖蛋白，它具有抗病毒、抑制肿瘤及免疫调节等多种生物活性。病毒、原虫及细胞内寄生微生物、细菌脂多糖、人工合成的双链 RNA 等均可诱导细胞产生干扰素，其中以病毒和人工合成的双链 RNA 诱生能力最强。受干扰素诱生剂作用的巨噬细胞、淋巴细胞及体细胞均可产生干扰素。根据其结构，干扰素分为 IFN-α、IFN-β、IFN-γ。每种又因其氨基酸序列的不同再分若干亚型。IFN-α 主要由人白细胞产生，IFN-β 主要由人成纤维细胞产生，IFN-γ 由 T 细胞产生。前两者的抗病毒作用强于免疫调节和抑制肿瘤作用，后者的免疫调节和抑制肿瘤作用强于抗病毒作用。

干扰素是小分子量的糖蛋白，4℃ 可保存较长时间，－20℃ 可长期保存活性，50℃ 被灭活，可被蛋白酶破坏。IFN-α 和 IFN-β 理化性状比较稳定，56℃ 30 分钟及 pH 2.0 时不被破坏；而 IFN-γ 在上述两种因素中则不稳定。

**2. 功能**

（1）抗病毒活性　干扰素具有广谱抗病毒活性，其作用特点：①只能抑制病毒复制，而不能灭活病毒；②作用具有相对的种属特异性，一般在同种细胞中的活性大于异种细胞；③对不同病毒的作用效果不同。虽然 IFN 对多种 DNA 和 RNA 病毒都有作用，但病毒的敏感性有差别，如 RNA 病毒的披膜病毒、DNA 病毒的痘苗病毒很敏感，而 DNA 病毒的单纯疱疹病毒则不敏感。

干扰素不能直接灭活病毒，而是通过诱导细胞合成抗病毒蛋白（antiviral protein，AVP）发挥效应。干扰素的抗病毒机制系由细胞膜上的干扰素受体介导，干扰素与干扰素受体结合后，经受体介导引发一系列生化反应，使细胞合成多种抗病毒蛋白，由抗病毒蛋白阻止病毒的合成而发挥抗病毒作用。抗病毒蛋白主要有 2′-5′ 腺嘌呤核苷合成酶（2-5′A 合成酶）和蛋白激酶等，这些酶通过降解 mRNA、抑制多肽链的延伸等阻断病毒蛋白的合成。如：① 2′-5′A 合成酶，是一种依赖双链 RNA（dsRNA）的酶，被激活后使 ATP 多聚化，形成 2′-5′A，2′-5′A 再激活 RNA 酶 L 或 F，活化的 RNA 酶则可切断病毒 mRNA；②蛋白激酶，也是依赖 dsRNA 的酶，它可磷酸化蛋白合成起始因子的 α 亚基（elF-2a），从而抑制病毒蛋白质合成。

（2）免疫调节及抗肿瘤活性　干扰素还具有免疫调节作用，其中 IFN-γ 尤为重要。包括激活巨噬细胞，活化 NK 细胞，促进细胞 MHC 分子的表达，增强淋巴细胞对靶细胞的杀伤等。此外，干扰素还能直接抑制肿瘤细胞的生长，被用于某些癌症的治疗中。

### （二）屏障作用

血-脑屏障能阻挡病毒经血流进入中枢神经系统。胎盘屏障保护胎儿免受母体所感染病毒的侵害，但其屏障的保护作用与妊娠时期有关。妊娠 3 个月以内，胎盘屏障尚未发育完善。在此期间，孕妇若感染风疹病毒或 CMV，极易通过胎盘感染胎儿，引起先天性畸形或流产。

### （三）细胞作用

**1. 巨噬细胞**　对阻止病毒感染和促使病毒感染的恢复具有重要作用。如果巨噬细胞受损，病毒易侵入血流引起病毒血症。中性粒细胞虽也能吞噬病毒，但不能将其杀灭，病毒在其中还能增殖，反而将病毒带到全身，引起扩散。

**2. NK 细胞**　具有杀伤病毒感染的靶细胞作用。NK 细胞没有特异性抗原识别受体，其杀伤作用不受 MHC 限制，也不依赖于特异性抗体。病毒感染早期产生的 IFN 可诱导 NK 细胞活化。通过"丧失自我"的识别机制识别受病毒感染的靶细胞。NK 细胞与靶细胞作用后，一般在体内 4 小时即可出现杀伤效应。NK 细胞对靶细胞的杀伤与其释放的细胞毒性物质及细胞因子有关。

（1）穿孔素　可溶解病毒感染细胞。

（2）丝氨酸酯酶　从穿孔素在靶细胞上形成的孔洞进入细胞，通过激活核酸内切酶，使细胞 DNA 断裂，引起细胞凋亡。

（3）肿瘤坏死因子（TNF-α 和 TNF-β）　与相应受体结合，启动靶细胞程序性死亡。

## 二、适应性免疫

病毒抗原具有较强的免疫原性，可诱导机体产生有效的特异性体液免疫和细胞免疫。其中尤以细胞免疫对病毒的清除更显重要。

### （一）细胞免疫

对细胞内病毒的清除主要依赖于 CTL 和 Th 细胞释放的细胞因子。它们主要在病毒感染的局部发挥作用。

**1. CTL 的作用**　病毒抗原诱生的 CTL 一般于 7 天左右开始发挥杀伤作用。CTL 与病毒感染细胞的结合，除通过 TCR 特异性识别和结合病毒抗原肽 MHC 分子复合物外，还需要一些附加因子的参加，如

CD3、CD2 和淋巴细胞功能相关抗原 -1。CTL 活化后，可释放穿孔素和颗粒酶。当病毒仅在靶细胞中复制，尚未装配成完整病毒体之前，CTL 也可识别并杀伤表面表达有病毒抗原的靶细胞。因此，CTL 可起到阻断病毒复制的作用。靶细胞被破坏后释放出的病毒，在抗体配合下，可由吞噬细胞清除。

**2. Th1 细胞的作用**　在抗病毒免疫中，活化的 Th 可释放多种细胞因子刺激 B 细胞增殖分化及活化 CTL 和巨噬细胞。因 Th1 主要辅助细胞免疫的形成，故在病毒感染中，Th1 较 Th2 细胞显得意义更为重要。

### （二）体液免疫

机体受病毒感染或接种疫苗后，体内出现针对病毒抗原的特异性抗体，包括中和抗体和非中和抗体。

**1. 中和抗体**　指针对病毒某些表面抗原的抗体。此类抗体能与细胞外游离的病毒结合从而消除病毒的感染能力。机体在病毒感染后，能产生针对病毒多种抗原成分的特异性抗体，主要是 IgM、IgG 和 IgA。IgM 抗体在病毒感染后的 2～3 天即可出现，约 1 周后 IgG 抗体的滴度则明显高于 IgM，且可持续几个月甚至几年之久。一般经黏膜感染并在黏膜上皮细胞中复制的病毒在黏膜局部可诱生 IgA 抗体。中和抗体的作用机制：①改变病毒表面构型，或与吸附于易感细胞受体的病毒表位结合，从而阻止病毒吸附和侵入易感细胞；②与病毒形成免疫复合物易于被巨噬细胞吞噬和清除；③与无包膜病毒结合并将其覆盖，可阻断病毒在进入细胞时脱壳，抑制病毒的复制环节；④与包膜病毒表面抗原结合后，通过激活补体使病毒裂解。

表面含有血凝素的病毒可刺激机体产生血凝抑制抗体，可抑制血凝现象。检测该类抗体有助于血清学诊断。血凝抑制抗体是一种常见的中和抗体。

**2. 非中和抗体**　除中和抗体外，尚有针对病毒内部抗原如核蛋白、复制酶等的抗体，或针对与病毒入侵易感细胞无关的表面抗原如具有细胞融合功能的酶的抗体，这些抗体称为非中和抗体，一般不产生保护作用，但具有诊断价值。

体液免疫在抗病毒感染中的作用有限，仅针对细胞外游离病毒。

**3. 抗病毒免疫持续时间的影响因素**　抗病毒免疫持续时间的长短在各种病毒之间差异很大，抗病毒免疫持续时间的影响因素主要如下。

（1）病毒感染类型　有病毒血症的病毒全身性感染，由于病毒抗原能与免疫系统广泛接触，病后往往可获得牢固免疫，而且持续时间较长，例如天花、腮腺炎、麻疹、脊髓灰质炎病毒等。无病毒血症的病毒局部感染，引起短暂的免疫，宿主可多次感染，例如引起普通感冒的鼻病毒。

（2）病毒血清型　单一血清型病毒感染后可获得牢固免疫，持续时间长，如流行性乙型脑炎病毒。血清型多的病毒通过感染所建立的免疫对其他型病毒无免疫作用。

（3）抗原变异性　易发生抗原变异的病毒感染，病后只产生短暂免疫力。例如：流感病毒表面抗原发生变异后，人群对变异病毒无免疫力，易引起流感的流行。

## 目标检测

一、选择题

1. 病毒垂直传播的途径有（　　）

A. 呼吸道　　　B. 消化道　　　C. 胎盘　　　D. 产道　　　E. 哺乳

2. 病毒对宿主细胞的直接损伤作用包括（　　）

    A. 杀细胞效应               B. 稳定状态感染            C. 包涵体形成

    D. 细胞凋亡                 E. 基因整合与细胞转化

3. 与持续性病毒感染有关的因素可能是（　　）

    A. 宿主免疫系统不能形成针对病毒的清除机制，使病毒长期存留

    B. 病毒处于宿主的免疫"赦免"区域

    C. 病毒难以形成有效的免疫原性，宿主免疫系统不能识别

    D. 病毒以缺陷颗粒形式持续存在

    E. 病毒以整合于宿主细胞基因组的形式存在

## 二、简答题

1. 简述病毒感染的致病机制。

2. 病毒感染的类型有哪些？

3. 简述干扰素的种类和功能。

（陈云霞）

# 第十七章　病毒感染的检查方法与防治原则

📖 **学习目标**

1. **掌握**　病毒感染性疾病临床标本的采集和送检原则；病毒的分离与鉴定方法。
2. **熟悉**　病毒感染的常用血清学诊断方法。
3. **了解**　病毒感染的人工主动和被动免疫特异性预防方法。
4. 学会病毒感染疾病的微生物学检查方法，具备病毒性疾病防治的基本技能。

　　病毒感染的检查是从临床标本中检出病毒并准确鉴定，为临床诊断、治疗、预防和流行病学调查及医院内感染的监控提供可靠的依据。检查方法包括病毒的分离与鉴定、病毒核酸与抗原直接检测、特异性抗体的测定。

　　因对于大多数病毒感染性疾病尚无特效药物，对病毒感染的预防显得尤为重要。病毒性疾病的防治分为特异性防治和非特异性防治。

➡ **案例引导**

　　**案例**　患儿，男，7岁。因上呼吸道感染并发腹痛1个月，当地医院诊断为胃肠炎，进行抗生素治疗症状未见缓解。因腹痛次数增多到三甲医院儿科就诊并进行血、尿、粪便常规检查，粪便细菌培养，病毒抗体检测。检查结果为白细胞计数正常、细菌培养阴性、EB病毒特异性抗体阳性。经抗炎、抗病毒治疗后痊愈。

　　**讨论**　1. 根据病情，分析临床诊断时是否需要进行微生物学检查？
　　　　　　2. 对疑似病毒感染患者，标本采集时有哪些注意事项？

## 第一节　病毒感染的检查方法

　　目前常用的病毒感染的微生物学检查程序主要包括标本的采集与送检、病毒的分离鉴定以及病毒感染的诊断。

### 一、临床标本的采集与送检原则

　　标本的采集与送检方法的正确与否直接影响病原体的检出率，因此应注意遵循下述原则。

　　**1. 采集时间**　用于分离病毒或检测病毒抗原及其核酸的标本，应在病程初期或急性期采集，此时标本内含病毒量多，易于检出。

　　**2. 采集部位**　根据感染部位及病程采集合适标本。如呼吸道感染一般采集鼻咽拭子、呼吸道抽取物、支气管灌洗液或痰液；肠道感染多采集粪便或直肠拭子；皮肤感染可采取病灶组织；脑内感染可采集脑脊液标本；病毒血症期可采集血液。

　　**3. 冷藏保存，快速送检**　病毒在室温中易失去活性，因此采集的标本应在低温下保存并尽快送检。不能立即检查的标本，24小时内能进行接种的可置于4℃保存，如未能接种应置于−70℃或以下保存。

**4. 使用抗生素** 采样、运输过程中为了避免细菌和真菌污染，添加抗生素或抗真菌药物。

**5. 采集双份血清** 血清学诊断标本的采集应在发病初期和病后2~3周内各取1份血清，以利于动态观察双份血清抗体的效价。

## 二、病毒的分离与鉴定

病毒的分离与鉴定是病毒病原学诊断的"金标准"。因病毒具有严格的细胞内寄生性，故应根据病毒的种类选用相应的敏感动物、鸡胚或组织细胞进行病毒的分离培养和鉴定。

### （一）病毒的分离培养

**1. 动物接种** 是最早的分离病毒的方法，现已逐渐被细胞培养所代替。对某些目前尚无敏感细胞进行培养的病毒，该方法仍在沿用。可根据病毒的亲嗜性选择敏感动物及适宜的接种部位。常用的动物有小鼠、大鼠、家兔和猴子等，接种后通常以动物发病、死亡作为感染的指标。

**2. 鸡胚培养** 鸡胚对多种病毒敏感，一般采用孵化9~14天的鸡胚。随着细胞培养技术的成熟和广泛应用，鸡胚接种已经少用，但仍然是培养流感病毒最常用的方法之一。流感病毒易在鸡胚羊膜腔与尿囊腔内增殖。接种标本于孵化9~12天的鸡胚羊膜腔与尿囊腔内，温箱孵育2~3天后，增殖的流感病毒被释放在羊水与尿囊液中。

**3. 细胞培养** 为病毒分离及鉴定中最常用的方法。所用培养液为含葡萄糖、氨基酸、维生素及含胎牛或新生小牛血清的平衡溶液，pH 7.2~7.6。常用的方法有原代细胞、二倍体细胞和传代细胞培养。

（1）原代细胞培养 原代细胞是由新鲜组织制备的单层细胞，对多种病毒的敏感性高，但来源困难。如猴肾或人胚肾细胞等。

（2）二倍体细胞培养 二倍体细胞是指在体外分裂50~100代后仍保持二倍体特征的单层细胞。可用于多种病毒的分离和疫苗的制备。如人胚肺成纤维细胞可用于单纯疱疹病毒、巨细胞病毒和微小RNA病毒等多种病毒的分离培养。

（3）传代细胞培养 传代细胞是能在体外培养条件下持续传代的单层细胞，由突变的二倍体细胞传代或肿瘤细胞培养而来。传代细胞使用和保存方便，但因多来自肿瘤细胞，不能用于疫苗的生产，常用于病毒的分离和鉴定。如人宫颈癌细胞（HeLa）、人喉上皮癌细胞（Hep-2）和传代非洲绿猴肾细胞（Vero）等。

### （二）病毒在培养细胞内增殖的检查与鉴定

**1. 病毒在培养细胞中增殖的指征**

（1）细胞病变效应（cytopathic effect，CPE） 多数病毒在敏感细胞内增殖时会引起特有的细胞病变，称细胞病变效应。常见CPE可表现为细胞变圆、胞质颗粒增多、聚集、融合、坏死、溶解、脱落等。不同病毒引起的细胞病变不同，可作为病毒增殖的指标。如腺病毒引起细胞圆缩，堆积成葡萄状；麻疹病毒引起细胞融合，形成多核巨细胞；狂犬病病毒引起细胞内出现包涵体等。

（2）红细胞吸附（hemadsorption） 有些带有血凝素的病毒（如流感病毒）感染细胞后，细胞膜上会出现病毒血凝素，能吸附豚鼠、鸡、猴等动物及人的红细胞，称为红细胞吸附现象。常用作正黏病毒与副黏病毒等的增殖指标。若含有相应的抗血清，则能中和细胞膜上的血凝素，并阻断红细胞吸附的形成，称为红细胞吸附抑制试验。

（3）病毒干扰作用（viral interference） 某些病毒感染细胞后，不产生明显的CPE或其他易于测出的变化，但可干扰感染同一细胞的另一种病毒的增殖，称为干扰作用。如风疹病毒在感染猴肾细胞后，不引起明显的CPE，但可抑制随后接种的埃可病毒在细胞中的正常增殖，使后者也不能对宿主细胞产生CPE。

（4）细胞代谢的改变　细胞被病毒感染后，细胞代谢发生改变，可使培养液的 pH 发生变化。这种培养环境的生化改变也可以作为判断病毒增殖的指征。

**2. 病毒数量及感染性的检测**　对于已在细胞培养中增殖的病毒，必须进行感染性和数量的测定。在单位体积中测定感染性病毒的数量称为滴定。常用方法如下。

（1）空斑形成试验（plaque forming test）　将适宜浓度的病毒液定量接种于培养的敏感单层细胞中，经一定时间培养后，在其上方覆盖一层琼脂糖或甲基纤维素，待其凝固后继续培养，单个病毒的增殖使局部感染的单层细胞病变脱落，形成肉眼可见的空斑，经染色后更加明显。由于每个空斑是由一个单个病毒颗粒复制形成空斑形成单位（plaque forming unit PFU），所以病毒悬液中的病毒数量或浓度可用 PFU/ml 来表示。

（2）红细胞凝集试验（hemagglutination test）　也称血凝试验。将含有血凝素的病毒接种于鸡胚或感染细胞后，收集其鸡胚羊膜腔液、尿囊液或细胞培养液，加入动物红细胞后出现红细胞凝集现象。如将病毒悬液做不同稀释，以出现血凝现象的最高稀释度作为血凝效价，可间接测定病毒的含量。

（3）50% 组织细胞感染量（50% tissue culture infectious dose，$TCID_{50}$）　是根据有无 CPE 来判断病毒感染性和毒力的指标。该方法是将待测病毒液进行 10 倍系列稀释，分别接种单层细胞，经培养一定时间后，观察 CPE 等病毒增殖指标，以感染 50% 细胞的最高病毒稀释度作为判定终点，经统计学方法计算出 $TCID_{50}$。

## 三、病毒感染的常用检查方法

### （一）形态学检查

**1. 电镜和免疫电镜检查**　对含有高浓度病毒颗粒（$\geqslant 10^7$ 病毒/ml）的样品，可直接在电子显微镜下观察。对病毒含量少的样品可用免疫电镜法检查，即先将待检标本与特异性抗血清混合，使病毒颗粒凝聚，再进行电镜观察。此法可提高病毒检出率和特异性。

**2. 光学显微镜**　仅用于病毒包涵体的检查及痘病毒等一些大病毒颗粒的检查。

### （二）病毒成分检测

**1. 病毒蛋白抗原的检测**　应用免疫学标记技术检测病毒抗原，可用于病毒感染的早期诊断。目前常用酶免疫测定（enzyme immunoassay，EIA）、免疫荧光测定（fluoroimmunoassay，FIA）和非放射性标记物标记技术等。此类技术操作简便、特异性强、敏感性高。特别是用单克隆抗体标记可测得纳克至皮克水平的抗原或半抗原。

**2. 病毒核酸的检测**

（1）核酸杂交（nucleic acid hybridization）技术　是采用病毒核酸特异性的标记探针检测血清、尿液、粪便等标本中有无相应病毒核酸的杂交信号，常用的技术有斑点杂交、原位杂交、DNA 印迹和 RNA 印迹等技术。目前，应用于肠道病毒、轮状病毒等的快速诊断。

（2）聚合酶链式反应（polymerase chain reaction，PCR）　是一种体外基因扩增技术，在短时间内可使目的基因扩增至数百万倍。用该方法可检测出极微量的病毒核酸，常用于各种病毒 DNA 或 RNA 核酸的检测，尤其是病毒含量少或不易分离培养的标本。具有灵敏度高、特异性强和简便快速等优点。

（3）基因芯片（gene chip）技术　是将大量的核酸片段有规则地固定在固相支持物上，制成芯片与标记的样品分子进行杂交，通过杂交信号的检测来分析样品中的信息。现在，肝炎病毒检测芯片已经面市，将来会有更多的基因芯片应用于临床。

（4）基因测序技术　目前已基本完成对已发现病毒的全基因测序，所以测定待检测病毒的特征性基因序列，并与基因库的病毒标准序列比对，进行病毒感染的诊断。但阳性结果并不能代表标本中一定有活病毒。

### （三）血清学诊断

病毒感染后能诱发机体产生特异性抗体，抗体水平可随病程进展而改变，故用已知的病毒抗原检测病人血清中的抗体水平及其效价的变化，是病毒感染性疾病的常用诊断方法。IgM 出现早、消失快，因而用特异的抗原检测病毒感染者血清中的 IgM 抗体可快速诊断疾病。在先天性感染中，IgM 检测有特殊意义，新生儿血清中发现抗病毒 IgM 提示宫内感染。用特异性抗原检测感染者体内相应的 IgG 抗体，也是病毒感染诊断的重要指标，需注意 IgG 抗体用于诊断时必须采集早期与恢复期的双份血清，并且抗体效价升高 ≥4 倍才具有诊断价值。病毒血清学诊断方法较多，常用的方法包括补体结合试验、血凝抑制试验、ELISA 试验等。

# 第二节　病毒感染的特异性预防

由于多种病毒性疾病尚缺乏特异性药物，因此，对病毒感染的预防显得尤为重要。

## 一、人工主动免疫

病毒疫苗已经成为预防病毒性传染病的最重要和最有效的手段，是通过刺激机体免疫系统产生特异性免疫力，使其在以后接触特定病毒时患病率和病死率降低。从疫苗生产技术来看，病毒疫苗可以分为传统疫苗和新型疫苗两大类。传统疫苗包括减毒活疫苗、灭活疫苗和采用天然病毒的某些成分制成的亚单位疫苗等。新型疫苗主要是指基因工程技术生产的疫苗，包括基因工程疫苗、重组载体疫苗、核酸疫苗等。

**1. 减毒活疫苗**　是由自然界或人工诱变突变培育筛选出的减毒株或无毒株制备而成，常用的有脊髓灰质炎疫苗、流感疫苗、麻疹疫苗、腮腺炎疫苗、风疹疫苗、乙型脑炎疫苗等。使用减毒活疫苗从理论上讲具有一定的潜在风险性，孕妇一般不宜接种。

**2. 灭活疫苗**　是通过某些理化因素处理活病毒，使其失去感染性但仍保留病毒的免疫原性而制备的疫苗，常用的有狂犬病疫苗、甲型肝炎疫苗、流感灭活疫苗、肾综合征出血热疫苗等。

**3. 亚单位疫苗**　是用化学试剂裂解病毒，提取其包膜或衣壳上的蛋白亚单位而制成的不含核酸、但可以诱发机体免疫应答的疫苗。目前适用于人体的有流感病毒、乙型肝炎病毒、腺病毒等亚单位疫苗，使用效果尚好。如流感病毒亚单位疫苗产生的抗体效价较全疫苗高，而且可以去除全疫苗所导致的发热反应。但此方法试用于制备某些虫媒病毒疫苗时结果不理想。因此，亚单位疫苗的应用需要进一步研究。

**4. 基因工程疫苗**　是应用 DNA 重组技术将编码保护性抗原表位的基因克隆入载体表达，纯化后制备的疫苗。如将编码乙型肝炎表面抗原的基因插入酵母菌基因组，制备重组乙型肝炎疫苗（rHBsAg）。

**5. 重组载体疫苗**　是利用减毒的病毒或细菌作为载体，将编码病毒抗原的基因片段插入载体微生物基因组中制备成的疫苗。常用的微生物载体有痘苗病毒、腺病毒等，已被用于麻疹病毒、甲型肝炎病毒、乙型肝炎病毒、麻疹病毒、单纯疱疹病毒等重组载体疫苗的研制。

**6. 核酸疫苗**　是将病毒基因组中能编码引起保护性免疫应答的基因片段（DNA 或 RNA）克隆到真核质粒表达载体上，再将重组的质粒基因注射到宿主体内，通过宿主细胞转录系统合成病毒抗原，使体内持续表达该抗原，进而诱导机体产生免疫反应。目前已被应用于人类免疫缺陷病毒、乙型肝炎病毒、丙型肝炎病毒、EB 病毒、巨细胞病毒、乳头瘤病毒等病毒疫苗的研究。

⊕ **知识链接**

### 人类健康的守护者——疫苗

　　感染性疾病是引起人类疾病和死亡的主要原因之一。疫苗的发现是人类发展史上一件具有里程碑意义的事件，采取有效的免疫接种计划，预防感染性疾病是20世纪医学领域的一项重要的成就。随着分子生物学等学科发展，疫苗研制的理论基础和技术水平不断提高，一些新型疫苗不断涌现。例如当前已进行临床试验且有较好免疫作用的埃博拉出血热病毒疫苗主要为新型疫苗，有腺病毒载体疫苗、水疱性口炎病毒载体疫苗和重组水疱性口炎病毒减毒株与复制缺陷型人5型腺病毒的联合疫苗。

　　疫苗是人类在医学领域里的伟大发明，每一种新疫苗的诞生都是人类战胜一种传染病的利器。

## 二、人工被动免疫

　　常用含有特异性抗体的免疫血清、丙种球蛋白等对病毒感染性疾病（如麻疹、甲型肝炎、脊髓灰质炎等）进行紧急预防；应用高滴度的特异性乙型肝炎免疫球蛋白（HBIG）预防乙型肝炎的母婴传播。此外，IFN-α、IFN-β、IFN-γ、白细胞介素、肿瘤坏死因子、集落刺激因子等细胞因子，可用于某些病毒性疾病的治疗。

# 第三节　病毒感染的治疗

　　病毒是严格细胞内寄生的微生物，抗病毒药物必须进入细胞，选择性地抑制病毒的增殖，且对宿主细胞无损伤。抗病毒药物的作用机制是阻断病毒增殖周期中的任一环节以控制病毒的感染，如阻止病毒的吸附和穿入，抑制病毒的脱壳，干扰病毒的核酸和蛋白质合成，抑制病毒的装配和释放等。

　　抗病毒药物主要包括化学制剂、天然药物和基因制剂等。

## 一、抗病毒化学制剂

**1. 核苷类药物**　是最早用于临床的抗病毒药物。

　　（1）阿昔洛韦（acyclovir，ACV）　是鸟嘌呤或脱氧鸟嘌呤核苷类似物，细胞毒性很小，是目前最有效的抗疱疹病毒药物之一。

　　（2）阿糖腺苷（vidarabine，adenine arabinoside，Ara-A）　是腺嘌呤核苷类似物，用于疱疹病毒感染及慢性乙型肝炎的治疗。

　　（3）碘苷（idox，IDX）　是尿嘧啶核苷类似物，可以抑制疱疹病毒胸苷激酶并可掺入病毒的DNA中，同时也会影响宿主细胞DNA的合成，临床上用于角膜炎的治疗。

　　（4）齐多夫定（zidovudine，AZT）　是胸腺嘧啶核苷类似物，可通过阻断前病毒DNA合成而抑制HIV的复制，有效地降低艾滋病的发病率与病死率。但因其有抑制骨髓和易形成耐药性的缺点而将被淘汰。

　　（5）拉米夫定（lamivudine，3TC）　是脱氧胞嘧啶核苷类似物，临床上该药最早用于艾滋病的治疗。近年来，发现其可迅速抑制慢性乙型肝炎患者体内HBV的复制，目前主要用于治疗慢性乙型肝炎。

　　（6）利巴韦林（ribavirin，RV）　是鸟苷次黄嘌呤核苷类似物，对多种DNA和RNA病毒的复制都有抑制作用。目前主要用于RNA病毒，如流感病毒、腮腺炎病毒和呼吸道合胞病毒等感染的治疗。

**2. 非核苷类逆转录酶抑制剂**

（1）奈韦拉平（nevirapine）　能结合于逆转录酶催化区附近位点，抑制酶活性，可用于治疗 HIV 感染，但已出现耐药病毒株。

（2）吡啶酮（pyridone）　其作用类似于奈韦拉平。

**3. 蛋白酶抑制剂**　有些病毒含有自身复制酶、逆转录酶或后剪接加工修饰酶，此类药物能与上述病毒蛋白酶结合而抑制其活性，阻止病毒的复制。

（1）沙奎那韦（saquinavir）　可抑制 HIV 增殖周期中晚期蛋白酶的活性，而阻断病毒的装配。目前，尚未发现耐药病毒株。

（2）茚地那韦（indinavir）和利托那韦（ritonavir）　为新一代的病毒蛋白酶抑制剂，用于 HIV 感染的治疗。

**4. 整合酶抑制剂**　拉替拉韦（raltegravir）、艾维雷伟（elvitegravir）为整合酶抑制剂，抑制 HIV 的 DNA 整合入宿主细胞染色体。

**5. 神经氨酸酶抑制剂**　奥司他韦（oseltamivir）、扎那米韦（zanamivir）为神经氨酸酶抑制剂，可用于治疗流感。

## 二、干扰素和干扰素诱生剂

**1. 干扰素**　具有广谱抗病毒作用，不良反应小，主要用于 HBV、HCV、呼吸道合胞病毒和乳头瘤病毒等感染的治疗。

**2. 干扰素诱生剂**　用于机体后可诱生干扰素。聚肌胞（polyinosinic-polycytidylie acid，poly I：C）是一种合成的双链 RNA，由多聚肌苷酸和多聚胞苷酸组成，为最有效的干扰素诱生剂，具有诱生干扰素和免疫促进作用。二乙氨基乙基葡聚糖（DEAE-dextran）、甘草酸、云芝多糖等中药提取物也具有诱生干扰素的作用。

## 三、中草药

多种中草药对病毒性疾病具有预防和治疗作用。中草药如板蓝根、大青叶、穿心莲、金银花、黄芩、贯众、大黄、虎杖、甘草及大蒜提取物等均有抑制病毒的作用，对呼吸道病毒、肠道病毒、肝炎病毒的感染有一定的防治作用，其作用机制尚待进一步深入研究。

## 四、抗病毒的基因治疗

**1. 反义寡核苷酸（antisense oligonucleotide，asON）**　根据病毒的基因组，设计了部分能特异性地与其互补的寡核苷酸序列片段，称为反义寡核苷酸。人工构建的反义寡核苷酸片段及反义表达质粒导入细胞后可抑制相应病毒的增殖。一般设计的反义寡核苷酸都是针对病毒基因组中的关键序列。因为福米韦生（fomivirsen）等第一代反义寡核苷酸有非特异性毒性，第二代寡核苷酸药物正在研制中。

**2. 小干扰 RNA（short interfering RNA，siRNA）**　长度小于 26 个核苷酸的双链 RNA，能使有相同序列的病毒基因沉默和同源的 mRNA 降解。siRNA 不仅在注射部位的细胞内发生基因沉默作用，还可以转移到其他部位的组织及细胞，并可传代，具有放大效应。

**3. 核酶（ribozyme）**　能通过碱基配对识别特异的靶 RNA 序列，与之互补结合并将其裂解，抑制靶基因的表达。目前研究中，已设计针对病毒基因 mRNA 的核酶，为病毒性疾病基因治疗开辟了新的途径。但因核酶的本质是 RNA，容易被组织中的 RNA 酶降解，实际应用有一定的困难。

## 目标检测

一、选择题

1. 病毒感染的标本采集和运送时间通常为（　　）

　　A. 初期或急性期　　　　　　　B. 各个时期　　　　　　　C. 中期

　　D. 后期　　　　　　　　　　　E. 中期或后期

2. 呼吸道感染一般不可采集（　　）

　　A. 痰液　　　　　　　　　　　B. 鼻咽拭子　　　　　　　C. 呼吸道抽取物

　　D. 支气管灌洗液　　　　　　　E. 肛拭子

3. 下列对于标本运输条件的描述，正确的是（　　）

　　A. 低温下保存并尽快送检　　　B. 常温送检　　　　　　　C. 保温保湿送检

　　D. 无须尽快送检　　　　　　　E. 常温下保存并尽快送检

二、简答题

1. 简述病毒分离培养的方法。

2. 简述抗病毒药物的作用机制。

3. 简述病毒在培养细胞中增殖的特征。

（包丽丽）

# 第十八章  呼吸道病毒

1. **掌握**  流感病毒的生物学性状、致病性和免疫性。
2. **熟悉**  呼吸道病毒的种类；流感病毒的微生物学检查和防治原则。
3. **了解**  其他常见呼吸道病毒的生物学性状和致病性。
4. 学会常见呼吸道病毒的典型生物学特性、抗原变异及所致疾病的相关知识，具备对相应疾病的辨识和防治能力。

呼吸道病毒（respiratory viruses）是以呼吸道为主要感染和传播途径，引起呼吸道局部或呼吸道以外组织器官病变的病毒。引起呼吸道感染的病毒类型很多，主要包括正黏病毒科的流感病毒，副黏病毒科的副流感病毒、麻疹病毒、腮腺炎病毒、呼吸道合胞病毒，冠状病毒科的冠状病毒以及其他呼吸道病毒如腺病毒、风疹病毒等（表18-1）。

表 18-1  常见呼吸道病毒及其所致疾病

| 科 | 病毒种、型 | 所致主要疾病 |
| --- | --- | --- |
| 正黏病毒科 | 流感病毒（甲、乙、丙） | 流行性感冒 |
| 副黏病毒科 | 副流感病毒（1~5型） | 普通感冒、小儿细支气管炎 |
| | 呼吸道合胞病毒 | 婴幼儿细支气管炎、支气管肺炎 |
| | 麻疹病毒 | 麻疹 |
| | 腮腺炎病毒 | 流行性腮腺炎、睾丸炎、卵巢炎 |
| 披膜病毒科 | 风疹病毒 | 风疹、先天性风疹综合征 |
| 小RNA病毒科 | 鼻病毒 | 普通感冒 |
| 冠状病毒科 | 冠状病毒 | 普通感冒 |
| | SARS冠状病毒 | 严重急性呼吸综合征 |
| | MERS冠状病毒 | 中东呼吸综合征 |
| | 新型冠状病毒 | 新型冠状病毒感染 |
| 腺病毒科 | 腺病毒（3，7，11，21型） | 婴幼儿肺炎、上呼吸道感染 |

近年来，新发现的一些呼吸道病毒如严重急性呼吸综合征冠状病毒（SARS-CoV）、中东呼吸综合征冠状病毒（MERS-CoV）、严重急性呼吸综合征冠状病毒（SARS-CoV-2）以及人感染高致病性禽流感病毒等在世界范围内迅速传播，严重威胁全球人类健康与安全。

⇒ 案例引导

案例  患者，男，48岁。持续高热2天，伴有流涕、鼻塞、头痛、腹泻，自行服用抗生素，未见好转且出现胸闷、憋气，于是来医院就诊。查体：体温39℃，胸部听诊可闻及湿啰音，X线胸片显示双肺有浸润阴影，动脉血气分析 PaO₂ 降低。询问病史，患者发病之前在养鸡场工作，鸡群出现大量病死疫情。

讨论　1. 根据以上病情推测患者可能的诊断是什么？如何进行病原学诊断？
　　　　2. 临床上如何进行治疗和预防？

# 第一节　正黏病毒

正黏病毒（*Orthomyxoviridae*）是一类对人或动物细胞表面黏蛋白有亲和性的病毒。正黏病毒仅有流行性感冒病毒（influenza virus）一个种，简称流感病毒。流感病毒是流行性感冒（influenza，简称流感）的病原体，流感多次在世界范围内暴发流行，已造成全球数千万人死亡。

流感病毒根据病毒核蛋白（nucleoprotein，NP）和基质蛋白（matrix protein，MP）抗原的特异性，可将其分为甲（A）、乙（B）、丙（C）三型；其中甲型流感病毒最容易发生变异，感染宿主范围广，常引起世界范围大流行，为最常见的流感病毒；乙型流感病毒极少发生抗原变异，通常引起小范围流行；丙型流感病毒抗原稳定，一般不引起流感流行。三型流感病毒无交叉免疫反应（表18-2）。

表18-2　三种类型流感病毒的不同特性

| 特征 | 甲型流感病毒 | 乙型流感病毒 | 丙型流感病毒 |
| --- | --- | --- | --- |
| 基因节段 | 8 | 8 | 7 |
| 亚型 | HA（1~16）NA（1~9） | 未分亚型 | 未分亚型 |
| 变异程度 | 极易变异 | 少 | 无 |
| 宿主 | 人、猪、鸟、马、禽类、蝙蝠等 | 人、海豹 | 人、猪 |
| 发病严重程度 | 通常严重 | 偶尔严重 | 通常轻微 |
| 流行情况 | 广泛、大流行（抗原性变异） | 局部暴发流行 | 局限流行 |

## 一、生物学性状

### （一）形态与结构

流感病毒一般呈球形，直径为80~120nm，初次分离的病毒可呈丝状，长度约为400nm。流感病毒由核衣壳和包膜组成（图18-1）。

**1. 核衣壳**　流感病毒的核心是分节段的单负链RNA，核蛋白与病毒RNA结合包绕成螺旋状、直径约9nm的核糖核蛋白（ribonucleoprotein，RNP），RNA聚合酶由3种主要蛋白PB1、PB2和PA组成，连接到核糖核蛋白，负责病毒的复制和转录。甲型和乙型流感病毒的核酸分为8个节段，每个节段的RNA编码不同的蛋白质，第1~6段分别编码PB2、PB1、PA、血凝素（hemagglutinin，

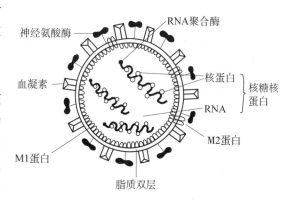

图18-1　流感病毒结构示意图

HA）、核蛋白（NP）和神经氨酸酶（Neuramidinase，NA），第7段编码基质蛋白M1和M2，第8段编码非结构蛋白NS1和NS2；丙型流感病毒只有7个RNA节段，缺少编码神经氨酸酶的基因。

**2. 包膜**　流感病毒的包膜由内层的基质蛋白（matrix protein，MP）和外层的脂质双层组成。包膜表面镶嵌有两种刺突糖蛋白，即血凝素（hemagglutinin，HA）和神经氨酸酶（neuraminidase，NA），其

中 HA 数量较 NA 多，为 4：1～5：1。甲型流感病毒的包膜外层还含有 M2 离子通道蛋白。乙型流感病毒有一个独立完整的膜蛋白 NB，类似于基质蛋白 M2，具有离子通道的作用。

（1）血凝素　与病毒吸附和穿入宿主细胞有关，因能凝集红细胞而得名。HA 为糖蛋白三聚体，HA 的前体蛋白 HA0 由 566 个氨基酸组成，HA0 经细胞蛋白酶水解活化裂解形成二硫键连接的 HA1 和 HA2 两个亚单位时，病毒才有感染性。HA1 与细胞表面的唾液酸受体结合介导病毒吸附宿主细胞。HA2 具有膜融合活性，介导病毒包膜和宿主细胞膜的融合。HA 具有免疫原性，可诱导机体产生中和抗体，中和抗体具有保护作用和抑制血凝的作用。HA 易发生变异，是病毒进化和流感大流行的主要原因。

（2）神经氨酸酶　为糖蛋白四聚体，呈纤维状镶嵌于包膜脂质双层中，末端膨大呈扁球形。NA 能够水解感染细胞表面糖蛋白末端的 N-乙酰神经氨酸，促进病毒的出芽释放。NA 还能够液化呼吸道黏膜表面的黏液，有助于病毒穿过黏液层到达靶细胞。另外，NA 具有免疫原性，可诱导机体产生抗体，降低病毒的扩散，但不能中和病毒的感染性。

### （二）病毒的复制

流感病毒通过血凝素吸附到宿主细胞表面的唾液酸受体上，细胞膜内陷通过内吞作用摄取病毒颗粒并形成内体，在 M2 离子通道作用下降低内体 pH，促进病毒包膜和细胞膜融合，病毒脱壳，释放病毒 RNPs 进入胞质然后被转运入细胞核，病毒 RNA 在细胞核中进行复制和转录，mRNA 转运到胞质合成病毒的结构蛋白和非结构蛋白，继而组装成流感病毒。最后以出芽方式释放出成熟的子代病毒颗粒，继续感染新的靶细胞。流感病毒增殖周期很短，一般 8～10 小时可出现子代病毒。

### （三）分型与变异

根据 NP 和 M 蛋白免疫原性的不同，可将流感病毒分为甲、乙、丙 3 型。甲型流感病毒根据病毒表面 HA 和 NA 免疫原性的不同，又分为若干亚型。至今发现的 HA 有 18 种（H1～H18），NA 有 11 种（N1～N11），这些亚型均存在于禽类中，是人流感病毒的"储存库"，能与人类流感病毒进行基因重组形成新的亚型。乙型和丙型流感病毒没有亚型。

甲型流感病毒的宿主有人、猪、鸟、马、禽类、蝙蝠等，其受体是唾液酸，其中禽流感病毒受体的末端为唾液酸-α-2、3-gal-β1、4-Glu 残基，主要分布在人下呼吸道的细支气管和肺泡细胞；而人流感病毒的受体为唾液酸-α-2、6-gal-β1、4-Glu 残基，主要分布在人鼻腔、咽喉上皮细胞；但是这两种病毒受体都可以分布于猪的呼吸道上皮细胞表面，两种病毒同时感染猪后可在猪体内发生病毒基因的重组，引起病毒变异，可导致禽流感病毒感染人并在人群间流行。

甲型流感病毒易发生抗原性变异、温度敏感性变异等，前者主要源于其表面抗原 HA 和 NA 的变异。流感病毒的抗原性变异主要有两种形式。

**1. 抗原性漂移（antigenic drift）**　是指病毒表面抗原的微小变异，属于量变，不产生新的亚型。主要由流感病毒基因点突变引起。这种突变可以导致病毒抗原位点的改变，使病毒逃避宿主免疫系统的识别。免疫系统可以作为一个选择压力，使发生抗原变异的病毒株得以扩增，易引起小范围的流感流行。

**2. 抗原性转变（antigenic shift）**　是指病毒表面抗原的大幅度改变，属于质变，出现新的亚型。主要原因是不同类型甲型流感病毒感染同一细胞时发生基因重组，常见于人类和禽类流感病毒的基因重组，大约 10 年可出现新的亚型；其次为基因点突变的积累，一般需要几十年才能出现新的亚型。由于人群普遍缺乏免疫力，易引起流感大流行。

### （四）培养特性

甲型流感病毒在 1933 年第一次通过鼻腔接种引起雪貂发热型呼吸系统疾病。流感病毒可在鸡胚羊膜腔和尿囊腔中增殖，通过血凝试验可进行鉴定。流感病毒还可在培养细胞中增殖，常用细胞有猴肾细胞，一般不会导致明显的细胞病变，可通过红细胞吸附试验来判断病毒的增殖。目前常用鸡胚培养的方法进行流感病毒的初次分离和疫苗的制备。

### （五）抵抗力

流感病毒的抵抗力较弱，加热56℃30分钟即可灭活，病毒在室温下很快丧失感染性。在0～4℃能存活数周，−70℃以下可长期保存。流感病毒对脂溶剂、蛋白变性剂、甲醛和紫外线敏感。

## 二、致病性与免疫性

### （一）致病性

流感病毒的传染源是流感患者或隐性感染者，主要通过飞沫经呼吸道传播或者通过接触被污染的手或器具传播。病毒感染3天内传染性最强。流感病毒通过HA与呼吸道黏膜上皮细胞表面的病毒受体结合进入细胞进行复制，同时NA能降解呼吸道黏液保护层使病毒能轻易侵入呼吸道细胞。流感病毒的感染区域局限在呼吸道上皮细胞内。尽管感染后全身症状明显，但极少发生病毒血症。流感的潜伏期一般为1～4天，潜伏期的长短取决于侵入病毒的数量和机体免疫状态。主要临床症状为发热、头痛、全身肌痛、咽喉痛、咳嗽等。流感与普通感冒症状的明显区别是出现全身肌肉酸痛伴随呼吸系统症状，呕吐和腹泻较为少见。一般4～7天可自愈，但是病毒感染后易合并细菌感染使病情复杂，较常见的有肺炎链球菌、金黄色葡萄球菌和流感嗜血杆菌等感染。

由于病毒受体的特异性，一般情况下禽流感病毒不能感染人，但1997年以来，我国和其他国家均发现人感染高致病性禽流感病毒的病例，主要流行亚型有H5N1、H9N2、H7N7和H7N9等。2003年全球多个国家和地区又出现高致病性禽流感H5N1疫情，数百万禽类感染，人感染病例达数百例。2013年，我国首次报道人感染甲型H7N9禽流感病毒病例。禽流感病毒可以随病禽的呼吸道、眼鼻分泌物、粪便排出，人接触病禽粪便或分泌物污染的物体可能感染病毒。禽流感的潜伏期比一般季节性流感稍长，初期症状表现为高热、咽痛、咳嗽、头痛、肌肉酸痛等流感样症状，部分患者出现呕吐、腹泻等症状，但病情进展迅速，重症患者很快出现肺炎、急性呼吸窘迫综合征、肺出血、休克、多器官功能衰竭，甚至死亡，病死率高。

⊕ **知识链接**

**禽流感的防控**

近年来禽流感病毒感染人的疫情在世界范围内广泛流行，其中甲型H5N1和H7N9禽流感病毒是感染人的主要亚型，感染后患者病情发展迅速、症状严重、病死率高，因此引起全球公共卫生系统的关注。防控禽流感的措施主要包括扑杀感染禽类、提高生物安全水平和大规模疫苗接种，其中大规模疫苗接种是防控禽流感最有效的方法。全球已研制出的禽流感疫苗主要有灭活疫苗、减毒活疫苗、亚单位疫苗、重组活载体疫苗、核酸疫苗、表位疫苗和通用型疫苗等。但免疫效果维持时间短，生产成本较高，因此制备新型高效、安全、实用的禽流感疫苗意义重大。为了更好地防控禽流感，可通过不断筛选流行株、研制具有广谱保护性的禽流感疫苗、开发新型佐剂等方法提高免疫效果。目前应用比较多的是灭活疫苗，对于灭活疫苗，疫苗株与流行株匹配度高，疫苗才能提供广泛的保护力。

### （二）免疫性

流感病毒感染人体后，机体可以产生特异性体液免疫应答、细胞免疫应答和黏膜免疫。在感染的第

2 周可以检测到血清特异性抗体。抗 HA 抗体为中和抗体，在抗感染免疫反应中起重要作用；抗 NA 抗体可以抑制病毒的增殖。呼吸道黏膜局部分泌 sIgA 在抗病毒感染中也起到重要作用。流感病毒也可以激活 Th 细胞、CTL 和 NK 细胞的活性。流感病毒特异性 $CD4^+T$ 细胞能辅助 B 细胞产生抗病毒抗体，$CD8^+T$ 细胞能直接溶解病毒感染细胞，促进感染机体迅速恢复。

## 三、微生物学检查

流感病毒感染机体后，可依据临床症状进行初步诊断，但是流感病毒易发生抗原变异，故流行期间对于该病毒的型别鉴定十分重要。流感病毒的检测方法主要有病毒分离培养与鉴定、血清学诊断、病毒抗原检测和病毒核酸检测。

### （一）病毒的分离与鉴定

病毒分离与鉴定是诊断流感最可靠的方法之一。通常是症状出现 3 天内取患者的鼻洗液、咽洗液或者咽拭子作为病毒分离鉴定的样本。经抗生素处理后，接种于鸡胚羊膜腔或者尿囊腔中，经 34℃ 左右培养 3~5 天，收集羊水或尿囊液进行血凝试验检测病毒的存在。如果结果阳性，可以通过血凝抑制试验确定病毒的分型；如果结果是阴性，需要连续传代 3 次以上仍无红细胞凝集现象才可判断为阴性。细胞培养也可用于病毒分离。

### （二）血清学诊断

流感病毒鉴定最常用的方法为血凝抑制试验。该方法是用已知的流感病毒抗原来检测患者血清中的抗体，简便、易行。微量血凝抑制试验法是目前国际上普遍使用的方法，也是 WHO 流感监测中推荐使用的标准方法。血清标本应包括急性期和恢复期的双份血清。急性期血样应尽早采集，最迟不超过发病后 5 天。恢复期血样应在发病后 2~4 周采集。恢复期抗体效价应比急性期血清抗体效价增长 4 倍或 4 倍以上才有诊断意义，单份血清一般不能用于诊断。

### （三）快速诊断

**1. 病毒抗原检测**　取患者鼻腔洗液、分泌物如痰液等用流感病毒特异性抗体通过直接免疫荧光法或 ELISA 法检测流感病毒的抗原。

**2. 病毒核酸检测**　可通过核酸杂交、RT-PCR、荧光定量 PCR、测序和基因芯片等方法检测病毒的核酸进行快速诊断。

## 四、防治原则

流感病毒传染性强、传播快，容易导致大流行。在流感流行期间减少到人群密集的地方，佩戴口罩等可一定程度预防流感的传播，但最有效的预防措施还是疫苗的接种。流感疫苗可用于 6 月龄以上人群的预防接种，尤其推荐体质弱、有慢性疾病的老年人等流感高危人群接种。目前国际上已有流感疫苗包括灭活疫苗、裂解疫苗、亚单位疫苗和减毒活疫苗。前三种疫苗为肌内注射，减毒活疫苗为鼻腔喷雾接种。我国目前使用的是灭活疫苗和裂解疫苗，通过肌内注射，可使机体产生特异性 IgG 抗体。每种疫苗均含有甲 1 亚型、甲 3 亚型和乙型流感病毒 3 种病毒组分。甲型流感病毒极易变异，需要每年接种当前流行的病毒株。严密监视流感病毒变异非常重要，WHO 在世界各地设有监测站，以便及时发现变异株，推荐和指导疫苗的制备。

流感的治疗以对症治疗为主，如合并细菌感染可使用抗生素。抗病毒药物如金刚烷胺和金刚乙胺是 M2 离子通道抑制剂，可抑制病毒的穿入和脱壳；扎那米韦和奥司他韦可抑制神经氨酸酶的活性，可抑制病毒的释放，从而发挥抗病毒的作用。

# 第二节　副黏病毒

副黏病毒（*Paramyxoviridae*）是与正黏病毒生物学性状相似的一组病毒，主要包括麻疹病毒、腮腺炎病毒、副流感病毒、呼吸道合胞病毒，以及近年发现的人偏肺病毒、亨德拉病毒及尼帕病毒等。与正黏病毒不同，副黏病毒基因不分节段、病毒的直径更大、包含的病毒种类更多以及表面刺突成分不同。副黏病毒的主要结构由一条单负链 RNA、螺旋形核衣壳和外层的脂蛋白包膜组成。

## 一、麻疹病毒

麻疹病毒（measles virus）是麻疹的病原体，属于副黏病毒科麻疹病毒属。麻疹在我国属于乙类传染病，是一种以发热、呼吸道卡他症状及全身斑丘疹为症状的急性传染病，常见于儿童。麻疹曾是发展中国家儿童死亡的主要原因之一，我国自婴幼儿广泛接种麻疹疫苗后其发病率明显下降。

### （一）生物学性状

**1. 形态与结构**　麻疹病毒呈球形或丝形，直径 150～200nm。病毒的核心为不分节段的单负链 RNA，核衣壳螺旋对称，有包膜。包膜上 3 种结构蛋白是主要致病物质。其中血凝素（hemagglutinin，HA）是主要表面蛋白，能吸附宿主细胞受体；溶血素（haemolysin，HL）也位于病毒包膜表面，具有溶血和促进细胞融合的作用；融合蛋白（fusion protein，F）在病毒扩散时使病毒与宿主细胞融合。麻疹病毒表面无神经氨酸酶。HA 和 HL 均能刺激机体产生抗体，具有保护作用（表 18-3）。

表 18-3　麻疹病毒 RNA 编码蛋白产物的病毒内定位和功能

| 基因 | 蛋白产物 | 病毒内定位 | 主要功能 |
| --- | --- | --- | --- |
| NP | 核蛋白 | 核衣壳内部 | 保护病毒核酸 |
| P | 磷酸化蛋白 | 与核蛋白相连 | 转录复合物的组成成分 |
| M | 基质蛋白 | 病毒包膜内层 | 参与病毒的装配 |
| F | 融合蛋白 | 包膜糖蛋白 | 与受体细胞的融合、多核巨细胞的形成有关 |
| HA | 血凝素 | 包膜糖蛋白 | 与宿主细胞受体结合、凝集红细胞 |
| L | 依赖 RNA 的 RNA 聚合酶 | 与核蛋白相连 | 病毒的聚合酶 |

**2. 培养特性**　麻疹病毒可在体外细胞培养。病毒可在原代或传代细胞（如人胚肾、人羊膜、Vero 和 HeLa 等细胞）中增殖，并使细胞发生融合形成多核巨细胞。在病毒感染的细胞胞质和胞核中可见嗜酸性包涵体。

**3. 抗原特性**　麻疹病毒抗原构造较稳定，只有 1 个血清型，但也存在小幅度的抗原变异和遗传变异。根据麻疹病毒核蛋白基因 C 末端高变区或血凝素全基因特点，可将麻疹病毒分为 8 个基因群（A～H），包括 23 个基因型，其中流行的有 15 个基因型。

**4. 抵抗力**　麻疹病毒的抵抗力较弱，对脂溶剂和一般消毒剂、干燥日光和紫外线均较敏感，加热 56℃ 30 分钟即可灭活。

### （二）致病性和免疫性

人是麻疹病毒唯一的自然宿主。麻疹是儿童最常见的急性呼吸道传染病之一，多见于 6 个月至 5 岁的婴幼儿，传染源是急性期患者，在患者出疹前 5 天至出疹后 4 天传染性最强。病毒主要存在于患者口、鼻、咽、眼和呼吸道分泌物和血液中。主要通过飞沫传播，也可经用具、玩具或密切接触传播，经呼吸道和眼结膜进入人体。其传染性极强，易感者接触后几乎全部发病。四季均可发病，在冬春季发病率最高，潜伏期为 10 ~ 14 天。

麻疹病毒经呼吸道进入机体后，与呼吸道黏膜上皮细胞表面受体 CD46（补体调节蛋白）结合，并在细胞内复制增殖，然后侵入局部淋巴结继续增殖，随后入血形成第一次病毒血症，病毒随血流进入全身淋巴组织、肝、脾等脏器，并在其中大量增殖，再次入血形成第二次病毒血症，此时病毒量大，眼结膜、口腔黏膜、皮肤、呼吸道、消化道、泌尿道和小血管均可受感染产生病变，表现为细胞融合形成多核巨细胞，感染细胞核内和胞质内形成嗜酸性包涵体。

麻疹的病程分为前驱期、出疹期和恢复期。前驱期为 2 ~ 4 天，此时麻疹病毒在血液中大量增殖，传染性最强，主要临床表现有发热、上呼吸道卡他症状、眼红、畏光、Koplik 斑和血淋巴细胞减少等。Koplik 斑是麻疹患者的一个特殊体征，表现为口腔两颊内侧黏膜的特征性中心灰白、周围红色的病变，大多于出疹后 1 ~ 2 天内消失。前驱期后 1 ~ 3 天进入出疹期，出现特征性的红色斑丘疹，出疹顺序一般先颈部、后躯干，最后是四肢，持续时间为 5 ~ 7 天。一般在皮疹出齐 24 小时后，体温开始下降，呼吸道症状逐渐消退，皮疹变暗，有色素沉着，此时进入恢复期。部分年幼体弱、免疫力低下的患者容易并发细菌性感染，如继发细菌性肺炎、支气管炎和中耳炎等，其中最常见的为肺炎，占麻疹病死率的60%。脑炎是麻疹最严重的并发症，发病率为 0.1% ~ 0.2%，病死率为 15%。

此外，麻疹患者有百万分之一的概率会在恢复后多年（平均 7 年），出现亚急性硬化性全脑炎（subacute sclerosing panencephalitis, SSPE）。SSPE 属于麻疹病毒急性感染后的迟发并发症，是一种罕见的退行性中枢神经系统疾病，临床表现为反应迟钝、进行性智力下降、痴呆、癫痫等精神异常，另有肌肉痉挛、不自主运动障碍等症状。病程为 6 ~ 9 个月，最终昏迷死亡。SSPE 的患者血清和脑脊液中有高效价的麻疹病毒抗体水平，感染脑细胞的包涵体中有大量的麻疹病毒抗原，但是没有成熟的病毒颗粒，而且病毒的分离困难。现在认为脑细胞中的麻疹病毒是一种缺陷的病毒株，其 M 基因变异而不能合成麻疹病毒的基质蛋白，因此，病毒不能正常装配出芽释放。

麻疹感染后人体可获得终生免疫力，包括体液免疫和细胞免疫，其中细胞免疫起主要作用。感染后机体可产生 HA 抗体和 HL 抗体，二者均为中和抗体。HL 抗体能阻止病毒在细胞间扩散。由于细胞免疫的保护作用强，细胞免疫缺陷的个体患麻疹则症状严重，甚至导致死亡，但细胞免疫也是引起麻疹出疹和麻疹后脑炎的原因。麻疹感染也可导致免疫抑制，与继发感染有关，可在麻疹感染后持续几个月。

### （三）微生物学检查

典型麻疹可以根据临床症状做出诊断，对症状轻微和不典型病例则需要利用微生物学检查进行确诊。

**1. 病毒的分离与鉴定**　取患者发病 2 ~ 3 天的血液或鼻咽洗液，经抗生素处理后接种至经 EB 病毒转化的绒猴 B 淋巴细胞（B95a）或 Vero/SLAM 细胞中培养，观察细胞病变。B95a 细胞敏感性高，是分离麻疹病毒的首选细胞，但 B95a 细胞是经 EB 病毒转化的细胞，可能引起 EB 病毒感染，故常用 Vero/SLAM 细胞。病毒增殖缓慢，7 ~ 10 天以后可出现典型细胞病变效应，形成多核巨细胞、胞质或胞核内嗜酸性包涵体等。用免疫荧光技术检测病变细胞中麻疹病毒抗原等可以进行病毒鉴定，但病毒分离培养方法复杂、费时，因而较少用于诊断，然而病毒分离培养对于麻疹的分子流行病学监测非常重要。

**2. 抗体检测**　临床常用 ELISA 法检测患者血清中的 IgM 抗体，用于麻疹的早期诊断；检测血清中IgG 抗体也可用于麻疹的诊断。取患者急性期和恢复期（10 ~ 30 天后）双份血清，进行血凝抑制试验或中和试验等，检测病毒特异性抗体；如果恢复期血清特异性抗体效价比急性期增高 4 倍或 4 倍以上者可辅助诊断麻疹病毒感染。

**3. 抗原检测**　利用免疫荧光技术，用特异性抗体检测患者前驱期鼻咽漱液中脱落细胞的麻疹病毒抗原，可进行快速诊断。

**4. 核酸检测**　常用 RT – PCR 方法检测患者感染细胞中的病毒核酸，可用于快速诊断。

**（四）防治原则**

由于麻疹传染性极强，因此麻疹患者需要隔离治疗以减少其传播，此外，对易感儿童进行免疫接种是预防麻疹的最有效措施。目前我国主要使用麻疹风疹减毒活疫苗和麻疹–腮腺炎–风疹三联疫苗（MMR）进行免疫接种，麻疹疫苗的接种显著降低了麻疹发病率。我国计划免疫程序是 8 个月龄进行初次免疫，1 年后及学龄前再加强免疫。麻疹减毒活疫苗接种后，抗体阳转率可达 90% 以上，免疫力可持续 10 年左右。对接触麻疹患者的未免疫接种儿童，可在接触后 5 天内肌注丙种球蛋白等进行被动免疫。

## 二、腮腺炎病毒

腮腺炎病毒（mumps virus）是流行性腮腺炎的病原体，属于副黏病毒科德国麻疹病毒属。流行性腮腺炎是一种急性、非化脓性的传染病，主要表现为一侧或两侧腮腺肿大、疼痛，多发于学龄期儿童，在青壮年也有发生。

**（一）生物学性状**

**1. 形态与结构**　腮腺炎病毒呈球形，直径为 100 ~ 200nm，核衣壳呈螺旋形对称。核心为单负链RNA，编码 7 种蛋白，分别为核蛋白（N）、磷蛋白（P）、膜蛋白（M）、融合蛋白（F）、小疏水蛋白（SH）、血凝素/神经氨酸酶（HN）和依赖 RNA 的 RNA 聚合酶。病毒有包膜，包膜表面有两种类型的糖蛋白，即具有 HA 和 NA 活性的表面黏附蛋白以及介导细胞融合和溶血作用的融合蛋白。到目前为止，腮腺炎病毒只有一种血清型，根据 SH 基因的差异可以区分出 A ~ L 12 个基因型。

**2. 培养特性**　腮腺炎病毒可在鸡胚羊膜腔内增殖，在猴肾等细胞培养中增殖能使细胞发生融合，产生多核巨细胞。

**3. 抵抗力**　腮腺炎病毒对乙醚、三氯甲烷等脂溶剂敏感，紫外线照射及加热 56℃ 均可灭活病毒。

**（二）致病性与免疫性**

**1. 致病性**　流行性腮腺炎主要在冬、春两季流行，人是腮腺炎病毒的唯一自然宿主，5 ~ 15 岁的儿童易感，约 1/3 的感染者为隐性感染。流行性腮腺炎的传染源是腮腺炎患者和隐性感染者，主要通过飞沫传播。病毒进入人体后，首先在宿主呼吸道上皮细胞和淋巴组织中增殖，然后侵入血液形成病毒血症并随血液扩散到腮腺、睾丸、卵巢、胰腺及中枢神经系统等。腮腺炎的潜伏期为 12 ~ 29 天，平均为16 ~ 18 天。发病前后 1 周传染性强。主要表现为无力、食欲减退、发热、头痛和一侧或双侧腮腺肿胀与疼痛等症状，病程为 1 ~ 2 周。

青春期感染者中，20% ~ 25% 的男性腮腺炎患者会并发睾丸炎，导致睾丸萎缩和不育；5% 的女性腮腺炎患者会并发卵巢炎；4% 的腮腺炎患者会并发胰腺炎。怀孕 3 个月以内的孕妇感染腮腺炎病毒可导致胎儿畸形。病毒性脑炎也是腮腺炎常见的并发症，在无菌性脑膜炎患者中，10% ~ 15% 的患者是由腮腺炎病毒引起的，而且男性病例多于女性。腮腺炎并发无菌性脑膜炎或脑膜脑炎的病死率为 1%，通常预后较好，无后遗症。

**2. 免疫性**　腮腺炎病毒只有 1 种血清型，抗原相对稳定，不易变异，患者病后可获得牢固的免疫力。发病 3 ~ 7 天时，即可产生 IgM 特异性抗体，但维持短暂，一般在 6 个月后消失。症状出现第 10 天可产生 IgG 特异性抗体，可持续数年，甚至维持终身，是一种有效的保护性抗体，是病后获得持久免疫力的原因。婴儿可从母体获得被动免疫，6 个月以内婴儿很少患腮腺炎。

**（三）微生物学检查**

典型的腮腺炎病例很容易做出诊断，但不典型病例还需要进行实验室检查。可以取患者唾液、尿液或脑脊液进行病毒分离；取患者血清通过 ELISA 或 HI 试验检测特异性 IgM 和 IgG 抗体；也可利用 RT-PCR 法检测腮腺炎病毒基因。

### （四）防治原则

及时隔离患者，防止传播。疫苗接种是有效的预防措施。目前麻疹-腮腺炎-风疹三联疫苗已列入国家计划免疫，免疫保护效果较好。目前尚无治疗腮腺炎的特效药物。

## 三、呼吸道合胞病毒

呼吸道合胞病毒（respiratory syncytial virus，RSV）属于副黏病毒科肺病毒属，是导致婴幼儿肺炎和细支气管炎的重要病原体之一。

### （一）生物学性状

病毒体呈球状或丝状，直径 120～250nm，基因组为单负链 RNA，编码 11 种蛋白，包括 3 种跨膜蛋白（F、G 和 SH），1 种基质蛋白（M1），4 种核衣壳蛋白（N、P、L 和 M2-1），2 种非结构蛋白（NS1 和 NS2）和 1 种 RNA 调节因子（M2-2）；其中吸附糖蛋白（G）和融合糖蛋白（F）为主要中和抗原，能刺激机体产生中和抗体和呼吸道黏膜的 sIgA。根据 G 蛋白抗原构造的差异，呼吸道合胞病毒分为 A 和 B 两个亚型。合胞体的形成是 RSV 感染细胞的最主要特征。

RVS 只有一种血清型，不产生血凝素，对热极不稳定，易受冻融破坏，可在 -70℃ 的低温保存。

### （二）致病性与免疫性

呼吸道合胞病毒是婴幼儿（尤其是 2～6 个月婴幼儿）细支气管炎和肺炎的重要病原体，主要通过飞沫传播，也可通过污染的手或物品接触传播。初期症状可表现为发热、咳嗽、流涕等普通感冒症状，1～2 天后即可出现呼吸困难、喘鸣和呼吸窘迫等，进展很快。严重感染时可造成呼吸道局部水肿、分泌物增多，可阻塞婴幼儿的呼吸道，导致死亡。成人和年长儿童感染后主要表现为上呼吸道感染，对于免疫力低下的老年人也可能引起严重肺炎，并发展为成人急性呼吸窘迫综合征（ARDS）。

RSV 感染可诱导机体产生特异性的血清抗体、黏膜抗体和激活 CTL 细胞。体液免疫以结合游离病毒为主，细胞免疫在终止病毒感染中发挥重要作用。由于抗体不能完全防止感染，RSV 的再感染极为常见。

### （三）微生物学检查

呼吸道合胞病毒导致的疾病在临床上很难与其他类似疾病进行区分，确诊主要包括病毒分离培养法、免疫荧光法（IFA）、ELISA 和 RT-PCR 等检测技术。

### （四）防治原则

目前尚无特效药物和疫苗。治疗主要采取雾化、吸痰等对症治疗。RSV 免疫球蛋白（RSV-IG）是人血浆中提取的多克隆抗体，可降低高危患儿中、重度下呼吸道感染的发生率。

# 第三节　冠状病毒

冠状病毒（coronavirus）属于冠状病毒科冠状病毒属，因其病毒粒子表面类似日冕状的刺突而被命名。其宿主为人和多种动物。冠状病毒是普通感冒的病原体之一，近几年不断有新型冠状病毒被发现，引起严重病变。

## 一、生物学性状

冠状病毒呈球形，直径为 120～160nm。核衣壳呈螺旋对称，核心为线性单正链 RNA。病毒基因组 5′端具有甲基化的帽状结构，3′端具有 poly (A) 尾，基因组全长 27～32kb，是目前已知 RNA 病毒中基因组最大的病毒。有包膜，包膜表面有刺突，刺突末端呈球形，故整个纤突呈花瓣状或梨状。病毒基因编码蛋白包括核衣壳蛋白（N）、膜蛋白（M）、包膜蛋白（E）、刺突糖蛋白（S）及 RNA 聚合酶。有些病毒包膜上有血凝素酯酶（HE），兼具有 HA 和 NA 的活性。其中 S 蛋白是病毒和宿主细胞受体结合及病毒诱发机体产生免疫应答的重要成分（图 18－2）。

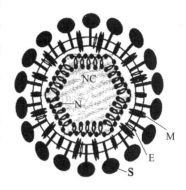

图 18－2 冠状病毒结构示意图

目前已发现 7 种冠状病毒感染人，其中引发 2003 年、2013 年、2019 年流行的人冠状病毒分别命名 SARS-CoV、MERS-CoV 和 SARS-CoV-2。

冠状病毒对一些理化因素抵抗力弱，如乙醚、三氯甲烷、酯类和紫外线等均可灭活病毒，37℃数小时后丧失感染性。

## 二、致病性与免疫性

冠状病毒主要引起儿童或成人的呼吸道感染，病毒通过飞沫传播，感染高峰在秋冬和早春。冠状病毒是成人普通感冒的主要病原体之一，人类 10%～15% 的普通感冒由冠状病毒引起，也是成人慢性气管炎患者急性加重的病因之一。某些病毒株可以引起成人腹泻。2003 年新发现的 SARS-CoV 引起人严重急性呼吸综合征（severe acute respiratory syndrome，SARS），主要症状为发热、咳嗽、头痛、肌肉痛、全身乏力、气促和呼吸困难。肺部 X 线检查可见双侧或单侧阴影。大部分患者能治愈，但患有基础疾病者（如冠心病、哮喘和慢性疾病等）病死率可高达 40%～50%。我国已将 SARS 列入乙类传染病。MERS-CoV 是 2012 年在沙特阿拉伯首次发现的一种新型冠状病毒，引起中东呼吸综合征（middle east respiratory syndrome，MERS），高发于沙特阿拉伯、阿联酋等中东地区。主要临床表现为发热、畏寒、咳嗽、气短、肌肉酸痛等，恶心、呕吐、腹泻等胃肠道表现也较为常见。病死率随年龄增长而升高，超过 60 岁人群病死率高。

冠状病毒感染引起的免疫应答不强，再次感染较常见。

## 三、微生物学检查

冠状病毒感染的微生物学检测包括病毒的分离培养、血清学诊断和快速诊断。病毒分离培养宜采集鼻分泌物和咽漱液等标本，然后用细胞培养进行分离。血清学诊断包括间接免疫荧光试验（IFA）和 ELISA 等。可以通过 RT-PCR 和免疫荧光技术等检测病毒的核酸和抗原进行快速诊断。

## 四、防治原则

目前尚无冠状病毒疫苗和特异性治疗药物，针对病毒的特异性抗体有一定治疗效果。发现 SARS 和 MERS 病例需要立即上报疫情，并对患者和密切接触者进行隔离观察和治疗。在进行相关实验操作时，必须在具备生物安全三级（BSL-3）的实验室进行。

# 第四节　其他呼吸道病毒

## 一、腺病毒

人腺病毒（adenovirus）属于腺病毒科、哺乳动物腺病毒属，可引起人上呼吸道、胃肠道、泌尿道和眼部感染等。

### （一）生物学性状

腺病毒呈无包膜的球形结构，是一种二十面体对称的双链 DNA 病毒，直径为 70～90nm。病毒核衣壳由 252 个壳粒组成，二十面体的 12 个顶点上的壳粒组成五邻体（penton）。每个五邻体表面都伸出一根末端呈球形的纤突，纤突蛋白具有型特异性抗原决定位点。240 个非顶点壳粒组成六邻体（hexon），构成二十面体的每个三角形面。对人致病的腺病毒至少有 51 种型别，根据它们核酸序列的同源性和凝血性等，被分为 A～F 6 个组。

腺病毒可在 Hep-2、HeLa 等细胞中增殖，引起细胞肿胀、变圆等典型的细胞病变，常用于腺病毒的分离鉴定。腺病毒感染细胞后其 DNA 可整合入细胞基因组，导致细胞发生转化。

腺病毒对理化因素的抵抗力较强，对酸和温度的耐受范围较大，室温可存活 10 天。紫外线照射 30 分钟或 56℃ 30 分钟都可使病毒灭活。

### （二）致病性与免疫性

腺病毒可以感染人呼吸道上皮细胞、泌尿生殖道、眼、胃肠道等，引起多种疾病。婴幼儿、儿童和免疫力低下人群为易感者。病毒可在咽、结膜、肠道及淋巴组织内增殖，导致不同的临床症状，如呼吸系统的感染、结膜炎、胃肠炎、肝炎、出血性膀胱炎和神经系统的紊乱等。不同的腺病毒血清型可引起不同的疾病（表 18-4）。其中，腺病毒所致肺炎多见于 6 个月到 2 岁的婴幼儿，占病毒性肺炎的 20%～30%，以高热、咳嗽、呼吸困难和发绀等为主要症状。腺病毒导致的小儿胃肠炎，占小儿病毒性胃肠炎的 5%～15%，为仅次于轮状病毒的儿童腹泻第二位病原体。

表 18-4　人腺病毒血清型与临床相关疾病

| 血清型 | 相关疾病 |
| --- | --- |
| 1, 2, **3**, 5, 7, **7a** | 儿童发热性疾病、咽结膜热 |
| 1, 2, **3**, 5, 7, **7a, 7b, 14a** | 肺炎和其他类型的急性呼吸道疾病 |
| 37 | 宫颈炎和男性尿道炎 |
| 2, 5, 7, 8, 19, 21 | 结膜炎 |
| **3**, 8, 9, **19, 31** | 流行性角膜结膜炎 |
| 11 | 急性出血性膀胱炎 |
| 40, 41 | 急性胃肠炎 |

注：加粗血清型代表经常有暴发性流行。

腺病毒感染可诱导机体产生免疫应答，中和抗体的产生对预防再感染有保护作用。40%～60% 的 6～15 岁人群可检测到腺病毒抗体。6 个月以内的婴儿可受到来自母体的抗体保护。

### （三）微生物学检查

腺病毒的检测可采用病毒的分离培养、抗原检测和血清学诊断等技术。抗原检测常用来直接检测呼吸道和胃肠道的腺病毒感染，快速且灵敏度较高。荧光定量 PCR、间接免疫荧光和酶免疫分析是常用方法。

## （四）防治原则

针对部分型别的腺病毒疫苗已被用于特定人群（如军队）的预防。目前，仍没有特效的药物用于治疗。

## 二、风疹病毒

风疹病毒（rubella virus，RV）属于披膜病毒科，是风疹病毒属的唯一成员，仅有1个血清型。风疹病毒是风疹的病原体。

### （一）生物学性状

病毒颗粒为不规则球形，直径50～70nm。核衣壳呈二十面体对称，有包膜，包膜上镶嵌E1和E2糖蛋白，有血凝性。病毒基因组为单正链RNA，编码3种结构蛋白，包膜糖蛋白E1、E2和衣壳蛋白C。E1和E2都具有免疫原性，能刺激机体产生中和抗体，具有血凝抑制活性。

风疹病毒抵抗力弱，对热、酸、紫外线、乙醚、去氧胆酸等均敏感。

### （二）致病性与免疫性

人是风疹病毒的唯一自然宿主。风疹病毒经呼吸道传播，在局部淋巴结增殖后入血形成病毒血症。风疹好发于儿童，主要表现为发热、咽痛、头痛和皮疹，伴有耳后和枕下淋巴结肿大，可自愈。皮疹一般先起于面部，继而遍布全身，但不累及手掌、足心和头皮。成人感染风疹病毒症状较重，除皮疹之外，可累及关节和中枢神经系统。关节痛或关节炎在风疹感染的成年女性中的发生率可高达70%。风疹病毒感染最严重的危害是通过垂直传播导致胎儿的感染。孕妇感染风疹病毒，尤其是于妊娠前3个月感染，可导致流产、死胎、胎儿畸形和早产。风疹病毒引起的先天性感染称为先天性风疹综合征（CRS），主要表现为先天性心脏病、先天性耳聋和白内障，还可出现黄疸性肝炎、肺炎和脑膜炎等症状。孕期越短CRS的发生概率越高。

风疹病毒感染可诱导机体产生特异性抗体，其中IgG持续时间长，使机体获得持久免疫力。95%以上的正常人血清中含有保护性抗体，孕妇血清中的IgG抗体可以保护胎儿免受风疹病毒的感染。

### （三）微生物学检查

风疹病毒的检测包括病毒分离培养、血清学诊断和核酸检测等。为避免胎儿先天性感染，对孕妇感染风疹病毒的早期诊断至关重要。目前最常用的方法是检测孕妇血清中的特异性IgM抗体来进行早期诊断。荧光定量PCR技术可检测病毒的核酸，灵敏度高。

### （四）防治原则

风疹病毒感染目前尚无特效治疗方法。疫苗接种是预防风疹和先天性感染的最有效措施。对风疹病毒特异性抗体阴性的育龄期妇女建议怀孕前先接种风疹减毒活疫苗以获得保护性抗体。目前我国使用的是麻疹-腮腺炎-风疹三联疫苗，可获得很好的免疫保护效果。

## 目标检测

一、选择题

1. 甲型流感病毒免疫原性易发生变异的结构成分是（　　）

A. 核蛋白　　　　B. 膜蛋白　　　　C. 核酸　　　　D. 包膜脂质双层　　　　E. HA和NA

2. 儿童患流行性腮腺炎时较常见的并发症是（ ）

A. 脑膜炎　　　　B. 肺炎　　　　C. 肝炎　　　　D. 肾炎　　　　E. 睾丸炎或卵巢炎

3. 新型冠状病毒最常用的检测方法是（ ）

A. 抗体检测　　　　　　B. 抗原检测　　　　　　C. 电镜观察

D. 分离培养　　　　　　E. 实时荧光定量 PCR 检测核酸

二、简答题

1. 常见呼吸道感染的病毒有哪些？

2. 简述流感病毒的变异与流行的关系。

3. 简述人类对流感病毒和麻疹病毒的免疫力的区别。

（赵英会）

# 第十九章 消化道病毒

📖 学习目标

1. **掌握** 脊髓灰质炎病毒的生物学性状、致病性与免疫性以及防治原则。
2. **熟悉** 轮状病毒的生物学性状、致病性与免疫性以及防治原则。
3. **了解** 柯萨奇病毒、埃可病毒、新型肠道病毒68~71型及杯状病毒的致病性与防治原则。
4. 学会常见消化道病毒的典型生物学特性及所致疾病相关知识，具备根据临床症状及微生物学检查结果判定感染源并进行针对性防治的基本能力。

消化道病毒是指经消化道感染和传播的病毒，主要包括肠道病毒（脊髓灰质炎病毒、柯萨奇病毒、埃可病毒和新型肠道病毒68~71型）以及急性胃肠炎病毒（轮状病毒、杯状病毒、星状病毒和肠道腺病毒等）。急性胃肠炎病毒主要引起胃肠感染性疾病，肠道病毒则可引起多种肠道外疾病。

➡ 案例引导

**案例** 患儿，男，15个月。突然发病，发热、腹泻，一天十几次，伴呕吐，精神状态差，有脱水症状，于是来医院就诊。粪便呈蛋花样，无脓液和黏液。血常规：白细胞和中性粒细胞正常，淋巴细胞计数升高。

**讨论** 1. 根据以上病情推测患者可能的诊断是什么？如何进行微生物学检查？

2. 临床上如何对该病进行治疗和预防？

## 第一节 肠道病毒

肠道病毒在分类学上归属于小RNA病毒科（Picornaviridae）的肠道病毒属，是一类生物学性状相似、形体较小的单正链RNA病毒。其共同特点：①为无包膜的小RNA病毒，直径24~30nm，衣壳为二十面体立体对称。基因组为单正链RNA（+ssRNA），长约7.4kb，两端为保守的非编码区，中间为P1、P2和P3连续的开放读码框架。此外，5′端共价结合一小分子蛋白质VPg，与病毒RNA合成和基因组装配有关。②能在有相应病毒受体的易感细胞中增殖，迅速引起细胞病变。③对理化因素抵抗力较强，在污水、粪便中能存活数月；对酸具有一定抵抗力，pH 3.0~5.0环境中，1~3小时保持稳定；能耐受蛋白酶和胆汁的作用；对乙醚、热和去垢剂有一定耐受性。④主要经粪-口途径传播，以隐性感染多见。虽然这类病毒在肠道中增殖，却引起多种肠道外感染性疾病，如脊髓灰质炎、无菌性脑膜炎、心肌炎以及急性出血性结膜炎等。

### 一、脊髓灰质炎病毒

脊髓灰质炎病毒（poliovirus）是脊髓灰质炎的病原体，主要侵犯脊髓前角运动神经元，导致急性弛缓性肢体麻痹，患者以儿童多见，故称小儿麻痹症（infantile paralysis）。脊髓灰质炎病毒分为3个血清型，各型间没有交叉免疫反应，80%左右的脊髓灰质炎患者均由1型病毒引起。

（一）生物学性状

**1. 形态与结构**  脊髓灰质炎病毒具有典型的肠道病毒特征：病毒体呈球形，直径 28nm。衣壳呈二十面体立体对称，无包膜。病毒衣壳由 60 个相同的壳粒组成，病毒结构蛋白 VP1、VP2 和 VP3 分布于衣壳表面，VP4 位于病毒衣壳内部。核心含有单股、正链、不分节段的 RNA。

**2. 基因组与编码蛋白**  病毒基因组为单正链 RNA，长约 7.4kb，基因中间为连续开放读码框架，两端为保守的非编码区，非编码区与其他肠道病毒的同源性很高。此外，5′端共价结合一小分子蛋白质 VPg，与病毒 RNA 合成和基因组装配有关；3′端带有 poly A 尾，与病毒感染有关。病毒 RNA 进入细胞后，可直接作为 mRNA，翻译出一个约 2200 个氨基酸的大分子多聚蛋白前体，然后经酶切形成病毒结构蛋白 VP1 ~ VP4 和各种功能性蛋白。功能性蛋白包括蛋白酶和 RNA 聚合酶。结构蛋白 VP1、VP2 和 VP3 带有可诱生中和抗体的抗原表位，诱生的抗体可用于病毒分型。位于衣壳内部的 VP4 则在病毒 VP1 与细胞表面受体结合后才释放，有利于病毒基因组穿入细胞。

**3. 抵抗力**  与其他肠道病毒一样，脊髓灰质炎病毒对理化因素的抵抗力较强。在污水和粪便中病毒可存活数月，在胃肠道中能耐受胃酸、蛋白酶和胆汁的作用。对热、干燥较敏感，55℃湿热和紫外线照射可迅速灭活病毒；含氯消毒剂如次氯酸钠、二氧化氯等对脊髓灰质炎病毒有较好的灭活效果；有机物对病毒有保护作用。

（二）致病性与免疫性

患者或无症状病毒携带者是脊髓灰质炎的传染源。主要通过粪-口途径传播，流行季节多为夏秋季，儿童易感。

病毒经上呼吸道、口咽和肠道进入人体，先在局部黏膜和咽、扁桃体等淋巴组织和肠道集合淋巴结中增殖，释放入血循环形成第一次病毒血症。病毒通过血流到达全身网状内皮细胞进一步增殖，导致第二次病毒血症。若机体缺乏免疫力，病毒随血流经血脑屏障侵入中枢神经系统，感染脊髓前角运动神经元、脑干、脑膜等，引起非麻痹期症状，出现颈背强直、肌痉挛等；如果运动神经元受损严重，则导致永久性弛缓性肢体麻痹。

由于病毒的毒力强弱及机体免疫力高低不同，人感染脊髓灰质炎病毒后，可表现为隐性感染（90%）、顿挫感染（5%）、非麻痹型及麻痹型脊髓灰质炎等不同临床类型。只有 0.1% ~ 2.0% 的感染者产生最严重的后果，包括暂时性肢体麻痹或永久性弛缓性肢体麻痹，极少数患者发展为延髓麻痹，导致呼吸、心脏衰竭而死亡。脊髓灰质炎流行期间，扁桃体摘除、拔牙等手术或疫苗接种对麻痹的发生发展均有一定影响。

脊髓灰质炎疫苗广泛推广使用后，脊髓灰质炎病毒野毒株感染已显著减少，目前仅见于印度等少数国家。

人体被脊髓灰质炎病毒感染后，患者可获得长期而牢固的特异性免疫，以中和抗体为主，黏膜局部 sIgA 可阻止病毒在咽喉部、肠道内的吸附，阻断病毒经粪便排出播散。血清中和抗体 IgG、IgM 可阻止病毒侵入中枢神经系统。血液中 IgG 可经胎盘由母亲传给胎儿，故 6 个月以内的婴儿较少发病。

（三）微生物学检查

**1. 病毒分离与培养**  发病 1 周内可从咽部及粪便内分离出病毒。早期从血液或脑脊液中也可分离出病毒。病毒分离常采用细胞培养方法。

**2. 血清学试验**  取患者发病早期和恢复期双份血清进行中和试验，若恢复期血清特异性抗体效价有 4 倍或以上增长有诊断意义。

**3. 快速诊断**  用核酸杂交、PCR 技术检测病毒核酸可快速诊断。

### （四）防治原则

疫苗有灭活脊髓灰质炎疫苗（IPV，Salk 苗）和口服脊髓灰质炎减毒活疫苗（OPV，Sabin苗）两种，都是三价混合疫苗，免疫后都可获得抗 3 个血清型脊髓灰质炎病毒的免疫力。

OPV 口服免疫类似自然感染，既可诱发血清抗体，预防麻痹型脊髓灰质炎的发生，又可刺激肠道局部产生 sIgA，阻止野毒株在肠道的增殖和人群中的流行。我国规定 2 个月龄婴儿开始连服 3 次 OPV，每次间隔 1 个月，4 岁时加强一次，可保持持久免疫力。

由于 OPV 热稳定性差，保存、运输、使用要求高，还有毒力回复的风险，近年部分地区发生了疫苗相关麻痹型脊髓灰质炎（VAPP）。因此，新的免疫程序建议首先使用 IPV 免疫 2 次，然后再口服 OPV 进行全程免疫，可消除或降低 VAPP 的发生。

> **🌐 知识链接**
>
> #### "糖丸爷爷"顾方舟
>
> 在近代，脊髓灰质炎先后发生在欧美和澳洲。1955 年，我国开始了大规模暴发。其中南通市 1680 人突然发病，患者大多数是儿童，466 人死亡。患病的孩子越来越多，感染了病毒的孩子，会出现肢体残疾、瘫痪甚至死亡。为了尽快解决疫情，31 岁的顾方舟带队成立了脊灰活疫苗研究协作组。他们克服种种困难，成功研制了脊髓灰质炎减毒活疫苗即"糖丸"。冒着麻痹和死亡的危险，顾方舟和其他的科研人员，义无反顾地试服了疫苗。在儿童受试者中，顾方舟首先给自己不到 1 岁的儿子顾烈东喂下。一颗小小的糖丸倾尽了科学家的心血，救治和预防了孩子们的严重小儿麻痹疾病。"糖丸爷爷"顾方舟，一生都奉献给国家的卫生事业，一辈子只做一件事。他的付出与奉献，值得我们铭记。

## 二、柯萨奇病毒和埃可病毒

柯萨奇病毒（coxsachievirus）与埃可病毒（echovirus）分布广泛，其生物学性状及感染免疫过程与脊髓灰质炎病毒相似。病毒主要通过粪–口途径传播。依据柯萨奇病毒对乳鼠的致病特点和对细胞培养的敏感性不同，可将其分为 A、B 两组。A 组病毒引起肌肉松弛型麻痹，多数不能在培养细胞中生长；B 组病毒引起肌肉痉挛型麻痹，能在多种细胞中生长。柯萨奇病毒、埃可病毒均有多个血清型，相应的病毒受体在组织和细胞中广泛分布，引起的疾病谱复杂。其致病的显著特点是，病毒在肠道中增殖却很少引起肠道疾病；不同的肠道病毒可引起相同的临床综合征，同一种病毒也可引起几种不同的临床疾病。柯萨奇病毒和埃可病毒引起的临床疾病主要如下。

**1. 无菌性脑膜炎**　几乎所有肠道病毒都与此病有关。表现为发热、头痛和脑膜刺激等症状。

**2. 手足口病**　主要由柯萨奇 A16 病毒引起。多发于 5 岁以下小儿，手足皮肤和口舌出现水疱性损伤，可伴有发热，夏秋季易流行。

**3. 疱疹性咽峡炎**　主要由柯萨奇 A 组病毒引起，常流行于夏秋季。患者发热、咽痛，在软腭、悬雍垂周围出现水疱性溃疡。

**4. 心肌炎和心包炎**　主要由柯萨奇 B 组病毒引起。新生儿表现为皮肤青紫、呼吸困难，死亡率高；儿童和成人表现为呼吸道感染症状，心动过速、心电图表现异常等。

**5. 流行性胸痛**　常由柯萨奇 B 组病毒引起。症状为突发性发热和单侧胸痛，胸部 X 线多无异常。

**6. 眼病**　常见于由柯萨奇 A24 病毒引起的急性结膜炎，侵犯双眼，出现眼睑水肿、眼球压痛、结膜下出血。

柯萨奇病毒和埃可病毒感染人体后，可以刺激机体产生特异性保护性抗体，形成针对同型病毒的免疫力。由于这类肠道病毒所致疾病的临床症状具有多样性，确诊有赖于微生物学检查，方法包括病毒分离与培养、血清学试验、快速诊断等。

### 三、新型肠道病毒

新型肠道病毒（new enterviruses）是指 1969 年以后陆续分离到的肠道病毒，包括 68、69、70 和 71 型等多种血清型。这些病毒与其他肠道病毒有相似的形态、结构、基因组及理化特性，但在抗原构造方面，它们与脊髓灰质炎病毒、柯萨奇病毒和埃可病毒有明显不同。新型肠道病毒主要经粪-口途径传播，引起多种神经系统疾病以及机体其他部位的疾病。

#### （一）肠道病毒 68、69 型

肠道病毒 68 型是从呼吸道感染患儿的标本中分离获得，主要与儿童毛细支气管炎和肺炎有关。肠道病毒 68 型感染常在夏秋季流行。多发生于婴幼儿和儿童，有基础疾病或免疫缺陷的患者、老年人也容易感染。肠道病毒 69 型是从健康儿童的直肠标本中分离得到，致病性目前尚不清楚。

#### （二）肠道病毒 70 型

肠道病毒 70 型（EV70）可以直接感染眼结膜，是人类急性出血性结膜炎的主要病原体。EV70 复制的最适温度为 $33 \sim 35 ℃$。急性出血性结膜炎俗称"红眼病"，非洲和东南亚等地是该病最早的流行地区，现在世界各地均有报道，该病主要通过接触传播，传染性较强，患者以成人多见。治疗以对症处理为主，干扰素滴眼液有较好的治疗效果。

#### （三）肠道病毒 71 型

人类肠道病毒 71 型（EV71 型）于 1969 年首次从加利福尼亚患有中枢神经系统疾病的婴儿粪便标本中分离得到。EV71 型可在恒河猴肾脏细胞及人胚二倍体细胞中培养。EV71 生物学性状与其他肠道病毒相似。根据病毒衣壳蛋白 VP1 核苷酸序列的差异，可将 EV71 分为 A、B、C 3 个基因型，A 型多流行于美国，B 型和 C 型呈全球性分布。该病毒的主要受体为人类清道夫受体 B2（SCAR-B2）和 P 选择素糖蛋白配体（PSGL-1，CD162）等。病毒受体广泛分布于白细胞、内皮细胞和神经细胞表面，因而 EV71 感染可累及中枢神经系统。

EV71 主要引起手足口病和疱疹性咽峡炎。也有少数患儿发病后迅速累及神经系统，表现为脑干脑炎、脑脊髓炎、脑脊髓膜炎等，发展为循环衰竭、神经源性肺水肿的患儿病死率高。

EV71 是肠道病毒中难以鉴别的病毒之一，因为其所导致的中枢神经系统疾病与脊髓灰质炎类似，因而引起的手足口病很难与柯萨奇病毒 A16 区分，但重症及死亡病例多由 EV-A71 所致。EV71 的常规微生物学检查方法包括病毒分离培养、血清学检测以及病毒核酸检测，其中 RT-PCR 方法检测标本中的 EV71 的 RNA，具有快速、简单、敏感性高等优点，是目前比较常用的检测方法。

目前已有安全有效的灭活疫苗来预防 EV71 感染，但无特效的抗病毒药物和特异性治疗手段，一般都采用常规的抗病毒和对症处理的方法。多数患者 1 周左右痊愈，但重症患者需住院治疗，而且要密切注意病情变化，可减少患儿的死亡。

## 第二节　急性胃肠炎病毒

急性胃肠炎病毒（acute gastroenteritis virus）是指经消化道感染和传播、主要引起急性肠道内感染性疾病的病毒（表 19－1）。急性胃肠炎病毒包括轮状病毒、杯状病毒、星状病毒和肠道腺病毒。这些

病毒虽然基因组各异，并分别属于不同的病毒科，但它们所致的急性胃肠炎的临床表现却很相似，均以腹泻和呕吐症状为主。不同的急性胃肠炎病毒感染的流行方式明显不同，分两类：一类是引起 5 岁以内的小儿腹泻，另一类是引起与年龄无关的暴发流行。

表 19-1　急性胃肠炎病毒的分类及其所致疾病

| 病毒名称 | 大小（nm） | 核酸类型 | 引起的主要疾病 |
| --- | --- | --- | --- |
| 轮状病毒 | 70~80 | 双链 RNA | |
| 　A 组 | | | 流行性婴幼儿严重腹泻 |
| 　B 组 | | | 儿童与成人腹泻 |
| 　C 组 | | | 散发性儿童腹泻 |
| 杯状病毒 | 27~38 | 单正链 RNA | 散发性婴幼儿和儿童腹泻 |
| 星状病毒 | 28~30 | 单正链 RNA | 散发性婴幼儿和儿童腹泻 |
| 肠道腺病毒 | 70~80 | 双链 RNA | 散发性婴幼儿和儿童腹泻 |

## 一、轮状病毒

轮状病毒（rotavirus）归类于呼肠病毒科（Reoviridae）、轮状病毒属，是人类、哺乳动物和鸟类腹泻的重要病原体。依据病毒结构蛋白 VP6 的免疫原性，将轮状病毒分为 A~G 7 个组，其中 A 组轮状病毒是世界范围内婴幼儿重症腹泻最常见的病原体，也是婴幼儿死亡的主要原因之一；B 组轮状病毒引起成人腹泻，病死率低。

### （一）生物学性状

**1. 形态与结构**　病毒呈球形，直径 60~80nm，二十面体立体对称，有双层衣壳，无包膜。电镜下病毒外形呈车轮状，故名。

**2. 基因组与编码蛋白**　病毒核心含有双链 RNA 和依赖 RNA 的 RNA 多聚酶。病毒基因组为双链 RNA，由 11 个基因片段组成，总长约 18.5kb。每一个基因片段都可以编码成一种蛋白质，而其中第 9 基因与第 11 基因比较特别，它们都可以编码成两种蛋白质。核糖核酸外围则是包围了 3 层二十面体的蛋白质壳体。

**3. 抵抗力**　轮状病毒对理化因素有较强的抵抗力。病毒耐乙醚、三氯甲烷和反复冻融，耐酸、耐碱，55℃加热 30 分钟可灭活病毒。

### （二）致病性与免疫性

轮状病毒感染呈世界性分布。

**1. A 组轮状病毒**　感染最常见，是引起 6 个月至 2 岁的婴幼儿严重胃肠炎的主要病原体，多在深秋初冬季流行。主要通过粪-口途径传播。病毒侵犯小肠黏膜的绒毛细胞，使肠道吸收功能受损，引起肠液过度分泌增加，出现严重腹泻。临床潜伏期为 24~48 小时，突然发病，出现发热、水样腹泻，伴呕吐，重者可出现脱水和酸中毒，如不及时治疗，可危及生命。

**2. B 组轮状病毒**　引起成人腹泻，可为暴发流行。

**3. C 组轮状病毒**　对人的致病性类似 A 组，但发病率很低，多呈散发流行。

机体感染后产生型特异性抗体，其中肠道 sIgA 最为重要，对同型病毒感染有保护作用，对异型病毒只有部分保护作用，病愈后可重复感染。

### （三）微生物学检查

取腹泻患者粪便做直接电镜或免疫电镜检查，易检出轮状病毒。采用直接或间接 ELISA 法检测粪便上清液中的轮状病毒抗原，具有较高的敏感性和特异性。此外，使用聚丙烯酰胺凝胶电泳法检测核酸，在临床诊断和流行病学调查中有重要意义。RT-PCR 方法检测病毒核酸灵敏度较高。

### （四）防治原则

重视饮食卫生，防止医源性传播。口服轮状病毒减毒活疫苗已在临床试用。目前尚无特异有效的治疗药物，主要是及时输液，补充血容量，维持机体水电解质平衡。

## 二、杯状病毒

杯状病毒（calicivirus）呈球形，直径 27～38nm。病毒基因组为单正链 RNA 病毒，长度 7.3～7.7kb；衣壳呈二十面体立体对称，无包膜。引起人类急性病毒性胃肠炎的人杯状病毒主要包括诺如病毒（Norovirus，NV）和札幌病毒（Sapovirus，SV）。

**1. 诺如病毒** 是 1972 年在美国 Norwalk 地区一所小学暴发流行的急性胃肠炎患者粪便中发现的病原体，是全球引起急性病毒性胃肠炎暴发流行的主要病原体之一，在美国约有 80% 以上的急性非细菌性胃肠炎的暴发与诺如病毒有关。我国也有暴发流行的报道。诺如病毒急性胃肠炎的高发季节为秋冬季，可在任何年龄组发病。患者、隐性感染者及健康带毒者均可为传染源。粪-口为其主要传播途径，也可通过呕吐物的气溶胶传播。诺如病毒传染性强，人群普遍易感；在人口聚集的学校、幼儿园、医院等场所容易引起暴发流行，已成为公共卫生问题。诺如病毒感染可引起小肠绒毛轻度萎缩和黏膜上皮细胞破坏。诺如病毒感染的潜伏期 20～48 小时，然后突然发病，恶心、呕吐、腹痛和水样腹泻。多数感染呈自限性，预后较好。感染后可诱生抗诺如病毒抗体，但该抗体的保护作用不明确。

**2. 札幌病毒** 以往也被称为"典型杯状病毒"，其形态特点是其表面有典型的杯状凹陷，棱高低不平。札幌病毒主要引起 5 岁以下小儿腹泻，但发病率很低，其临床症状类似轻型的轮状病毒感染。

在发病急性期（24～48 小时）采集标本，通过免疫电镜可从粪便中查见病毒颗粒。目前诺如病毒的 ELISA 检测方法已经建立，既可检测标本中的病毒抗原，也可检测患者血清中特异性抗体。杯状病毒核酸检测可采用核酸杂交技术和 RT-PCR 方法。

迄今为止，尚无有效疫苗，治疗上也多是对症处理。

## 目标检测

### 一、选择题

1. 以下关于轮状病毒的说法，不正确的是（　　）

    A. 对理化因素抵抗力很强

    B. A 组主要感染婴幼儿，可引起重症腹泻

    C. 有衣壳，有包膜

    D. 目前已有轮状病毒减毒活疫苗

    E. 根据结构蛋白 VP6 的免疫原性，将轮状病毒分为 A～G 7 个组

2. 以下关于 EV71 的说法，正确的是（　　）

    A. 于 1969 年首次分离

    B. 分为 A、B、C 3 个基因型

    C. 可引起人类中枢神经系统感染

D. 引起的手足口病与柯萨奇病毒 A16 很相似

E. 可在恒河猴肾脏细胞中培养

3. 以下关于脊髓灰质炎病毒的说法，错误的是（　　）

    A. 是小儿麻痹的病原体

    B. 对理化因素的抵抗力较弱

    C. 目前市面上的疫苗均是减毒活疫苗

    D. 感染后可获得牢固的特异性免疫力

    E. 是单股正链 RNA 病毒

二、简答题

1. 简述轮状病毒的致病性及防治原则。

2. 简述脊髓灰质炎病毒的致病性及防治原则。

3. 简述 EV71 病毒的致病性及防治原则。

（尹素改）

# 第二十章　肝炎病毒

📖 学习目标

1. **掌握**　HBV 的生物学性状、传染源、传播途径、致病机制、微生物学检查及特异性预防。

2. **熟悉**　HAV、HCV、HDV、HEV 的生物学性状及致病特点。

3. **了解**　其他肝炎病毒的致病性。

4. 学会肝炎病毒的传播方式及防治原则等相关知识，具备根据临床症状及微生物学检查结果判定疾病进展程度并进行针对性预防的基本能力。

肝炎病毒（hepatitis virus）是指主要侵犯肝脏并引起病毒性肝炎的病毒。目前已证实的人类肝炎病毒有 5 种，即甲型肝炎病毒（hepatitis A virus，HAV）、乙型肝炎病毒（hepatitis B virus，HBV）、丙型肝炎病毒（hepatitis C virus，HCV）、丁型肝炎病毒（hepatitis D virus，HDV）及戊型肝炎病毒（hepatitis E virus，HEV）。这些病毒在分类学上分属于不同病毒科和属（表 20 - 1），生物学特性和致病性也各不相同。近年来还发现有 10% ~20% 的病毒性肝炎病因不明，提示可能存在新的与肝炎相关的病毒，如庚型肝炎病毒（hepatitis G virus，HGV）以及输血传播病毒（transfusion transmitted virus，TTV）等，但未做最终确定和命名。此外，巨细胞病毒、EB 病毒、黄热病病毒等在引起其相应临床疾病的同时也可伴随肝脏炎症，但一般不列入肝炎病毒范畴。

表 20 - 1　人类肝炎病毒的主要特征比较

| 病毒型别 | 病毒科 | 核酸 | 传播方式 | 致病特点 |
|---|---|---|---|---|
| HAV | 小 RNA 病毒科 | ss + RNA | 粪 - 口 | 主要引起急性甲型肝炎，预后好 |
| HBV | 嗜肝 DNA 病毒科 | dsDNA | 血源性、性接触、垂直传播 | 可引起急、慢性乙型肝炎，预后差，与肝癌的发生相关 |
| HCV | 黄病毒科 | ss + RNA | 输血、医源性、垂直传播 | 引起急、慢性丙型肝炎，预后差，与肝癌的发生相关 |
| HDV | 未确定 | ss - RNA | 血源性、性接触、垂直传播 | 引起急、慢性丁型肝炎，加重 HBV 感染 |
| HEV | 戊肝病毒科 | ss + RNA | 粪 - 口 | 主要引起急性戊型肝炎，预后好 |

➡ 案例引导

**案例**　患者，男，65 岁。因腹胀 1 年，下肢浮肿 8 个月，全身乏力就诊。查体发现腹膨隆，全腹压痛、无反跳痛及肌紧张，腹部叩诊鼓音，有移动性浊音，肠鸣音减弱。双下肢指凹性水肿。实验室检查：HBV DNA $4.83 \times 10^7$ IU/ml，HBs Ag（+），HBe Ag（+），抗 - HBc IgM（+），ALT 252U/L，AST 183U/L。抗 - HCV（-）。询问病史患者曾有肝病家族史。

**讨论**　1. 该患者可能的诊断是什么？

2. 可能的病原体是什么？

3. 该病的传染源及传播途径是什么？如何进行特异性预防？

## 第一节 甲型肝炎病毒

甲型肝炎病毒（HAV）是引起甲型肝炎的病原体，属于小RNA病毒科、嗜肝病毒属（*Hepatovirus*）。1973年，Feinstone等用免疫电镜技术，在急性肝炎患者粪便中首次检出该病毒颗粒，1979年，Provost与Hilleman又报道了HAV在体外细胞中传代培养成功。HAV经粪-口途径传播，大多数感染以隐性或亚临床感染为主，少数为急性甲型肝炎，预后良好。

### 一、生物学性状

#### （一）形态与结构

HAV为球形颗粒，直径27~32nm，无包膜，衣壳为二十面体立体对称，核心为单正链RNA，有感染性（图20-1）。基因组全长约7.5kb，其结构包括如下几部分。

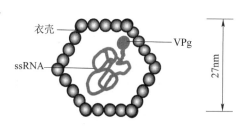

图 20-1 HAV 结构示意图

**1. 5′端非编码区** 序列比较保守，以共价形式连接一种由病毒基因编码的细小蛋白质，称为病毒基因组蛋白（Viral protein genomic，VPg），其主要功能是在病毒复制过程中，使病毒核酸附着于感染细胞核蛋白体上，从而促进病毒蛋白生物合成。

**2. 编码区** 仅有一个开放读码框架（ORF），分为P1、P2、P3区，P1区编码VP1、VP2、VP3及VP4 4种病毒的衣壳蛋白，包围保护核酸并表现免疫原性（HAV Ag）；P2区编码转录与基因调控蛋白，P3区编码病毒蛋白酶与RNA多聚酶，在病毒的复制过程中起重要作用。

**3. 3′端非编码区** 功能尚不清楚。

**4. 多聚polyA尾** 可能参与稳定病毒核酸的作用。

HAV只有1个血清型，免疫原性稳定，根据基因序列同源性分析，可分为7个基因型（Ⅰ~Ⅶ），Ⅰ、Ⅱ、Ⅲ、Ⅶ型可感染人类，我国最常见的型别为ⅠA型。

#### （二）动物模型与细胞培养

黑猩猩、猕猴、红面猴及短尾猴等灵长类动物对HAV易感，经口或静脉注射途径可使动物发生肝炎。感染后可在动物粪便中分离出病毒颗粒，肝细胞中检出HAV，血清中出现HAV抗体。动物模型在HAV的致病机制、疫苗及药物开发等研究中有重要作用。

HAV可在猕猴原代肝细胞、传代恒河猴胚肾细胞、非洲绿猴肾细胞、人胚肺二倍体成纤维细胞及肝癌细胞株等细胞中增殖，但复制周期长，病毒载量低，一般不引起细胞病变和细胞裂解。用免疫荧光法等可检出培养细胞中的HAV。

#### （三）抵抗力

HAV对理化因素的抵抗力较其他小RNA病毒强。60℃12小时仅使其部分灭活，对乙醚、三氯甲烷、酸（pH 3）处理均有抵抗力，在淡水、海水、泥沙和毛蚶等水生贝类中可存活数天至数月。高压蒸汽法、煮沸法可灭活病毒，对甲醛、高锰酸钾、氯敏感。

### 二、致病性与免疫性

#### （一）传染源与传播途径

传染源多为患者及隐性携带者。甲型肝炎潜伏期15~50天（平均30天），在潜伏期末和急性期，感染机体血液及粪便中均可有病毒存在。HAV 随粪便排出体外，污染水源、食物、海产品（毛蚶等）、食具等，主要通过粪-口途径传播造成疾病流行。1988 年，我国上海市因生食 HAV 污染的毛蚶致甲型肝炎暴发流行，累计人数多达 30 余万人。

### （二）致病机制

HAV 经口侵入人体后，先在口咽部和唾液腺中增殖，继而在肠黏膜和局部淋巴结大量扩增后侵入血流形成病毒血症，最终侵犯肝细胞，引起明显炎症反应并伴随肝细胞的变性与溶解。甲肝的发病机制不清，目前认为与机体的免疫病理损伤相关。主要的临床表现为发热、全身乏力、食欲减退，恶心、消化不良等，进而出现肝大、黄疸，部分病例有脾大，黄疸可持续 2~6 周，约 1 个月即消退。

HAV 主要侵犯儿童和青少年，感染率高（我国人群感染率约为 80%），但多呈隐性感染；一旦发病常表现为急性症状，很少转变为慢性，一般不形成长期带毒状态，预后良好。

### （三）免疫性

HAV 主要在感染肝细胞内增殖，NK 细胞、特异性细胞毒性 T 细胞（CTL）通过破坏肝细胞而清除增殖的病毒，是机体抗 HAV 感染的重要机制。中和抗体在阻止病毒吸附，消除存在于体液中的游离病毒显示重要作用。抗-HAV IgM 出现较早，发病后 1 周达高峰，维持时间较短（一般 2 个月左右）；抗-HAV IgG 在急性期末或恢复期产生，可维持多年，对防止 HAV 的再感染有免疫保护作用，是机体获得持久免疫力的标志。此外，肠黏膜 sIgA 在抗 HAV 感染中发挥一定作用。

## 三、微生物学检查

HAV 的微生物学检查以血清学检测为主，可采用放射免疫法（RIA）或酶联免疫吸附试验（ELISA）检测患者血清中的抗-HAV，其中抗-HAV IgM 在感染后早期即可产生，是早期诊断甲型肝炎最简便而可靠的血清学标志；抗-HAV IgG 出现稍晚，是既往感染的标志。此外，在潜伏期末和急性期早期可采用免疫电镜检测粪便中的 HAV 颗粒；用 ELISA 法检测 HAV 抗原；用核酸杂交法及 RT-PCR 检测标本中 HAV RNA。

## 四、防治原则

讲究个人卫生，加强食物、水源、粪便管理，切断 HAV 的传播途径。人工主动免疫是目前最有效的特异预防措施，主要用于学龄前儿童和学龄儿童，以及其他易感人群。可注射减毒活疫苗或灭活疫苗。我国研制的甲型肝炎减毒活疫苗 H2 株和 L-A-1 株接种效果良好。注射丙种球蛋白可用于 HAV 感染的应急预防，在潜伏期末使用丙种球蛋白可减轻临床症状。

# 第二节  乙型肝炎病毒

乙型肝炎病毒（HBV）是乙型肝炎的病原体，属于嗜肝 DNA 病毒科（Hepadnaviridae）、正嗜肝病毒属（Orthohepadnavirus）。HBV 感染呈全球分布，是全球性公共卫生问题，不同地区 HBV 感染的流行程度差异很大。据 WHO 报道，全球约有 20 亿人感染过 HBV，约有 2.57 亿为慢性感染者，每年约有 100 万人死于 HBV 感染所导致的肝衰竭、肝硬化和原发性肝癌。我国人群的 HBsAg 阳性率为 5%~6%，慢性乙型肝炎是我国常见慢性传染病之一。

## 一、生物学性状

### （一）形态与结构

完整的 HBV 为直径 42nm 的球形颗粒。该病毒颗粒于 1970 年首先由 Dane 在患者血清中发现，因此又称为 Dane 颗粒。具有双层衣壳，外衣壳相当于一般病毒的包膜，由脂质双层与蛋白组成，乙肝表面抗原（hepatitis B surface antigen，HBsAg）镶嵌在脂质双层中。外衣壳包裹着直径约 27nm 的核衣壳，其中的衣壳（内衣壳）由壳粒以二十面体立体对称排列形成，内衣壳蛋白为乙肝核心抗原（hepatitis B core antigen，HBcAg），内部的核心主要为不完全双链环状 DNA 及 DNA 聚合酶等（图 20-2）。

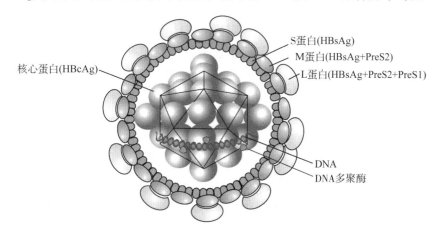

图 20-2　HBV 结构示意图

用电子显微镜观察乙型肝炎患者血清，可见到三种不同形态的病毒颗粒。

**1. 直径 42nm 的大球形颗粒**　为具有感染性的完整 Dane 颗粒。

**2. 直径 22nm 的小球形颗粒**　为中空颗粒，是由 HBV 在肝细胞复制时产生的过剩 HBsAg 装配而成，由肝细胞分泌进入血液中；因其不含病毒 DNA 和 DNA 聚合酶，故仅表现 HBsAg 阳性而不具有感染性。

**3. 管形颗粒**　直径 22nm，管长 100~500nm，成分与小球形颗粒基本相同，是由小球形颗粒串联而成（图 20-3）。

### （二）基因结构

HBV 的基因组结构特殊，为不完全双链环状结构，两条 DNA 链长度不一。其中长链（long chain，L）为负链，长度固定，约有 3200 个核苷酸组成，有 4 个开放读码框架（ORF），分别称为 S 区、C 区、P 区及 X 区。各 ORF 之间有广泛的重叠现象以充分扩大其基因的利用率，S 区含 S 基因、前 S1（Pre-S1）基因和前 S2（Pre-S2）基因，分别

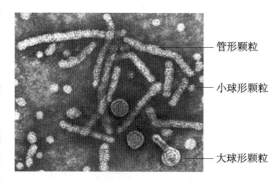

图 20-3　乙型肝炎患者血清 HBV 电镜照片

编码长短不一的病毒表面抗原肽，即乙型肝炎病毒表面抗原（HBsAg）、前 S1（Pre-S1）和前 S2（Pre-S2）抗原。C 区包括 C 和 Pre-C 两个基因，分别编码内衣壳蛋白，即乙型肝炎病毒核心抗原（HBcAg）和前 C（Pre-C）蛋白。Pre-C 蛋白经酶切加工后形成乙型肝炎病毒 e 抗原（hepatitis B e antigen，HBeAg）。P 区最长，编码乙型肝炎病毒 DNA 聚合酶（P 蛋白），该蛋白是一个具有多个功能区的大分子碱性蛋白，兼具 DNA 多聚酶、逆转录酶和 RNA 酶 H 等多种活性，在病毒复制增殖中发挥重要作用。X 区编码乙型肝炎病毒 X 抗原（hepatitis B X antigen，HBxAg），HBxAg 定位于感染细胞的胞质或胞核

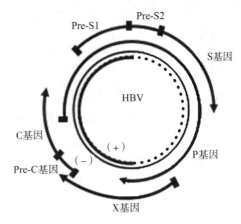

图 20-4 HBV 基因结构模式图

中，具有可反式激活感染细胞内的某些原癌基因的作用，与肝癌的发生密切相关。HBV DNA 的短链（short chain，S）为正链，长度可变，为 L 链的 50% ~99%。两链 DNA 的 5′末端均有长达 250 ~300 个互补碱基，形成黏性末端，通过碱基配对构成 DNA 部分的闭合环状结构（图 20-4）。

### （三）抗原组成

HBV 抗原主要包括存在于病毒外衣壳的表面抗原（HBsAg）、存在于内衣壳的核心抗原（HBcAg）和分泌游离于病毒体外的 e 抗原（HBeAg）。

**1. 表面抗原（HBsAg）** 指由 S 基因区编码的蛋白分子，主要存在于完整 Dane 颗粒外衣壳及管形颗粒和小球形颗粒中，也称包膜抗原，是决定病毒吸附于易感细胞受体的重要成分。表面抗原有以下 3 种蛋白形式。

（1）HBsAg 由 S 区基因编码的糖蛋白，是 HBV 感染者血清中 3 种颗粒表面的主要抗原成分。

（2）中等蛋白（M 蛋白） 由 S 基因与 Pre-S2 基因编码，即 HBsAg + Pre-S2 蛋白。

（3）大分子蛋白（L 蛋白） 由 S、Pre-S2 及 Pre-S1 基因编码，即 HBsAg + Pre-S2 + Pre-S1 蛋白。

HBsAg 免疫原性较强，可刺激机体产生保护性抗体（抗-HBs），是制备疫苗的主要成分。HBsAg 具有几种主要特异性抗原表位，包括各亚型共有的 a 表位和两组互相排斥的表位：d/y 及 w/r。这些表位按照不同的组合形式，构成 HBsAg 的 4 种基本亚型：adr、adw、ayr 和 ayw。HBsAg 各亚型间有共同的 a 表位，因此用 HBsAg 制备的疫苗有型间交叉保护作用。HBsAg 的亚型分布有明显地区差异，并与种族有关。如我国汉族以 adr 亚型为主，少数民族多见 ayw。HBsAg 的检出是 HBV 感染的重要标志。

Pre-S1 和 Pre-S2 抗原具有与肝细胞受体结合的配体，可介导病毒与靶细胞的吸附，其免疫原性强，可刺激机体产生抗-PreS1 和抗-PreS2，阻断 HBV 对肝细胞的吸附。最近研究表明，钠-牛磺胆酸-协同转运蛋白（sodium taurocholate cotransporting polypeptide，NTCP）可能是肝细胞上 HBV 的受体。血清中检出 Pre-S1 和 Pre-S2 抗原，是病毒正在复制的指标，但抗-PreS1 和抗-PreS2 的出现提示病毒正在被清除或已经被清除，预后良好。

**2. 核心抗原（HBcAg）** 由 C 区 C 基因编码，是 Dane 颗粒内衣壳的重要组成，存在于 HBV 核衣壳表面，因其被 HBV 包膜覆盖，一般不出现在血循环中，故不易在患者的血清中检出，但可在肝细胞核内和受感染的肝细胞胞膜表面检出。HBcAg 的免疫原性强，能刺激机体产生非保护性的抗-HBc。抗-HBc IgM 的检出提示 HBV 处于复制状态，患者血清具有强传染性。

**3. e 抗原（HBeAg）** 由 C 区 Pre-C 基因编码的前 C 蛋白经切割加工后形成的可溶性产物，一般不出现在 HBV 颗粒中，而是以游离的形式存在于血循环中，血清中 HBeAg 的消长与 Dane 颗粒及 DNA 多聚酶的消长基本同步，故可作为 HBV 复制及血清具有强传染性的标志。HBeAg 可刺激机体产生抗-HBe，具有一定的保护性，抗-HBe 检出表示机体获得了一定的免疫力，传染性降低。

### （四）复制方式

HBV DNA 的复制特点是兼具病毒前基因组的形成和逆转录过程，其复制周期（图 20-5）如下：①HBV 依靠 Pre-S1 和 Pre-S2 蛋白与肝细

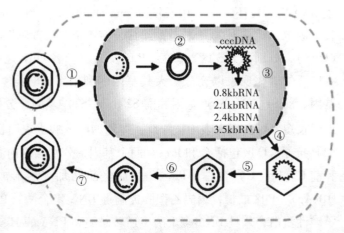

图 20-5 HBV 复制周期示意图

胞表面受体吸附，使 HBV 进入肝细胞内并脱去衣壳，游离 HBV DNA 进入肝细胞核内；②正链 DNA 以负链 DNA 作为模版，在 HBV DNA 多聚酶作用下延长修复正链 DNA 缺口，形成共价闭合环状 DNA（covalently closed circular DNA，cccDNA），cccDNA 可整合在感染细胞基因组中；③cccDNA 形成双螺旋结构，在细胞 RNA 多聚酶催化下，以负链 DNA 为模板，转录形成长度为 0.8kb、2.1kb、2.4kb 和 3.5kb 的 4 条 RNA 链。其中 0.8kb RNA 编码 HBxAg，2.1kb RNA 编码 Pre-S2 + HBsAg 表面抗原中等 M 蛋白，2.4kb RNA 编码 Pre-S1 + Pre-S2 + HBsAg 表面抗原大分子 L 蛋白，而 3.5kb RNA 兼具双重作用，除可作为 mRNA 编码内衣壳蛋白和 P 蛋白外，还可作为合成病毒 DNA 的模板，故称其为前基因组；④病毒的前基因组、蛋白引物和 DNA 多聚酶等进入细胞质，被包入组装好的内衣壳中；⑤以前基因组作为模板，在病毒 DNA 多聚酶的逆转录酶活性作用下，逆转录出 HBV 全长负链 DNA，在负链 DNA 形成过程中，通过多聚酶的 RNA 酶 H 活性作用降解前基因 RNA；⑥以新合成的负链 DNA 作为模板，在 DNA 聚合酶作用下进一步合成病毒正链 DNA；⑦病毒双链 DNA 再获得外衣壳，装配成完整的病毒颗粒，借助细胞分泌通路从肝细胞质释放至肝细胞外。

### （五）动物模型与细胞培养

黑猩猩是 HBV 的易感动物，常用于研究 HBV 致病机制与评价疫苗安全性。嗜肝 DNA 病毒科中的动物肝炎病毒在相应天然动物宿主可造成类似人乙型肝炎的感染，近年来常用鸭乙肝病毒、土拨鼠肝炎病毒、地松鼠肝炎病毒等相应动物模型来筛选抗病毒药物、进行免疫耐受机制等的研究。

HBV 在体外细胞中分离培养尚未成功。目前主要采用 HBV DNA 转染肝癌细胞株，可使病毒在细胞内进行复制。S 基因转染中国地鼠卵巢细胞等细胞系后可使细胞分泌 HBsAg，可用于 HBV 疫苗的制备。

### （六）抵抗力

HBV 对低温、干燥、紫外线、70% 乙醇等一般化学消毒剂均有一定的抵抗力。高压蒸汽灭菌法、100℃加热 10 分钟、0.5% 过氧乙酸、5% 次氯酸钠、3% 漂白粉及环氧乙烷等均可灭活 HBV，使其失去感染性，但仍可保留 HBsAg 的免疫原性。

## 二、致病性与免疫性

### （一）传染源与传播途径

传染源主要是乙型肝炎患者和无症状 HBV 携带者。前者在潜伏期、急性期、慢性活动期均有传染性；后者不易被察觉，作为传染源的危害性更大。HBV 主要传播途径如下。

**1. 经血液与血制品等传播** 感染者血液中 HBV 含量很高，对外界环境抵抗力强，人对 HBV 易感，只需极微量的污染血进入人体即可导致感染。如输血及血制品、注射、手术、器官移植、针刺、拔牙、使用内镜等均能造成医源性传播。另外，共用剃刀、牙刷及文身、美容等致皮肤黏膜微小损伤均可能提供传播机会。

**2. 母婴传播** 方式包括宫内感染、围生期传播、分娩后传播。宫内感染主要经胎盘获得，其概率约占 HBsAg 阳性母亲的 5%，可能与妊娠期胎盘轻微剥离有关。围生期传播是母婴传播的主要方式，婴儿因破损的皮肤或黏膜接触母血、羊水或阴道分泌物而传染。HBV 也可通过哺乳传播。

**3. 性接触和密切接触传播** HBV 也可出现在唾液、精液及阴道分泌液中，因此，HBV 可通过性行为及密切接触传播。HBV 感染可出现明显家庭聚集性。

### （二）致病机制

乙型肝炎的发病机制非常复杂。一般认为，肝细胞内 HBV 数量与细胞病变并无明显相关性，HBV 并不直接导致肝细胞病变，HBV 感染诱发的各种免疫病理反应在 HBV 的致病过程中发挥重要作用。

**1. 细胞免疫介导的免疫病理损伤** 病毒抗原致敏的细胞毒性 T 细胞（CTL）是机体清除 HBV 感染的主要机制，但是 CTL 在清除病毒感染的同时，也造成了肝细胞的损伤（Ⅳ型超敏反应）。

另外，HBV 感染的肝细胞膜上除了出现病毒特异性抗原（如 HBsAg）外，还会由于细胞膜结构改变，暴露出自身肝特异性脂蛋白抗原（liver specific protein，LSP）和肝细胞膜抗原，这些自身抗原通过激活相应自身反应性 CTL，从而破坏肝细胞。

**2. 体液免疫介导的免疫病理损伤** 血清中的小分子 HBsAg、HBeAg 与相应的抗-HBs、抗-HBe 结合形成免疫复合物（IC），随着血循环沉积在肝内或肾小球基底膜、关节滑液囊膜等处，激活补体系统，释放炎性介质引起Ⅲ型超敏反应。这一免疫病理反应被认为是引起乙型肝炎患者肝外症状，如肾小球肾炎、关节炎的重要机制。而沉积于肝内的 IC 可使肝毛细血管出现栓塞，导致急性肝细胞坏死，临床表现为重症肝炎。

机体针对 LSP 等自身抗原可产生相应抗体（LSP-Ab），两者结合后引起Ⅱ型超敏反应，损伤被 HBV 感染的肝细胞。

**3. 免疫应答低下或免疫耐受** 机体对 HBV 的低应答或免疫耐受是导致 HBV 持续感染的重要原因。胎儿或幼儿感染 HBV 后，由于其免疫系统发育尚未完全成熟，可诱导 HBV 特异性淋巴细胞克隆被排除，形成免疫耐受。成人若感染大量 HBV 也可因抗原特异性淋巴细胞被大量耗竭而造成耐受。此外，HBV 感染可出现靶细胞 HLA Ⅰ类分子的表达减少或缺失，减弱 CTL 的杀伤作用。

**4. 病毒变异致免疫逃逸** HBV-DNA 的 4 个基因区均可发生变异，导致病毒的抗原性改变，从而逃避原已形成的特异性免疫应答的监视与中和作用，促进了乙型肝炎的慢性化进程。如 S 基因变异，可导致隐匿性 HBV 感染，表现为血清 HBsAg 阴性，但仍可有 HBV 低水平复制；Pre-C 区变异可产生 HBeAg 阴性变异株（不表达 HBeAg 或降低 HBeAg 合成）；而 P 基因突变常常导致耐药性变异。

综上所述，机体免疫反应不同，可导致临床表现各异。当机体处于免疫耐受状态，多为无症状携带者；当机体免疫功能正常时，多表现为急性肝炎；当机体处于免疫功能低下、不完全免疫耐受、自身免疫反应产生、HBV 基因突变逃避免疫清除等情况下，可导致慢性肝炎；当机体处于超敏反应状态时，可导致大片肝细胞坏死，发生重症肝炎。

### （三）免疫性

HBV 诱导机体产生的特异性免疫应答具有双重性，既是抗病毒免疫的重要机制，又是引起肝细胞损伤的主要原因。

**1. 细胞免疫** 病毒抗原致敏的 CTL 是机体清除 HBV 感染的主要机制。致敏 CTL 可特异性识别感染肝细胞表面的病毒抗原及自身抗原（LSP）并与之结合，通过释放穿孔素、颗粒酶、TNF-β 等直接溶解病毒感染细胞；致敏 CTL 细胞表面高表达 FasL，与 HBV 感染的肝细胞表面 Fas 结合，启动凋亡途径清除被病毒感染的细胞。此外，Th 细胞还可通过分泌 IL-1、IFN-γ、TNF-α 等多种细胞因子，招募活化更多的淋巴细胞、单核吞噬细胞等以增强机体的抗病毒免疫作用。

**2. 体液免疫** 机体产生的针对 HBV 包膜抗原的抗-HBs、抗-PreS1 及抗-PreS2 是主要的中和抗体，可阻断 HBV 对肝细胞的吸附，防止病毒在细胞间扩散。抗-HBc 无保护性，抗-HBe 与感染肝细胞表面 HBeAg 结合，通过激活补体破坏感染细胞，也有一定的保护作用。

### （四）HBV 与原发性肝细胞癌

HBV 感染与原发性肝细胞癌发生有明显相关性。流行病学调查显示我国 90% 以上的原发性肝癌患者感染过 HBV，HBsAg 携带者发生原发性肝癌的危险性比正常人高 217 倍。其发生机制首先是 HBV 在肝细胞内与人体染色体的整合，X 蛋白（HBxAg）和截断的前 S2/S 多肽作为增强子，激活细胞内原癌基因、生长因子基因等，促进肝细胞癌的发生。

## 三、微生物学检查

### （一）HBV 抗原 – 抗体系统的检测

目前临床主要以血清学检测法测定 HBV 抗原、抗体的消长动态及病毒核酸检测，从而进行微生物学诊断。

**1. 检测项目**　依据 HBV 感染机体后出现在血清中的抗原 – 抗体系统及其消长意义，常规选择 HBsAg、抗 – HBs、HBeAg 和抗 – HBe、抗 – HBc 五项（俗称"两对半"）作为临床检测指标。HBsAg 阳性表示 HBV 感染；抗 – HBs 为保护性抗体，其阳性表示对 HBV 有免疫力，见于乙型肝炎康复及接种乙型肝炎疫苗者；抗 – HBc IgM 阳性多见于急性乙型肝炎及慢性乙型肝炎急性发作；此外，只要感染过 HBV，无论病毒是否被清除，抗 – HBc IgG 抗体多为阳性。必要时检测 Pre-S1、抗 – PreS1 与 Pre-S2、抗 – PreS2（表20 – 2，图20 – 6）。

表 20 – 2　HBV 感染血清抗原 – 抗体检测结果及临床分析

| HBsAg | HBeAg | 抗–HBs | 抗–HBe | 抗–HBc | | 结 果 分 析 |
|---|---|---|---|---|---|---|
| | | | | IgM | IgG | |
| + | – | – | – | – | – | HBV 感染者或无症状携带者 |
| + | + | – | – | + | – | 急或慢性乙型肝炎（俗称"大三阳"），传染性强 |
| + | – | – | + | – | + | 急性感染趋向恢复（俗称"小三阳"），有传染性 |
| + | + | – | – | – | – | 急性 HBV 感染早期或慢性携带者，传染性强 |
| + | + | – | – | + | + | 急性或慢性乙肝，或无症状携带者 |
| – | – | + | + | – | + | 乙型肝炎恢复期 |
| – | – | – | – | – | + | 既往感染过 HBV |
| – | – | + | – | – | – | 感染过 HBV 或接种过疫苗，有免疫力 |

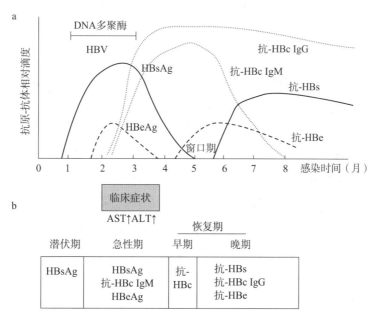

图 20 – 6　HBV 抗原 – 抗体产生规律及临床表现

**2. 实际用途**　①诊断乙型肝炎及 HBV 携带者，如果 HBsAg、HBeAg 和抗 – HBc IgM 均阳性，即

"大三阳"，提示急性或慢性乙肝。②判断乙肝传染性及预后，HBeAg 为可溶性蛋白质，其消长与血清 DNA 多聚酶同步，因此 HBeAg（+）是 HBV 复制、血液高度感染性的指标；另外，HBsAg、抗 – HBe、抗 – HBc IgG 阳性，其余均阴性，即"小三阳"，提示急性感染趋向恢复。③筛选献血员，只有"两对半"全部阴性（除外因接种疫苗而呈抗 – HBs 阳性）者才可作为献血员。④进行流行病学调查，了解人群乙肝感染率，如仅有 HBsAg（+），可能为无症状 HBV 携带者，在乙型肝炎的传播中具有重要意义。⑤判定疫苗接种的效果，评价药物疗效等，如接种乙肝疫苗后抗 – HBs（+）则提示疫苗接种成功。

### （二）血清 HBV DNA 检测

用荧光定量 PCR 技术检测受检血液中的 HBV DNA，敏感特异，能检出极微量病毒。血清 HBV DNA 阳性表明体内有病毒存在并正在复制，传染性强。近年来，cccDNA 检测，HBsAg、HBeAg 定量检测在临床上常用于反映疾病风险、指导用药和预后评估。

## 四、防治原则

### （一）一般预防

**1. 控制传染源**　积极治疗乙型肝炎患者，及时发现 HBV 携带者。对患者及携带者的血液、分泌物、排泄物、用过的食具、针头等均应注意有效消毒。

**2. 切断传播途径**　严格筛选献血者，对献血员必须经乙肝五项指标筛选检测，并定期复查；防止医源性感染，严格消毒手术器械、牙科器械、针灸针等，提倡使用一次性注射器具。

**3. 保护易感人群**　对有高度感染危险性的人群和 HBV 感染指标阳性母亲所生的婴儿要采取特异预防措施。

### （二）特异性预防

**1. 人工主动免疫**　接种乙肝疫苗是预防乙型肝炎感染最有效的措施。疫苗主要用于易感人群和新生儿计划免疫。目前我国应用的乙肝疫苗为基因工程疫苗，是将编码 HBsAg 的基因克隆在酵母菌、牛痘苗病毒或哺乳动物细胞中高效表达，经纯化后制成。新生儿用此疫苗计划免疫 3 次（0、1、6 个月），可获得良好的免疫保护作用。

**2. 人工被动免疫**　主要用于紧急预防。使用含高效价抗–HBs 的人血清免疫球蛋白（HBIG）进行被动免疫，接触 HBV 后 7 天内注射均有预防效果，1 个月后需再次重复注射一次。HBsAg 阳性母亲所产新生儿应在出生后 12 小时内尽早注射 HBIG，然后再全程接种 HBV 疫苗。

**3. 治疗**　乙型肝炎目前尚无特效疗法。通常采用抗病毒药物、调节机体免疫功能的药物以及护肝药物进行联合治疗，常用的抗病毒药物包括干扰素及核苷类似物。

# 第三节　丙型及其他肝炎病毒

## 一、丙型肝炎病毒

丙型肝炎病毒（HCV）是丙型肝炎的病原体。1989 年，美国学者 Choo 等首次从 PT–NANBH 黑猩猩血液标本中获得了该病原体的基因组序列，1991 年，国际病毒命名委员会根据 HCV 的基因结构和表型特征将其归类于黄病毒科（Flaviviridae）。HCV 感染呈全球性分布，主要经血液及血制品途径传播。

（一）生物学特性

**1. 形态结构**　HCV 病毒呈球形，直径约 50nm，有包膜。基因组为线状单正链 RNA，长度约为 9.5kb，由 9 个基因区组成，包括 5′端非编码区（UTR）、核心蛋白基因区（C 区）、包膜蛋白基因-1 区（E1 区）、包膜蛋白基因-2 区（E2 区）、非结构蛋白基因区 1~5（NS1~NS5 区）及 3′端非编码区，其中 E2 基因存在于 NS1 区中（图 20-7）。C 区和 E 区为结构编码区，C 区编码病毒衣壳蛋白，E 区编码病毒的包膜蛋白，包膜蛋白可刺激机体产生中和抗体。但因 E1、E2 区基因易发生变异，常致病毒包膜蛋白发生抗原性改变，从而逃避机体已建立的特异免疫力，这可能是 HCV 在体内长期存在并发展为慢性肝炎的原因之一，也是疫苗研制的最大障碍。NS1~NS5 区是非结构编码区，编码病毒的非结构蛋白以及与复制有关的酶类。5′端非编码区基因序列保守性强，在各株病毒间很少有差异，可用于 PCR 诊断。

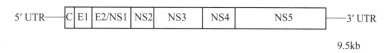

图 20-7　HCV 基因结构模式图

**2. 人工培养与抵抗力**　HCV 体外培养困难，仅有 Huh7、Huh7.5、Huh7.5.1 3 种体外细胞培养系统，黑猩猩是理想的敏感动物。抵抗力较弱，对乙醚、甲醛、三氯甲烷等脂溶剂敏感。此外，紫外线、煮沸 100℃ 5 分钟等均可灭活病毒，血液及血制品经 60℃ 处理 30 小时可灭活其中的 HCV。

（二）致病性与免疫性

**1. 传染源与传播途径**　传染源主要是急慢性丙肝患者和病毒携带者。主要通过血源传播，国外 30%~90% 输血后肝炎为丙型肝炎，我国输血后肝炎中丙型肝炎占 1/3。也可通过其他方式传播，如母婴垂直传播、家庭日常接触和性传播等。

**2. 所致疾病**　机体感染 HCV 可表现为急性肝炎、慢性肝炎和无症状携带者等不同临床类型。输入含 HCV 的血浆或血液制品后，经 6~7 周潜伏期可急性发病，症状与其他病毒性肝炎相似，40%~50% 可转为慢性肝炎，部分患者会发展为肝硬化和肝癌。HCV 的致病机制仍未完全明了。一般认为与病毒的直接致细胞病变作用、免疫病理损伤、细胞凋亡及 NK 细胞杀伤作用有关。

**3. 免疫性**　HCV 感染可诱导机体产生病毒特异的 IgG、IgM 类抗体，由于病毒免疫原性不强、易变异等原因，抗体一般不能对机体提供有效的保护作用。病毒诱导的细胞免疫应答主要参与机体的免疫病理损伤。

（三）微生物学检查

采用 ELISA 或 RIA 检测待检血清中 HCV 的抗体及其效价，可用于丙型肝炎的诊断、献血员筛选和 HCV 感染的流行病学调查。HCV RNA 的检测多采用常规 RT-PCR、套式 RT-PCR 以及荧光定量 PCR 等技术进行定性、定量检测，HCV RNA 阳性是 HCV 复制及血液具有传染性的标志。

（四）防治原则

预防丙型肝炎的重点包括对献血人员及血制品的严格管理，加强消毒隔离制度，防止医源性传播。HCV 的免疫原性较弱，且病毒极易发生变异，使疫苗的研制有一定难度，目前尚无有效疫苗。针对 HCV 感染的直接抗病毒药物（direct antivirus agents，DAAs）治疗效果良好，可使 90% 以上的患者获得持续病毒学应答（SVR）。

## 二、丁型肝炎病毒

丁型肝炎病毒是 1977 年由意大利学者 Rizzetto 首先在乙型肝炎患者肝细胞中发现的一种新抗原，被称为 δ 因子（delta agent）。经动物实验研究证实 δ 因子为不能独立自主复制的缺陷病毒，必须在 HBV 或其他嗜肝 DNA 病毒的辅助下才能复制，1983 年被正式命名为丁型肝炎病毒（HDV）。

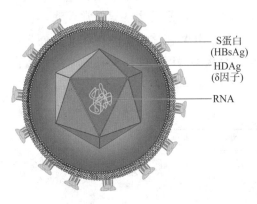

图 20-8　HDV 结构示意图

S蛋白（HBsAg）
HDAg（δ因子）
RNA

HDV 为环状单负链 RNA 病毒，直径 36~43nm，球形，有包膜，包膜蛋白为 HBV 编码 HBsAg，发挥保护 HDV RNA 的作用，并参与 HDV 的感染。病毒核心为 HDV RNA 和 HDV 基因编码的核蛋白抗原（HDAg），HDV 的 RNA 仅有 1.7kb，是目前已知动物病毒中最小的基因组，HDAg 有分子量不同的 P24 和 P27 两种多肽形式，与病毒 RNA 结合存在，在病毒复制过程中发挥作用（图 20-8）。HDAg 主要存在于肝细胞内，感染早期出现于血清中，维持时间短（约 3 周），一般不易检出。但血清中能查到 HDAg 刺激机体产生的 IgM、IgG 抗体，这些抗体并非中和抗体，无保护作用。

HDV 是一种缺陷病毒，必须依赖 HBV 或其他嗜肝 DNA 病毒方可增殖，因此其传播方式、防治原则与 HBV 基本相同。临床上多见 HDV 与 HBV 同时感染，称联合感染；或在先感染 HBV 的基础上又继发感染 HDV，称重叠感染，往往会导致原有乙型肝炎的病情明显加重与恶化。HDV 的致病及免疫机制目前还不清楚，可能与病毒对肝细胞的直接致病变作用及其诱发的免疫病理损伤相关。

微生物学检查主要是通过 ELISA 和 RIA 检测血清中 HDAg，可用于 HDV 感染的早期诊断，但由于 HDAg 在血清中滴度低、存在时间短，检出率受到限制；因此临床上将检测 HDV 抗体作为诊断 HDV 感染的常规方法。抗-HDV IgM 阳性有早期诊断意义，HDV IgG 持续高滴度是慢性持续性感染的血清学标志。此外，应用斑点杂交法、RT-PCR 法检测血清中 HDV 的 RNA 是更敏感、直接的诊断方法，是判断 HDV 在体内复制和血清是否具有传染性的指标。

丁型肝炎的防治原则基本与乙型肝炎相似。

## 三、戊型肝炎病毒

戊型肝炎病毒（HEV）曾称为胃肠道传播的非甲非乙型肝炎病毒，是戊型肝炎的病原体。1983 年，前苏联学者 Balayan 首次用免疫电镜技术从 1 名感染者粪便中检出 HEV 颗粒，1989 年，东京国际会议上被正式命名为戊型肝炎病毒。HEV 在亚洲、非洲及美洲的墨西哥等发展中国家常呈暴发流行，我国 1986—1988 年在新疆曾经发生暴发流行。

HEV 为单正链 RNA 病毒，病毒体呈圆球形，直径为 32~34nm，无包膜，病毒表面呈锯齿状突起，形似杯状，核衣壳为二十面体立体对称。HEV 整个基因组约为 7.5kb，5′端有帽子结构，3′端有 PolyA 结构。编码区含有 3 个相互重叠的 ORF：ORF-1 主要编码与病毒 RNA 复制有关的 RNA 依赖的 RNA 聚合酶等非结构蛋白，ORF-2 编码病毒的衣壳蛋白，ORF-3 编码的蛋白与病毒释放有关。HEV 对温度敏感，煮沸可将其灭活，于 -70~8℃会裂解，但在液氮中可长期稳定保存。目前尚不能在体外组织培养，但黑猩猩、食蟹猴、恒河猴等灵长类对 HEV 敏感，可用于分离病毒。

HEV 的传播途径为粪-口途径，主要传染源为戊型肝炎患者，尤其是潜伏期末和急性初期患者，粪便排毒量最大，传染性最强。患者粪便污染水源、食物或周围环境可引起疾病流行，发病高峰多在雨季或洪水后。人感染 HEV 后，可表现临床型和亚临床型，一般成人感染后多见临床型，儿童多为亚临床型。HEV 感染引起的戊型肝炎潜伏期 2~8 周，病毒主要通过对肝细胞的直接损伤以及机体的免疫病理作用，导致肝细胞的炎症或坏死，临床表现可见急性黄疸型或非黄疸型肝炎、重症肝炎和胆汁淤滞性肝炎。除少数重症肝炎外，大多数患者约 6 周即可好转痊愈，不发展为慢性肝炎。但孕妇感染往往病情较重，可发生流产、死胎，病死率达 10%~20%。

微生物学检查主要通过电镜从粪便中找病毒颗粒，RT-PCR 检测粪便、胆汁中 HEV RNA 以及用 ELISA 法检查血清中抗-HEV IgM、IgG 抗体等。HEV 预防与 HAV 相似，主要为切断传播途径，做好水源、食物及粪便管理等。2012 年，我国成功研制出世界首支戊肝疫苗，可用于 HEV 的特异性预防。

尽管对 HAV~HEV 引发的病毒性肝炎目前已经可以明确诊断，但临床上仍有 15% 肝炎患者的病原体不明。近年来，不断有关于非甲~非戊型肝炎病毒的报道，其中研究较多的主要有庚型肝炎病毒（HGV）/GB 病毒-C（GBV-C）和输血传播病毒（TTV）。目前这两种病毒与肝炎的发生尚缺乏直接的证据，因此，其是否能归属肝炎病毒尚需进一步证实。

### ⊕ 知识链接

#### 肝炎防控的"重大突破"——全球首个戊肝疫苗

戊型肝炎是急性肝炎最常见的类型之一，其病死率为 1%~4%。WHO 报道全球 1/3 的人口曾感染过戊型肝炎病毒，在南亚和东亚每年约发生 650 万例戊肝，导致 16 万人死亡及 2700 例胎儿流产。近年来我国戊肝发病率逐年上升，已在成人急性肝炎中位居首位。

厦门大学夏邵宁团队历经 14 年研制出了世界上首个戊肝疫苗，被科技部推荐为"建国六十周年科技成就展"的我国代表性自主创新生物药物研发成果之一，2007 年，疫苗在江苏完成Ⅲ期临床试验，约 12 万名志愿者参与，是迄今为至全世界规模最大的疫苗Ⅲ期临床研究。2010 年 8 月，国际著名医学期刊《柳叶刀》刊发了这一临床试验结果，标志着我国在戊肝疫苗研制上的世界领先地位已赢得国际权威认可。2012 年该疫苗在我国获准上市。

戊肝疫苗的成功研制是我国科学家为全球肝炎防控事业做出的重大贡献，目前生物制药行业在开发新药物、新疫苗方面有着强大的应用前景，这将给医药专业同学带来更多的机遇与挑战。

## 目标检测

一、选择题

1. 以下关于甲肝的描述，错误的是（　　）

　A. 病原体是单股 RNA 病毒

　B. 病毒可在组织培养中增殖并传代

　C. 在潜伏期末及急性期，患者粪便和血液均有传染性

　D. 早期诊断可测定特异性 IgG 抗体

　E. 早期诊断可用免疫电镜检查患者粪便中的 HAV 颗粒

2. Dane 颗粒含有的抗原是（　　）

　A. HBsAg　　　　　B. HBcAg　　　　　C. HBeAg

　D. HBsAg 和 HBeAg　　　　　E. HBsAg、HBcAg 和 HBeAg

3. HEV 的传播与流行主要是通过（　　）

   A. 血及血制品传播　　　　　　B. 母婴垂直传播　　　　　　C. 粪-口传播

   D. 性接触传播　　　　　　　　E. 日常生活接触传播

## 二、简答题

1. 列出 HAV 与 HBV 的传播途径与感染特点。

2. 简述临床常用的 HBV 抗原－抗体检测系统，分析检测指标的临床意义及实际用途。

3. 简述 HBV 的复制过程。

（王艳红）

# 第二十一章　逆转录病毒

📖 学习目标

1. **掌握** 人类免疫缺陷病毒的生物学性状、致病性和传播途径。
2. **熟悉** 人类免疫缺陷病毒常用的微生物学检测方法和防治原则。
3. **了解** 人类嗜 T 细胞病毒的致病性。
4. 学会有关人类免疫缺陷病毒的基本知识及防治原则，具备对艾滋病的辨识、防治和健康宣传教育的能力。

逆转录病毒科（Retroviridae）是一类含有逆转录酶（reverse transcriptase）的 RNA 病毒。逆转录酶又称依赖 RNA 的 DNA 聚合酶，其以病毒基因组 RNA 为模板合成互补的单链 DNA。逆转录病毒科共有 7 个病毒属，包括 α、β、γ、δ、ε 逆转录病毒属，以及慢病毒属和泡沫病毒属。对人致病的主要是慢病毒属的人类免疫缺陷病毒和 δ 逆转录病毒属的人类嗜 T 细胞病毒。逆转录病毒的主要生物学特性见表 21 - 1。

表 21 - 1　逆转录病毒的主要生物学特性

| 生物学性状 | 特点 |
| --- | --- |
| 病毒体 | 球形，直径约 100nm，衣壳呈二十面体立体对称结构。有包膜，表面有刺突 |
| 基因组 | 由两条相同的单正链 RNA（ + ssRNA）组成，为线性二倍体，长 7 ~ 11kb |
| 复制 | 需经过逆转录和整合过程，病毒基因组 RNA 在逆转录酶作用下先被逆转录为 DNA，然后双链 DNA 整合到宿主细胞染色体中，成为前病毒 |
| 逆转录酶 | 有 |
| 整合酶 | 有 |
| 结构基因 | *gag*、*pol* 和 *env* |
| 病毒释放 | 成熟的病毒颗粒以出芽方式释放 |

⇨ 案例引导

**案例** 患者，男，36 岁。主因持续性发热、腹泻 1 月余就诊。自述恶心、咽痛、盗汗、乏力。查体：口腔黏膜糜烂、充血，内有白色附着物；面部、躯干及上肢可见多处皮疹；全身多处淋巴结肿大。胸部 X 线显示肺部弥漫性浸润性阴影。血液学检查：外周血白细胞及淋巴细胞均减少，$CD4^+/CD8^+ < 1$。询问病史，该患者是一名同性恋者，曾与多名男性发生过性行为。

**讨论** 1. 该患者可能的诊断是什么？

2. 如何进行微生物学检查？

3. 对该病如何进行防治？

# 第一节　人类免疫缺陷病毒

人类免疫缺陷病毒（human immunodeficiency virus，HIV）属于逆转录病毒科的慢病毒属，是获得性免疫缺陷综合征（acquired immunodeficiency syndrome，AIDS）即艾滋病的病原体。2008 年，法国的两位病毒学家 Frangoise Barré - Sinoussi 和 Luc Montagnier 因发现 HIV 病毒获得诺贝尔生理学或医学奖。目前，AIDS 已成为世界范围内严重危害人类健康的重大疾病。

## 一、生物学性状

### （一）形态与结构

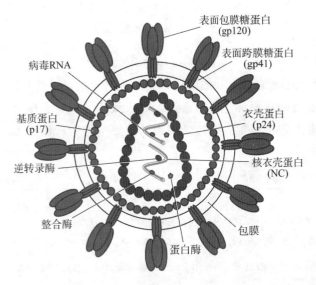

图 21 -1　HIV 的结构示意图

病毒体呈球形，直径 100 ~ 120nm。病毒体的核心包含两条相同的单正链 RNA（+ ssRNA）、逆转录酶、整合酶、蛋白酶和 RNA 酶 H，核心外层是衣壳蛋白 p24，核心与衣壳共同组成圆柱形核衣壳。病毒体外层有包膜包绕，包膜表面有刺突，每个刺突由表面包膜糖蛋白 gp120 和表面跨膜糖蛋白 gp41 构成，包膜内有基质蛋白 p17（图 21 -1）。

### （二）基因组结构及其编码蛋白

**1. 基因组结构**　HIV 的基因组为两条相同的单正链 RNA。基因组全长约 9.2kb，中间含有 *gag*、*pol* 和 *env* 3 个结构基因以及 *tat*、*rev* 2 个调节基因和 *vif*、*nef*、*vpr* 和 *vpu* 4 个辅助基因；两端是长末端重复序列（long terminal region，LTR），LTR 含有启动子、增强子、TATA 序列以及多个与病毒及细胞调节蛋白结合的序列（图 21 -2）。

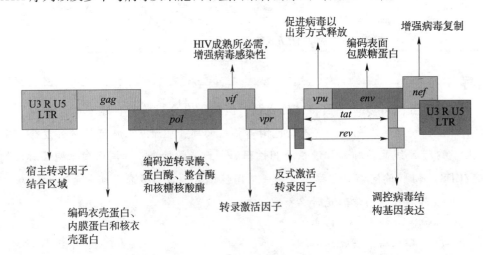

图 21 -2　HIV 基因组结构及其功能

**2. 基因编码的蛋白及其功能**　HIV 结构基因主要编码病毒的结构蛋白。*gag* 基因编码约 500 个氨基酸组成的聚合前体蛋白 p55，经蛋白酶水解形成核衣壳蛋白 NC、衣壳蛋白 p24 和基质蛋白 p17 等结构蛋白，保护病毒 RNA 不受外界核酸酶破坏。*pol* 基因编码聚合酶前体蛋白，经切割形成蛋白酶、整合酶、逆转录酶和 RNA 酶 H，均为病毒复制增殖所必需。*env* 基因编码糖蛋白 gp160，经蛋白酶将其裂解为 gp41 和 gp120，gp41 为表面跨膜糖蛋白，主要介导病毒包膜和靶细胞膜的融合，有利于病毒侵入靶细胞；gp120 位于包膜表面，主要与宿主细胞表面的 CD4 分子及辅助受体结合，从而决定病毒的组织细胞亲嗜性，另外，gp120 含有中和抗原决定簇，能诱导病毒中和抗体的产生。

HIV 调节基因编码的蛋白调控着病毒的基因转录和表达，在 HIV 的致病过程中具有重要作用。HIV 各基因编码的蛋白及其功能见表 21 - 2。

表 21 - 2　HIV 基因编码的蛋白及其功能

| 分类 | 基因 | 编码蛋白 | 编码蛋白的功能 |
|---|---|---|---|
| 结构基因 | *gag* | p55 | 形成病毒核衣壳蛋白 NC、衣壳蛋白 p24 和基质蛋白 p17 |
| | *pol* | 逆转录酶 | 依赖 RNA 的 DNA 聚合酶，将病毒基因组 RNA 逆转录为 DNA |
| | | RNA 酶 H | 水解 RNA |
| | | 整合酶 | 将病毒 DNA 整合至宿主细胞染色体 DNA 中 |
| | | 蛋白酶 | 水解前体蛋白 |
| | *env* | gp41 | 介导病毒包膜与靶细胞膜的融合 |
| | | gp120 | 与宿主细胞表面的受体结合；诱导病毒中和抗体的产生 |
| 调节基因 | *tat* | TAT | 增强 HIV 基因的转录效率，是 HIV 复制必需的反式激活因子 |
| | *rev* | REV | 促进未拼接病毒 mRNA 从胞核运送至胞质，是 HIV 复制必需的蛋白 |
| | *nef* | NEF | 提高病毒的感染性；促进静息期 T 细胞活化；控制细胞毒性 T 细胞杀伤感染细胞；下调细胞表面 CD4 分子和 MHC-I 类分子的表达 |
| | *vif* | VIF | 抑制 APOBEC3G 蛋白（抗逆转录病毒的蛋白）表达，增强病毒感染性 |
| | *vpu* | VPU | 降解 CD4 表达，促进病毒颗粒释放 |
| | *vpr* | VPR | 使细胞周期停滞在 G2 期；促进整合前病毒 DNA 转运至细胞核 |

### （三）病毒的复制

HIV 的复制周期主要包括病毒的吸附、穿入、脱壳、生物合成以及病毒装配与成熟释放等阶段（图 21 - 3）。具体过程：HIV 的表面包膜糖蛋白 gp120 首先与靶细胞表面的 CD4 受体结合，随后与辅助受体（趋化因子受体 CCR5 或 CXCR4）结合，这些受体和辅助受体主要表达在 CD4⁺T 淋巴细胞（以 CD4 和 CXCR4 为主），在单核巨噬细胞（以 CCR5 为主）、树突状细胞、Langerhans 细胞及某些脑细胞中也有少量表达。病毒与受体的结合导致病毒包膜发生构象改变，激活表面跨膜糖蛋白 gp41 介导病毒包膜与细胞膜融合，使病毒的基因组 RNA、逆转录酶等核衣壳结构进入细胞质。随后，衣壳蛋白被降解，病毒基因组 RNA 在逆转录酶作用下合成互补单链 DNA，其中 RNA 链在 RNA 酶 H 作用下降解，DNA 随即形成双链 DNA 分子后进入细胞核。在病毒整合酶作用下，双链 DNA 整合到细胞染色体 DNA 中成为前病毒（provirus）。活化状态下整合的前病毒在宿主细胞 RNA 聚合酶作用下转录出病毒 mRNA 和子代病毒 RNA。病毒 mRNA 翻译合成子代病毒的结构蛋白和非结构蛋白。子代基因组 RNA 与病毒蛋白装配形成完整的子代病毒，并以出芽方式释放到细胞外。

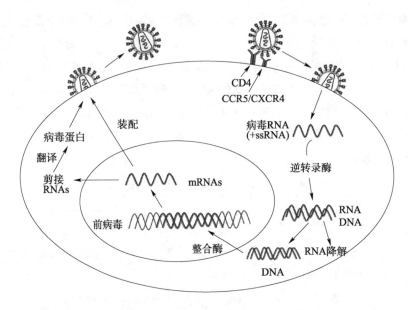

图 21-3　HIV 复制过程示意图

### （四）型别与变异

根据基因组序列及与其他灵长类动物慢病毒的进化关系，HIV 分为两型：HIV-1 和 HIV-2，两型 HIV 核苷酸序列差异超过 50%。根据 *env* 基因序列可将 HIV-1 分为 M（main）、O（outlier）、N（new）3 个组，其中 M 组含有 11 个亚型（A~K）、O 组和 N 组各含有 1 个亚型。HIV-2 有 8 个亚型（A~H）已被确定。上述每个亚型又具有广泛的变异性。引起全球流行的主要是 HIV-1，但不同地区流行的亚型不同。HIV-2 主要在西非地域流行。我国以 HIV-1 为主要流行株。

HIV 具有高度变异性，其主要原因是逆转录酶在逆转录过程中缺乏编辑功能，可导致高度错配。*env* 最易发生变异，突变率约为 1‰，致其编码的表面包膜糖蛋白 gp120 发生变异。gp120 与靶细胞表面的受体结合决定了病毒的亲嗜性，同时还携带中和抗原决定簇。因此，gp120 发生变异有利于 HIV 逃避免疫反应，造成病毒难以清除，也给疫苗研制带来困难。另外，宿主的免疫选择压力、病毒间的基因重组和不规范用药所导致的药物选择压力也造成了病毒的变异。

### （五）抵抗力

HIV 对理化因素的抵抗力比较弱。对消毒剂和去污剂敏感，10% 漂白粉、70% 乙醇、5% 甲醛、1% 表面活性剂 Nonidet P40、0.5% 甲酚皂溶液、0.5% 多聚甲醛、0.5% 过氧乙酸、0.3% 过氧化氢等室温处理 10 分钟即可灭活 HIV。在 pH 1.0 或 pH 13.0 的环境下 HIV 也可失活。病毒对热敏感，56℃ 加热 10 分钟即可灭活液体中的 HIV。但在冷冻血液制品中，必须 68℃ 加热 72 小时才能彻底灭活 HIV。HIV 对紫外线和 γ 射线有较强的抵抗力。

## 二、致病性与免疫性

### （一）传染源与传播途径

HIV 感染的传染源是 HIV 感染者和 AIDS 患者。从感染者的血液、精液、阴道分泌物、胸腹水、羊水、乳汁、脑脊液等体液中均可分离出病毒。性传播、血液传播和垂直传播是 HIV 感染的主要传播途径。

**1. 性传播**　是 HIV 感染的主要传播方式，因此，AIDS 是重要的性传播疾病（sexually transmitted disease，STD）之一。同性恋和异性恋的性乱交者是高危人群，其中异性接触是 HIV 感染的最主要传播方式。如患有其他性传播疾病如梅毒、软下疳、淋病、疱疹等并导致溃疡病变者可增加 HIV 感染的风险。

**2. 血液传播**  通过接受含 HIV 污染的血液、血液制品、器官移植等，或使用被污染的针头、注射器等，均可发生 HIV 感染。静脉药瘾者是高危人群。

**3. 垂直传播**  HIV 可通过胎盘、产道或哺乳等方式进行母婴传播，其中经胎盘感染最常见。HIV 阳性母亲如不接受抗病毒治疗，15%~40% 会发生母婴传播，规范的抗逆转录病毒治疗可显著降低其传播概率。

我国 HIV 的传播途径以性传播为主，其次为注射吸毒。经性传播感染人数明显增加，疫情正从高危人群向一般人群扩散。

**（二）致病机制**

**1. CD4⁺T 淋巴细胞和记忆细胞**  HIV 的主要受体是靶细胞表面 CD4 分子，HIV 通过表面包膜糖蛋白 gp120 与细胞膜上的 CD4 分子结合，然后与辅助受体结合，由 gp41 介导膜融合，使病毒侵入细胞内，造成细胞损伤。CD4⁺T 淋巴细胞表面表达大量 CD4 分子和辅助受体 CXCR4，因此，CD4⁺T 淋巴细胞是 HIV 攻击的主要靶细胞。HIV 感染后，CD4⁺T 淋巴细胞数量减少和功能受损，最终导致机体免疫功能缺陷。HIV 可通过多种机制损伤 CD4⁺T 淋巴细胞。

（1）细胞凋亡  HIV 及其产物均可诱导 CD4⁺T 淋巴细胞凋亡。

（2）细胞融合  HIV 通过诱导 CD4⁺T 淋巴细胞融合，形成多核巨细胞，导致细胞死亡。

（3）免疫反应损伤  HIV 感染激活 CTL 及抗体介导的 ADCC 等作用，使受感染的 CD4⁺T 淋巴细胞大量破坏。

（4）超抗原效应  HIV 可作为超抗原激活大量 CD4⁺T 淋巴细胞。

（5）诱导自身免疫反应  gp41 与 CD4⁺T 淋巴细胞细胞膜上 MHC-Ⅱ类分子有同源区，诱导产生的抗体可与这类淋巴细胞发生交叉反应，导致细胞损伤。

（6）产生减少  HIV 感染致造血干细胞或胸腺功能损伤，使 CD4⁺T 淋巴细胞产生减少。

部分感染 HIV 的 CD4⁺T 淋巴细胞可以分化为记忆 CD4⁺T 淋巴细胞，在这些细胞中 HIV 基因几乎不表达或表达极低。病毒可长期潜伏在记忆 CD4⁺T 淋巴细胞中，成为 HIV 主要的储存库。当再次接触 HIV 病毒，记忆细胞被激活并释放大量子代病毒，导致 HIV 在体内无法彻底清除。

**2. 单核吞噬细胞**  机体内的其他细胞也可表达少量 CD4 分子，如单核吞噬细胞、树突状细胞、神经胶质细胞等，HIV 也可感染此类细胞。其中单核吞噬细胞在 HIV 的致病中起重要作用，其辅助受体为 CCR5 趋化因子。但单核吞噬细胞对 HIV 的溶细胞作用抵抗力强于 CD4⁺T 淋巴细胞，病毒可长期潜伏在这些细胞内，并随之播散至全身，并可携带病毒通过血-脑屏障，引起中枢神经系统感染。因此，单核吞噬细胞是 HIV 又一个重要的储存库。

有少数高加索人存在 CCR5 基因的缺失或者突变，导致 CCR5 不能表达于细胞表面，因此可以抵抗 HIV 的感染。

**（三）临床表现**

HIV 感染人体后，病毒基因整合入宿主细胞染色体不复制，可经历很长的无症状期（可长达 10 年）才发病，表明 HIV 在感染机体中以潜伏或低水平的方式持续存在。但当受到某些因素刺激后，整合的 HIV 基因被激活，病毒大量增殖，破坏免疫细胞，多数患者于 2 年内死亡。但也有少数 HIV 感染者在感染 HIV 20 年后仍不发病。由 HIV 感染发展为 AIDS 主要经过以下几个阶段。

**1. 急性期**  通常发生在感染 HIV 后 6 个月内。临床表现以发热为常见，可伴有咽痛、盗汗、恶心、呕吐、腹泻、皮疹、关节疼痛、淋巴结肿大、神经系统症状等。大多数患者临床症状轻微，持续 1~3

周症状自行消退。

此期在血液中可检测到 HIV RNA 和 p24 抗原，CD4$^+$T 淋巴细胞计数一过性减少，同时 CD4$^+$/CD8$^+$T 淋巴细胞比值倒置。部分患者可有轻度白细胞和血小板计数减少或肝功能异常。

**2. 无症状期** 可从急性期进入此期，或无明显的急性期症状而直接进入此期。持续时间一般为 4～8 年。其时间长短与感染病毒的数量和型别、感染途径、机体免疫状况、营养条件及生活习惯等因素有关。在无症状期，由于 HIV 在感染者体内不断复制，免疫系统受损，CD4$^+$T 淋巴细胞计数逐渐下降，可出现淋巴结肿大等症状或体征，同时具有传染性。

**3. 艾滋病期** 为感染 HIV 后的终末阶段。患者 CD4$^+$T 淋巴细胞计数多数 < 200 个/μl。HIV 病毒载量明显升高。主要有以下表现。

（1）HIV 相关症状 随着 HIV 大量复制，免疫细胞大量损伤，出现原因不明的持续发热、盗汗、腹泻，体重减轻 10% 以上，还可出现持续性全身淋巴结肿大等 AIDS 相关症状。

（2）各种机会性感染和肿瘤 机会性感染包括细菌、病毒、真菌和寄生虫感染，常见的有肺孢子菌肺炎、新生隐球菌病、鹅口疮、隐孢子虫腹泻、结核病、巨细胞病毒视网膜炎、弓形虫脑病等；常见恶性肿瘤有 Kaposi 肉瘤、Burkitt 淋巴瘤、恶性淋巴瘤等。另外，部分 AIDS 患者表现为神经精神症状，如无菌性脑膜炎、亚急性脑炎、周围神经病变等。AIDS 痴呆综合征是最常见的神经系统综合征，临床表现为记忆力差、注意力不集中、冷漠和行为改变等。患者最终因继发感染或恶性肿瘤而死亡。

### （四）免疫性

HIV 感染后，机体的细胞免疫和体液免疫均可对 HIV 产生应答。大多数感染者可产生中和抗体，中和抗体可中和血清中的病毒，降低血清中的病毒载量，或诱导 ADCC 作用破坏受到病毒感染的细胞。但由于表面包膜糖蛋白的频繁变异或高度糖基化，使中和抗体的作用降低。细胞免疫是清除细胞内病毒的主要机制。CTL 可识别 HIV 基因的编码产物，这种免疫应答受 MHC 限制；CTL 可通过多种机制杀伤 HIV 感染的细胞，限制 HIV 感染的扩散，但不能完全清除病毒，也不能清除病毒潜伏感染的细胞，并随着病情进展其作用逐渐减弱。NK 细胞可通过 ADCC 作用杀伤表达 gp120 的感染细胞，在感染早期发挥作用。

HIV 逃避免疫系统作用的主要机制：①病毒 DNA 整合到宿主细胞 DNA 中，导致持续感染；②*env* 基因发生突变；③*tat*、*nef* 基因编码的蛋白可以下调 MHC - I 类分子的表达，抑制 CTL 识别和杀伤感染细胞。

## 三、微生物学检查

HIV 的微生物学检查主要包括抗体检测、抗原检测、病毒核酸检测、CD4$^+$T 淋巴细胞计数和病毒分离鉴定。

**1. 抗体检测** 大多数感染者在 6～12 周内即可检出 HIV 抗体，6 个月后几乎所有感染者抗体均呈阳性。常用酶联免疫吸附试验（ELISA）作为初筛试验，敏感性高，但有假阳性。对于初筛阳性的感染者，必须经蛋白印迹法（Western blot）进行确认。该方法可检测到针对 HIV 不同结构蛋白的抗体，有抗 p24 抗体、抗包膜糖蛋白抗体（gp41、gp120、gp160）等，特异性高。

**2. 抗原检测** 在 HIV 急性感染期，由于抗体还没有产生，血清抗体检测为阴性，称之为临床检测"窗口期"。此时可通过 ELISA 检测血液中的 p24 抗原，该抗原在感染早期即可检测到，用于早期辅助诊断。但抗体产生后，p24 就难以检出，如在感染后期还可再检出，提示预后不良。

**3. 核酸检测** 目前常用定量 RT-PCR 检测血浆中 HIV RNA 的拷贝数即病毒载量，用于监测疾病进展及评估治疗效果。核酸杂交、PCR 方法可检测细胞中整合的 HIV 前病毒 DNA。核酸检测灵敏性高，可用于早期诊断、新生儿诊断、监测高危人群和评价药物疗效等。

**4. CD4$^+$T 淋巴细胞计数** 病毒感染后引起 CD4$^+$T 淋巴细胞减少，经过合理规范用药，随着病毒载量降低，CD4$^+$T 淋巴细胞数量会上升。通过流式细胞术检测 CD4$^+$T 淋巴细胞计数可判断疾病进展、临床用药、疗效和预后等。

**5. 病毒分离** 常用正常人外周血液分离单个核细胞，加植物血凝素（PHA）刺激并培养 3～4 天后，接种患者血液的单个核细胞、骨髓细胞、血浆或脑脊液等标本，共培养 2～4 周后，观察病毒生长情况。如果出现细胞病变效应（CPE），特别是发现多核巨细胞，表明有病毒增殖。此时可检测培养液中的 p24 抗原，或用生化方法检测培养液中的逆转录酶活性。该方法对实验条件要求高，一般不用于临床常规检测。

## 四、防治原则

### （一）预防

目前对 AIDS 尚无有效的治疗方法，所以预防极为重要。防止 HIV 感染的主要措施：①广泛开展宣传教育，普及艾滋病预防知识，WHO 将每年的 12 月 1 日定为"世界艾滋病日"；②建立全球和地区性的 HIV 感染和艾滋病的监测系统，掌握疫情流行动态；③提倡安全性行为；④注意个人卫生，不共用注射器、剃须刀、修眉刀、指甲刀、牙刷等；⑤对供血者进行 HIV 抗体检测，确保输血和血液制品安全；⑥艾滋病患者或 HIV 感染者应避免妊娠，出生婴儿应避免母乳喂养；⑦控制医院交叉感染，预防职业暴露与感染。

另外，研制安全、有效的 HIV 疫苗是预防 HIV 感染的重要措施。目前有 10 余种 HIV 疫苗正在进行临床试验，但尚未获得有确切疗效的疫苗。

### （二）治疗

目前治疗 HIV 感染的药物主要有 4 类。

**1. 逆转录酶抑制剂** 包括两类药物：①核苷类逆转录酶抑制剂（NRTIs），如齐多夫定（AZT）、扎西他滨（DDC）、去羟肌苷（DDI）和拉米夫定（3TC）等；②非核苷类逆转录酶抑制剂（NNRTIs），如奈韦拉平（NVP）、地拉韦定（DLV）等。NRTIs 和 NNRTIs 这两类药物能干扰病毒 DNA 合成，抑制病毒在体内增殖。

**2. 蛋白酶抑制剂（PIs）** 如沙奎那韦（SQV）、利托那韦（RTV）、茚地那韦（IDV）等，其作用机制是抑制 HIV 蛋白水解酶，使大分子聚合蛋白不被裂解而影响病毒的成熟和释放。

**3. 融合抑制剂（FIs）** 抑制病毒包膜与细胞膜融合，阻止 HIV 侵入细胞。

**4. 整合酶抑制剂（INSTIs）** 作用于 HIV 的整合酶，抑制病毒基因组整合到细胞染色体。

由于 HIV 极易变异，为避免耐药株的产生，目前治疗 HIV 感染主要采用多种抗病毒药物联合应用的方法，即高效抗逆转录病毒治疗（highly active antiretroviral therapy，HAART），通常选用两种核苷类逆转录酶抑制剂与一种蛋白酶抑制剂或非核苷类逆转录酶抑制剂联合使用，这种联合使用三种药物的三联疗法又被称为"鸡尾酒疗法"。HAART 可降低血浆中的病毒载量，控制病情，延长患者寿命，但不能根治 AIDS，因为 HIV 持续潜伏在记忆 CD4$^+$T 淋巴细胞和单核吞噬细胞中，停止治疗后病毒载量会迅速反弹。因此，治疗的目标是最大限度地抑制病毒复制，降低病死率，提高患者生活质量，延长患者寿命以及降低艾滋病的传播。

### 艾滋病治愈的希望

自1981年首次发现艾滋病以来，HIV 感染在世界范围内迅速流行。虽然 HIV 的疫苗研究已取得一定进展，但目前仍未成功研制出有效的预防性疫苗。HAART 治疗可以降低体内 HIV 的病毒载量，但不能完全清除病毒。迄今为止世界上仅有 3 名艾滋病患者被认为完全治愈，第一位"柏林患者"蒂莫西·雷·布朗，同时患有艾滋病和白血病，在接受白血病骨髓移植之后，不仅白血病得到了缓解，他体内的 HIV 也检测不到了。目前认为他治愈的主要原因是其骨髓移植的提供者正好是一位 CCR5 基因突变者，该罕见基因突变可使人体抵抗 HIV 的感染。虽然他未再服用抗逆转录病毒药物，但 HIV 检测一直为阴性。新兴起的基因剪辑技术可将整合在宿主细胞中的 HIV 前病毒 DNA 切除，这一发现为艾滋病的治疗带来了新的希望。目前艾滋病毒 mRNA 疫苗的研制已提上日程，为将来该疾病的防控提供可能性。

# 第二节　人类嗜 T 细胞病毒

人类嗜 T 细胞病毒（Human T lymphotropic viruses, HTLV）是首个被发现的人逆转录病毒，属于人类逆转录病毒科 δ 逆转录病毒属。HTLV 分为两型：HTLV-1 和 HTLV-2，其中，HTLV-1 是成人 T 淋巴细胞白血病（adult T cell leukemia, ATL）和 HTLV-1 相关脊髓病（HTLV-associated myelopathy, HAM）的病原体，HTLV-2 引起人毛细胞白血病（hairy cell leukemia）。

## 一、生物学性状

病毒颗粒呈球形，直径约 100nm。最外层为病毒包膜，包膜表面有刺突，每个刺突由包膜糖蛋白 gp46 和跨膜糖蛋白 gp21 构成。病毒核心包含 RNA 基因组、逆转录酶等，外有核衣壳蛋白 p15、衣壳蛋白 p24 构成的衣壳和基质蛋白 p19 包绕。

病毒基因组为两条相同的单正链 RNA，长约 9.0kb，中间含有 gag、pol、env 3 个结构基因和 tax、rex 2 个调节基因，两端为长末端重复序列（LTR）。gag 基因编码前体蛋白，经蛋白酶切割为 p19、p24 和 p15 3 种结构蛋白，3 种蛋白均为病毒特异性抗原，在感染者血清中可检测出相应抗体。env 基因编码糖蛋白前体，经蛋白酶切割为包膜糖蛋白 gp46 和跨膜糖蛋白 gp21；gp46 位于包膜表面，能与靶细胞表面的 CD4 分子结合，介导病毒的吸附。pol 基因编码蛋白酶、逆转录酶和整合酶，参与病毒的复制过程。2 个调节基因与 HTLV 的致病性有关。tax 基因编码的 Tax 蛋白是一种转录激活因子，可以反式激活前病毒 DNA，促进病毒基因的转录；还可以诱导 NF-κB 表达，进而激活宿主细胞 IL-2 及其受体基因的表达，导致 T 细胞大量增殖。rex 基因编码 Rex 蛋白，属于转录后激活因子，能够促进病毒 mRNA 由细胞核转运至细胞质。

## 二、致病性与免疫性

HTLV 的传染源是患者和 HTLV 感染者。HTLV-1 主要感染 CD4$^+$T 细胞，引起成人 T 细胞白血病。HTLV-1 可通过输血、注射或性接触等方式传播，也可通过胎盘、产道或哺乳等途径垂直传播。HTLV-1 在日本西南部、非洲、加勒比海地区以及南美东北部等地区呈地方性流行。我国部分沿海地区发现少数病例。

　　HTLV-1 感染潜伏期长（20～30 年），通常无临床症状，好发于 40 岁以上成人，感染者发展为成人 T 淋巴细胞白血病的概率为 1%～2.5%。临床表现为淋巴细胞异常增多、淋巴结及肝大、脾大，也可见斑点、丘疹样小结和剥脱性皮炎等皮肤损伤。HTLV-1 还可引起 HTLV-1 相关脊髓病（HAM）/热带下肢痉挛性轻瘫（TSP），是一种脊髓脱髓鞘病变；主要症状为两侧下肢无力、麻木、背痛，也可出现膀胱刺激征等。HTLV-2 则主要引起人毛细胞白血病，这是一种淋巴系统的恶性肿瘤，主要见于老年男性，脾大伴脾功能亢进常见，淋巴结肿大少见。

　　HTLV 感染可诱导机体产生特异性抗体和细胞免疫应答。病毒感染后血清中可检测出 gp46、gp21 和 p24 抗体等，细胞免疫主要作用于表达病毒抗原的靶细胞，但抗体出现后，病毒抗原表达减少，可影响免疫细胞清除受感染的细胞。

## 三、微生物学检查

　　HTLV 感染的微生物学检查主要包括特异性抗体检测、前病毒 DNA 检测和病毒分离鉴定等。

　　常用 ELISA 方法初步筛查患者血清中的特异性抗体。用 HTLV-1 病毒裂解物或裂解物/重组 p21 蛋白作为抗原，可检测患者血清中的 HTLV-1 抗体或 HTLV-2 抗体。间接免疫荧光（IFA）也可用于检测血清中的特异性抗体。对于初筛试验阳性的患者，必须经 Western blot 试验确认。

　　PCR 法用于检测外周血单个核细胞中的前病毒 DNA，敏感性高。

　　病毒分离采用 PHA 处理的患者淋巴细胞，加入含 IL-2 的营养液培养 3～6 周，电镜观察病毒颗粒，并检测上清液逆转录酶活性，最后用免疫血清或单克隆抗体鉴定。

## 四、防治原则

　　目前对 HTLV 感染尚无特异性防治措施。治疗可采用 IFN-α 和逆转录酶抑制剂等药物。

## 目标检测

一、选择题

1. AIDS 的病原体是（　　）

　　A. 人类 T 细胞白血病病毒Ⅰ型和Ⅱ型

　　B. 人类免疫缺陷病毒Ⅰ型和Ⅱ型

　　C. 人类乳头瘤病毒

　　D. 泡沫病毒

　　E. 缺陷型病毒

2. HIV 侵犯的细胞主要是（　　）

　　A. T 细胞　　　　　　　　B. $CD8^+$ T 细胞　　　　　　C. $CD4^+$ T 细胞

　　D. B 细胞　　　　　　　　E. T 细胞和 B 细胞

3. 用于确证 HIV 感染的实验方法是（　　）

　　A. ELISA　　　　　　　　B. Western blot　　　　　　C. 免疫荧光法

　　D. 放射免疫测定法　　　　E. 火箭电泳法

二、简答题

1. 简述 HIV 的结构。

2. HIV 传播方式有哪些?

3. 根据 HIV 感染后的临床表现，艾滋病分为哪几个时期?

（赵英会）

# 第二十二章　虫媒病毒和出血热病毒

📖 **学习目标**

**1. 掌握**　虫媒病毒的概念、共同特性；我国主要的流行疾病类型；流行性乙型脑炎病毒的传播媒介、致病性与防治原则；我国主要的出血热病毒的共同特征、致病性和防治原则。

**2. 熟悉**　登革病毒；汉坦病毒的传播媒介；致病性与防治原则。

**3. 了解**　森林脑炎病毒、克里木－刚果出血热病毒、非洲出血热病毒的传播媒介、致病性和防治原则。

**4.** 学会认识常见的虫媒病毒和出血热病毒及其所致疾病特点，具备防治此类疾病的基础知识。

⇒ **案例引导**

**案例**　患者，男，24岁。于2021年10月20日开始出现发热（体温最高达39.4℃）、寒战、咳嗽、乏力等症状，自行买感冒药服用，未见好转。21～23日于某医院就诊，仍持续高热，伴有明显乏力、头痛、肌肉关节痛等。24日入内科住院，当日出现黑便症状，患者结膜充血、颜面潮红，颈部及胸前见片状红色斑丘疹。28日抽取静脉血送当地疾病预防控制中心做相关检测，29日报告结果为登革病毒特异性IgM、IgG阳性。

**讨论**　1. 患者感染了何种病原体？

　　　　2. 该病原体感染可引起哪些类型的疾病？宜采取哪些防治措施？

## 第一节　虫媒病毒

虫媒病毒（arbovirus）是指通过吸血节肢动物叮咬感染脊椎动物而传播疾病的病毒。节肢动物既是病毒的传播媒介，又是储存宿主。目前已证实有500多种节肢动物可以传播病毒，主要有蚊、蜱、蠓、白蛉、蚋、蟀、虱、螨、臭虫和虻等。带毒的节肢动物叮咬人类引起人类感染，因此，大多数虫媒病毒病是人畜共患病，具有明显的地方性和季节性。

目前，国际上公认的虫媒病毒种类繁多，分布广泛，至少有130多种对人畜致病，常导致发热、皮疹、脑炎、关节痛、出血热和休克等，严重者可引起死亡。全球流行的虫媒病毒病主要有黄热病、登革热、流行性乙型脑炎、圣路易脑炎、西方马脑炎、东方马脑炎、森林脑炎、西尼罗热和白蛉热等，我国流行的主要有流行性乙型脑炎、登革热、森林脑炎等。重要的虫媒病毒及其所致疾病见表22－1。

表 22 - 1　重要的虫媒病毒及其所致疾病

| 病毒科、属 | 病毒种 | 传播媒介 | 储存宿主 | 所致疾病 | 主要分布 |
|---|---|---|---|---|---|
| 黄病毒科 | 流行性乙型脑炎病毒 | 蚊 | 猪、鸟类 | 乙型脑炎 | 亚洲 |
| 黄病毒属 | 登革病毒 | 蚊 | 猴 | 登革热/登革出血热 | 热带、亚热带 |
| | 黄热病病毒 | 蚊 | 猴 | 黄热病 | 中美、南美、非洲 |
| | 森林脑炎病毒 | 蜱 | 鸟类、啮齿动物 | 森林脑炎 | 俄罗斯、中国 |
| | 西尼罗病毒 | 蚊 | 鸟类 | 西尼罗热 | 非洲、欧洲、中亚、北美 |
| | 寨卡病毒 | 蚊 | 不明确 | 寨卡病毒病 | 非洲、东南亚、美洲 |
| 披膜病毒科 | 东方马脑炎病毒 | 蚊 | 马、鸟类 | 东方马脑炎 | 北美、南美、加勒比地区 |
| 甲病毒属 | 西方马脑炎病毒 | 蚊 | 马、鸟类 | 西方马脑炎 | 北美、南美 |
| | 圣路易脑炎病毒 | 蚊 | 鸟类 | 圣路易脑炎 | 美国、加勒比地区、非洲、澳大利亚 |
| | 辛德毕斯病毒 | 蚊 | 鸟类 | 发热、皮疹、关节炎 | 亚洲 |
| 布尼亚病毒科 | 白蛉病毒 | 白蛉 | | 白蛉热 | 地中海流域、印度、中国、东非、巴西 |
| 白蛉病毒属 | 发热伴血小板减少综合征病毒 | 蜱 | | 发热伴血小板减少综合征 | 中国 |

## 一、流行性乙型脑炎病毒

流行性乙型脑炎病毒（epidemic type B encephalitis virus）简称乙脑病毒，又称日本脑炎病毒（Japanese encephalitis virus，JEV）。乙脑病毒经蚊虫叮咬传播，引起流行性乙型脑炎，简称乙脑，是一种以脑实质炎症为主要病变的中枢神经系统急性传染病。乙脑主要在我国和其他亚洲地区流行，患者病死率高，幸存者常留下神经系统后遗症。

（一）生物学性状

**1. 形态与结构**　乙脑病毒为黄病毒科（Flaviviridae）、黄病毒属（*Flavivirus*）成员。病毒颗粒呈球形，直径 40~50nm，单正链 RNA，二十面体立体对称结构，有包膜。

病毒的结构蛋白包括衣壳蛋白（capsid protein，C 蛋白）、膜蛋白（membrane protein，M 蛋白）和包膜蛋白（envelope protein，E 蛋白）。C 蛋白是一种碱性蛋白，在病毒的复制、转录调节、装配及释放过程中起重要作用。M 蛋白存在于成熟的病毒颗粒中，是与核衣壳紧密相连的蛋白质，参与病毒的成熟过程。E 蛋白是镶嵌在病毒包膜上的糖基化蛋白，具有与细胞表面受体结合和介导膜融合等活性，与病毒的吸附、穿入、致病等作用密切相关。E 蛋白含型特异性抗原表位和中和抗原表位，能凝集雏鸡、鸽、鹅和绵羊等多种动物的红细胞，具有血凝活性，能刺激机体产生中和抗体、血凝抑制抗体。

乙脑病毒只有 1 个血清型，抗原构造稳定，不同地区的分离株之间也无明显抗原性变异。

**2. 培养特性与抵抗力**　乙脑病毒能在白纹伊蚊 C6/36 细胞、Vero 细胞及 BHK21 细胞等多种传代和原代细胞中增殖并引起明显的细胞病变。其中 C6/36 细胞是乙脑病毒最敏感的细胞。小白鼠和金黄地鼠对乙脑病毒易感。乳鼠是最易感的动物，脑内接种 3~5 天后发病，表现为典型的神经系统症状，如兴奋性增高、肢体痉挛和尾强直等，最后因麻痹而死亡。

乙脑病毒对酸、乙醚和三氯甲烷等脂溶剂敏感，不耐热，56℃ 30 分钟、100℃ 2 分钟均可使之灭活。对化学消毒剂也较敏感，碘酊、苯酚等消毒剂可使之灭活。

（二）致病性与免疫性

**1. 传染源**　乙脑是人畜共患的自然疫源性疾病，乙脑病毒的主要传染源是携带病毒的猪、牛、羊、马、驴、鸭、鹅、鸡等家畜家禽和各种鸟类。动物感染后一般无明显症状。新生幼猪是最重要的传染源和中间宿主，具有较高感染率和高滴度的病毒血症。通常人群的发病高峰期在猪的感染高峰期 3 周以后，人感染病毒后仅发生短暂的病毒血症。此外，蝙蝠也可能是乙脑病毒的传染源和长期宿主。

**2. 传播途径**　乙脑病毒的主要传播媒介是三带喙库蚊（*Culex tritaeniorhymchus*），此外，致乏库蚊、白纹伊蚊、二带喙库蚊、雪背库蚊、中华按蚊等亦可带毒。蚊虫吸血后，通过叮咬猪、牛、羊、马等家畜或禽类等易感动物而传播。受感染的蚊虫可带毒越冬并可经卵传代，因此蚊虫既是传播媒介又是重要的储存宿主。带毒蚊虫若叮咬人类则引起人类感染。

**3. 流行特征与易感人群**　乙脑主要在亚洲的热带和亚热带国家和地区流行。我国是乙脑的主要流行区，除青海、新疆和西藏外均有乙脑流行。乙脑的流行与蚊虫的密度有关，我国亚热带和温带地区80%～90%病例集中在7月、8月、9月3个月内。人群对乙脑病毒普遍易感，感染后多表现为隐性感染及顿挫感染，2～9岁年龄组的儿童发病率较高，但近年来在儿童中普遍接种疫苗，故发病率大大降低。

**4. 致病机制**　带毒蚊虫叮咬人体后，病毒先在皮肤毛细血管内皮细胞和局部淋巴结等处增殖，经毛细血管和淋巴管进入血流，引起第一次病毒血症。随后病毒随血流播散到肝、脾等网状内皮系统的细胞中继续大量增殖后，再次入血，引起第二次病毒血症，临床上表现为发热、头痛、寒战、全身不适等流感样症状。绝大多数感染者病情不再继续发展，称为顿挫感染（abortive infection）。少数免疫力不强的患者，病毒可突破血-脑屏障侵犯中枢神经系统，引起神经细胞变性、坏死、脑实质和脑膜炎症，出现中枢神经系统症状，表现为高热、头痛、意识障碍、抽搐和脑膜刺激征等，严重者可进一步发展为昏迷、中枢性呼吸衰竭或脑疝，病死率可高达10%～30%，5%～20%的幸存者留下后遗症，表现为痴呆、失语、瘫痪及精神障碍等。

乙脑病毒的致病机制可能与免疫病理反应有关。感染早期，病毒可诱导单核巨噬细胞分泌细胞因子，增加血-脑屏障的通透性，使病毒易于侵入中枢神经系统。病毒感染还可使脑组织巨噬细胞、神经胶质细胞等释放多种炎性细胞因子，从而引起炎症反应和细胞损伤。

**5. 免疫性**　机体对乙脑病毒的体液免疫起主要作用，感染后产生具有中和作用的特异性IgM、IgG抗体和血凝抑制抗体。乙脑病毒抗原构造稳定，病后免疫力牢固而持久。

（三）微生物学检查

**1. 病毒分离培养与抗原检测**　乙脑病毒培养阳性率不高。用免疫荧光或ELISA技术检测发病初期患者血液或脑脊液中的乙脑病毒抗原，阳性结果对早期诊断有重要意义。

**2. 血清学试验**　包括应用血凝抑制试验、ELISA等检测特异性IgM抗体，阳性率可达90%以上，因此可用于早期快速诊断。乙脑病毒特异性IgG抗体检测通常需检测急性期和恢复期双份血清，当恢复期血清抗体效价比急性期升高4倍以上时，有诊断价值。

**3. 病毒核酸检测**　实时定量荧光RT-PCR检测乙脑病毒特异性核酸片段是近年来发展的一种特异而敏感的诊断方法。

（四）防治原则

疫苗接种、防蚊灭蚊和动物宿主管理比较关键。常用乙脑疫苗有灭活疫苗和减毒活疫苗两大类。国际上广泛使用的是鼠脑纯化灭活疫苗。我国用自己研制的灭活疫苗和减毒活疫苗，对儿童进行免疫接种具有良好的免疫保护效果，现已在国内广泛应用。

## 二、登革病毒

登革热（dengue fever，DF）是目前世界上分布最广、发病最多的虫媒病。登革病毒（dengue virus，DENV）是登革热、登革出血热/登革休克综合征（dengue hemorrhagic fever/dengue shock syndrome，

DHF/DSS）的病原体。埃及伊蚊（A. aegypti）和白纹伊蚊（A. albopictus）是登革病毒的主要传播媒介，人类和灵长类动物是登革病毒的自然宿主。登革热广泛流行于全球热带、亚热带地区，其中以东南亚和西太平洋地区的流行最为严重。该病最初根据症状命名为关节热和骨折热，1869 年英国伦敦皇家内科学会命名为登革热。1978 年我国佛山首次发现登革热。

（一）生物学性状

**1. 形态与结构** 登革病毒是黄病毒科黄病毒属的成员，形态与乙脑病毒相似，呈哑铃形、杆状或球形，基因组为单正链 RNA，长约 11kb，核衣壳呈二十面体立体对称，有包膜，基因组编码 3 种结构蛋白和至少 7 种非结构蛋白。3 种结构蛋白分别是衣壳蛋白（C 蛋白）、膜蛋白（M 蛋白）和包膜蛋白（E 蛋白）。E 蛋白是病毒的主要包膜糖蛋白，与病毒的吸附、穿入和细胞融合有关，在病毒的致病和免疫过程中起重要作用。E 蛋白含有型特异性、亚群特异性、群特异性、黄病毒亚组特异性、黄病毒组特异性等抗原表位，是登革病毒分型的依据；E 蛋白还具有中和抗原表位，能诱导机体产生中和抗体；E 蛋白具有血凝素活性，能凝集鹅或鸽的红细胞。

登革病毒有 4 个血清型（DENV1 ~ DENV4），各型病毒间有交叉免疫原性。

**2. 培养特性** 小白鼠乳鼠对登革病毒最敏感，是最常用的实验动物。此外，猩猩、猕猴和长臂猿等灵长类动物对登革病毒也易感。白纹伊蚊 C6/36 细胞是病毒培养中最常用的细胞，病毒在细胞中增殖并引起明显的细胞病变。

（二）致病性与免疫性

**1. 传染源与传播途径** 人和猴是登革病毒的主要储存宿主，白纹伊蚊和埃及伊蚊是主要传播媒介。动物和人感染后出现病毒血症，病毒通过蚊虫叮咬而传播，形成人—蚊—人循环，短期内可使大量人群发病。在地方性流行区，儿童发病率较高，绝大多数 DSS/DHF 病例发生于儿童。

**2. 致病机制** 登革病毒进入人体后，先在毛细血管内皮细胞和单核细胞系统中增殖，然后经血流播散，引起疾病。登革病毒感染可表现为两种不同的临床类型：DF 和 DHF/DSS。

DF 也称为典型登革热，为自限性疾病，病情较轻，以高热、头痛、皮疹、全身肌肉和关节疼痛等为典型临床特征。一般持续 3 ~ 7 天后体温骤降至正常，少部分患者在热退后 1 ~ 5 天体温又再次升高，表现为双峰热或马鞍热（saddleback fever）。

DHF/DSS 是登革热的严重临床类型，病情较重，初期为典型登革热的症状和体征，随后病情恶化，出现严重出血现象，表现为皮肤大片紫癜及瘀斑、鼻出血、消化道及泌尿生殖道出血等，可发展为出血性休克，病死率高。DSS/DHF 的主要病理改变是全身血管通透性增高，血浆渗漏，导致广泛出血和休克。发病机制与单核巨噬细胞为登革病毒的靶细胞有关，初次感染后机体产生非中和性 IgG 抗体，病毒与抗体形成免疫复合物通过与单核巨噬细胞表面的 Fc 受体结合，从而增强了病毒对细胞的吸附和感染作用。

（三）微生物学检查

主要依靠病毒分离和血清学诊断，患者发病早期呈病毒血症，病毒滴度高。采集早期患者血清接种至白纹伊蚊 C6/36 细胞株以分离病毒，亦可接种至乳鼠脑内进行病毒的分离培养。

早期快速诊断常应用 ELISA 法检测患者血清中特异性 IgM 抗体、IgG 抗体，需取急性期和恢复期双份血清，恢复期血清 IgG 抗体水平比急性期呈 4 倍以上升高者具有诊断意义。此外，也可用斑点免疫测量法检测病毒 NS1 抗原，有助于早期诊断。

（四）防治原则

防蚊、灭蚊是预防登革热的主要手段，目前登革病毒疫苗尚未研制成功。

### 三、寨卡病毒

寨卡病毒（zika virus，ZIKV）是寨卡病毒病（zika virus disease）的病原体，最早于 1940 年在非洲被发现，此后传播到东南亚、太平洋岛国和美洲等地区。由于传播该病毒的伊蚊在全世界都可以找到，病毒的暴发很可能会传播到更多国家。患者临床表现通常较轻，死亡罕见，但部分病例可出现神经系统综合征、婴儿出生缺陷或死胎等较严重的后果，引起国际社会广泛关注。我国也存在输入病例引发疫情的风险。

（一）生物学性状

**1. 形态与结构**　寨卡病毒属黄病毒科（Flaviviridae）、黄病毒属（*Flavivirus*），二十面体对称，直径约为 20nm，有包膜，基因组为单股正链 RNA，长度约为 10.8kb，包括 5′和 3′端非编码区，中间为单一的开放读码框，其编码多肽链可切割成熟为 3 个结构蛋白以及 7 个非结构蛋白（NS1、NS2A、NS2B、NS3、NS4A、NS4B 和 NS5），结构蛋白为衣壳蛋白（capsid protein，C 蛋白）、膜蛋白前体/膜蛋白（Premembrane/membrane protein，prM 蛋白）和包膜蛋白（envelope protein，E 蛋白）。根据 NS5 基因进行的遗传进化分析显示 ZIKV 可分为亚洲型和非洲型。

**2. 培养特性与抵抗力**　ZIKV 可在 C6/36、Vero 等细胞中培养繁殖并产生细胞病变，ZIKV 不耐酸、不耐热，60℃ 30 分钟可灭活，70% 乙醇、1% 次氯酸钠、脂溶剂、过氧乙酸等消毒剂及紫外照射均可灭活。

（二）致病性

**1. 传染源**　宿主不明确，患者、隐性感染者和感染寨卡病毒的非人灵长类动物可能是该病毒的传染源。

**2. 传播途径**

（1）蚊媒传播　主要通过埃及伊蚊和白纹伊蚊传播，蚊媒叮咬感染者感染病毒，其后再叮咬健康人而造成传染。

（2）母婴传播　寨卡病毒可通过胎盘由母亲传染给胎儿，此外，有寨卡病毒血症的孕妇，可能会在分娩过程中将寨卡病毒传播给新生儿，但尚无寨卡病毒通过哺乳感染新生儿的报道。

（3）血液传播和性传播　寨卡病毒有可能通过输血或性接触进行传播。

**3. 流行特征与易感人群**　该病毒的流行方式与登革病毒相似，存在丛林流行循环和城市流行循环两种。该病毒活动一直比较隐匿，仅在赤道周围的非洲、美洲、亚洲和太平洋地区有寨卡病毒感染散发病例，但包括孕妇在内的各类人群对寨卡病毒普遍易感。曾感染过寨卡病毒的人可能对再次感染具有免疫力。

**4. 临床症状**　寨卡病毒病的潜伏期一般为 3～12 天。感染后症状与登革热相似，但多数为隐性感染，只有约 20% 会表现轻微症状，如发烧、皮疹、关节疼痛和结膜炎等，其他症状包括肌痛、头痛、眼眶痛及无力。另外，少见的症状包括腹痛、恶心、呕吐、黏膜溃疡和皮肤瘙痒等。症状通常较温和，持续不到 1 周。

研究发现，寨卡病毒可以突破血-胎屏障、血-脑屏障，且具有嗜神经特性，能够攻击中枢神经系统，可能导致新生儿小头症和其他出生缺陷，并引发一种名为"急性播散性脑脊髓炎"的成人自身免疫性疾病，可出现急性偏瘫、麻痹、视神经障碍等症状。

（三）微生物学检查法

**1. 血清学试验**　寨卡病毒感染以症状和流行病史为诊断基础（比如蚊子叮咬或者到疫区旅行）。由于寨卡病毒与登革病毒、西尼罗河病毒和黄热病毒等其他黄病毒会发生免疫交叉反应，特别是有报道寨

卡 – 登革抗体出现大规模长时间交叉保护现象，因此通过血清学方法做出诊断可能较为困难。

**2. 核酸检测** 逆转录聚合酶链反应（RT – PCR）和血中病毒分离培养可以确诊。起病 7 天内，如果检测到外周血中寨卡病毒 RNA 阳性可以诊断，但由于 RT – PCR 阳性窗口期比较短（3 ~ 7 天），即病毒血症期短，因此阳性窗之外阴性结果不能排除感染。

### （四）防治原则

目前没有特异性治疗方法，对症退热治疗是最主要的治疗方法，尚无有效疫苗。做好出入境检疫，加强病例监测与管理，加强媒介监测与控制很重要。应改造滋生地环境，减少蚊虫与人的接触，建议睡觉时用蚊帐保护，门窗采用纱网，平时衣服覆盖身体各部位防止蚊虫叮咬，减少或尽量不去出现寨卡病毒疫情的地区旅行。特别是孕妇或者计划怀孕的妇女应当重点预防。

## 四、森林脑炎病毒

森林脑炎病毒（forest encephalitis virus）由蜱传播，又称为蜱传脑炎病毒（tick–borne encephalitis virus，TBEV），所致疾病是一种自然疫源性疾病，蝙蝠及啮齿类动物为储存宿主，引起以中枢神经系统病变为特征的森林脑炎。森林脑炎主要流行于俄罗斯、东欧、北欧以及我国东北和西北林区，我国西南地区也可能存在自然疫源地。

### （一）生物学性状

森林脑炎病毒隶属于黄病毒科黄病毒属，病毒呈球形，直径 30 ~ 40nm，衣壳呈二十面体对称，外有包膜，含血凝素糖蛋白，单正链 RNA。森林脑炎病毒可分为 3 个亚型，即欧洲亚型、远东亚型、西伯利亚亚型。不同来源的毒株毒力差异较大，但抗原构造较一致。病毒形态结构、培养特性及抵抗力似乙脑病毒，但嗜神经性较强，能凝集鹅和雏鸡的红细胞。

### （二）致病性与免疫性

森林脑炎是一种中枢神经系统的急性传染病，以森林中的兽类和野鸟作为传染源。蜱既是传播媒介又是储存宿主。病毒通过蜱叮咬野生动物和野鸟在自然界中循环。人类被带毒蜱类叮咬而受感染。病毒亦可通过胃肠道传播，感染病毒的山羊可通过乳汁排出病毒，饮用含病毒的生羊奶可引起感染。

人感染病毒后，大多数为隐性感染，少数感染者经 10 ~ 14 天的潜伏期后突然发病，出现高热、头痛、呕吐、颈项强直、昏睡、肢体弛缓性瘫痪等中枢神经系统症状。重症患者可出现吞咽困难、呼吸及循环衰竭等延髓麻痹症状，病死率可高达 30%。病后免疫力持久。

### （三）微生物学检查

病原学诊断主要是血清学试验，常用有 ELISA、血凝抑制试验、中和试验等，若恢复期血清 IgG 抗体水平比急性期呈 4 倍以上升高则具有诊断价值。

### （四）防治原则

疫苗接种是控制森林脑炎的重要措施，接种病毒灭活疫苗可获得免疫保护作用。目前对森林脑炎尚无特效治疗方法，防蜱叮咬、灭蜱是重点，尤其是林区工作者应做好个人防护。

⊕ 知识链接

**发热伴血小板减少综合征病毒**

发热伴血小板减少综合征病毒（severe fever with thrombocytopenia syndrome virus，SFTSV），是我国科研人员于 2009 年分离出的一种新型布尼亚病毒，该病毒经基因组分析确认为布尼亚病毒科、白蛉病毒属的一种新病毒。SFTSV 感染主要引起发热伴血小板减少综合征（SFTS），临床表现主要有发热、白细胞减少、血小板减少和多器官功能损害，严重者可因多器官功能衰竭而死亡。目前认为，蜱可能是 SFTSV 的传播媒介。急性期患者血液或血性分泌物具有传染性。SFTSV 主要发生在夏季的山区和丘陵地带。人群对 SFTS 普遍易感。目前对 SFTS 尚无特异性治疗手段，主要采取对症支持疗法。

# 第二节　出血热病毒

出血热（hemorrhagic fever）是一大类疾病的统称，它是由某些节肢动物或啮齿类动物传播的具有出血和发热等症状的病毒感染症。这类疾病在临床上以"3H"症状，即 hyperpyrexia（高热）、hemorrhage（出血）、hypotension（低血压）为共同特征，有较高的病死率。引起出血热的病毒种类较多，它们分属于 5 个病毒科，均可导致自然疫源性疾病，其经由不同的媒介和途径传播，引起不同的出血热（表 22－2）。我国目前已发现的出血热病毒主要有汉坦病毒、登革病毒和克里木-刚果出血热病毒、基孔肯亚病毒。近年来非洲流行的埃博拉病毒、马堡病毒所导致的急性出血热已引起全球高度重视。

表 22－2　人类出血热病毒及其所致疾病

| 病毒科 | 病毒 | 主要媒介 | 所致疾病 | 主要分布 |
|---|---|---|---|---|
| 布尼亚病毒科 | 汉坦病毒 | 啮齿动物 | 肾综合征出血热 | 亚洲、欧洲、非洲、美洲 |
| | | | 汉坦病毒肺综合征 | 美洲、欧洲 |
| | 克里木-刚果出血热病毒 | 蜱 | 克里木-刚果出血热 | 中国新疆、非洲、中亚、 |
| 黄病毒科 | Rift 山谷热病毒 | 蚊 | Rift 山谷热 | 亚洲 |
| | 登革病毒 | 蚊 | 登革热 | 亚洲、南美 |
| | 黄热病病毒 | 蚊 | 黄热病 | 非洲、南美 |
| | Kyasanur 森林热病毒 | 蜱 | Kyasanur 森林热 | 印度 |
| | Omsk 出血热病毒 | 蜱 | Omsk 出血热 | 西伯利亚 |
| 披膜病毒科 | 基孔肯亚病毒 | 蚊 | 基孔肯亚热 | 亚洲、非洲 |
| 沙粒病毒科 | Junin 病毒 | 啮齿动物 | 阿根廷出血热 | 南美洲 |
| | Lass 病毒 | 啮齿动物 | Lass 热 | 西非 |
| | Machupo 病毒 | 啮齿动物 | 玻利维亚出血热 | 南美洲 |
| 丝状病毒科 | 埃博拉病毒 | 未确定 | 埃博拉出血热 | 非洲、美洲 |
| | 马尔堡病毒 | 未确定 | 马尔堡出血热 | 非洲、欧洲 |

## 一、汉坦病毒

汉坦病毒属于布尼亚病毒科（Bunyaviridae）、汉坦病毒属（*Hantavirus*）。目前汉坦病毒属至少包括 20 多个型别。主要型别有汉滩病毒、汉城病毒、普马拉病毒、辛诺柏病毒和希望山病毒。不同国家主要流行型别不同，我国以汉滩型和汉城型为主。

汉坦病毒在临床上主要引起两种急性传染病，一种是以发热、出血、急性肾功能损害和免疫功能紊乱为主要特征的肾综合征出血热（hemorrhagic fever with renal syndrome，HFRS）；另一种是以肺浸润及肺间质水肿，迅速发展为呼吸窘迫、呼吸衰竭为特征的汉坦病毒肺综合征（hantavirus pulmonary syndrome，HPS）。中国主要流行 HFRS 疫情，流行范围广、发病人数多、病死率较高；迄今为止我国尚未见 HPS 的病例报道。

### （一）生物学性状

**1. 形态结构**　汉坦病毒颗粒具有多形性，多数呈圆形或卵圆形，平均直径 122nm。核酸类型为单负链 RNA，含 L、M、S 3 个片段，分别编码病毒的 RNA 聚合酶（L）、包膜糖蛋白（G1 和 G2）和核衣壳蛋白（NP），核衣壳为螺旋对称结构。汉坦病毒的 NP 具有很强的免疫原性，可刺激机体的体液免疫和细胞免疫应答；G1 和 G2 糖蛋白上均有中和抗原位点和血凝活性位点，在 pH 5.6 ~ 6.4 时可凝集鹅红细胞。

**2. 培养特性**　常用非洲绿猴肾细胞（Vero E6）来分离培养该病毒。此外多种传代、原代及二倍体细胞均对汉坦病毒敏感。细胞感染病毒后大多不产生明显的细胞病变（CPE）。汉坦病毒对大多数啮齿动物（黑线姬鼠、小白鼠、大白鼠、长爪沙鼠等）均呈自限性的隐性感染。

**3. 抵抗力**　汉坦病毒对理化因素抵抗力不强。对酸和乙醚类化学物质敏感，一般消毒剂能灭活病毒；60℃ 1 小时、紫外线照射等均可灭活病毒。

### （二）致病性与免疫性

**1. 传染源和储存宿主**　HFRS 的主要宿主动物和传染源均为啮齿动物，据国内外不完全统计，目前有 170 多种脊椎动物可自然感染汉坦病毒。啮齿动物主要是鼠科中的黑线姬鼠、褐家鼠和仓鼠等，其他动物还有猫、狗、家兔等。一般认为汉坦病毒有较严格的宿主特异性，不同型别的汉坦病毒具有不同的啮齿动物宿主。

**2. 传播途径**　HFRS 的传播途径目前认为可能有 3 种，即动物源性传播、垂直传播和虫媒（螨媒）传播。其中动物源性传播是主要的传播途径，即携带病毒的动物通过唾液、尿、粪等排出病毒污染环境，人或动物通过呼吸道、消化道摄入或直接接触感染动物受到传染。我国汉坦病毒的主要宿主动物和传染源是黑线姬鼠和褐家鼠，姬鼠型疫区的 HFRS 流行高峰在 11 ~ 12 月间，家鼠型疫区的流行高峰在 3 ~ 5 月间，而混合型疫区在冬、春季均可出现流行高峰。

**3. 易感人群**　人群对汉坦病毒普遍易感，但多呈隐性感染，仅少数人发病。

**4. 致病机制**　人体感染汉坦病毒后，一般经过 2 周左右的潜伏期，急性起病。HFRS 典型症状为发热、出血和肾脏损害；临床经过发热期、低血压休克期、少尿期、多尿期和恢复期。

HFRS 的发病机制复杂，目前认为是病毒对血管内皮细胞的直接损伤和免疫病理损伤的综合作用结果。汉坦病毒具有泛嗜性，可感染多种细胞，主要的靶细胞是血管内皮细胞，引起细胞肿胀和损伤、细胞间隙形成、血管通透性增加；感染的单核细胞可携带病毒向其他组织扩散。在 HFRS 发病早期患者血中即产生大量特异性抗体，迅速形成循环免疫复合物，沉积到小血管、毛细血管、肾小球、肾小管基底膜等处，随之激活补体，促使肥大细胞以及受损血小板释放血管活性物质参与血管扩张和通透性增加的作用，引起血管和组织的病理损伤，形成Ⅲ型超敏反应，产生低血压、休克和肾脏功能障碍；大量血小板聚集、破坏并发生功能障碍，引起广泛出血。

**5. 免疫性**　HFRS 患者免疫力持续多年甚至终生，其在发热 1 ~ 2 天即可检测出 IgM 抗体，第 14 ~ 20 天体内 IgG 抗体达高峰；但隐性感染者的免疫力产生则不持久。HFRS 病后二次发病者极为罕见。

### （三）微生物学检查

**1. 病毒分离**　取患者急性期血液或感染动物肺、脑等组织接种于 Vero E6 细胞，1 ~ 2 周后用免疫荧光染色法检查细胞内是否有病毒抗原。也可取检材颅内接种至黑线姬鼠、大鼠或初生乳鼠，逐日观察动物活动状态，并定期采取动物脑、肺等组织，检查病毒抗原。

**2. 血清学诊断**　间接免疫荧光法和 ELISA 法检测特异性 IgM 抗体，一般在发病后 1 ~ 2 天即可检出，早期阳性率很高，检测出此抗体具有早期诊断价值。检测特异性 IgG 抗体需检测双份血清（间隔至少 1 周），第二份血清抗体滴度升高 4 倍以上者具有辅助诊断意义。

**（四）防治原则**

一般预防主要采取灭鼠、防鼠和个人防护措施。对于 HFRS 早期患者，主要采取"液体疗法"的综合对症治疗措施，注意卧床休息，利巴韦林具有一定疗效。国内使用灭活双价疫苗（汉滩型和汉城型）预防 HFRS，可刺激人体产生特异性抗体。

## 二、克里木-刚果出血热病毒

1965 年，我国新疆部分地区发生了一种以急性发热伴严重出血为特征的急性传染病，定名为新疆出血热；后来从患者的血液、尸体内脏及疫区捕获的硬蜱中分离出了病毒，经形态学和血清学等研究证实与已知的克里木-刚果出血热病毒（Crimean-Congo hemorrhagic fever virus）相同，因此认为新疆出血热病毒与克里木 - 刚果出血热病毒同源，克里木-刚果出血热主要表现为急性发热、出血，病死率高。

**（一）生物学性状**

克里木-刚果出血热病毒属于布尼亚病毒科、内罗病毒属（Nairovirus），病毒呈球形或椭圆形，直径 90～120nm，病毒结构、培养特性和抵抗力与汉坦病毒相似。

**（二）致病性与免疫性**

**1. 传染源与传播途径**　新疆出血热是一种自然疫源性疾病，主要分布于硬蜱活动的荒漠牧场，硬蜱特别是亚洲璃眼蜱（Hyalomma asiaticum）既是该病毒的传播媒介，也是储存宿主。初步证实，病毒在蜱体内可经卵传代，因此蜱是病毒的长期储存宿主。除此之外，野生啮齿类动物及牛、羊等家畜也是病毒的主要储存宿主。该病的传播途径包括虫媒传播、动物源性传播和人 - 人传播，其中虫媒传播是主要的传播途径，人主要通过带毒硬蜱的叮咬而感染。

**2. 所致疾病与免疫性**　克里木-刚果出血热主要见于新疆、青海、云南等地区，发病有明显的地区性和季节性，每年 4～5 月为发病高峰期，这与蜱在自然界的消长情况相一致。人群普遍易感，患者多为青壮年。本病的潜伏期一般为 1 周，临床表现为高热、剧烈头痛、全身疼痛等中毒症状和出血；轻者多为皮肤黏膜的点状出血，重者可有鼻出血、呕血、血尿、便血，甚至低血压性休克等；患者一般无明显的肾功能损害。发病后 1 周左右血清中可出现中和抗体，2 周左右达高峰，并可持续多年，病后免疫力持久。

**（三）微生物学检查**

采取急性期患者的血清、血液样本，或动物、蜱的样本经颅内途径接种至小白鼠乳鼠以分离病毒，阳性率很高。采用间接免疫荧光试验、ELISA 等方法检测患者血清中的特异性 IgM 抗体可早期诊断。

**（四）防治原则**

我国研制的精致乳鼠脑克里木-刚果出血热灭活疫苗已在牧区试用。主要预防措施为加强个人防护，防止被硬蜱叮咬；避免与传染源，特别是患者的血液及动物血液或脏器等直接接触。

## 三、埃博拉病毒

埃博拉病毒（Ebola virus）是高致死性的出血热病毒，1976 年在苏丹南部和刚果（金）的埃博拉河地区被发现，是一种能引起人类和灵长类动物产生埃博拉出血热的烈性传染病病毒，其主要临床特征为高热、全身疼痛、脑卒中、广泛性出血、低血容量性休克或多发性器官衰竭。自发现以来该病已在非洲暴发数次，病死率可达 50%～90%，2014 年从西非国家几内亚开始的新一轮疫情造成了大量人员死亡。

该病毒是人类迄今为止所发现的致死率最高的病毒之一。

## （一）生物学性状

埃博拉病毒属于丝状病毒科（Filoviridae），基因组为单负链 RNA，病毒颗粒为多形性的细长丝状，长约 800nm，有包膜，包膜上仅含一种糖蛋白。已确定埃博拉病毒分为 4 个亚型，即埃博拉 - 扎伊尔型（EBO - Zaire）、埃博拉 - 苏丹型（EBO - Sudan）、埃博拉 - 莱斯顿型（EBO - R）和埃博拉 - 科特迪瓦型（EBO - CI）。埃博拉病毒可在多种培养细胞中生长，最常用的是 Vero 细胞、MA - 104、SW - 13 及人脐静脉内皮细胞等。埃博拉病毒的抵抗力不强，对紫外线、脂溶剂、次氯酸等敏感；60℃ 30 分钟可灭活。

## （二）致病性与免疫性

各种非人类灵长类动物普遍对该病毒易感，经胃肠道、非胃肠道或鼻内途径均可造成感染，感染后 2～5 天出现高热，6～9 天死亡。埃博拉病毒主要通过猴传给人，并在人群间传播和流行。病毒通过皮肤黏膜侵入宿主，主要在肝内增殖，导致血管内皮细胞损伤，从而引起组织细胞溶解、器官坏死和严重的病毒血症。单核-巨噬细胞释放 IFN - γ 等炎症介质是导致毛细血管通透性增加、皮疹、广泛性出血和低血容量性休克的主要原因。

感染潜伏期为 2～21 天。感染者均是突然出现高热、头痛、咽喉疼痛、虚弱和肌肉疼痛，继而出现呕吐、腹痛、腹泻。发病后的 2 周内，患者内外出血、血液凝固，坏死的血液很快传播至全身各个器官；病人最终出现口腔、鼻腔和肛门出血等症状，患者可在 24 小时内死亡。

患者发病 2～9 天后出现特异性 IgM，6～18 天后发现 IgG 抗体，但即使在疾病的恢复期也难以检出中和抗体。

## （三）微生物学检查

检测埃博拉病毒 IgG 抗体的 ELISA 方法特异性和敏感性均较高。但对于部分急性期血清中特异性抗体滴度很低的患者，应同时进行病毒抗原或核酸的检测。可用组织和血液标本进行动物接种或细胞培养以分离病毒。

## （四）防治原则

主要采取预防措施，发现可疑患者立即隔离，严格消毒患者，监视密切接触者，出现发热时立即入院隔离。目前尚无安全有效的疫苗。埃博拉出血热的治疗很困难，主要采取强化支持疗法。现今唯一对抗方法为注射胆固醇吸收蛋白（niemann - Pick C1，NPC1）阻碍剂，其他无有效的治疗方法。

## 目标检测

一、选择题

1. 乙脑早期诊断的检测方法应首选（　　）

    A. 中和实验　　　　　　　　　　　B. 补体结合试验

    C. 血液标本中直接分离病毒　　　　D. IgM 抗体捕获的 ELISA 试验

    E. 以上任何都可以

2. 预防寨卡病毒感染的最佳方式是（　　）

    A. 使用特异性疫苗　　　　　B. 使用基因疫苗　　　　　C. 防止蚊虫叮咬

D. 灭鼠    E. 防止蜱叮咬

3. 控制 HFRSV 流行最常用的措施是（　　）

A. 使用特异性疫苗    B. 使用基因疫苗    C. 灭蚊

D. 灭鼠    E. 防治蜱叮咬

二、简答题

1. 简述乙型脑炎病毒的致病性与免疫特点及防治原则。

2. 简述汉坦病毒的致病性与免疫特点及防治原则。

3. 简述登革病毒引起的两种疾病类型及防治原则。

（高　强）

# 第二十三章　疱疹病毒

📋 学习目标

    **1. 掌握**　疱疹病毒的种类和特点；单纯疱疹病毒、水痘-带状疱疹病毒、巨细胞病毒和 EB 病毒的致病性。

    **2. 熟悉**　单纯疱疹病毒、水痘-带状疱疹病毒、巨细胞病毒和 EB 病毒的防治。

    **3. 了解**　单纯疱疹病毒、水痘-带状疱疹病毒、巨细胞病毒和 EB 病毒的生物学性状。

    4. 学会疱疹病毒的实验室诊断方法，具备分析几种疱疹病毒感染病例的能力。

    疱疹病毒科（Herpesviridae）是一类有包膜的双链 DNA 病毒，目前已发现 100 余种。疱疹病毒最大的特点就是具有在宿主中建立潜伏感染并出现定期激活的能力。根据病毒的生物学性状以及潜伏感染等特点，疱疹病毒可分为 α、β、γ 3 个亚科（subfamily），能引起人和动物的多种疾病。其中，α 亚科疱疹病毒增殖速度快，能引起细胞病变，可以在神经元内潜伏感染；β 亚科疱疹病毒生长缓慢，可潜伏在多种组织中；而 γ 亚科疱疹病毒感染淋巴样细胞，可引起淋巴增生。疱疹病毒广泛分布于鸟类、鱼类和哺乳动物中。目前发现的人类疱疹病毒（human herpesvirus，HHV）有 8 种，主要引起外胚层来源组织的感染，包括皮肤、黏膜和神经组织（表 23 - 1）。

表 23 - 1　人类疱疹病毒种类和感染特点

| 亚科 | 生物学特点 | | 病毒名称 | |
| --- | --- | --- | --- | --- |
| | 生长特点 | 潜伏部位 | 正式命名 | 常用名 |
| α | 增殖速度快，能引起细胞病变 | 神经元 | HHV - 1 | 单纯疱疹病毒 1 型（HSV - 1） |
| | | | HHV - 2 | 单纯疱疹病毒 2 型（HSV - 2） |
| | | | HHV - 3 | 水痘 - 带状疱疹病毒（VZV） |
| β | 增殖速度慢，感染后易形成多核巨细胞 | 淋巴组织、腺体及肾脏 | HHV - 5 | 人巨细胞病毒（CMV） |
| | | | HHV - 6 | 人类疱疹病毒 6 型 |
| | | | HHV - 7 | 人类疱疹病毒 7 型 |
| γ | 特征多变 | 淋巴组织 | HHV - 4 | Epstein - Barr 病毒（EBV） |
| | | | HHV - 8 | Kaposi 肉瘤相关疱疹病毒 |

    疱疹病毒在很多方面具有相同之处，具体如下。

    **1. 病毒体的形态与结构**　病毒颗粒为球形，大小为 150 ~ 200nm。基因组为线性双链 DNA。衣壳由 162 个壳粒组成二十面体立体对称结构，周围有一层厚薄不等的、非对称性内膜，称为皮质（tegument）。病毒体最外层是包膜，镶嵌有病毒糖蛋白刺突（图 23 - 1）。

    **2. 病毒复制**　病毒包膜糖蛋白与易感细胞表面受体相结合，病毒包膜与细胞膜发生融合，核衣壳进入细胞核内；病毒基因组释放，按先后顺序转录和翻译，装配病毒核衣壳，通过细胞表面获得包膜，病毒颗粒释放出细胞。

**3. 体外培养** 多数人疱疹病毒能感染人二倍体成纤维细胞并在核内复制，产生明显的细胞病变，在核内形成嗜酸性包涵体。病毒在细胞间可通过细胞间桥直接播散。感染细胞可与邻近未感染的细胞融合，形成多核巨细胞。

**4. 感染类型** 病毒对宿主细胞的感染可包括多种感染类型。

（1）显性感染（apparent infection） 是 α 亚科病毒的重要感染形式。病毒大量增殖，破坏宿主细胞，出现典型的临床症状，如单纯疱疹病毒1型、2型和水痘-带状疱疹病毒引起的龈口炎、生殖器疱疹、水痘和带状疱疹等。在体外进行病毒培养时，很快引起感染细胞出现明显的细胞病变，最终导致细胞破坏死亡，又称增殖性感染（proliferative infection）或杀细胞性感染（cytolytic infection）。

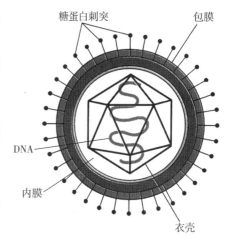

图 23-1 疱疹病毒结构模式图

（2）潜伏感染（latent infection） 原发感染后，病毒未被清除，可不增殖，也不破坏细胞，建立一种潜伏感染状态，可检测到病毒基因组，但一般检测不到病毒颗粒。当机体受到劳累、寒冷等因素刺激时，病毒被激活而大量复制，转为增殖性感染，使机体产生明显的临床症状，称为复发，如单纯疱疹病毒1型、2型和水痘-带状疱疹病毒。

（3）先天感染（congenital infection） 某些疱疹病毒可经胎盘感染胎儿，引起先天畸形，流产、死胎，如巨细胞病毒。

（4）整合感染（integration infection） 病毒基因组的一部分可与宿主细胞 DNA 发生整合，导致细胞转化与永生化，这与某些疱疹病毒的致癌机制密切相关，如 EB 病毒。

---

**⇨ 案例引导**

> **案例** 患儿，女，出生21天。出生时无窒息史，但精神反应差。出生2天后出现黄疸，并进行性加重，急诊入院。体检：体温37.5℃，精神反应差，头围较正常婴儿小，臀部和四肢有红色斑丘疹，腹部膨隆。B超显示肝大、脾大，血常规显示血小板减少、血红蛋白降低。
>
> **讨论** 1. 根据病情描述该患儿目前可能患有什么疾病？可能的病因是什么？
>
> 　　　2. 应该如何进行确诊？如何进行特异性预防？

# 第一节 单纯疱疹病毒

单纯疱疹病毒（herpes simplex virus，HSV）是疱疹病毒的典型代表。HSV 感染宿主细胞范围广泛，增殖速度快，能引起细胞病变，发生水疱性皮疹，而且易在神经细胞中建立潜伏感染。

## 一、生物学性状

病毒呈球形，有包膜，包膜表面有11种包膜糖蛋白。HSV 有 HSV-1 和 HSV-2 两种血清型，两种型别的基因组有50%的同源性。HSV 可以在多种细胞中增殖，常用原代兔肾细胞分离培养病毒。细胞感染后很快出现细胞病变效应，表现为细胞肿胀、相互融合而形成多核巨细胞和产生核内嗜酸性包涵体等，最终导致细胞脱落、死亡。HSV 动物感染范围相当广泛，常用实验动物为家兔、豚鼠和小鼠等。

## 二、致病性与免疫性

### （一）致病性

人是 HSV 的自然宿主，人群中感染极为普遍，初次感染者 80% ~ 90% 为隐性感染，大多无明显症状，少数为显性感染，常见的临床表现为黏膜或皮肤局部的疱疹。初次感染后多转为潜伏感染，受外界刺激后可引起复发。传染源为患者和带毒者，传播途径为直接接触或性接触传播。

**1. 原发感染**　HSV – 1 的原发感染多发生在 6 个月 ~ 2 岁的婴幼儿和学龄前儿童中，常局限在口咽部，病毒通过呼吸道或直接接触患者唾液传播，引起龈口炎，表现为发热、咽喉痛，在牙龈和咽颊部出现成群疱疹，疱疹破溃后形成溃疡，大量病毒集中在病灶内。此外，病毒还可引起疱疹性角膜结膜炎、唇疱疹、疱疹性脑炎和皮肤疱疹性湿疹等疾病。HSV-2 的原发感染主要通过性传播，引起生殖器疱疹（genital herpes），表现为生殖器部位出现水疱，破裂后形成溃疡，可伴有疼痛、发热、排尿困难和腹股沟淋巴结病。

**2. 潜伏感染与复发感染**　HSV 原发感染后，机体特异性免疫将会清除大部分病毒而使症状缓解，未被清除的病毒通过感觉神经纤维到达感觉神经节，并长期潜伏在神经细胞内，病毒并不复制，不引起临床症状，对抗病毒药物不敏感。HSV-1 潜伏于三叉神经节和颈上神经节；HSV-2 则潜伏于骶神经节。当机体受到发热、轴突损伤、身体或情绪压力、某些细菌或病毒感染以及日晒或使用肾上腺皮质激素等各种非特异性因素刺激时，病毒可被激活，并沿感觉神经纤维行至末梢神经支配的皮肤和黏膜上皮细胞内重新增殖，引起局部疱疹复发。复发一般是在原发感染的同一部位，而且由于机体的免疫反应限制病毒复制，所以复发感染一般病程较短，感染病灶更局限，组织损伤轻，也可以无症状排毒。

**3. 新生儿及先天性感染**　妊娠期妇女如有 HSV-2 感染，病毒可经胎盘感染胎儿，造成流产、早产、死胎或先天性畸形。孕妇患生殖器疱疹，分娩时胎儿接触产道中的感染部位，则可出现皮肤和口腔局部损伤，发生新生儿疱疹，严重者出现全身症状或脑炎，幸存者常留下永久性神经损伤。

**4. 与宫颈癌的关系**　HSV-2 感染与宫颈癌的发生具有密切关系。研究表明，宫颈癌患者体内抗 HSV-2 抗体阳性率明显高于对照人群；而且患有生殖器疱疹的妇女，其宫颈癌的发病率明显升高。

### （二）免疫性

在抗 HSV 感染免疫中，中和抗体一般在原发感染后 1 周左右出现，可以持续多年。此抗体可以中和游离病毒，减轻疾病的严重程度，但不能阻止病毒向神经节细胞的移行，也不能清除潜伏在细胞内的病毒，阻止感染的复发。HSV 感染第 2 周出现特异性 CTL 细胞，破坏被病毒感染的宿主细胞，清除病毒。

## 三、微生物学检查

### （一）病毒分离和鉴定

采集皮肤黏膜、生殖器等病变部位的水疱液、唾液、脑脊液和角膜刮取物等标本，接种于兔肾等易感细胞，经 24 ~ 48 小时后，即可出现细胞肿胀、变圆及细胞融合等细胞病变特征，可以初步判定病毒感染。病毒的分离培养是临床诊断 HSV 感染的可靠依据。

### （二）抗体检测

需要采取急性期和恢复期双份血清，应用 ELISA 和间接免疫荧光检测血清中的 IgG 和 IgM。若 HSV IgM 抗体阳性，提示近期感染；流行病学调查可检测 HSV IgG 抗体。

### （三）DNA 检测

取病变组织提取病毒 DNA，应用核酸杂交或 PCR 进行检测。PCR 扩增脑脊液中的 HSV DNA 是最敏感的检测手段，被推荐用于诊断疱疹性脑炎。

### （四）快速诊断

用间接免疫荧光或免疫组化法检测病损组织感染细胞内病毒特异性抗原；用 Giemsa 染色观察多核巨细胞和核内包涵体的存在，早期诊断对于抗病毒治疗具有重要意义。

## 四、防治原则

由于 HSV 具有潜在的致癌风险，不适宜用活疫苗或含有病毒 DNA 的疫苗，所以目前尚无特异性方法可以有效控制 HSV 感染。亚单位疫苗和 DNA 疫苗等新型疫苗正在研制阶段。避免与患者接触，切断传播途径可以预防病毒的感染。如果孕妇有 HSV-2 感染，剖宫产可减少分娩过程中病毒感染的危险，有效降低新生儿的疱疹发病率。分娩后给新生儿注射特异性抗体或丙种球蛋白进行紧急预防。

阿昔洛韦（acyclovir，ACV）、更昔洛韦和阿糖腺苷等药物能抑制病毒 DNA 的复制，减轻临床症状，缩短病程，但不能清除细胞内潜伏的病毒及防止潜伏感染的复发。

# 第二节　水痘-带状疱疹病毒

水痘-带状疱疹病毒（varicella-zoster virus，VZV）为疱疹病毒科 α 亚科病毒，在儿童原发感染时引起水痘，康复后病毒潜伏在体内，少数人在青春期或成年后潜伏病毒激活，引起带状疱疹。

## 一、生物学性状

VZV 与 HSV 相似，但仅有 1 个血清型。病毒在人成纤维细胞中增殖，增殖速度较快，能引起细胞病变，可在感染细胞中产生嗜酸性包涵体及形成多核巨细胞。基因组编码 67 个不同蛋白，包括 6 种糖蛋白。

## 二、致病性与免疫性

### （一）致病性

人是 VZV 的唯一自然宿主，皮肤是病毒感染的主要靶器官。传染源为水痘或带状疱疹患者，水痘患者上呼吸道分泌物及水疱内容物和带状疱疹患者水疱内容物中含有病毒，通过上呼吸道或直接接触传播。VZV 感染表现为原发感染水痘（varicella）和复发感染带状疱疹（zoster）。

**1. 水痘**　是儿童常见传染病，2~6 岁儿童多见。病毒经呼吸道黏膜或结膜侵入机体，在局部淋巴结增殖，释放入血到达肝脏和脾脏，再次入血播散至全身，特别是皮肤和黏膜组织。儿童初次感染后，经 10~21 天的潜伏期，全身皮肤出现向心性分布的丘疹、水疱和脓疱疹，躯干比面部和四肢多。水痘一般病情较轻，但免疫缺陷的儿童、新生儿和长期使用免疫抑制剂的儿童，则可表现为重度水痘，可能是一种致死性感染。健康儿童罕见脑炎和肺炎并发症。成人初次感染 VZV，因细胞免疫强，细胞损伤更大，常并发病毒性肺炎，死亡率较高。如孕妇患水痘，除自身病情严重外，还可导致胎儿畸形、流产或死胎。

**2. 带状疱疹**　发生于有水痘病史的人，成人尤其是老年人、应用免疫抑制剂和有免疫缺陷的患者多见。儿童期水痘患者恢复后，未被清除的病毒潜伏于脊髓后根神经节或脑神经的感觉神经节中。成年以后，机体受到发热、机械压迫、寒冷、X 线照射、使用免疫抑制剂、肿瘤等非特异性因素刺激时，潜伏在神经节中的病毒被激活，经感觉神经纤维轴突到达神经支配的皮肤区域细胞内，增殖后引起疱疹。初期局部皮肤瘙痒、疼痛，进而出现红疹，串连成带状，常发生于躯干、头部和颈部，10%～15% 的病例累及三叉神经眼支支配部位，局部痛觉非常敏感。病程 3 周左右，偶尔并发脑脊髓炎和肺炎等。

### （二）免疫性

儿童患水痘后，特异性细胞免疫和体液免疫对限制病毒扩散以及促进疾病痊愈起重要作用，其中特异性细胞免疫更为关键。水痘病后可获得持久免疫力，极少有再患水痘者，但中和抗体不能清除神经节中潜伏的病毒，不能阻止带状疱疹发生。

## 三、微生物学检查

水痘或带状疱疹的临床症状很典型，一般不需要实验室诊断。对于症状不典型的患者，必要时可从疱疹基底部刮取细胞进行涂片染色，检查嗜酸性核内包涵体和多核巨细胞；可用电镜快速检查疱疹液中的病毒颗粒；用免疫荧光法检查感染细胞内的病毒抗原；应用细胞培养方法分离病毒；应用原位杂交或 PCR 检测组织或体液中的病毒核酸。

## 四、防治原则

水痘减毒活疫苗已应用多年。接种人群为 1 岁以上未患过水痘的儿童和成人，保护性免疫持续时间可达 10 年之久，有效预防水痘的感染和流行，保护率较高。目前我国 1 岁以上儿童已广泛应用水痘减毒活疫苗进行特异性预防。注射水痘 – 带状疱疹免疫球蛋白（varicella – zoster immunoglobulin，VZIG）对预防新生儿或免疫功能低下儿童的感染有一定效果，但没有治疗作用。

阿昔洛韦（ACV）、阿糖腺苷（vidarabine）等核苷类似物及 IFN – α 可用来缓解局部症状，限制疾病发展，治疗免疫抑制儿童的水痘及成人带状疱疹。

# 第三节　人巨细胞病毒

巨细胞病毒（cytomegalovirus，CMV）为疱疹病毒科 β 亚科病毒，亦称细胞包涵体病毒，是巨细胞包涵体病（cytomegalic inclusion disease，CID）的病原体。在自然界广泛存在，具有严格的种属特异性。由于感染的细胞肿大，并具有巨大的核内包涵体而得名。引起人类疾病的 CMV 称为人巨细胞病毒（human cytomegalovirus，HCMV），即 HHV-5，常导致先天感染，引发严重的先天性异常。

## 一、生物学性状

HCMV 的形态结构与其他疱疹病毒相似。HCMV 是人类疱疹病毒中基因组最大的病毒，有严格的种属及细胞特异性，体外仅在人成纤维细胞中复制，且增殖速度缓慢，复制周期长，常需要 2～6 周才出现细胞病变，细胞变圆、核变大，形成巨大细胞，核内出现晕轮包绕的大型嗜酸性包涵体，似"猫头鹰眼"状。在患者的尿标本中也能发现含有包涵体的巨细胞。

HCMV 不稳定，易被低 pH、脂溶剂、热和紫外线照射等灭活，4℃条件下仅能保存数天。

## 二、致病性与免疫性

### （一）致病性

HCMV 在人群中感染很普遍，原发感染一般发生在 2 岁以下，多为隐性感染，仅有少数人出现临床症状。成人抗体阳性率达 60% ~ 70%，但多数人终身带毒形成潜伏感染。当机体处于免疫抑制状态以及接受放、化疗等可以激活潜伏状态的病毒。传染源主要是患者与隐性感染者，潜伏在肾脏、唾液腺和乳腺等部位的病毒可经尿液、唾液和乳汁等分泌物排出，经直接、间接接触及性接触传播，输血、母婴传播和器官移植是重要的传播途径。

**1. 先天性感染** HCMV 是引起先天性感染的重要病毒之一。孕妇的原发感染导致病毒通过胎盘造成胎儿宫内感染，引起巨细胞包涵体病。临床症状表现为肝大、脾大、黄疸、血小板减少性紫癜和溶血性贫血等，神经系统损害包括脉络膜视网膜炎、小脑畸形、视神经萎缩和智力低下等，可在数周或数月死亡，部分患儿可在出生数月或数年后出现症状。复发感染的孕妇造成胎儿感染的危险性低于原发感染，很少引起先天异常。

**2. 围产期感染** 孕妇分娩经产道或哺乳的方式感染新生儿，也可通过密切接触带毒的护理人员而感染。多数感染为慢性，无临床症状或症状轻微，少数表现为肺炎、肝脾轻度肿大等，可不断从尿液和咽分泌物中排出病毒。

**3. 输血感染** 输入大量含有病毒的血液后，突发高热，继而出现输血后单核细胞增多症和肝炎等病症，由于血清中无异嗜性抗体，与 EBV 导致的传染性单核细胞增多症不同。

**4. 免疫功能低下人群的感染** AIDS 患者、器官移植患者及接受化疗的恶性肿瘤患者是 HCMV 疾病的高发人群。机体免疫功能低下导致体内潜伏的 HCMV 被激活，造成复发感染，引起明显的临床症状，如严重肺炎、脑膜炎、肝炎和视网膜炎等，病死率较高。此外，HCMV 可影响人类免疫缺陷病毒感染的进展过程，是 AIDS 患者最常见的机会感染病原体之一。

**5. 接触感染** 在感染者的唾液、尿液、乳汁、精液、宫颈分泌液等体液中存在的病毒，可以通过密切接触，如口-口、手-口、哺乳以及性接触传播。多数呈隐性感染，感染在各年龄阶段均可发生。

### （二）免疫性

HCMV 感染后，机体能产生特异性抗体，但此抗体不能有效阻止 HCMV 感染。细胞免疫可杀伤病毒感染细胞，对限制 HCMV 的播散和防止潜伏病毒的激活起主要作用，但不能终止体内的潜伏感染与复发。

## 三、微生物学检查

### （一）病毒分离

取患者唾液、尿液和生殖道分泌物等标本，接种于人胚肺成纤维细胞，培养 4 ~ 6 周，观察是否出现 CPE，并通过抗原或核酸检测进行鉴定。

### （二）细胞学检查

取尿液标本，经离心取沉渣，涂片、Giemsa 染色后，在显微镜下观察，若出现巨大细胞及核内嗜酸性包涵体，可初步诊断为 HCMV 感染。

### （三）病毒抗原检测

通过 ELISA 或 IFA 等技术，应用 HCMV 的特异性单克隆抗体，检测活检组织切片及外周血白细胞等标本中 HCMV 的特异性抗原，常用于 HCMV 感染的早期快速诊断。

### （四）病毒的 DNA 检测

利用 PCR 或核酸杂交技术检测 HCMV 感染的可疑标本中 HCMV 核酸，其敏感性高于其他方法。

### （五）血清学诊断

应用 ELISA 和免疫荧光技术检测患者血清中的抗体，辅助诊断 HCMV 感染。如新生儿血清中检测到 HCMV IgM 抗体，提示胎儿存在宫内感染。

## 四、防治原则

孕妇要避免接触 HCMV 感染者。目前尚无安全有效的 HCMV 疫苗。

丙氧鸟苷（GCV）可以有效治疗 HCMV 感染，它可以抑制病毒 DNA 合成，治疗视网膜炎和 HCMV 间质性肺炎等。膦甲酸（foscarnet）能抑制 HCMV 的 DNA 聚合酶活性，用于治疗器官移植患者和 AIDS 患者的严重 HCMV 感染。

# 第四节　EB 病毒

EB 病毒（Epstein-Barr virus，EBV）为疱疹病毒科 γ 亚科病毒，是传染性单核细胞增多症的病原体，1964 年由 Epstein 和 Barr 从 Burkitt 淋巴瘤细胞株中发现。在自然界分布广泛，人群普遍易感，与鼻咽癌及 Burkitt 淋巴瘤等恶性肿瘤有关，是一种重要的人类肿瘤病毒。

## 一、生物学性状

EB 病毒与其他疱疹病毒形态结构相似，呈球形，衣壳为二十面体立体对称，包膜表面镶嵌糖蛋白刺突，基因组为线状双链 DNA。

EBV 的宿主细胞范围窄，B 淋巴细胞是它的靶细胞。EBV 缺乏良好的体外培养系统，目前尚不能用常规方法培养。一般用人脐血淋巴细胞或用含 EBV 基因组的类淋巴母细胞培养。通常不产生明显的细胞病变效应，也不形成核内包涵体。

EBV 基因组编码抗原包括潜伏期抗原和病毒增殖性感染相关抗原。

## 二、致病性与免疫性

### （一）致病性

EBV 在人群中感染非常普遍，我国 3~5 岁儿童的 EBV 抗体阳性率达 90% 以上，初次感染后一般无明显症状，可潜伏于体内。隐性感染者和患者是传染源，主要通过唾液传播，也可以经输血传播或性接触传播。

**1. 感染类型**

（1）增殖性感染　EBV 感染上皮细胞和少数的 B 淋巴细胞时，病毒基因组在细胞内复制，组装完整的病毒颗粒并释放，感染细胞溶解死亡。

（2）潜伏感染　EBV 感染 B 细胞后，病毒基因组处于潜伏状态，只表达潜伏期蛋白。在一定条件或诱导因子的作用下，潜伏的 EBV 基因被激活转为增殖性感染，从而刺激机体产生特异性细胞免疫，将 EBV 感染控制在亚临床水平。

（3）恶性转化　EBV 的某些基因产物可以诱导人类 B 淋巴细胞和上皮细胞转化、永生化，与它的致癌特点有关，但不是致癌的唯一因素。

**2. 所致疾病**

（1）传染性单核细胞增多症（infectious mononucleosis）　初次感染多发生在青春期后，EBV 在口咽部和唾液腺上皮细胞中复制，而后感染 B 淋巴细胞。临床表现主要为持续发热、咽喉痛、淋巴结炎和脾大、黄疸、皮疹等，外周血单核细胞和异形淋巴细胞数量显著增多，预后一般良好。

（2）Burkitt 淋巴瘤（Burkitt lymphoma，BL）　又称非洲儿童恶性淋巴瘤，好发于颜面部及腭部。研究表明，EBV 与该病的发生密切相关，BL 患儿的 EBV 抗体均高于正常儿童，而且 90% 以上 BL 组织中都可检出 EBV 的核酸及其抗原。

（3）鼻咽癌（nasopharyngeal carcinoma，NPC） 多发生于 40 岁以上中老年人。我国广东、广西和福建等地为疾病高发区。研究表明，EBV 与 NPC 密切相关，患者癌组织中可以检测出 EBV 基因组及相应抗原，患者血清中可以检测出高效价的 EBV 特异性抗体。但 EBV 并不是诱发鼻咽癌的唯一病因，遗传因素以及环境因素在疾病的发生中起重要作用。

（4）淋巴增生性疾病 免疫缺陷患者易发生 EBV 感染诱发的淋巴增生性疾病。霍奇金病（Hodgkin disease）是一种恶性淋巴瘤，约 50% 的霍奇金淋巴瘤与 EBV 感染有关。

（二）免疫性

人感染 EBV 后能产生特异性抗体，并建立细胞免疫。体液免疫能阻止外源性病毒感染，但不能清除潜伏的病毒。细胞免疫主要清除转化的 B 淋巴细胞。潜伏在体内的病毒与机体保持相对平衡状态，可在口咽部继续低滴度的增殖性感染并持续终生。

## 三、微生物学检查

EBV 较难分离培养，主要应用血清学及病毒成分检测。

（一）血清学检测

**1. 异嗜性抗体检测** 用于辅助诊断传染性单核细胞增多症。患者血清中有一种抗体能与绵羊红细胞发生非特异性凝集，有辅助诊断意义。但确诊需要结合临床表现和其他实验室检查。

**2. 特异性抗体检测** 常采用 ELISA 或免疫荧光法检测 EBV 的抗体，如果抗体滴度 ≥1：5～1：10 或持续升高，可以辅助诊断鼻咽癌。

（二）特异性抗原及核酸检测

应用间接免疫荧光法检测细胞中的病毒抗原。应用核酸杂交和 PCR 法检测患者病变组织中的病毒核酸。

## 四、防治原则

预防性疫苗正在研制中。目前还没有针对 EBV 感染的抗病毒药物。阿昔洛韦能减少 EBV 从咽部排毒，但不能改善传染性单核细胞增多症的症状。

⊕ 知识链接

### 新发现的人类疱疹病毒

VZV、EBV 等疱疹病毒的发现过程充满曲折，从简单现象开始，深入探究其本质需要持之以恒的毅力，科学家对科学真相的不懈探索是最终完成研究的核心因素。目前，还有一些新发现的人类疱疹病毒影响着人类的健康。

**1. 人类疱疹病毒 6 型（human herpesvirus 6，HHV-6）** 1986 年分离于淋巴增生性疾病患者的单核细胞培养物中，主要感染 CD4$^+$ T 淋巴细胞。HHV-6 广泛存在于自然界中，人群普遍易感，经唾液传播，以 6 个月至 3 岁为高发期，主要引起幼儿急疹（exanthem subitum）或称婴儿玫瑰疹（roseola infantum）。

**2. 人类疱疹病毒 7 型（human herpesvirus 7，HHV - 7）** 是 1990 年分离到的感染 CD4$^+$ T 细胞的疱疹病毒，在人群中广泛存在，可通过唾液进行传播，可能与幼儿急疹、脑炎、肝炎等疾病相关。

**3. 人类疱疹病毒 8 型（human herpesvirus 8，HHV - 8）** 也称为 Kaposi 肉瘤相关疱疹病毒（Kaposi's sarcoma - associated herpesvirus，KSHV），被认为与 AIDS 患者的 Kaposi 肉瘤相关。

## 目标检测

**一、选择题**

1. 下列病原体与所致疾病组合错误的是（   ）

    A. VZV - 水痘                   B. EBV - 传染性单核细胞增多症

    C. HCMV - Burkitt 淋巴瘤         D. HHV - 6 - 幼儿急疹

    E. 人乳头瘤病毒 - 尖锐湿疣

2. 下列可以通过母婴传播并引起胎儿畸形的病毒是（   ）

    A. 人巨细胞病毒             B. 流感病毒            C. 脊髓灰质炎病毒

    D. 狂犬病病毒               E. 人乳头瘤病毒

3. 下列不属于嗜神经病毒的是（   ）

    A. 狂犬病病毒               B. 人乳头瘤病毒        C. 脊髓灰质炎病毒

    D. 单纯疱疹病毒             E. 麻疹病毒

**二、简答题**

1. 简述人类疱疹病毒的种类及其所导致的主要疾病。

2. 疱疹病毒的感染类型包括哪些？

3. 与肿瘤相关的病毒有哪些？

（钱　钧）

# 第二十四章　其他病毒和朊粒

📖 学习目标

1. **掌握**　狂犬病病毒的生物学性状、致病性及防治原则；人乳头瘤病毒及朊粒的生物学性状及致病性。
2. **熟悉**　细小 DNA 病毒的致病性。
3. **了解**　人乳头瘤病毒、细小 DNA 病毒和朊粒的防治原则。
4. 学会狂犬病病毒、人乳头瘤病毒、细小 DNA 病毒和朊粒所致疾病的基本知识及防治原则，具备对相应疾病的辨识和防治能力。

⇨ 案例引导

**案例**　患者，男，16 岁，自述胸部隐痛，4 天前逐渐加剧，临床检查均无明显异常表现，入院后患者出现烦躁不安，对刺激非常敏感，不许人接近。询问病史发现，7 年前患者被狗咬伤小腿部，伤口较大较深，但当时仅自行处理，并未注射狂犬病疫苗。入院第二日，患者极度烦躁，口中流涎，最后出现呼吸、心搏骤停，经临床抢救无效死亡。

**讨论**　1. 根据病情描述，该患者初步诊断为什么病？
2. 可能的病原体是什么？其所引起的疾病应如何预防？

## 第一节　狂犬病病毒

狂犬病病毒（rabies virus）是狂犬病的病原体，为一种嗜神经性病毒，属于弹状病毒科（Rhabdoviridae）、狂犬病病毒属（*Lyssavirus*）。狂犬病是一种自然疫源性疾病，在世界各地均有流行，尚无有效的治疗方法，一旦发病，死亡率接近 100%。

### 一、生物学性状

#### （一）形态与结构

狂犬病病毒外形呈子弹状，平均大小为 75nm×180nm。病毒结构主要由包膜和核衣壳组成。病毒包膜表面为糖蛋白刺突，可识别细胞表面受体，与病毒的感染性、血凝性和毒力等相关。

病毒基因组为单负链 RNA（-ssRNA），长约 12kb，主要编码核蛋白 N、磷蛋白 P、基质蛋白 M、糖蛋白 G 和聚合酶 L 蛋白。其中 N 蛋白与基因组 RNA 组成核衣壳，保护病毒 RNA；P 蛋白参与病毒核衣壳组成；M 蛋白起着连接核衣壳和外膜的作用；G 蛋白构成病毒包膜的糖蛋白刺突；L 蛋白为病毒的依赖 RNA 的 RNA 聚合酶，存在于核衣壳中。

#### （二）病毒的复制

病毒复制主要在细胞质中进行。病毒首先通过包膜表面的 G 蛋白与细胞表面的乙酰胆碱受体特异结合而吸附在细胞表面，引起吸附处细胞膜内陷，包裹病毒进入细胞，进而病毒包膜与细胞膜发生融合，病毒脱去衣壳，将病毒核酸（－ssRNA）释放到细胞质中进行生物合成。一方面，病毒－ssRNA 指导 mRNA 转录及合成 N、P、M、L 和 G 蛋白；另一方面，以合成互补的＋ssRNA 为模板，再复制子代病毒－ssRNA。病毒－ssRNA 与 N、P 和 L 蛋白质装配形成核衣壳，最后以出芽形式释放，获得包含 M 蛋白和 G 蛋白的病毒包膜，形成完整的病毒颗粒。

狂犬病病毒宿主范围广，包括家畜或野生动物。侵入易感动物或人的中枢神经细胞，特别是在大脑海马回锥体细胞中增殖时，可在细胞质内形成一个或多个呈圆形或椭圆形的嗜酸性包涵体，称为内基小体（Negri body），可以辅助诊断狂犬病（图 24 – 1）。

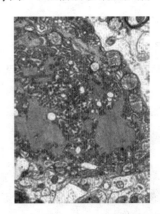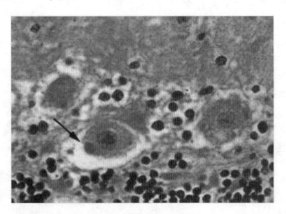

图 24 – 1　狂犬病病毒感染细胞后形成的内基小体

### （三）抗原与变异

狂犬病病毒主要包括病毒表面糖蛋白 G 和核蛋白 N 两种抗原。

狂犬病病毒可以发生毒力变异。从自然感染的动物体内分离到的病毒称为野毒株（wild strain）或街毒株（street strain）。将野毒株在家兔脑内连续传代后，病毒对家兔致病的潜伏期随传代次数的增加而逐渐缩短，传代至 50 代左右时，潜伏期可由原来的 4 周左右缩短为 4～6 天。这种变异的狂犬病病毒被称为固定毒株（fixed strain），它的重要特点是对犬或人的致病性明显减弱，而且从脑外途径对犬进行接种时，病毒不能感染脑组织而引起狂犬病。利用固定毒株可以制成灭活疫苗，预防狂犬病的发生。

### （四）抵抗力

狂犬病病毒对热、日光、紫外线和干燥敏感。病毒悬液经 56℃ 30～60 分钟或 100℃ 2 分钟作用后可失去活性。甲醛、酚、乙醇、乙醚、强酸、强碱、肥皂水、去垢剂等均可以灭活病毒。

## 二、致病性与免疫性

### （一）传染源与传播途径

狂犬病病毒能引起多种家畜和野生动物自然感染。病犬是发展中国家狂犬病的主要传染源。发达国家的犬狂犬病已经得到有效控制，所以野生动物（如蝙蝠、臭鼬、狐狸和浣熊等）逐渐成为重要传染源。动物间的传播主要通过患病动物咬伤健康动物，唾液中的大量病毒随伤口进入被咬动物体内。人对狂犬病病毒普遍易感，病毒可以通过被感染动物咬伤、抓伤的皮肤和黏膜伤口或人与感染动物密切接触而传入人体，引起狂犬病。患病动物的唾液污染人眼结膜也可引起发病。

## （二）发病机制与临床表现

狂犬病病毒对神经组织有很强的亲和力。病毒通过伤口进入周围的横纹肌细胞内，缓慢增殖 4~6 天后侵入周围神经，患者无自觉症状，随后病毒沿周围传入神经上行侵入背根神经节后，大量扩增并侵犯中枢神经系统，患者可出现躁狂症状；然后病毒沿传出神经侵入舌、唾液腺和心脏等，引起迷走神经核、吞咽神经核和舌下神经核受损，导致呼吸肌和吞咽肌的痉挛，临床表现为恐水、呼吸困难和吞咽困难等症状。其中，恐水症状尤为突出，主要表现为在饮水、看见水或闻及流水声，甚至谈及饮水时，可引起严重的咽喉肌痉挛，所以狂犬病又称为恐水症（hydrophobia）。最后，患者出现全身麻痹、昏迷，呼吸循环衰竭而死亡。

人被患病动物咬伤后，发病率为 30%~60%。潜伏期短至 10 天，长达数年，通常为 3~8 周。能否发病与咬伤部位距头部距离远近、伤口深度、伤者年龄、入侵病毒的数量与毒力以及宿主免疫力等有密切关系。

## （三）免疫性

狂犬病病毒感染机体后，可刺激机体产生细胞免疫和体液免疫应答。免疫细胞产生的细胞因子可抑制病毒复制和抵抗病毒感染。中和抗体可以中和游离状态的病毒，阻断病毒进入神经细胞内，具有保护性作用。

## 三、微生物学检查

狂犬病症状典型，一般可以结合动物咬伤史和典型临床症状做出诊断。人被犬类及其他动物咬伤、抓伤不明确或发病早期，应及时进行微生物学检查。

### （一）动物的观察

对咬人的动物不要立即杀死，应捕获进行隔离观察。动物发病前 5 天，在唾液中可检出病毒，如果 1 周后咬人动物仍健康，则认为动物未患狂犬病或咬人时唾液中无狂犬病病毒。如动物出现狂犬病症状，可杀死动物制备脑组织切片或印片，检查病毒抗原或内基小体；或在小鼠脑内接种患病动物脑组织悬液，待小鼠发病后直接检查其脑组织中的病毒抗原或内基小体，可提高阳性检出率。

### （二）可疑患者的检查

应用免疫荧光等方法检测可疑患者的唾液和尿沉渣等标本中的病毒抗原及血清中的特异性抗体；将可疑患者标本接种于易感动物进行病毒分离，再用特异性中和试验进行确诊；制备死亡患者脑组织切片，经过特殊染色等方法在显微镜下观察到内基小体，可以确诊。

## 四、防治原则

预防家畜狂犬病是控制人狂犬病的重要措施。捕杀野犬，加强家犬、家猫管理，避免与可疑动物密切接触，一旦受伤及时处理伤口和预防接种等，是控制狂犬病发生、降低发病率的关键。

### （一）伤口处理

一旦被可疑动物咬伤后，应立即进行伤口处理。可用 3%~5% 肥皂水、0.1% 苯扎溴铵或清水等对伤口进行充分清洗，对于严重咬伤的较深伤口，需用注射器伸入伤口深部进行灌注清洗；然后再用 75% 乙醇或 2%~3% 碘酊涂擦，消毒伤口。

### （二）预防接种

狂犬病的潜伏期较长，所以人一旦被可疑动物咬伤或抓伤后，要及时接种狂犬病疫苗进行预防，有效控制狂犬病的发生。常用人二倍体细胞或地鼠肾细胞培养制备的灭活疫苗，于伤后第 0 天、3 天、7 天、14 天和 28 天分别肌内注射 1 次进行全程免疫。在严重咬伤等特殊情况下，在接种疫苗的同时应联合使用被动免疫制剂，如在伤口周围浸润注射抗狂犬病病毒马血清或人源性免疫球蛋白，并在全程免疫后第 15 天、75 天或第 10 天、20 天、90 天加强注射疫苗 2~3 次。

接触狂犬病病毒的高风险人群，如兽医、动物护理人员和实验室工作人员，都需要进行暴露前疫苗接种，于第 0 天、7 天和 21 天（或第 28 天）分别接种 1 剂，共接种 3 剂，使之具有保护作用的抗体水平，并定期监测接种者的抗体滴度，当血清中和抗体水平 <0.5IU/ml 时，需加强接种 1 剂。

# 第二节　人乳头瘤病毒

人乳头瘤病毒（human papillomavirus，HPV）属于乳头瘤病毒科（Papillomaviridae）、乳头瘤病毒属（*Papillomavirus*），主要引起人的皮肤和黏膜组织发生增生性病变，而高危型 HPV（16 型和 18 型等）与宫颈癌的发生高度相关。2008 年，德国科学家 Harald zur Hausen 因发现并提出 HPV 与宫颈癌的关系而获得诺贝尔生理学或医学奖。

## 一、生物学性状

HPV 呈球形，二十面体立体对称结构，无包膜。病毒基因组是超螺旋环状 dsDNA，分为早期区（early region，ER）、晚期区（late region，LR）和非编码区（non coding region，NCR）。早期区含 7 个开放读码框（open reading frame，ORF），即 E1~E7，编码参与病毒复制、转录调控、翻译和细胞转化的有关蛋白；其中 *E5*、*E6*、*E7* 是转化基因，与致癌性相关。晚期区包括 2 个 ORF（L1 和 L2），编码病毒衣壳蛋白。非编码区主要调控病毒 DNA 的复制及基因表达。

HPV 型别主要根据核苷酸序列的差异进行区分，已发现 100 多个型别。

HPV 主要侵犯皮肤和黏膜上皮细胞，病毒的复制与上皮细胞的分化阶段相关。HPV DNA 隐藏在基底细胞层，在棘状细胞层病毒早期基因开始表达，在颗粒细胞层进行病毒晚期基因的表达及病毒的装配，而完整的病毒体仅存在于终末分化的角质层细胞中，病毒复制诱导上皮细胞增殖，表皮增厚并角化，形成乳头状瘤。由于病毒的复制需要依赖与细胞分化密切相关的细胞因子等的作用，所以 HPV 尚不能在常规组织细胞中培养。

## 二、致病性与免疫性

### （一）传染源与传播途径

HPV 唯一的自然宿主是人，主要感染部位为皮肤和黏膜上皮细胞。皮肤受日光或紫外线等照射而形成的微小损伤，以及其他理化因素造成的皮肤黏膜损伤，都为 HPV 感染创造了条件。HPV 主要通过直接接触感染者的病变部位传播，也可通过间接接触污染物传播。HPV 引起的生殖道感染与性接触有关，是一种性传播疾病（sexually transmitted disease，STD）。生殖道感染的母亲在分娩过程中可通过产道感染新生儿，造成母婴间垂直传播。

### （二）致病机制与所致疾病

HPV 的主要致病特征是引起细胞增生。病毒的早期基因参与细胞的增生和转化过程。环境中其他因素的作用、被感染过程中宿主基因突变、HPV DNA 与宿主细胞染色体的整合以及多种免疫逃逸机制等均对宫颈癌的发生、发展产生影响。

HPV 所致疾病包括皮肤疣、尖锐湿疣和宫颈癌等。

**1. 皮肤疣** 包括寻常疣（verruca vulgaris）、跖疣（plantar wart）和扁平疣（flat wart）等，可发生于皮肤的任何部位。寻常疣俗称"瘊子"，主要由 HPV 1、2、3 和 4 型引起，多见于少年和青春期，临床表现主要为在手指、手背和足缘等处出现针尖大的丘疹，逐渐增大呈乳头样，角化明显，颜色灰黄或污褐色，表面粗糙，质地硬，高出皮肤表面。跖疣则好发于足底、足趾等处，由 1 型和 4 型引起。扁平疣主要由 HPV 3 型和 10 型引起，感染青少年颜面、手背和前臂等处，感染部位出现扁平隆起的丘疹，颜色同皮肤色或浅褐色，表面光滑。

**2. 尖锐湿疣** 亦称为生殖器疣（genital wart，GW），是一种性传播疾病，主要由 HPV 6 型和 11 型感染泌尿生殖道引起，发病率有逐年增高趋势。男性感染部位多见于外生殖器及肛周，女性感染部位主要是阴道、阴唇和宫颈。临床表现主要为在感染部位出现细小柔软的淡红色丘疹，随着病情进展，丘疹数量逐渐增多，体积渐增大，呈乳头状、菜花状和鸡冠状突起。

**3. 宫颈癌与其他恶性肿瘤** 宫颈癌是女性第二大常见癌，主要与 HPV 16 型和 18 型相关，其次是 31、33、35、45、51、52 和 58 型。所以称这些型别的 HPV 为高危型 HPV。此外，HPV 6 型和 11 型可以导致儿童咽喉乳头瘤，虽然是一种良性瘤，但严重者也可因瘤体阻塞气道而危及生命。HPV 12 型和 32 型等与口腔癌有关，HPV 57 型与鼻腔的良、恶性肿瘤有关。

### 三、微生物学检查

具有典型临床损害的 HPV 感染可根据临床表现做出诊断，但亚临床感染则需要进行组织细胞学、免疫学和分子生物学等实验室检测来确诊。

HPV 感染具有特征性组织细胞学改变，可采集感染部位脱落细胞进行涂片染色后镜检，观察是否出现皮肤、黏膜表层过度角化崩解，基底层细胞肥大并生成凹空细胞等。

实验室诊断常通过分子杂交法检测 HPV DNA，也可用于 HPV 分型。

以重组表达的 HPV 结构蛋白（L1 和 L2）为抗原，用蛋白印迹（western blot）法或 ELISA 法检测患者血清中的抗 HPV 特异性抗体。

### 四、防治原则

HPV 生殖道感染主要通过性接触传播，因此，要加强性卫生知识的宣传教育。预防感染的最理想方法是接种疫苗，目前已有商品化预防性疫苗用于临床，包括二价（16 型和 18 型）、四价（6、11、16、18 型）和九价（6、11、16、18、31、33、45、52、58）疫苗，可以预防尖锐湿疣和宫颈癌等。对 HPV 感染的治疗，可用局部药物治疗或冷冻、电灼、激光或手术等疗法以去除寻常疣和尖锐湿疣。

# 第三节　细小 DNA 病毒

细小 DNA 病毒（parvovirus）属于细小病毒科（Parvoviridae），是最小的 DNA 病毒。对人致病的主要为人类细小病毒 B19（human parvovirus B19，B19）。

### 一、生物学性状

细小 DNA 病毒为球形颗粒，直径 18 ~ 26nm，基因组为线状 ssDNA，约 5.5kb，衣壳呈二十面体立体对称，无包膜。病毒抵抗力较强，pH 3 ~ 9 均稳定，在 56℃ 可耐受 30 分钟，但能被β-丙内酯、40% 甲醛及氧化剂等灭活。病毒的 DNA 复制、基因转录及装配均在细胞核内完成，导致细胞溶解死亡。

## 二、致病性与免疫性

B19 主要经呼吸道传播，也可通过消化道、血液和胎盘传播。病毒侵入上呼吸道后，首先在上呼吸道增殖，然后入血产生病毒血症，随血液循环进一步播散至骨髓和其他部位。病毒可侵犯骨髓中分裂旺盛的红系前体细胞，通过直接杀伤及免疫病理损伤等机制致病。B19 可引起儿童的传染性红斑（erythema infectiosum），表现为面颊部出现皮疹，可蔓延到上臂和腿部，1 周左右消失，可反复发作。成人感染可致多发性关节炎综合征（polyarthralgia-arthritis syndrome）。原有溶血性损害的患者感染 B19 可引起一过性再生障碍危象（aplastic crisis）。孕妇感染 B19 后，病毒可通过胎盘侵袭胎儿，杀伤红细胞前体细胞，导致严重贫血及流产。血清抗 B19 抗体阴性的孕妇一旦感染，会对胎儿造成严重威胁，导致胎儿出现充血性心力衰竭、胎儿水肿和胎儿死亡。

机体感染 B19 后，可产生特异性的抗体。

## 三、微生物学检查

病毒感染后通常可以根据疾病的临床表现进行诊断。也可用 ELISA 法检测病毒特异性抗体，用核酸杂交或 PCR 扩增检测病毒特异性 DNA。

## 四、防治原则

目前尚无针对细小 DNA 病毒的疫苗及特异性治疗方法。

# 第四节　朊　粒

朊粒（prion）是一种传染性蛋白粒子（proteinaceus infection particle），是引起传染性海绵状脑病（transmissible spongiform encephalopathies，TSE）的病原体。美国学者 Prusiner 首先提出朊粒是 TSE 的病原体，并进行了大量细致的研究，因此获得 1997 年诺贝尔生理学或医学奖。

## 一、生物学性状

朊粒本质是一种异常折叠的朊蛋白（prion protein，PrP）。正常人和动物的神经细胞能编码 PrP 前体分子，称为细胞朊蛋白（cellular PrP，$PrP^C$），它对蛋白酶 K 敏感，对人体无致病性，也没有传染性。在某些因素作用下，$PrP^C$ 发生蛋白质错误折叠，一些 α-螺旋变为 β-折叠，形成具有致病作用、能抵抗蛋白酶 K 消化作用的羊瘙痒病朊蛋白（scrapie PrP，$PrP^{SC}$），这种转变可能是导致朊粒病的基础条件。朊粒对理化因素的抵抗力强，常用的消毒灭菌方法均不能彻底灭活朊粒，目前采取高压蒸汽灭菌（134℃处理至少 2 小时）以及 5% 次氯酸钠或 1mol/L 氢氧化钠处理 1 小时灭活朊粒。

## 二、致病性与免疫性

朊粒可以导致人和动物发生致死性、中枢神经系统慢性退行性疾病，人类朊粒病包括库鲁病、克-雅病及其变种，动物朊粒病包括牛海绵状脑病（bovine spongiform encephalopathy，BSE）和羊瘙痒病（scrapie of sheep and goat）等。

### （一）库鲁病（kuru disease）

发生于巴布亚新几内亚高原上的土著部落，该病与当地食尸祭祀活动有关，是感染本病的原因。"Kuru"一词是当地方言，用来形容本病颤抖的特征。库鲁病的潜伏期长，为 5～30 年，疾病早期可表现为运动失调、震颤，晚期发展为痴呆。一旦发病进展迅速，一般在 6 ~ 9 个月内死亡。库鲁病是第一个被认为由朊粒引起的人传染性海绵状脑病。

### （二）克-雅病（Creutzfeld–Jakob disease，CJD）

Creutzfeld 和 Jakob 分别在 1920 年和 1921 年先后报道了此病，故称克-雅病。该病又称传染性痴呆病（transmissible dementia），是一种致命性人海绵状脑病。该病可通过医源性传播，如器官移植或使用污染的手术器械进行手术。也可见家族遗传型和散发型，但病因尚不明确。CJD 的潜伏期长，可达几十年，表现为迅速进展的痴呆，多在 5 ~ 12 个月内死亡。1996 年，英国首先报道了一种新的 CJD 变异型，与典型的 CJD 有明显的差异，因而被认为是 CJD 的新变种（new variant CJD，vCJD）。

## 三、微生物学检查

疾病的诊断主要根据流行病学、临床表现及实验室检查结果综合判断，朊粒的检测需要在生物安全三级及以上的实验室进行。

将病变脑组织用蛋白酶 K 处理，破坏 $PrP^C$，然后再用 PrP 单克隆抗体检测对蛋白酶 K 有抗性的 $PrP^{SC}$，这是目前诊断 TSE 的有效手段。

## 四、防治原则

目前对朊粒感染尚无特异性疫苗及有效治疗手段，所以主要通过切断本病可能的传播途径进行预防。建立疾病监督、监测机构，防止疾病的传入和扩散。切断医源性传播途径，彻底灭菌医用器材，严禁患者的组织和器官用于器官移植，防止医源性感染。彻底销毁感染动物尸体和组织等，严禁用任何感染动物脏器加工成牛或其他动物的饲料，加强进口检疫。

⊕ **知识链接**

### 朊粒病的特征

朊粒感染可通过摄入、皮肤切口或含有朊粒的组织直接感染大脑或神经组织发生。病原体可能从其他器官获得，但疾病仅限于神经系统。疾病是致命的，目前没有已知的缓解或恢复的病例。宿主无炎症反应和免疫反应（病原体似乎不具有免疫原性）；不诱导机体产生干扰素；对宿主 B 细胞和 T 细胞功能无影响；宿主免疫抑制对发病没有影响；慢性炎症可能影响朊粒的发病机制。朊粒作为一种蛋白质成为多种疾病的病原体，这一理论的提出是科学家们勇于打破思维定势、不畏艰难险阻、专注于科学研究的结果，使遗传学中心法则更完善地诠释了生命的神奇力量，开创了生物医学研究的新纪元。

## 目标检测

**一、选择题**

1. 在神经细胞内观察到内基小体对（　　）感染具有诊断价值
   A. EB 病毒　　　　　　　B. 巨细胞病毒　　　　　　C. 柯萨奇病毒
   D. 狂犬病病毒　　　　　　E. 风疹病毒

2. 与宫颈癌发生相关的病毒是（  ）

    A. HIV           B. VZV           C. CMV

    D. EBV          E. HPV

3. 关于朊粒的叙述正确的是（  ）

    A. 有细胞结构

    B. 对蛋白酶 K 敏感

    C. 对理化因素有很强的抵抗力

    D. 可以进行有效治疗

    E. 可以应用疫苗进行疾病预防

二、简答题

1. 人被狂犬咬伤后应怎样进行处理？

2. 人乳头瘤病毒所致疾病包括哪些？

3. 朊粒可以导致哪些疾病？

（钱　钧）

# 第三篇　真菌学

## 第二十五章　真菌学总论

真菌（fungus）是一大类真核细胞型微生物的统称，广泛分布于自然界，以腐生或寄生方式生存，按有性或无性方式繁殖。有核膜、核仁和完整的细胞器，不含叶绿素，没有根、茎、叶的分化。少数为单细胞结构，多数为多细胞结构。

真菌种类繁多，目前已有约一万个属、十万余种。其中绝大多数不致病或对人类有益，如酿酒、发酵、生产抗生素等；只有少数对人类有害，可引起人类疾病。与医学有关的真菌达 400 余种，常见的有几十种，主要引起人类感染性、中毒性及超敏反应性疾病。近年来，由于免疫抑制剂、广谱抗生素等药物的广泛使用，器官移植、放疗、化疗、有创性诊疗技术的大量应用，以及恶性肿瘤、艾滋病等引起的机体免疫功能低下，使真菌病的发病率呈现上升的趋势。因此，研究真菌生物学特性、致病机制及有效的防治措施是医学真菌学的主要任务。

⇒ **案例引导**

**案例**　患者，男，62 岁。务农。从 2 年前夏季开始，每逢雨多时常出现咳嗽、发热、胸部不适等症状。近 2 个月咳痰加重，服用抗生素效果不明显，于乡镇卫生院就诊，胸部 CT 检查显示双肺感染。痰标本经马铃薯葡萄糖琼脂培养基（PDA）培养结果阳性，镜检可见有隔菌丝，分生孢子梗顶端为一"烧瓶形"顶囊。

**讨论**　1. 该患者属于什么类型的病原菌感染？应采取哪些预防和治疗措施？
2. 请解释患者病变加重与季节以及天气变化的关系。

# 第一节　真菌的生物学性状

## 一、真菌的形态与结构

真菌按形态、结构分为单细胞真菌和多细胞真菌两大类。其形态多样、大小不一，小的需放大数百倍经显微镜观察，如假丝酵母菌；大的用肉眼即可观察，如银耳、蘑菇等。

真菌细胞结构复杂，细胞内的细微结构与高等植物细胞基本相同，有典型的细胞核和细胞器。其坚韧的细胞壁不含肽聚糖，主要成分是壳多糖（几丁质）和葡聚糖等多糖成分，还有蛋白质、脂质及无机盐类。

### （一）单细胞真菌

单细胞真菌形态呈圆形或椭圆形，如酵母型和类酵母型真菌。酵母型真菌以芽生方式繁殖，不产生菌丝，菌落与细菌的菌落相似，如新型隐球菌。类酵母型真菌以芽生方式繁殖，延长的芽生孢子不与母细胞脱离，相互连接成藕节状，可伸入培养基内，称假菌丝（pseudohypha）；其菌落与酵母型真菌相似，但在培养基内可见由假菌丝形成的假菌丝体，如白假丝酵母菌。

### （二）多细胞真菌

绝大部分真菌都是多细胞真菌，基本结构由菌丝（hypha）和孢子（spore）组成。

**1. 菌丝**　是真菌的营养体，在适宜的环境下成熟孢子生出芽管，芽管逐渐延长呈丝状，称为菌丝。菌丝呈管状，直径一般为 2～10μm，菌丝长出分枝，交织成团，称为菌丝体（mycelium）。伸入培养基内者称为营养菌丝（vegetative mycelium）；露出于培养基表面者称为气生菌丝（aerial mycelium）。部分气生菌丝可产生不同形状、大小和颜色的孢子，称为生殖菌丝（reproductive mycelium）。有些菌丝在一定的间距形成隔膜（septum），称为有隔菌丝（图 25-1A）；有些菌丝无隔膜，称为无隔菌丝（图 25-1B）。绝大部分的病原性丝状真菌为有隔菌丝。显微镜下菌丝的形态有螺旋状、球拍状、结节状、鹿角状及破梳状等，菌丝结构形态可作为真菌鉴别和分类的依据（图 25-2）。

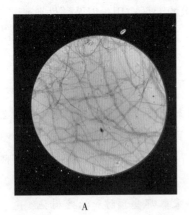
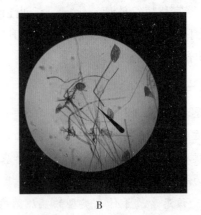

A

B

图 25-1　真菌菌丝（400×）

A. 有隔菌丝；B. 无隔菌丝

**2. 孢子**　是真菌的繁殖体，由生殖菌丝产生，一条生殖菌丝可产生多个孢子，孢子形态多为圆形或卵圆形。真菌孢子和细菌的芽孢不同，其抵抗力不强，加热至60～70℃在短时间内即可死亡。孢子也是真菌鉴定和分类的主要依据。

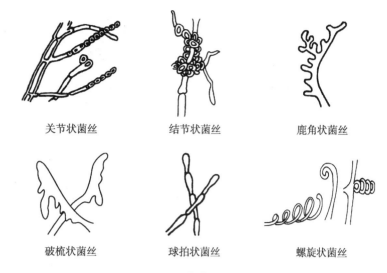

关节状菌丝　　　　结节状菌丝　　　　鹿角状菌丝

破梳状菌丝　　　　球拍状菌丝　　　　螺旋状菌丝

图 25－2　真菌的各种菌丝

真菌孢子分为有性孢子和无性孢子两大类。有性孢子是指通过两个真菌细胞融合后所产生的孢子，主要有卵孢子（oospore）、接合孢子（zygospore）、子囊孢子（ascospore）及担孢子（basidiospore）等，有性孢子真菌绝大多数为非致病菌。无性孢子是指不经过两性配子体细胞融合而产生的孢子，一般分为叶状孢子（thallospore）、分生孢子（conidium）和孢子囊孢子（sporangiospore）（图 25－3），病原性真菌大多数产生无性孢子。以下为 3 类常见的无性孢子。

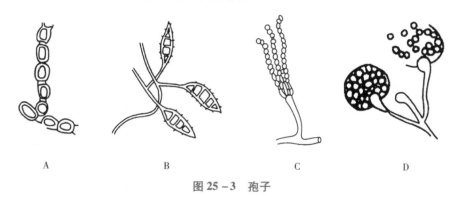

A　　　　　　B　　　　　　C　　　　　　D

图 25－3　孢子

A. 叶状孢子；B. 大分生孢子（纺锤形）；C. 小分生孢子（球形）；D. 子囊及子囊孢子

（1）叶状孢子　分 3 种类型：①芽生孢子（blastospore）：由菌丝体细胞以出芽方式形成的圆形或卵圆形孢子，如白假丝酵母菌。②关节孢子（arthrospore）：由菌丝细胞分化出隔膜，断裂成长方形的几个节段而形成，多出现于陈旧培养物中。③厚膜孢子（chlamydospore）：又称厚壁孢子，由菌丝顶端或中间部分胞质浓缩、胞壁加厚而形成，是真菌的一种休眠状态。

（2）分生孢子　真菌最常见的一种无性孢子，由生殖菌丝末端的细胞分裂或收缩形成，生长在分生孢子梗的顶端或侧面，其形状、大小、结构、颜色等可作为真菌鉴定、分类的依据。其中体积较大，由多细胞组成，呈纺锤形、棍棒状或梨形者称为大分生孢子（macroconidium）；体积较小，由单细胞组成，外壁薄，呈球形、卵形或棍棒状者称为小分生孢子（microconidium）。

（3）孢子囊孢子　由菌丝末端膨大形成一种囊状结构，即孢子囊，内有许多孢子，称为孢子囊孢子。孢子成熟后破囊散出，如根霉、毛霉等。

图 25－4 和图 25－5 分别为青霉菌和曲霉菌的孢子。

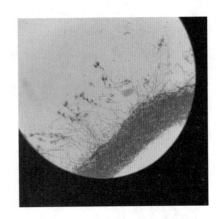

图 25 - 4　青霉菌孢子（400 ×）

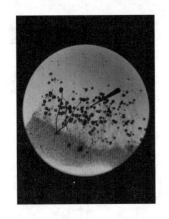

图 25 - 5　曲霉菌孢子（400 ×）

### （三）双态真菌

有些真菌在普通培养基上 22 ~ 28℃ 生长时呈菌丝型，而在宿主体内 37℃ 生长时呈酵母型。如荚膜组织胞浆菌、申克孢子丝菌、马尔尼菲青霉菌等，又称为两型（dimorphic）真菌。

## 二、真菌的繁殖与培养特性

### （一）繁殖方式

真菌的繁殖方式包括有性繁殖和无性繁殖。病原性真菌大多以无性方式繁殖，主要形式有 4 种。

**1. 裂殖**　以二分裂方式繁殖，多发生在单细胞真菌中，如裂殖酵母菌。

**2. 芽生繁殖**　以出芽方式繁殖，芽生孢子成熟后从母体脱离形成独立个体，常见于酵母型和类酵母型真菌。

**3. 萌管**　孢子出芽后产生芽管，芽管延伸后形成菌丝。

**4. 隔殖**　分生孢子梗某一段落形成一个隔膜，随后原生质浓缩而形成一个新的孢子。

### （二）培养特性

真菌的营养要求不高。适宜的酸碱度是 pH 4.0 ~ 6.0，浅部感染真菌的最适温度为 22 ~ 28℃，某些深部感染真菌的最适温度为 37℃。常用的培养基有沙氏葡萄糖琼脂培养基（Sabouraud dextrose agar，SDA，俗称沙保弱培养基）、马铃薯葡萄糖琼脂培养基（potato dextrose agar，PDA）等。真菌在各种不同培养基中所产生的菌落及菌体形态差异较大，鉴定时一般以 SDA 培养基上生长的真菌形态为准。SDA 培养基的成分主要是蛋白胨、葡萄糖、氯化钠、琼脂和水。多数病原性真菌生长缓慢，培养 1 ~ 4 周才出现典型菌落。在 SDA 培养基上，医学真菌一般可形成下列 3 种不同类型的菌落。

**1. 酵母型菌落**（yeast type colony）　单细胞真菌的菌落形式。菌落光滑而湿润、柔软而致密，与一般细菌菌落相似。显微镜下观察可见芽生孢子，无菌丝。新型隐球菌（Cryptococcus neoformans）菌落为代表。

**2. 类酵母型菌落**　亦称酵母样菌落（yeast - like type colony），单细胞真菌的菌落形式。菌落外观与酵母型菌落相似，但显微镜下可见呈藕节状细胞链向下生长的假菌丝，伸入培养基中。以白假丝酵母菌（Candida albicans）菌落为代表。

**3. 丝状型菌落**（filamentous type colony）　多细胞真菌的菌落形式。由很多疏松的菌丝体和孢子所组成，菌落呈绒毛状、棉絮状或粉末状，菌落中心与边缘以及正面与背面可呈不同的颜色，菌落的形态常作为真菌鉴定、分类的依据之一。

### 三、真菌的变异性与抵抗力

真菌易发生变异，随环境条件改变可出现形态、结构、菌落性状以及各种生理性状（包括毒力）的变异。真菌对热抵抗力不强，60℃1小时菌丝和孢子均被杀死，但对干燥、阳光、紫外线及多种化学药物耐受性较强，对治疗细菌感染的抗生素不敏感。多种真菌对两性霉素B、灰黄霉素、制霉菌素等药物敏感。

# 第二节　真菌的致病性与免疫性

## 一、真菌的致病性

### （一）真菌感染

真菌在自然界中数量庞大、分布广泛，主要引起植物病害，目前发现对人有致病性和机会致病性的真菌超过百种。真菌与机体的相互作用复杂，同一种疾病可以由不同种真菌引起，同一种真菌也可以引起不同类型的疾病。引起原发性感染的致病性真菌较少，多数真菌感染由机会致病性真菌引起。真菌致病的类型有多种。

**1. 按真菌感染的来源分类**

（1）内源性感染　多为条件致病性真菌感染，如白假丝酵母菌、曲霉菌、毛霉菌等。此类真菌致病性不强，正常情况下寄生在人体皮肤、口腔和肠道中，当人体免疫力下降时，引起感染。

（2）外源性感染　多由致病性真菌引起，如皮肤癣菌、孢子丝菌等，这些真菌一般存在于自然界，人体由接触或呼吸道吸入引起感染。

**2. 按真菌感染的部位分类**

（1）浅部真菌感染　由浅部真菌中的皮肤癣菌等引起皮肤、黏膜或皮下组织局部的炎症，导致毛发、皮肤和指（趾）甲的病变。通常不侵入深部组织，也不引起全身性感染。

（2）深部真菌感染　能够侵犯深部组织和内脏器官，甚至引起机体全身性感染。多由外源致病性真菌引起，此类真菌多存在于土壤中，如荚膜组织胞浆菌、粗球孢子菌等。

### （二）真菌性超敏反应

真菌引起的超敏反应比较常见，Ⅰ～Ⅳ型超敏反应均可发生。某些真菌的菌丝或孢子经呼吸道吸入、消化道食入或经皮肤黏膜接触可以引起超敏反应，如过敏性皮炎、湿疹、荨麻疹、支气管哮喘及过敏性鼻炎等。

### （三）真菌毒素中毒

某些真菌在代谢过程中可产生毒素，污染食物或农作物，人类食入后引起急、慢性中毒。真菌毒素中毒主要引起肝、肾、神经系统及造血系统功能障碍。另外，有些真菌的毒素与致癌有关，如黄曲霉毒素与肝癌发生有关。真菌毒素中毒不具有传染性，但有明显的地区性和季节性。

⊕ **知识链接**

**真菌与肿瘤**

真菌与肿瘤的关系已引起医学界的高度重视，最常见的是粮食产区的花生、玉米等粮油作物上的黄曲霉菌。黄曲霉菌产生的黄曲霉毒素（aflatoxin），是一种双呋喃氧杂萘邻酮衍化物，有 $B_1$、$B_2$、$B_{2a}$、$B_3$ 等20余种，其中 $B_1$ 致癌性最强，主要表现为肝脏毒性，与人类肝癌密切相关。此外，镰刀菌产生的 T-2 毒素可能引起胃癌、胰腺癌、垂体瘤和脑部肿瘤，赭曲霉菌产生的黄褐毒素可能诱发肝脏肿瘤，展青霉素可能诱发局部肉瘤等。近年来，国家十分重视食品安全，积极加强食品卫生检测，以减少黄曲霉菌等真菌对粮食的污染，有力地保护了人民群众的生命安全。

## 二、真菌的免疫性

在真菌感染中，人体固有免疫、特异性细胞免疫和体液免疫都起到一定作用，但一般免疫力不强。

### （一）固有免疫

固有免疫包括屏障作用和正常菌群拮抗作用、吞噬细胞的吞噬作用以及体液中抗菌物质的杀菌作用。健康的皮肤黏膜对皮肤癣菌具有一定的屏障作用。皮脂腺分泌的不饱和脂肪酸有杀伤真菌作用。白假丝酵母菌是存在于机体口腔、肠道、阴道等部位的正常菌群，当菌群失调时可引起继发性白假丝酵母菌感染。正常体液中的抗菌物质如 IFN-γ、TNF 等细胞因子在抗真菌感染方面也具有一定作用。

### （二）适应性免疫

真菌侵入机体，刺激机体产生细胞免疫和体液免疫，其中以细胞免疫为主，同时可诱发迟发型超敏反应。真菌感染的细胞免疫在抗深部真菌（如白假丝酵母菌、新型隐球菌）感染中发挥重要作用。体液免疫对部分真菌感染有一定的保护作用，同时体液免疫产生的抗体可用于真菌感染的血清学诊断。

# 第三节　真菌的微生物学检查及防治原则

## 一、真菌的微生物学检查

### （一）标本采集

根据真菌感染的部位采集不同的标本。浅部真菌感染可采取病变部位组织或病发、皮屑、指（趾）甲板或鳞屑等；深部真菌感染则采取病变部位的痰液、脓液、血液、淋巴结穿刺液、脑脊液、胸腔积液及分泌物、排泄物等。标本采集时应新鲜且足量，并必须严格无菌操作，以避免污染。

### （二）病原学检查

**1. 直接镜检**　痰液、脓液、粪便、分泌物等黏稠标本可直接涂片镜检；血液、尿液、胸腔积液等标本，可离心后取沉渣涂片镜检；鳞屑、病发或甲屑等标本，用 10% 或 20% KOH 微加热处理后直接镜检，若发现菌丝和孢子或酵母型菌体，可初步判断为真菌感染。

**2. 分离培养**　需要鉴定感染真菌的种类时需进行真菌培养。一般常用 PDA 或 SDA 培养基，培养温度以 37℃（酵母型和类酵母型真菌）或 25℃（丝状真菌）为宜。对于酵母型和类酵母型真菌，经革兰染色后观察孢子或假菌丝等形态进行鉴定；丝状真菌可进行小琼脂块培养后，经乳酸酚棉蓝染色后观察菌丝、孢子的结构特征做出鉴定。

### （三）血清学检查

近年来深部真菌感染的血清学检查方法取得一定的进展，可以检测如 1，3-β-D-葡聚糖（G 试验）、甘露聚糖（EIA 法或免疫荧光技术）和隐球菌荚膜多糖（胶乳凝聚试验）等真菌抗原；检测的抗体有甘露聚糖抗体（凝胶对流电泳）、马尔尼菲青霉抗体（ELISA 法）等。

（四）核酸检测

真菌学诊断也可运用分子生物学技术，包括 PCR 相关技术、DNA 指纹技术、DNA 特殊序列分析等，可用于真菌的鉴定、分型。

## 二、真菌的防治原则

由于真菌细胞表面抗原的免疫原性弱，无法制备有效的疫苗，因此，多采取一般性预防措施。预防皮肤癣菌感染主要是注意清洁卫生，保持鞋袜干燥、透气性好，并避免直接或间接与患者接触。局部使用特比萘芬乳膏、酮康唑软膏、咪康唑乳膏或克霉唑溶液治疗，但易复发。

对深部真菌病的预防，主要是提高机体免疫力。常用的药物有唑类抗真菌药氟康唑、伊曲康唑、伏立康唑，多烯类抗真菌药两性霉素 B，核苷类抗真菌药 5 - 氟胞嘧啶等。

对于真菌性食物中毒，应严禁销售和食用发霉变质的食品，加强市场管理，注意饮食卫生。

## 目标检测

### 一、选择题

1. 真菌细胞壁特有的成分是（  ）

    A. 脂多糖            B. 磷壁酸            C. 脂质 A

    D. 外膜蛋白          E. 几丁质

2. 真菌的繁殖方式不包括（  ）

    A. 复制              B. 芽殖              C. 裂殖

    D. 产生孢子          E. 有性繁殖

3. 不能用作双相真菌形态学鉴定的方法是（  ）

    A. 菌落形态鉴定              B. 光学显微镜观察

    C. 小培养（玻片培养）        D. 透明胶带法

    E. 37℃培养呈酵母相，25℃培养呈菌丝相

### 二、简答题

1. 简述真菌在 SDA 培养基上形成的 3 种不同的菌落特点。

2. 简述真菌的致病性。

3. 简述真菌感染的防治原则。

（高  强）

# 第二十六章 常见病原性真菌

**1. 掌握** 皮肤癣菌的致病性与防治原则；白假丝酵母菌与新型隐球菌的致病性、微生物学检查、防治原则。

**2. 熟悉** 肺孢子菌、曲霉菌的致病特点与微生物学检查。

**3. 了解** 角层癣菌、着色真菌、毛霉菌、镰刀菌的致病性与防治原则。

**4.** 学会常见病原性真菌的知识，具备防治此类真菌感染的基本能力。

⇒ 案例引导

**案例** 患者，男，76岁。家中喂养鸽子。无明显诱因头痛，伴有低热、呕吐，当地医院疑诊为"病毒性脑膜炎"，经抗病毒治疗曾一度缓解，但随后加重。取脑脊液行革兰染色检查，可见革兰阳性、球形菌体；墨汁染色可见圆形透亮菌体，外周有一层肥厚荚膜。

**讨论** 该患者感染了何种病原菌？该菌如何传播？如何预防？

## 第一节 浅部感染真菌

浅部感染真菌是指寄生或腐生于人体角质层、毛发、指（趾）甲板等角蛋白组织的真菌，有40多种，它们一般不侵入皮下组织或内脏，不引起全身感染，人类多因接触感染。浅部感染真菌分为皮肤癣菌和角层癣菌两大类。

### 一、皮肤癣菌

皮肤癣菌（dermatophytes）是寄生于皮肤角蛋白组织的浅部真菌。主要侵犯角化的表皮、毛发、指（趾）甲，引起体癣、股癣和手足癣，其中以手足癣最多见，是世界上感染最普遍的真菌病。皮肤癣菌有3个属、40多个种，即表皮癣菌属（*Epidermophyton*）、毛癣菌属（*Trichophyton*）和小孢子菌属（*Microsporum*）（表26-1）。形态鉴定如图26-1所示。

表26-1 皮肤癣菌的种类及侵犯部位

| 真菌种类 | 种数 | 感染部位 | | | 代表菌种 |
| --- | --- | --- | --- | --- | --- |
| | | 皮肤 | 指（趾）甲 | 毛发 | |
| 表皮癣菌属 | 1 | + | + | - | 絮状表皮癣菌 |
| 小孢子菌属 | 15 | + | - | + | 大小孢子菌、铁锈色小孢子菌 |
| 毛癣菌属 | 20 | + | + | + | 石膏样毛癣菌、红色毛癣菌 |

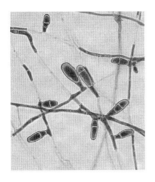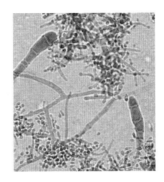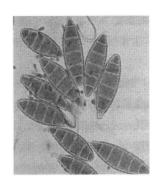

图26-1　絮状表皮癣菌大分生孢子、石膏样毛癣菌分生孢子和石膏样小孢子菌的孢子
形态（400×）

**（一）生物学性状**

**1. 表皮癣菌属**　本属只有1个种即絮状表皮癣菌（*E. floccosum*）对人体有致病作用，可侵犯人类的皮肤和甲板，但不侵犯毛发。在SDA培养基上其菌落初为蜡状菌落，继而形态会发生改变，呈粉末状，颜色由白色变成黄绿色。镜检可见典型的椭圆形大分生孢子，菌丝较细、有分隔，呈球拍状、结节状、螺旋状。

**2. 毛癣菌属**　本属有十几个种。对人类有致病性，可侵犯皮肤、毛发及甲板。如红色毛癣菌（*T. purpureatum*）、石膏样毛癣菌（*T. gypseum*，异名：须毛癣菌 *T. mentagrophytes*）及断发毛癣菌（*T. tonsurans*）等。不同菌种在SDA培养基上的菌落性状和色泽各异，菌落可呈白色、黄色、红色、棕色的颗粒状、粉末状、绒毛状、蜡状等。镜下可见卵圆形细长薄壁的大分生孢子以及侧生、散在的梨形或葡萄状小分生孢子，菌丝呈梳状、球拍状、鹿角状等形态。

**3. 小孢子菌属**　本属有15个种。多半对人类有致病性，尤以犬小孢子菌（*M. canis*）、铁锈色小孢子菌（*M. ferrugineum*）及石膏样小孢子菌（*M. gypseum*）多见，主要侵犯皮肤和毛发。SDA培养基上菌落呈粉末状或绒毛状，灰色、棕黄色或橘红色，表面粗糙，形成孢子后呈赤色、橙色的粉末状。镜检可见孢子及呈梳状、结节状或球拍状的有隔菌丝及卵圆形的小分生孢子、梭状厚壁大分生孢子。

**（二）致病性**

人类多因接触而感染皮肤癣真菌，上述三类癣菌属均可侵犯皮肤，临床上引起体癣、足癣、手癣、股癣及甲癣等。多发生于热带地区。表皮癣菌属和毛癣菌属以及部分酵母菌可侵犯甲板，引起甲板变形，失去光泽呈灰指甲，称为甲真菌病（onychomycosis）。小孢子菌属和毛癣菌属可侵犯毛发，破坏毛囊，产生脓性分泌物，引起头癣、黄癣、白癣及须癣。在所有的皮肤癣病中，以足癣的发病率最高。

**（三）微生物学检查**

取病变皮屑、毛发、指（趾）甲，经10%或20% KOH加热处理后镜检，若有菌丝和孢子，则可诊断为真菌感染。也可用沙保弱培养基做小培养，连续1~4周观察菌落特点，根据菌落和菌丝、孢子特征进行鉴定。

**（四）防治原则**

局部用药用联苯苄唑、咪康唑、克霉唑、酮康唑或益康唑制剂等治疗，注意避免搔抓以防止传染。甲真菌病可口服特比萘芬和伊曲康唑治疗，外用药物有阿莫罗芬搽剂等。

## 二、角层癣菌

角层癣菌寄生于皮肤角层或毛干表面，引起角层型和毛发型病变。主要有糠秕马拉色菌（*Malasse-*

zia farfur)、何德毛结节菌（*Piedraia hortae*）及白吉利毛孢子菌（*Trichosporon beigelii*）。

马拉色菌属常见的病原菌有糠秕马拉色菌（*M. furfur*）、球形马拉色菌（*M. globosa*）及限制性马拉色菌（*M. restricta*），可引起皮肤角质层轻微的浅表感染，表现为皮肤黄褐色的花斑癣，俗称"汗斑"。好发于颈、胸、腹、背和上臂，不影响人体健康。培养通常为酵母型菌落。何德毛结节菌可引起毛发感染，形成硬的黑色结节，呈砂粒状，镜检可见棕色分隔菌丝和关节孢子、子囊孢子。白吉利毛孢子菌也可引起毛发感染，镜检可见芽生孢子、厚壁孢子及关节孢子。

### ⊕ 知识链接

#### 皮下组织感染真菌

皮下组织感染真菌主要包括孢子丝菌和着色真菌，经外伤侵入皮下，一般感染只限于局部。

**1. 孢子丝菌** 为腐生性真菌，其中主要的病原菌是申克孢子丝菌（*Sporothrix schenckii*）。该菌为双相型真菌。申克孢子丝菌通过皮肤创伤侵入机体，局部皮肤形成亚急性或慢性肉芽肿，使淋巴管出现链状硬结，称为孢子丝菌性下疳（sporotrichotic chancre）；亦可经口或呼吸道侵入，沿血行扩散至其他器官。孢子丝菌病一般是自限性疾病。治疗可口服饱和碘化钾溶液或伊曲康唑；若引起深部感染，可用两性霉素 B 治疗。

**2. 着色真菌** 是分类上相近、临床症状相似的一类真菌的总称，多为腐生菌。广泛存在于土壤及植物中。代表菌有裴氏丰萨卡菌（*Fonsecaea pedrosoi*）、卡氏枝孢霉菌（*Cladosporium carrionii*）、疣状瓶霉菌（*Phialophora verrucosa*）、甄氏外瓶霉菌（*Exophiala jeanselmei*）等。本菌在组织中为厚壁、圆形细胞。培养基上生长有隔菌丝，在分枝、侧面或顶端形成分生孢子梗。着色真菌一般由外伤侵入人体，感染多发于颜面、下肢及臀部等，病损皮肤呈境界鲜明的暗红色或黑色区，故称着色真菌病（ehromomyeosis）；亦可侵犯深部组织，机体免疫功能低下时可侵犯中枢神经系统。治疗口服 5 - 氟胞嘧啶，或局部 40℃ 以上热敷。

## 第二节　深部感染真菌

深部感染真菌侵犯深部组织和器官，可扩散至全身其他器官，引起全身性感染。深部感染真菌一般是机会致病菌，当机体免疫力减退或菌群失调时才会引发疾病，肺和脑是最常受到侵犯的器官。近年来，由于抗生素、免疫抑制剂等药物的广泛应用，以及器官移植、恶性肿瘤、艾滋病、糖尿病等病例的增加，深部感染真菌发病率呈上升趋势。

### 一、白假丝酵母菌

白假丝酵母菌属于念珠菌属（*Candida*），又称为白色念珠菌（*Candida albicans*）。念珠菌属有 270 余种，其中 10 个种有致病性。白假丝酵母菌（*C. albicans*）是本属最常见的致病菌，可引起皮肤、口腔、黏膜和内脏的急、慢性感染，即假丝酵母菌病（candidiasis）。

#### （一）生物学性状

白假丝酵母菌为单细胞真菌，菌体呈圆形或卵圆形，直径 3～6μm，革兰染色阳性，着色不均，以芽生方式繁殖（图 26 - 2）。在组织内易形成芽生孢子及假菌丝，芽生孢子多集中在假菌丝的连接部位，假菌丝中间或顶端常有较大、壁薄的圆形或梨形厚膜孢子，是本菌特征之一（图 26 - 3）。

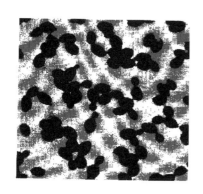

图 26 - 2　白假丝酵母菌的孢子（1000 ×）

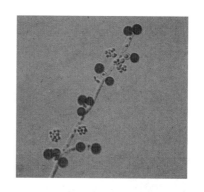

图 26 - 3　白假丝酵母菌的假菌丝和厚膜孢子（组织内，400 ×）

该菌以出芽繁殖为主，需氧，在普通琼脂、血琼脂及 SDA 琼脂培养基上均生长良好（图 26 - 4）。37℃培养 2 ~ 3 天后，出现乳白色、表面光滑的类酵母型菌落。培养稍久者菌落增大，颜色变深，质地变硬。在含 1% 吐温 -80 的玉米粉琼脂培养基上可形成丰富的假菌丝和厚膜孢子。假菌丝和厚膜孢子有助于本菌的鉴定。

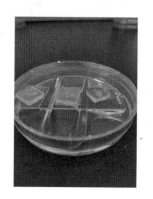

图 26 - 4　白假丝酵母菌出芽繁殖小培养

**（二）致病性与免疫性**

白假丝酵母菌为机会致病菌，日常存在于人体口腔、上呼吸道、肠道、阴道等黏膜部位，当机体出现菌群失调，特别是免疫力下降时，可引起假丝酵母菌病。近来由于抗菌药物、激素、免疫抑制剂的应用增加，假丝酵母菌感染有增多的趋势。常见感染如下。

**1. 黏膜感染**　主要有鹅口疮（thrush）、口角糜烂、外阴与阴道炎等。其中以儿童鹅口疮最为多见，累及舌、唇、牙龈等，多发生于体质弱的新生儿。鹅口疮也是艾滋病患者最常见的继发感染。

**2. 皮肤感染**　皮肤白假丝酵母菌感染好发于皮肤潮湿、皱褶部位，如腹股沟、腋下、肛周、会阴部、指（趾）间等，引起湿疹样皮肤白假丝酵母菌病和指（趾）间糜烂症。

**3. 内脏感染**　可引起支气管炎、肺炎、肠炎、膀胱炎及肾盂肾炎等，偶尔也可引起败血症。

**4. 中枢神经系统感染**　可引起脑膜炎、脑膜脑炎及脑脓肿等，多由原发病灶转移而来。

人体对白假丝酵母菌的免疫主要依靠固有免疫，机体感染白假丝酵母菌后可诱导适应性免疫应答。

**（三）微生物学检查**

**1. 直接镜检**　脓汁、痰标本、阴道分泌物可直接涂片，经革兰染色后镜检。如为皮屑则可用 10% KOH 溶解后涂片镜检。镜下可见革兰染色阳性、着色不均、圆形或卵圆形的菌体及芽生孢子，同时可观察到假菌丝。观察到出芽的酵母型细胞与假菌丝，可初步确定为白假丝酵母菌感染。

**2. 分离培养**　将标本接种于 SDA 培养基中，25℃或 37℃培养 1 ~ 3 天，在培养基表面形成乳白色（偶见淡黄色）类酵母型菌落，镜检可见假菌丝及成群的卵圆形芽生孢子，用玉米粉琼脂培养基可观察到厚膜孢子。

对于白假丝酵母菌感染的诊断，微生物学检查必须结合临床表现才能确定。注意与腐生性假丝酵母菌的区别，后者一般未见假菌丝。

**（四）防治原则**

目前对假丝酵母菌病的高危人群尚未建立起有效的预防措施。局部治疗常用抗真菌乳剂、膏剂；全身治疗常用氟康唑、两性霉素 B 等。

## 二、新型隐球菌

新型隐球菌（*Cryptococcus neoformans*）属于隐球菌属（*Cryptococcus*），该属包括17个种、8个变种。在自然界分布广泛，可在土壤、鸟粪（尤其是鸽粪）中大量存在，也可存在于人体的体表、口腔及粪便中。

### （一）生物学性状

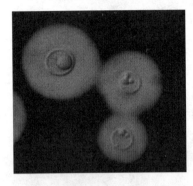

图26-5　新型隐球菌的酵母样细胞（1000×）

新型隐球菌为圆形酵母型菌，直径为4~12μm。菌体外表面有一层比菌体大几倍的胶质样荚膜，用墨汁负染色后镜检，可在黑色的背景中见到圆形或卵圆形的透亮菌体（图26-5），非致病性隐球菌无荚膜。本菌以芽生方式繁殖，不产生假菌丝。在SDA或血琼脂培养基上，25℃和37℃下均生长良好，非致病性隐球菌在37℃下不能生长。数天后形成酵母型菌落，初为乳白色细小菌落，增大后表面黏稠、光滑，后转变为橘黄色，最后变成棕褐色。在麦芽汁琼脂培养基上，28℃下生长旺盛，几天后出现菌落。

新型隐球菌荚膜由多糖构成，根据其免疫原性可分为A、B、C、D4个血清型。临床分离株多属于A型与D型，在我国A型约占70%。

### （二）致病性与免疫性

新型隐球菌在鸽粪中大量存在，因此，鸽子是主要的传染源。荚膜多糖是重要的致病物质，有抑制吞噬、诱发免疫耐受、降低机体抵抗力等作用。该菌可侵犯人体引起隐球菌病（cryptococcosis），多数为外源性感染，也可引发内源性感染。对人体而言，它是机会致病菌。传染方式主要由呼吸道吸入后引起感染，初始感染灶多为肺部，引起轻度炎症。肺部感染一般预后良好。但免疫力下降时，可从肺部播散至全身其他部位，如皮肤、黏膜、淋巴结、骨、内脏等均可受累，最易侵犯的是中枢神经系统，引起慢性脑膜炎。一旦侵犯中枢神经系统，如治疗不及时，常导致患者死亡。因此，早期诊断十分重要。要注意与结核性脑膜炎相区别。

### （三）微生物学检查

**1. 直接镜检**　脑脊液离心沉淀物、痰液、脓液、淋巴结穿刺液等标本涂片，加墨汁做负染色镜检。见到圆形或卵圆形、外周有一圈透明肥厚荚膜的菌体即可做出诊断。

**2. 分离培养**　将标本接种于SDA培养基，室温或37℃下培养2~5天后形成乳白色、表面光滑的酵母型菌落。镜检可见圆形或椭圆形菌体，无假菌丝，尿素分解试验阳性。

**3. 免疫学检查**　主要应用ELISA法或胶乳凝集试验检查患者血清和脑脊液中的新型隐球菌荚膜多糖特异性抗原，是临床诊断的常规方法，阳性率可达90%。

### （四）防治原则

控制鸽子数量，避免与鸽粪接触，用碱处理鸽粪，均有利于控制此病的发生。治疗肺部或皮肤病变，用5-氟胞嘧啶、酮康唑、伊曲康唑有效。中枢神经系统隐球菌病可选用两性霉素B静脉滴注或口服伊曲康唑，必要时加用鞘内注射。

## 三、曲霉菌

曲霉菌属（*Aspergillus*）广泛分布在自然界，属腐生性真菌。有几百种，主要分解有机物，引起食物霉变和产生毒素；少数可成为机会致病菌，如烟曲霉菌（*A. fumigatus*）、黄曲霉菌（*A. flavus*）、黑曲霉菌（*A. niger*）、土曲霉菌（*A. terreus*）和构巢曲霉菌（*A. nidulans*），其中以烟曲霉菌感染最为常见。人体对曲霉菌有较强的免疫力，只有当机体免疫力下降时，曲霉菌的孢子才通过呼吸道感染人体，引起曲霉菌病（aspergillosis）。

### （一）生物学性状

曲霉菌丝为多细胞分枝状的有隔菌丝，接触培养基表面的菌丝分化出足细胞，在其上长出直立的分生孢子梗，孢子梗末端膨大，生成近圆形的顶囊，顶囊上生长有放射状排列的小梗，小梗顶端形成一串分生孢子，分生孢子有黄色、蓝色、棕黑色等多种颜色，从而使菌落呈现出不同形态特征。

在 SDA 培养基上，25℃或37℃下曲霉菌均生长良好，菌落开始为白色，柔和并有光泽，逐渐形成绒毛状或絮状菌落，产生分生孢子后形成固有的颜色；烟曲霉菌培养几天后，可形成 3 ~ 5cm 的较大菌落。曲霉菌属以无性繁殖为主。

### （二）致病性与免疫性

当人体免疫力下降时，曲霉菌可侵犯机体许多部位，统称为曲霉菌病，曲霉菌主要通过呼吸道侵入，以肺曲霉菌病最为多见。通常曲霉菌引起的感染分为以下几种。

**1. 肺曲霉菌病**

（1）真菌球型（aspergilloma or fungus ball） 肺曲霉菌病在器官有空腔存在的基础上可感染形成（如结核空洞、鼻旁窦或支气管扩张等）。在感染部位由菌丝体与纤维素、黏液及炎症碎片凝聚形成曲霉球，曲霉球可随体位改变而移动。此时，曲霉菌一般不播散，不侵犯组织，因此又称局限性肺曲霉菌病。

（2）肺炎型曲霉菌病 常见于免疫缺陷或免疫抑制的患者。曲霉菌在肺内播散，引起坏死性肺炎或咯血，甚至可播散到脑、肾、心肌等其他器官。

（3）过敏性支气管型肺曲霉菌病 是一种超敏反应性疾病。

**2. 全身性曲霉菌病** 常见于某些重症疾病的晚期，原发病灶主要在肺，多数是由败血症引起的全身性感染。患者预后较差。

**3. 中毒与致癌** 常见黄曲霉菌、赭曲霉菌、杂色曲霉菌、烟曲霉菌等，其所产生的毒素损伤肝、肾、神经等组织器官，可引起人或动物急、慢性中毒，黄曲霉毒素与人类肝癌的发生密切相关。

### （三）微生物学检查

**1. 直接镜检** 痰液、支气管肺泡灌洗液、支气管刷取物、静脉窦吸取物直接镜检或细胞学检查发现曲霉菌丝，同时见分生孢子，可初步判定为曲霉菌感染。

**2. 分离培养** 送检物接种于 SDA 培养基，25℃培养 3 ~ 5 天，观察菌落形态、颜色等特征。经乳酸酚棉蓝染色后，镜检观察顶囊形态、小梗结构、分生孢子形态与颜色以进行鉴定。

**3. 间接检查法** 取患者血浆、血清、支气管肺泡灌洗液或脑脊液检测半乳甘露聚糖抗原（GM），敏感性和特异性较高，已在欧洲被广泛应用。

### （四）防治原则

目前无有效的预防措施，治疗主要用抗真菌药物和外科局部病灶切除，体外曲霉菌病可用唑类药物伊曲康唑、伏立康唑等，真菌球型肺曲霉菌病可用 5 - 氟尿嘧啶进行气管内注射，肺曲霉菌病可用多烯类药物两性霉素 B 雾化吸入。对于免疫缺陷或免疫功能低下的高危患者，应进行预防性抗真菌治疗。

## 四、毛霉菌

毛霉菌（*Mucor*）是接合菌亚门毛霉科真菌的一个大属，广泛分布于自然界，为腐生性真菌，具有较强的分解蛋白质能力，常引起食物霉变。是一种条件致病性真菌，只有当机体免疫力低下并极度虚弱时才引起人体致病。

### （一）生物学性状

毛霉菌为多细胞真菌，菌丝无隔，分枝呈直角，菌丝体上生长出孢子囊梗，顶端生成球形孢子囊，内含大量的孢子囊孢子。

在 SDA 培养基上，25℃ 或 37℃ 下生长迅速，形成白色丝状菌落，形成孢子后菌落变成灰褐色。毛霉菌既有无性繁殖，也有有性繁殖。

### （二）致病性与免疫性

免疫力低下的患者，毛霉菌感染首先发生在鼻和耳部，毛霉菌通过鼻腔和呼吸道进入，可侵入上颌窦和眼眶，引起坏死性炎症和肉芽肿；也可经血流侵入脑部，引起脑膜炎；还可扩散至肺、胃肠道等。本病发病急，病情进展快，诊断困难，死亡率高。

### （三）微生物学检查

取脓液、痰液、鼻窦吸取物或尸检标本，用 10% KOH 热消化后镜检，若见到无隔、折光性强的粗大菌丝，并有孢子囊者即可初步鉴定。

### （四）防治原则

无有效的预防措施和治疗方法，早期可用两性霉素 B 等抗真菌药，也可手术切除病灶。

## 五、肺孢子菌

肺孢子菌（*Pneumocystis*）曾被称为肺孢子虫，分布于自然界、人和多种哺乳动物肺内，常见的有卡氏肺孢子菌（*P. carinii*）和伊氏肺孢子菌（*P. jiroveci*）。肺孢子菌的超微结构以及基因与真菌相似，故属于真菌。

### （一）生物学性状

该菌为单细胞型，兼具原虫及酵母菌的特点。发育过程经历滋养体、囊前期和孢子囊 3 个阶段：①滋养体，包括小滋养体（圆形，含 1 个核）和大滋养体（不规则形，含 1 个核）；②囊前期（近圆形或卵圆形，囊壁较薄）；③孢子囊（圆形，含 2~8 个孢子），成熟的孢子囊破裂释放出孢子。

### （二）致病性

肺孢子菌经呼吸道吸入肺内，多为隐性感染。一般认为肺孢子菌的感染期为成熟包囊，传播途径可能与咳痰或飞沫传播有关，肺孢子菌感染后引起肺孢子菌肺炎（pneumocystis pneumonia，PCP）。临床上，PCP 分为婴儿型和成人型两种类型，婴儿型又称为间质性浆细胞性肺炎，主要发生于营养不良的虚弱婴儿。患儿突发高热、干咳、呼吸困难和发绀，死亡率高。成人型又称低反应性肺孢子菌肺炎，多发生于免疫缺陷或免疫功能低下者，主要症状为发热、干咳、呼吸困难和发绀，症状进展迅速，常出现严重的呼吸衰竭状态。重症患者死亡率高。PCP 近年来已成为艾滋病患者常见的并发症，美国约有 90% 的艾滋病患者合并该病。

### （三）微生物学检查

该菌可从痰或支气管灌洗液中经革兰或亚甲蓝染色检出，检测到滋养体和孢子囊为确诊依据；亦可用免疫荧光技术、ELISA 法等检查血清中的特异性抗体以进行辅助诊断。

### （四）防治原则

该菌引起的感染尚无有效预防方法，如治疗不及时，病死率高。戊烷脒是最早用于治疗肺孢子菌肺炎的药物，近年来采用戊烷脒气雾剂吸入治疗效果较好。

## 目标检测

一、选择题

1. 下列关于皮肤癣菌的描述，错误的是（　　）

　　A. 只侵犯角化的表皮毛发和指（趾）甲

　　B. 病变是由其增殖及代谢产物的刺激而引起

　　C. 一种皮肤癣菌只引起一种癣病

　　D. 在沙保弱培养基上形成丝状菌落

　　E. 可根据菌落特征、菌丝和孢子的特点鉴定种类

2. 白假丝酵母菌常引起（　　）

　　A. 癣病　　　　　　　　B. 皮下组织感染　　　　　　C. 皮肤黏膜、内脏感染

　　D. 毒血症　　　　　　　E. 真菌中毒症

3. 下列真菌中最易侵犯脑组织的是（　　）

　　A. 新型隐球菌　　　　　B. 黄曲霉菌　　　　　　　　C. 许兰毛癣菌

　　D. 红色毛癣菌　　　　　E. 申克孢子丝菌

二、简答题

1. 常见的皮肤癣菌有哪些？各侵犯哪些部位？

2. 简述白假丝酵母菌的形态学特征及其可引起的疾病。

3. 简述新型隐球菌的形态学特征、所致疾病及其实验室检查方法。

（高　强）

# 参考文献

［1］徐志凯，郭晓奎．医学微生物学［M］.2版.北京：人民卫生出版社，2020.

［2］王琦．医学微生物学［M］.北京：人民卫生出版社，2020.

［3］周德庆．微生物学教程［M］.4版.北京：高等教育出版社，2019.

［4］李凡，徐志凯．医学微生物学［M］.9版.北京：人民卫生出版社，2018.

［5］张凤民，肖纯凌，彭宜红．医学微生物学［M］.4版.北京：北京大学医学出版社，2018.

［6］李明远，徐志凯．医学微生物学［M］.3版.北京：人民卫生出版社，2015

［7］李太生．中国艾滋病诊疗指南（2021年版）［J］.协和医学杂志，2022，13（2）：203－226.

［8］陆伟，周扬，刘剑君．新中国成立70年来我国结核病防治工作的进展与成就［J］.中华疾病控制杂志，2019，23（7）：754－757，762.

［9］中国疾病预防控制中心性病控制中心，中华医学会皮肤性病学分会性病学组，中国医师协会皮肤科医师分会性病亚专业委员会．梅毒、淋病和生殖道沙眼衣原体感染诊疗指南（2020年）［J］.中华皮肤科杂志，2020，53（3）：168－179.

［10］李鹏，端青，宋立华．衣原体最新分类体系与分类鉴定方法研究进展［J］.中国人兽共患病学报，2014，30（12）：1262－1266.

［11］甲真菌病指南专家工作组．中国甲真菌病诊疗指南（2021年版）中国真菌学杂志，2022，17（1）：1－7.

［12］中华医学会感染病学分会，中华医学会肝病学分会．慢性乙型肝炎防治指南（2019年版）［J］.临床肝胆病杂志，2019，35（12）：2648－2669.

［13］马鑫娜．核苷类似物联合用药治疗乙型肝炎的研究进展［J］.临床合理用药杂志，2022，15（16）：177－181.

［14］徐鹤峰，胡桂学．埃博拉病毒病概述，中国人兽共患病学报［J］.2020，36（10）：864－872.

［15］Naresh Chand Sharma, Androulla Efstratiou, Igor Mokrousov, Ankur Mutreja, Bhabatosh Das, Thandavarayan Ramamurthy. Diphtheria［J］. Nat Rev Dis Primers, 2019, 5（1）: 81.

［16］Delma J Nieves, Ulrich Heininger. Bordetella pertussis［J］. Microbiol Spectr, 2016, 4（3）.